DICTIONNAIRE
DE MÉDECINE.

DE L'IMPRIMERIE DE RIGNOUX.

DICTIONNAIRE
DE MÉDECINE;

PAR MM. ADELON, BÉCLARD, BIETT, BRESCHET, CHOMEL, H. CLOQUET, J. CLOQUET, COUTANCEAU, DESORMEAUX, FERRUS, GEORGET, GUERSENT, JADELOT, LAGNEAU, LANDRÉ-BEAUVAIS, MARC, MARJOLIN, ORFILA, PELLETIER, RAIGE-DELORME, RICHARD, ROCHOUX, ROSTAN, ROUX ET RULLIER.

TOME PREMIER.

A–ALI.

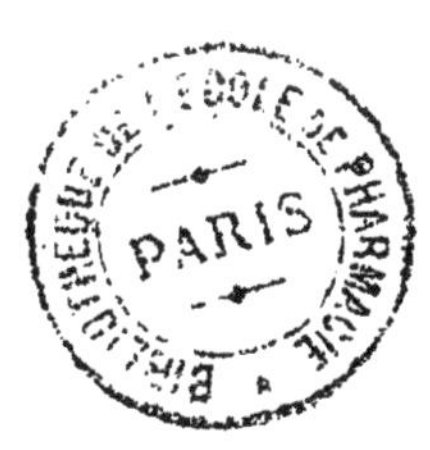

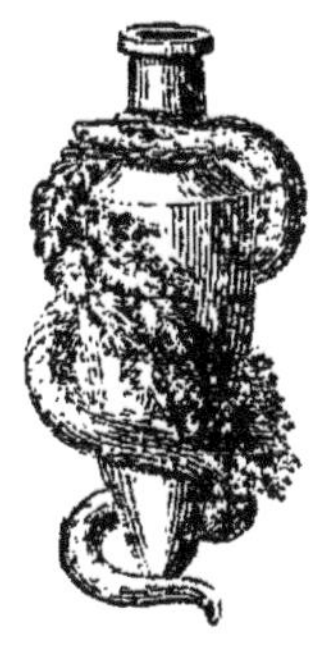

A PARIS,
CHEZ BECHET JEUNE, LIBRAIRE,
PLACE DE L'ÉCOLE DE MÉDECINE, N° 4.

JUIN 1821.

AVERTISSEMENT.

S'il est vrai qu'une préface doive toujours avoir pour objet de donner au lecteur une idée première du travail qu'on lui soumet, et surtout une indication du plan qui a été suivi dans l'exécution de ce travail, on concevra pourquoi nous nous sommes abstenus d'en placer une en tête de notre Dictionnaire, et pourquoi nous nous sommes contentés d'un simple avertissement. Le titre seul de cet ouvrage, *Dictionnaire de médecine,* en caractérise en effet suffisamment et le sujet et le plan.

L'un est la science de la médecine, c'est-à-dire l'histoire entière de l'homme considéré en santé et en maladie. Le mot *médecine,* pris dans son acception la plus vaste, rappelle en effet aussitôt à l'esprit tout ce qui a trait à ce double objet de l'histoire de l'homme. Ainsi, d'une part, l'indication de sa structure, du mécanisme de sa vie et des facultés physiques et morales dont il est doué; l'étude des phases diverses dans lesquelles son existence se partage, et qui le conduisent plus ou moins rapidement de la conception à la mort; l'examen des différentes substances qu'il doit puiser dans l'univers pour sa conservation, comme l'air, les alimens, et en général l'étude de tous les rapports nombreux et inévitables qu'il a avec ce même univers; l'indication de tous les soins que, pour entretenir sa santé, il doit observer dans l'usage qu'il fait de ses propres facultés, et des choses extérieures que réclame sa conservation : d'autre part ; l'exposition de toutes les maladies qui l'assiégent; celle de leurs causes, des phénomènes qui les font reconnaître, qui en font préjuger la nature, la gravité, la durée, l'issue; l'indication surtout des moyens qui sont propres à les prévenir, les guérir, ou au moins à en diminuer la violence, et qui sont pris ou dans les choses extérieures à l'homme et qu'on lui applique, ou dans un mode particulier d'emploi de ses facultés mêmes : enfin, toutes les applications qui peuvent être faites de cette connaissance physique de l'homme tant en santé qu'en maladie, à l'éducation, à la morale et à la législation : tels sont les nombreux objets que comporte la médecine, et dont traitent les diverses branches dans lesquelles se partage cette vaste science, savoir : l'*anatomie*, la *physiologie*, l'*histoire naturelle médicale*, l'*hygiène*, la *pathologie*, la *pharmacie*, la *thérapeutique*, la *médecine légale*, etc. ; ils feront conséquemment la matière de l'ouvrage dont nous publions aujourd'hui le premier volume. Peut-être croira-t-on que nous aurions dû présenter ici un tableau de ce grand ensemble ; mais il n'est aucune de ces sciences dont le lecteur ne connaisse déjà et le nom et le but ; chacune aura en outre, au mot qui la désigne, un article spécial destiné à en exposer les généralités ; au mot médecine sera même donné un développement de toutes les connaissances qu'embrasse cette science, la première de toutes par l'immensité des faits qui s'y rattachent et par les nombreuses applications dont elle est susceptible : tout ce que nous aurions dit ici n'aurait donc été qu'une répétition de ce qui sera mieux placé ailleurs ; et c'est, dès notre début, nous montrer avare du temps et de la patience de nos lecteurs, et par conséquent fidèles à nos promesses, que de leur épargner une verbeuse et inutile amplification. Notre sujet est assez nettement spécifié.

Il en est de même du plan selon lequel nous l'avons traité. Voulant faire un ouvrage qui contînt toute la science de la médecine, et qui en même temps fût le plus succinct possible, nous avons pensé que la forme de dictionnaire était celle qui convenait le mieux. Or, annoncer un dictionnaire, c'est dire que c'est à l'occasion des mots qu'on traitera des choses, et que l'ordre de distribution des mots sera l'ordre alphabétique. Ainsi le plan de notre travail est tout aussi connu que son sujet, et, sous ce second point de vue, une préface était aussi inutile que sous le premier.

Cependant nous avons, à l'égard de l'un et l'autre objet, quelques remarques à faire, remarques qui ont influé sur la composition de notre travail, qui nous ont guidé dans son exécution, qui, à ce titre, doivent être placées au premier ordre, et ont nécessité cet avertissement : si notre devoir est de n'omettre aucun des faits qui se rattachent à notre sujet, la médecine, il nous est également obligatoire de n'en ajouter aucun qui lui soit étranger, et souvent la limite nous a paru difficile à poser. L'homme, en effet, tient à toute la nature : il reçoit des influences et du sol sur lequel il repose et de l'atmosphère dans laquelle il est plongé ; un grand nombre de végétaux et d'animaux lui fournissent des alimens ; beaucoup d'autres sont pour lui d'utiles médicamens ; et sous ces divers rapports il est déjà lié à tout le monde physique. Il l'est également au monde intellectuel et moral, car les arts, les sciences, tout ce que nous offrent les sociétés, sont des produits de l'exercice de ses facultés. Il n'est presque aucune question des sciences physiques, politiques et morales qui, par quelques côtés, ne se rattache à la médecine. On conçoit cependant que, tout en disant sur ces questions ce qui importait à notre sujet, nous devions nous abstenir de les traiter avec détails, sinon nous aurions dépassé le nombre de volumes que nous avons annoncé, et fait moins un dictionnaire de médecine qu'une encyclopédie générale. La règle qui nous a guidés dans cette difficulté a été de tout subordonner à la médecine et à ses applications. Ainsi est-il question d'une substance naturelle alimentaire ou pharmaceutique ? Sans doute nous indiquons l'être naturel qui la fournit, nous en faisons connaître les caractères botaniques ou zoologiques, nous en rapportons l'analyse chimique; mais c'est surtout sous le rapport de ses applications à l'homme que nous en traitons, et la recherche de son influence, comme aliment ou comme médicament, est ce qui appelle principalement notre attention. Sur tous ces objets, qui se rapportent à plusieurs sciences, nous espérons avoir tenu le juste milieu entre ceux qui, détaillant trop les phénomènes accessoires, font perdre de vue le sujet principal, et ceux qui, les omettant sous le prétexte qu'ils sont ou doivent être connus, ne rassemblent pas tous les élémens qu'il réclame Du reste, le nombre et l'importance des rapports avec l'homme est ce qui nous a guidés dans le degré d'étendue que nous avons donné aux sciences accessoires à la médecine; et c'est ainsi que les détails sur les sciences physiologiques seront plus nombreux que ceux sur les sciences physiques.

Quoique la distribution de tout notre travail soit selon l'ordre alphabétique des mots de la science, nous avons aussi éprouvé souvent de grandes difficultés dans le classement de nos matériaux. Nous voulions que, sur chaque question, notre ouvrage fût tout à la fois clair, complet et court; et le moyen d'arriver à ce triple résultat était sans contredit de traiter de chaque chose en son lieu. Or, ce lieu n'était pas toujours nettement désigné : dans une science aussi ancienne que la médecine, et qui exerce depuis si long-temps les travaux des hommes, la langue est riche; elle contient beaucoup de synonymes; notre devoir était sans doute de les indiquer tous; mais il fallait aussi faire choix particulièrement de l'un d'eux pour y exposer l'histoire de la chose que le mot rappelle, et souvent nous avons été embarrassés relativement à ce choix. D'un autre côté, nulle question n'est simple dans l'étude physique de l'homme, presque toujours l'examen de l'une exige la connaissance de quelques autres; de même que le corps de l'homme n'est pas un, mais est formé de beaucoup d'organes divers, qui ne sont jamais sans s'influencer respectivement les uns les autres; de même toute action qu'on examine en l'homme, est complexe et exige qu'on rappelle quelques élémens qui appartiennent à d'autres questions. Il fallait donc, dans chaque article, rassembler les données que réclamait le sujet auquel il était relatif, afin de n'avoir pas besoin de renvoyer sans cesse à d'autres articles de l'ouvrage, ce qui fatigue le lecteur, en détournant et disséminant son attention; nous devions toutefois, de tout notre pouvoir, éviter en même temps les répétitions. Nous nous sommes efforcés de triompher de cette difficulté qui s'est offerte sans cesse; nous n'osons nous flatter d'y être toujours parvenus. Voici toutefois les règles d'après lesquelles nous nous sommes dirigés. D'abord c'est autant que possible au mot le plus usité, que nous avons traité de la chose; et tous les synonymes alors n'ont plus été que des articles de vocabulaire. Ensuite, quand un mot a été un mot de genre, c'est le plus souvent à lui que nous avons rattaché toutes les espèces qui s'y rapportent; de cette manière, les considérations générales ont été placées près de toutes ces espèces, auxquelles elles sont communes, et leur histoire n'a plus consisté que dans les modifications que présentent en chacune d'elles ces considérations générales. Nous ne nous sommes écartés de ce plan que quand une des espèces a eu beaucoup d'importance et un nom consacré par l'usage. Un exemple va nous faire comprendre, et nous le choisirons dans un des mots du volume que nous publions, le mot *abcès*. L'abcès est une maladie qui survient dans beaucoup de parties diverses; c'est une maladie générale en quelque sorte, et qu'on peut subdiviser en beaucoup d'espèces d'après son siége, sa cause, etc. Or, on a fait à cet article, d'abord l'histoire des abcès en général, ensuite on a traité des divers abcès en particulier, à l'exception de ceux qui sont assez importans pour avoir reçu des noms spéciaux; on conçoit qu'ainsi l'on peut appliquer en peu de mots, à chaque abcès en particulier, les considérations générales qui ont été présentées sur tous. Il en sera de même des mots *fracture*, *luxation*, *plaie*, etc. On aurait été forcé à trop de répétitions en éparpillant çà et là dans l'ouvrage, à leurs mots propres, les diverses fractures, les diverses luxations, et en répétant pour chacune d'elles les diverses considérations générales d'après lesquelles on doit en faire l'exposition. Enfin, toutes les fois que des sujets, quoique distincts, ont eu beaucoup de connexions, et des connexions telles, que leur histoire, pour être claire, a dû être réunie, nous l'avons fait, dans la double vue d'être le plus intelligibles et le plus courts possible. Ainsi une fonction de l'homme se compose souvent du concours de plusieurs actes qui coopèrent à un même résultat; la digestion, par exemple, qui amène l'aliment à l'état sous lequel l'absorption peut le faire pénétrer dans le sang, se compose d'actes divers, la mastication, la déglutition, la chymification, etc. Qui ne sent que l'exposition de chacun de ces actes est plus claire et plus courte, quand elle est faite au même lieu et rapportée au même résultat? Voilà trois règles qui nous ont servi à échapper à l'écueil des renvois et à celui des répétitions et des doubles emplois : elles expliquent la longueur de certains articles comparativement à la brièveté de quelques autres. Voulant en effet ménager l'espace, et cependant dire tout et le dire avec clarté, nous avons préféré traiter complétement un sujet à un mot quelconque, sauf à renvoyer ensuite à ce mot pour chacun des élémens particuliers dont se compose ce sujet. Ainsi, par exemple, l'appareil de vaisseaux et de membranes qui est annexé à l'embryon et au fœtus, et à l'aide duquel cet être vit et croît pendant la grossesse, est assez complexe ; il se compose de parties qui ont toutes des noms particuliers, l'*amnios*, le *chorion*, l'*allantoïde*, le *cordon ombilical*, le *placenta*, etc., et qui forment avec ce fœtus ce qu'on appelle l'œuf humain ; toutes ces parties sont tellement liées entre elles qu'il est difficile de donner une description claire des unes en la séparant de celle des autres ; souvent même elles se succèdent les unes aux autres; nous avons donc cru devoir renvoyer au mot *œuf humain* l'histoire détaillée de chacune d'elles, et à leurs noms propres nous borner à indiquer brièvement ce qu'elles sont et à quel mot sera faite leur histoire.

Du reste, quelque judicieuses que nous aient paru ces règles, elles ne peuvent suffire pour faire éviter toutes les répétitions; il en est qui sont vraiment commandées par la nature des choses, et que nous aurions eu tort de ne pas faire : il est bon sans doute d'être concis, mais il faut encore, avant cela, exposer nettement et complétement le sujet qu'on a à développer, et il en est peu qui soient simples et isolés. Seulement nous avons pris le soin quand ces répétitions ont été nécessaires, de les renfermer dans les plus étroites limites, et d'indiquer les articles auxquels elles se rapportent. Elles n'empêcheront pas que les dimensions de l'ouvrage soient bornées au nombre de volumes que nous avons annoncé. Peut-être des lecteurs seront tentés de douter de ce dernier fait, en voyant le premier volume ne conduire que jusqu'au mot alimentation, et par conséquent ne renfermer que la moitié de la lettre A : mais qu'ils veulent bien remarquer que les commencemens dans un ouvrage sont toujours ce qu'il y a de plus long, parce que rien n'est connu encore, qu'il faut tout expliquer, tandis que, à mesure qu'on avance, se retrouvent des idées qui ont déjà été exposées et qu'on exprime alors par un seul mot. Qu'ils réfléchissent que dans tout dictionnaire la lettre A est une des plus chargées, et forme ordinairement à elle seule le cinquième de l'ouvrage. C'est parce que nous avons embrassé toute l'étendue de notre tâche, que nous répétons de nouveau que notre Dictionnaire ne dépassera pas vingt volumes.

Le désir d'être utile à la science, en rassemblant dans un ouvrage unique et court toutes ses richesses réelles; l'avantage que trouve chacun de nous de faire, en le composant, la révision de l'art qu'il pratique ou qu'il professe, et dans l'exercice duquel il a placé et ses devoirs et ses plaisirs; enfin, par-dessus tout, cet instinct qui porte chacun à s'entretenir de ce qui fait l'objet spécial de ses travaux et de ses méditations : tels sont les principaux mobiles qui ont fait naître notre association et commencer notre entreprise. Ils sont envers le public des garans du zèle et de l'exactitude que nous mettrons à la continuer et à la terminer.

DICTIONNAIRE
DE MÉDECINE.

A

A et āā, abréviations de *ana;* caractères employés dans les formules. *Voyez* ANA.

ABAISSEMENT, s. m., *depressio;* action d'abaisser ou état d'une chose abaissée : ainsi on dit, l'abaissement de la mâchoire inférieure, du bras, de la paupière, du voile du palais, etc. Ce mot est aussi employé pour désigner l'une des méthodes d'opérer la cataracte, qui consiste à déprimer le cristallin devenu opaque, et a le fixer dans le corps vitré au-dessous de la place qu'il occupait. *Voyez* CATARACTE. On dit encore quelquefois *abaissement* de l'utérus, pour exprimer la descente ou la chute de cet organe dans le vagin. *Voyez* CHUTE DE L'UTÉRUS.

(JULES CLOQUET.)

ABAISSEURS (muscles), *musculi depressores;* nom générique des muscles qui abaissent quelques parties, c'est-à-dire qui les éloignent de l'extrémité céphalique du tronc.

ABAISSEUR DE L'AILE DU NEZ, *depressor alœ nasi; alvéolo-nasal;* petit muscle situé derrière la lèvre supérieure, et au-dessous de la narine. Il est fixé à l'os maxillaire supérieur, près de la ligne médiane, dans la fossette incisive, par de courtes fibres aponévrotiques; de là il se porte en haut, et se termine en s'attachant à la partie postérieure du cartilage de l'aile du nez. En se contractant il tire ce cartilage en bas et en arrière, et par là rétrécit la narine; par là aussi il abaisse la lèvre supérieure.

ABAISSEUR DE L'ANGLE DES LEVRES, *depressor anguli oris; maxillo-labial* (Chaus.); muscle mince, triangulaire, situé au-dessous de la commissure des lèvres. Il naît de la face externe et du bord inférieur de l'os maxillaire inférieur, par des petites fibres aponévrotiques qui se fixent particulièrement à la ligne oblique externe de cet os; quelques-unes de ces fibres sont la continuation de celles du muscle peaussier; il se porte en haut et un peu en dehors en diminuant de largeur, et se termine à la commissure en s'unissant avec le muscle orbiculaire, avec le canin et le grand zygomatique. Par sa contraction il abaisse l'angle des lèvres.

ABAISSEUR DE LA CLOISON DES NARINES. Ce muscle admis par Albinus sous le nom de *nasalis labii superioris*, ne paraît être qu'une portion de l'orbiculaire des lèvres.

ABAISSEUR DE L'HYOÏDE. *Voyez* STERNO-HYOÏDIEN.

ABAISSEUR DE LA LÈVRE INFÉRIEURE, *depressor labii inferioris; mento-labial* (Chaus.); petit muscle mince et carré, situé dans la lèvre inférieure. Il naît un peu au-dessus, en dedans et en arrière du précédent, de la ligne oblique externe de l'os maxillaire inférieur par de courtes fibres aponévrotiques; de là il se dirige en haut et en dedans; il se joint à celui du côté opposé, et tous les deux se terminent en s'unissant à l'orbiculaire dans la lèvre inférieure dont ils occupent toute la longueur. Ce muscle abaisse la lèvre inférieure.

ABAISSEUR DE LA LÈVRE SUPÉRIEURE. *Voyez* ABAISSEUR DE L'AILE DU NEZ.

ABAISSEUR DE LA PAUPIÈRE INFÉRIEURE. Petit muscle admis par Genga, Heister, et quelques autres; très-sujet à manquer, situé derrière l'orbiculaire des paupières, attaché à l'os zygomatique, et terminé en haut au cartilage tarse de la paupière inférieure; regardé par la plupart des anatomistes comme une partie du petit zygomatique.

ABAISSEUR DE LA MACHOIRE INFÉRIEURE. *Voyez* DIGASTRIQUE.

ABAISSEUR DE L'ÉPIGLOTTE. *Voyez* THYRO-ÉPIGLOTTIQUE.

ABAISSEUR DE L'OEIL. *Voyez* DROIT INFÉRIEUR DE L'OEIL.

(A. BÉCLARD.)

ABAPTISTA ou ABAPTISTON, s. m., *abaptista, abaptiston*; de ἀ privatif et de βαπτίζειν, plonger. Galien a donné ce nom à une espèce de trépan garni d'un bourrelet circulaire qui l'empêche d'enfoncer trop avant. Les chirurgiens, dans la même intention, ont fait subir depuis à cet instrument différentes modifications. *Voyez* TRÉPAN.

ABARTICULATION, s. f., *abarticulatio*, ἀπάρθρωσις, ἀπήρθρωσις, synonyme de diarthrose ou déarticulation. Inusité.

ABATTEMENT, s. m. On nomme ainsi la chute notable et subite des forces qui a lieu chez l'homme malade. On a admis un abattement moral et un abattement physique : le premier porte sur les facultés intellectuelles et affectives, c'est une sorte de découragement porté à un degré considérable, et que la volonté ne peut pas vaincre ; le second porte sur les fonctions locomotrices.

L'abattement a souvent lieu au début des maladies aiguës. Quelquefois même il en est le premier symptôme. Lorsqu'il est porté à un degré considérable, il fait craindre qu'elles ne soient fort graves ; lorsqu'il est médiocre, il ne présente rien de fâcheux pour le pronostic.

Il importe, pour la précision du langage, de ne pas confondre l'abattement avec l'accablement, l'affaissement, la langueur, l'épuisement, la faiblesse.

L'accablement consiste, comme l'abattement, dans une chute subite et considérable des forces ; mais il s'y joint un sentiment particulier de pesanteur générale : il semble aux malades qu'ils soient accablés sous leur propre poids.

Le mot affaissement exprime spécialement cette augmentation rapide de la faiblesse et de la maigreur qui survient dans le cours d'une maladie aiguë ou chronique, lorsqu'elle tend prochainement vers une terminaison funeste. Souvent l'affaissement n'a lieu que dans les derniers jours de l'existence : la face hippocratique est alors un de ses traits caractéristiques.

La langueur et l'épuisement surviennent généralement avec lenteur. Ils diffèrent déjà par cette circonstance de l'abattement et de l'accablement : ils diffèrent l'un de l'autre en ce point, que l'épuisement est le résultat de certaines causes qui lui sont propres, comme les évacuations abondantes, la privation des alimens nécessaires, la fatigue excessive du corps ou de l'esprit.

Quant au mot faiblesse, il est en quelque sorte générique ; il comprend toute diminution des forces, quelles que soient les causes qui la produisent, la rapidité avec laquelle elle survient, la forme sous laquelle elle se présente. (CHOMEL.)

ABATTOIR, s. m. ; mot nouveau par lequel on désigne le lieu où l'on abat, où l'on tue les animaux destinés à l'approvisionnement d'une ville. La salubrité d'une cité dépend en grande partie du soin avec lequel le gouvernement entretient la propreté générale, un des points d'hygiène publique qui doit le plus mériter la sollicitude des magistrats. Les miasmes putrides qui s'élèvent de toutes parts, et qui infectent l'air de certaines villes, entretiennent parmi les habitans des maladies endémiques, et donnent naissance aux plus affreuses affections. Les boucheries anciennes, construites d'une manière vicieuse, répandues dans le sein des villes, outre le spectacle hideux qu'elles présentent, ont encore le désavantage de faire ruisseler le sang des animaux au milieu des rues. Là il s'altère, se décompose, et se mêle à toutes sortes d'autres émanations animales qui deviennent meurtrières pour les peuples. C'est donc une vue essentiellement philanthropique qui a conduit les gouvernemens à placer hors de l'enceinte des villes des établissemens destinés à tuer les bestiaux. Ils ont en outre l'avantage de faciliter la répartition exacte des approvisionnemens.

(ROSTAN.)

ABCÈS, s. m., *abscessus,* de *abscedere,* s'éloigner, se séparer; nom substitué par Celse à ceux de *ἀπυστόμα, ἀπηστάσις*, employés par Hippocrate dans un sens beaucoup plus étendu. Les auteurs expliquent diversement l'origine de ce mot. Les uns disent qu'on l'a dérivé du verbe *abscedere,* parce que le pus écarte, *sépare* des parties qui étaient auparavant contiguës; les autres, parce que les fibres sont déchirées, *séparées;* d'autres, parce que le pus est *séparé du sang.* Enfin il en est qui tirent cette dénomination de l'écoulement même du pus, et qui ne nomment abcès que les tumeurs purulentes qui se sont ouvertes d'elles-mêmes. Nous ne nous arrêterons pas à déterminer la valeur de chacune de ces explications; ce serait nous livrer à une discussion sans but et dénuée d'intérêt. Qu'importe, en effet, le sens étymologique du mot *abcès?* Ce qu'il est essentiel de bien déterminer, c'est sa signification pathologique.

Rigoureusement, on ne donne le nom d'abcès qu'aux collections de pus dans une cavité accidentelle, dans un espace contre nature, formé aux dépens du tissu de nos organes, par la séparation de leurs molécules, par l'écartement de leurs fibres; et dans ce sens, il faut définir l'abcès, *tout amas de pus dans une cavité contre nature.* On nomme *épanchemens purulens* les collections de pus dans des cavités naturelles. Mais parmi les divers épanchemens purulens, quelques-uns se forment dans des cavités très-petites; ou bien, dans des cavités plus grandes, ils occupent un petit espace, ils sont limités, circonscrits par des adhérences contre nature, par des cloisons membraneuses; et dans l'une comme dans l'autre circonstance, ils présentent à tel point la manière d'être des abcès véritables, il y a tant d'analogie entre les indications curatives qui se rapportent à de tels épanchemens et celles des abcès proprement dits, qu'il est impossible de ne pas rapprocher ces deux sortes d'affections, de ne pas les embrasser dans une même description.

Sans avoir jamais été fait d'une manière explicite, ce rapprochement entre les abcès proprement dits et quelques épanchemens purulens est consacré par le langage chirurgical. Ne dit-on pas que l'ozène du sinus maxillaire est un abcès, ou un épanchement purulent ou puriforme dans cette cavité ? Un semblable épanchement dans la caisse du tympan ne porte-t-il pas communément le nom d'abcès ? Ne dit-on pas qu'une articulation est le siége d'un abcès pour dire qu'il s'y est fait un épanchement de pus ? Et par rapport à ce qui a lieu dans quelques-unes des grandes cavités du corps, on distingue soigneusement un abcès dans la plèvre, le péritoine, c'est-à-dire une collection de pus bornée à une partie de la cavité que revêt chacune de ces membranes, d'avec l'*empyème* et l'épanchement de pus dans la totalité du péritoine. Il n'y a donc que les grands épanchemens purulens qui n'appartiennent point aux abcès. S'il faut justifier encore ce rapprochement que je viens d'établir entre les épanchemens purulens moins étendus et les abcès proprement dits, je dirai que quelquefois ces deux affections succèdent l'une à l'autre, ou se transforment l'une dans l'autre, et que plus souvent encore, on les voit se développer ensemble ou successivement dans une même partie, dans la même circonstance, sous l'influence d'une même cause : ainsi il est rare qu'il se forme un épanchement purulent dans une articulation sans que de véritables abcès surviennent dans le tissu cellulaire circonvoisin ; ainsi, dans le panaris qu'on nomme de la troisième espèce, lorsqu'il se termine par suppuration, il y a abcès dans le tissu cellulaire sous-jacent à la peau, avec épanchement de pus dans la gaîne des tendons fléchisseurs, etc.

On a aussi nommé les abcès, *dépôts*, *apostèmes*. La première de ces dénominations a vieilli, sans être néanmoins tombée tout à fait en désuétude. Le mot *apostème* avait un sens beaucoup trop général, puisqu'on l'appliquait à toutes les tumeurs humorales, aux épanchemens de pus, de sang, de lymphe, de bile, etc. Il est inutile de relever l'inconvenance d'une semblable expression, sous laquelle on confondait les maladies les plus disparates : elle est aujourd'hui justement bannie du langage chirurgical.

Pour embrasser toute l'histoire des abcès, nous diviserons cet article en deux parties principales. Dans la première, nous traiterons des abcès en général : nous tâcherons de saisir leurs caractères communs; nous les suivrons dans les tissus et les organes qui peuvent en être le siége; nous déterminerons toutes les circonstances de leur formation; enfin nous décrirons leur marche et leur traitement. Dans la deuxième partie, nous ferons connaitre leurs particularités dans les diverses régions du corps.

Ire PARTIE. — DES ABCÈS CONSIDÉRÉS EN GÉNÉRAL.

§ Ier. *Considérations préliminaires.* — Les abcès, quel que soit leur caractère, leur siége, etc., ne sont jamais que le résultat d'une inflammation dont les causes, la marche et l'intensité présentent de nombreuses variétés ; et cette inflammation qui produit les abcès, on la nomme *inflammation suppurative*. Sans anticiper sur ce qui doit en être dit ailleurs, nous pouvons établir ici que le pus ne se dépose que dans les tissus enflammés, véritables organes sécréteurs qui prennent dans le sang les matériaux de leur travail morbide. Cette opinion sur l'origine du pus est à peine contestée de nos jours. Les pathologistes modernes ont victorieusement réfuté l'erreur de Dehaën et de tous ceux qui ont cru comme lui que le pus, tout formé dans le sang, pouvait être séparé spontanément et déposé sur nos organes sans inflammation préalable. *Voyez* PUOGÉNIE, PUS, SUPPURATION.

Cependant on a parlé, et quelques pathologistes parlent encore d'abcès par transport du pus d'un lieu dans un autre, d'abcès *métastatiques*. Qu'il y ait des inflammations métastatiques, c'est-à-dire des inflammations causées par la suppression, par la rétrocession d'une autre maladie, développées en conséquence de la terminaison incomplète de quelque autre maladie, et susceptibles de se convertir en abcès, c'est chose incontestable; mais l'existence d'abcès vraiment métastatiques, d'abcès par métastase du pus lui-même, me paraît chimérique. Alors même qu'un abcès à peu près formé dans une partie, disparaissant, un autre vient à se montrer presque subitement dans un lieu plus ou moins éloigné, quelle preuve a-t-on qu'il y ait eu transport réel de la matière purulente? quelles filières a-t-elle parcourues dans ce trajet merveilleux? a-t-elle passé dans le système sanguin? mais alors pourquoi n'a-t-elle pas été entraînée par le torrent? comment toutes ses molécules ont-elles pu se réunir? comment ont-elles été déposées sur une partie plutôt que sur une autre? Nous ne prétendons pas nier l'existence des phénomènes métastatiques; mais ne peut-on en donner qu'une explication qui répugne à toutes les lois physiologiques? il n'est pas possible de croire à ces déplacemens rapides de la matière d'un abcès. Le pus ne peut éprouver de semblables migrations. Tous les phénomènes des métastases ne s'expliquent-ils pas beaucoup mieux par le déplacement des foyers d'irritation? Le pus disparaît là où cesse l'inflammation; un nouveau pus se forme là où se développe une inflammation nouvelle. Le phénomène alors n'a plus rien de merveilleux, rien qui ne s'accorde avec toutes les lois connues de l'organisme. On ne peut donc pas douter que l'inflammation ne soit la cause immédiate et invariable des abcès.

Ce caractère est peut-être le seul qui leur convienne à tous; que de différences ne présentent-ils pas lorsqu'on les examine sous d'autres points de vue! Après l'inflammation, est-il une maladie qui puisse se développer sous l'influence de circonstances plus variées et dans un plus grand nombre de parties différentes? Car, où ne peut-il pas se former des abcès? On en trouve dans toutes les régions du corps, dans les organes parenchymateux, dans les glandes, dans les tissus simples, etc. Que de variétés encore ne présentent pas les abcès, lorsqu'on les considère sous le rapport de leur étendue, de leur nombre, et de leur situation relativement aux surfaces extérieures! Que de degrés intermédiaires entre le plus petit abcès du derme et ces vastes collections de pus qui se forment sous les tégumens, entre les muscles, sous les aponévroses des membres, dans le creux de l'aisselle, dans les membranes séreuses, etc.! Les abcès sont ordinairement solitaires; il n'est cependant pas rare d'en voir paraître un grand nombre à la fois, dans la même région, ou dans des parties plus ou moins éloignées : on voit des malades chez lesquels ils sont si nombreux qu'on pourrait vraiment les prendre pour l'effet d'une diathèse purulente.

Compare-t-on les abcès sous le rapport de leur siége ou de leur situation plus ou moins profonde : il s'en forme dans l'épaisseur même de la peau, qui sont les plus superficiels de tous; sous la peau, un peu plus profondément; sous des plans charnus; sous des aponévroses plus ou moins fortes; sous des os; enfin dans des cavités circonscrites de toutes parts par des parois osseuses, etc. : de toutes ces premières sources de différences des abcès, il n'en est aucune dont la considération n'ait son importance réelle, son utilité pratique; elles méritent toutes un examen sérieux.

Mais, il importe encore plus de considérer les abcès relativement à la marche et au degré de l'inflammation suppurative qui en précède la formation, et relativement aux circonstances qui ont fait naître cette inflammation; deux choses desquelles résultent entre les abcès les différences les plus tranchées; qui toutes deux ont sur les indications curatives une grande influence; toutes deux fécondes en considérations pratiques; et qui toutes deux doivent servir de fondement aux distinctions pathologiques à établir entre les abcès, à leur division en genres et espèces. Sous le rapport de leur marche, on distingue les abcès en *abcès aigus* ou *chauds*, et en *abcès chroniques* ou *froids*. Les premiers, qu'on nomme encore *abcès phlegmoneux*, ne portent pas tous ce caractère au même degré, de même que tous les abcès froids ne se développent pas avec la même lenteur. Il est des abcès éminemment chauds, comme il y en a d'éminemment froids; l'observation fait voir une foule de degrés intermédiaires entre les extrêmes. Cette première division des abcès est la plus ancienne; c'est celle sur laquelle on s'accorde le plus généralement. Presque tous les pathologistes la mettent en première ligne; sans la perdre de vue, je pense néanmoins qu'on doit attacher plus d'importance à la distinction des abcès, relativement à leur mode de formation, ou pour autrement dire, aux circonstances dont ils dépendent. C'est de leurs différences sous ce rapport, bien plus que des premières, que découlent les indications curatives : de celles-là résulte ce qu'on pourrait appeler le caractère des abcès. Envisagés sous ce dernier point de vue, les abcès me semblent devoir être rapportés à cinq sortes principales, que je nommerai genres, employant pour désigner chacun d'eux une expression d'un usage familier dans la langue médicale, mais dont il conviendra que nous fixions le sens plus rigoureusement qu'on ne l'a fait jusqu'ici, au moins pour l'objet qui nous occupe. Les uns se développent sous l'empire d'une cause locale et passagère, fugace, si l'on peut ainsi dire, et dont l'influence n'a laissé d'autres traces que l'abcès lui-même ou plutôt l'inflammation qui le précède immédiatement; ils sont *essentiels* ou *idiopathiques*. D'autres sont *sympathiques* d'une affection locale préexistante, avec laquelle ils n'ont d'ailleurs aucune connexion, aucune communication immédiate. Quelques-uns se montrent dans le cours ou à la fin d'une maladie aiguë, locale ou générale : ils sont *symptomatiques* ou *critiques*. D'autres, qui sont les plus fréquens après les abcès idiopathiques, où même absolument, et les plus variés de tous dans leur origine, doivent encore être nommés *symptomatiques ;* mais ils le sont d'une maladie locale à laquelle leur existence est liée, et c'est dans l'endroit où cette maladie a son siége, ou dans les parties immédiatement circonvoisines qu'eux-mêmes se développent. Viennent enfin des abcès auxquels me paraît convenir la dénomination générique d'abcès généraux ou *constitutionnels,* parce qu'ils se développent sous l'influence d'un état général de l'économie animale, état général qui peut être spécifique ou non spécifique. Voilà les cinq genres principaux d'abcès que je reconnais : chacun de ces genres en comprend deux ou plusieurs sortes secondaires que nous distinguerons ailleurs.

Après avoir jeté un coup d'œil rapide sur les abcès, et sur les principales sources de variétés qu'ils présentent, nous n'essayerons pas de faire la description d'une maladie qui se montre sous tant d'aspects divers ? Une telle tâche ne peut être entreprise. Tout au plus pouvons-nous signaler quelques traits généraux, dont l'indication sera moins utile par elle-même que parce qu'elle nous servira à jeter les bases de l'histoire particulière des abcès.

Quel qu'en soit le caractère, ou de quelque cause qu'il dépende, et quel qu'en soit le siége, un abcès présente toujours dans sa marche trois périodes assez distinctes. Dans la première, celle d'*accroissement*, le pus sécrété par les tissus enflammés, d'abord disséminé dans leurs cellules, dans leurs interstices, se porte vers un centre commun, s'agglomère et forme un foyer plus ou moins circonscrit : la cavité qui le renferme n'est pas l'effet d'une perte réelle de substance, elle est produite par un écartement des fibres, par une condensation des lames du tissu affecté. Ce n'est que dans les abcès très-considérables, ou dans ceux qui sont le produit d'une inflammation terminée à la fois par suppuration et par gangrène, que l'on trouve des lambeaux gangreneux au milieu du pus. Vient ensuite la période d'*état ;* elle commence au moment où la collection du pus s'achève, où l'abcès touche à sa maturité. Alors, s'il n'est pas séparé de la surface du corps par des parties dures ou trop résistantes, il forme une tumeur plus ou moins élevée ; alors aussi la fluctuation devient manifeste, c'est-à-dire qu'en pressant cette tumeur alternativement sur deux points de sa surface, on sent plus ou moins distinctement l'ondulation du liquide. C'est le phénomène caractéristique d'un abcès parvenu à sa maturité. Toutefois il est des sources d'incertitude ou même d'erreur que nous indiquerons en traçant d'une manière plus particulière la marche des abcès, selon qu'ils sont de telle sorte ou de telle autre, et qu'ils sont situés plus ou moins profondément. Disons seulement ici qu'il est de la nature de quelques abcès qu'alors même qu'ils sont formés, et que la collection du pus est assez considérable, leur existence ne se décèle que par des signes rationnels trop souvent fort équivoques. La troisième période de tout abcès est celle de *terminaison*. Hâtée le plus ordinairement par l'ouverture artificielle de l'abcès, elle s'effectue quelquefois par les seuls efforts de la nature. Quelques abcès abandonnés à eux-mêmes se terminent par résolution ; le pus est absorbé, la poche qui le contenait s'efface et la tumeur disparaît. Cette disparition spontanée a lieu plus ou moins promptement, avec ou sans phénomènes critiques, avec ou sans manifestation d'un autre abcès dans une partie éloignée. Il est plus ordinaire, dans les abcès qu'on n'ouvre pas, que le pus se fraye une route, tantôt au dedans, tantôt au dehors, à travers une ou plusieurs ouvertures qui s'établissent sur quelques points du foyer, dont les parois amincies deviennent le siége d'une inflammation ulcérative ; pour le temps où elle s'opère, cette terminaison est subordonnée au caractère et à la situation de l'abcès. Les abcès froids s'ouvrent beaucoup plus difficilement que les autres ; la distension progressive qu'éprouvent leurs parois les dispose à peine à l'inflammation ulcérative. Dans les abcès profonds, la nature lutte toujours long-temps, quelquefois même en vain, pour pousser au dehors la matière purulente. Après l'ouverture spontanée, comme après l'ouverture artificielle d'un abcès, si le pus trouve une issue facile au dehors, le foyer se resserre, ses parois se rapprochent : dans le plus grand nombre des cas, les parties qui avaient été éloignées les unes des autres se réunissent ou se recollent successivement de la circonférence au centre du foyer : le pus s'écoule en quantité de moins en moins considérable : la plaie extérieure diminue d'étendue par degrés ; bientôt elle s'oblitère complétement ; après quoi il ne reste plus, pour quelque temps encore, d'autres traces de la maladie passée qu'un état d'induration des parties qui en étaient le siége, avec rougeur et sensibilité de la peau. Mais telle n'est pas la terminaison constante des abcès. Pour quelques-uns, l'accès de l'air dans l'intérieur du foyer est le signal d'accidens fâcheux. D'autres, moins graves, amènent à leur suite tantôt une fistule cutanée, tantôt un ulcère fistuleux aboutissant à un ou plusieurs clapiers plus ou moins étendus et plus ou moins profonds. Il en est dont l'ouverture se change en un ulcère proprement dit, et de nature différente selon la cause déterminante de l'abcès.

Que dire, en général, des indications à remplir dans les abcès et des moyens de traitement qu'ils réclament ? Combien ces deux choses varient selon le caractère de la maladie ! Le plus ordinairement, à la vérité, on doit favoriser la formation d'un abcès : c'est céder à la nécessité; car, à moins qu'ils ne servent à l'expulsion d'un corps étranger, à l'élimination d'un principe morbide, à une véritable dépuration, les abcès sont toujours une maladie qu'il faudrait pouvoir éviter. Mais il en est qui font une exception remarquable par rapport à cette première indication, et dont on voudrait pouvoir ralentir les progrès; ce sont, par exemple, les abcès par congestion, et même tous les abcès symptomatiques qui ne sont jamais qu'une maladie secondaire entée sur une maladie primitive, aux inconvéniens ou aux dangers de laquelle ils ne peuvent qu'ajouter. D'un autre côté, quelle différence ou plutôt quel contraste entre les moyens propres à hâter la formation des abcès ! Tantôt l'inflammation suppurative est trop intense, il faut la modérer; on emploie les émolliens : tantôt, au contraire, elle marche avec trop de lenteur; ce sont les topiques irritans, les maturatifs qui conviennent.

Un abcès étant formé, convient-il de l'ouvrir ? faut-il, au contraire, en attendre l'ouverture spontanée ? Et lorsqu'il doit être ouvert, faut-il qu'il le soit un peu prématurément, ou vaut-il mieux attendre qu'il soit parvenu à son entière et parfaite maturité ? Il est, en effet, dans tout abcès, un moment plus opportun qu'un autre pour l'évacuation du pus. Le parti à prendre est tellement subordonné au caractère de chaque abcès, à sa marche, à son siége, à son étendue, à la nature des parties qu'il affecte; toutes ces circonstances doivent être prises tellement en considération, qu'il est impossible de résoudre les questions précédentes d'une manière générale. J'ai dû seulement les poser : elles se présenteront dans l'histoire des différentes sortes d'abcès considérés en particulier.

Il n'y a pas non plus une manière commune et indistinctement applicable à tous les cas de faire l'ouverture des abcès. Dans quelques circonstances, on est obligé de traverser des os pour arriver au foyer qui contient le pus ; l'application du trépan devient alors indispensable. Dans tous les autres cas, on n'a que des parties molles à diviser, et on se sert tantôt des caustiques, tantôt du bistouri. Avec ce dernier instrument, on se contente quelquefois de faire une simple ponction; d'autres fois on pratique une incision véritable. On peut aussi ouvrir un abcès par simple ponction avec un instrument cautérisant. Dans quelques cas, on applique une ventouse sur l'ouverture pour accélérer la sortie du pus. Souvent aussi une seule ouverture ne suffit pas; il faut faire ce qu'on appelle des contre-ouvertures : on est même quelquefois obligé de passer un séton à travers le foyer pour servir de filtre à la matière purulente. Pour nous résumer sur ce point, on peut rapporter à quatre méthodes principales les diverses manières de faire l'ouverture des abcès quand on n'a que des parties molles à diviser. Il y a l'ouverture 1° avec le caustique; 2° par incision simple, qui peut être unique, double ou multiple; 3° par incision double, suivie immédiatement de l'introduction d'un séton; 4° par simple ponction, avec ou sans l'application de la ventouse, l'instrument étant ou non à l'état incandescent : et l'on fait choix de l'une de ces méthodes préférablement aux autres, selon qu'il convient d'obtenir une évacuation partielle ou complète du pus, d'éviter ou de permettre l'accès de l'air dans l'intérieur du foyer, d'ajouter ou non à l'irritation des parties suppurantes.

Enfin, après l'ouverture d'un abcès, tantôt on reste simple spectateur des efforts de la nature qui procède rapidement à la guérison; d'autres fois il faut éloigner quelques obstacles passagers à cette guérison, agrandir la plaie, en pratiquer une nouvelle ou plusieurs même, recourir à la compression expulsive, passer une mèche ou un séton dont on n'avait pas cru l'usage nécessaire dans le principe; sans compter qu'il est souvent besoin de tenir le malade à un régime sévère, ou bien, au contraire, de le soumettre à l'usage intérieur de remèdes toniques, de même qu'à un régime fortifiant pour soutenir ou réparer ses forces affaiblies par une abondante suppuration. En un mot, le traitement consécutif à l'ouverture des abcès, et le traitement local surtout, ne varie pas moins que le traitement essentiel ou primitif.

§ II. — *Des abcès considérés en général dans les tissus et dans les organes particuliers, ou sous le rapport de leur siége immédiat.* — Les abcès ne sont pas un résultat nécessaire de toute inflammation suppurative; autrement il n'est pas d'organe, il n'est pas de tissu qui ne pût en être le siége ; car il n'en est pas, si l'on excepte l'épiderme et ses appendices, qui ne puisse s'enflammer et suppurer. Mais pour qu'il y ait abcès, il faut que le pus se rassemble en un foyer distinct : or cette agglomération du pus exige des conditions particulières de structure ; elle n'est pas également facile dans tous les tissus : il en est plusieurs même qui ne la comportent pas. Elle n'a jamais lieu, par exemple, dans les tissus fibreux, cartilagineux, ni dans l'épaisseur même des os, des membranes séreuses, synoviales, peut-être non plus dans la substance du poumon, du foie, etc. Toutes ces parties, bien que sujettes à l'inflammation suppurative, sont tout-à-fait réfractaires à la formation d'abcès véritables. Cela convenu, nous allons parcourir et indiquer successivement les tissus et les organes divers qui peuvent être le siége soit d'abcès proprement dits, soit d'épanchemens purulens ayant le caractère d'abcès, à cause du peu d'étendue de la cavité naturelle qui en est le siége, ou de leur circonscription limitée dans une cavité très-vaste naturellement ; car nous sommes convenus de rapprocher et de considérer ensemble ces deux genres d'affections.

I. *Épanchemens purulens.* — 1° *Dans les cavités séreuses.* C'est une chose fréquente que l'inflammation des membranes séreuses se termine par suppuration. Alors le pus, mais un pus d'une espèce particulière, un fluide en partie séreux, en partie concrescible, une lymphe coagulable, comme on dit, est déposé sur leur surface interne ; il s'épanche, s'accumule dans la cavité que ces membranes revêtent. Tantôt la collection est générale, et la masse du liquide est susceptible de déplacement et d'une sorte d'ondulation : tantôt, au contraire, l'épanchement est borné à une portion de la cavité. En effet, une membrane séreuse peut n'être le siége que d'une suppuration partielle ; des adhérences s'établissent et circonscrivent le pus, qui forme alors un foyer distinct et limité : c'est alors, et alors seulement, qu'on peut dire qu'il y a abcès dans une membrane séreuse. De tels abcès se développent et se montrent assez souvent dans la cavité des plèvres, dans le péritoine. Il s'en développe aussi au crâne dans l'arachnoïde : à la suite d'une inflammation de cette membrane, il peut arriver qu'un foyer de pus soit si petit d'abord, qu'il augmente ensuite si lentement que, malgré la compression qu'éprouve le cerveau, la vie ne soit pas immédiatement en danger. Il peut même arriver que le pus se fasse jour à travers les parois si dures et si résistantes du crâne, comme cela a lieu et plus souvent, et plus facilement à l'abdomen ou à la poitrine, pour les abcès formés dans le péritoine ou dans l'une des plèvres. Une différence essentielle à remarquer entre les abcès ou épanchemens partiels du péritoine et ceux de l'une des plèvres, et qui tient à la contexture différente des parois de ces deux cavités, c'est que les abcès du péritoine ont une tendance remarquable à se prononcer et à s'ouvrir à l'extérieur, tandis que dans les épanchemens des plèvres, le pus se fraye une route au dehors, aussi souvent et plus souvent même du côté des bronches, à travers la substance du poumon, que vers la surface du corps à travers les parois de la poitrine, qui ne sont molles que dans les intervalles des côtes.

Parmi les membranes séreuses, il en est une dans laquelle un épanchement purulent, aussi considérable qu'il puisse être, ne constitue qu'une sorte d'abcès, parce que cette membrane n'a que des dimensions bornées ; je veux parler de la membrane séreuse du testicule, autrement appelée *tunique vaginale*. C'est un abcès qui s'y développe lorsque, après l'injection d'un fluide irritant pour la cure radicale de l'hydrocèle, une tumeur nouvelle se développe très-promptement, presque aussi volumineuse que celle qui existait naguère : mais cette tumeur nouvelle n'est que momentanée ; elle doit disparaître et disparaît en effet. La matière de l'épanchement ou de l'abcès est resorbée, en même temps que les deux parties naturellement contiguës de la membrane vaginale se rapprochent et contractent une union intime. Cette membrane éprouve, ce me semble, quelquefois spontanément toutes les transformations qui succèdent à l'opération de l'hydrocèle ; je crois avoir observé ce phénomène : de plus, il m'a semblé que l'épanchement de pus dont la tunique vaginale devient alors le siége, était moins susceptible de résolution, plus disposé à se propager jusque dans le tissu cellulaire du scrotum, que l'épanchement consécutif à l'inflammation provoquée par une excitation mécanique ou chimique.

2° *Dans les cavités muqueuses*. Quelle variété dans l'étendue, la configuration, et l'importance des nombreuses cavités sur lesquelles se déploient les membranes muqueuses ! Mais la plupart de ces cavités sont trop largement ouvertes pour retenir le produit de leurs sécrétions morbides : quelques-unes seulement peuvent devenir le siége d'épanchemens purulens ; ce sont celles qui ne communiquent au dehors que par des ouvertures ou des canaux étroits susceptibles de s'obstruer, et même de s'oblitérer complétement : tels sont les sinus maxillaires, les sinus frontaux, la caisse du tympan, les cellules ethmoïdales et le sac lacrymal; du moins ces cavités présentent d'une manière remarquable la condition de structure nécessaire pour la formation d'un amas de mucosité puriforme. Pour quelques-unes, la possibilité de tels épanchemens, qu'on peut qualifier d'abcès, est établie au delà de toute espèce de doute. Ne connaît-on pas très-bien l'ozène ou l'abcès du sinus maxillaire, l'abcès de la caisse du tympan consécutif à l'otite profonde? Ne sait-on pas que le sac lacrymal peut être le siége d'un amas de matières purulentes tout autre que la tumeur lacrymale ou simple rétention des larmes? Sans que son existence soit aussi bien démontrée que celle des affections précédentes, j'admets volontiers avec J. Hunter, Callisen et Richter, l'ozène ou abcès des sinus frontaux : je ne suis point éloigné de penser que quelques abcès de la région mastoïdienne, à l'ouverture desquels on trouve l'apophyse mastoïde détruite en partie par la carie, soient consécutifs à un abcès primitivement formé dans les cellules dont cette apophyse est creusée, cellules qui communiquent avec la caisse du tympan, et sur lesquelles se déploie un prolongement de la membrane muqueuse intérieure de l'oreille.

3° *Dans les cavités articulaires et dans les gaînes des tendons.* Les membranes synoviales, tant celles des articulations que celles des tendons, étant toutes fort peu étendues, les amas de pus qui s'y forment assez souvent appartiennent aux abcès. Je crois ne devoir rien dire ici particulièrement de ces abcès; nous reviendrons sur eux à l'article de ceux des membres, en renvoyant pour de plus amples détails aux mots ARTHRITIS, ou inflammation articulaire, et PANARIS. Observons seulement d'avance que les abcès des articulations se montrent, le plus ordinairement, avec un appareil formidable de symptômes dont il n'est pas facile de donner la raison physiologique : quant aux accidens, assez graves aussi, mais dont les conséquences sont pourtant moins funestes, qu'entraînent les épanchemens de pus dans les synoviales tendineuses, ils s'expliquent par la distension qu'éprouve la gaîne fibreuse sur laquelle se déploie le feuillet synovial, siége primitif de l'inflammation et de la suppuration.

4° *Dans la cavité médullaire des os longs.* Peut-il se former primitivement, c'est-à-dire sans altération antécédente de l'os lui-même, un amas de pus, un abcès dans la cavité médullaire d'un os long ? Un tel abcès, s'il avait lieu, ne différerait plus bientôt de celui qui se forme dans la même partie en conséquence d'une nécrose profonde ou invaginée. Telle est, en effet, l'influence de la membrane médullaire sur la nutrition des os, qu'il ne se pourrait pas que cette membrane s'enflammât, ni moins encore qu'elle devînt le siége d'un abcès, sans que les couches intérieures du cylindre osseux perdissent leur vitalité; il y aurait donc secondairement nécrose invaginée, soit d'une portion seulement, soit de toute l'épaisseur des parois du canal médullaire. C'est peut-être ainsi que les choses se passent dans toute nécrose invaginée du centre des os longs : du moins est-il à peu près démontré que cette affection reconnaît toujours pour cause immédiate une altération quelconque de l'organe médullaire, sinon un véritable abcès, lequel se forme consécutivement quand il n'a pas préexisté à la mort de l'os.

Primitifs ou secondaires, les abcès de la cavité médullaire des os longs, qui sont au nombre des abcès le plus profondément placés qu'il y ait, et de toutes les collections purulentes les plus obscures dans les premiers temps de leur existence, ces abcès, dis-je, sont remarquables par la tendance du pus à se porter au dehors de la cavité qui le recèle, malgré la dureté, malgré l'épaisseur des parois de cette cavité. Des ouvertures s'établissent sur différens points de la périphérie de l'os : des abcès symptomatiques se forment dans le tissu cellulaire voisin qui déjà était tuméfié et enflammé sourdement. On ouvre ces abcès extérieurs, ou bien ils s'ouvrent d'eux-mêmes, et des fistules s'établissent, qui se continuent avec les ouvertures dont sont percées les parois de la cavité osseuse, ouvertures à la faveur desquelles on peut explorer l'intérieur de cette cavité, ou tout au moins sentir la portion d'os nécrosée qu'elle contient. Sans tout cela, sans cette succession de phénomènes, pourrait-on jamais soupçonner pendant la vie l'existence d'un amas de pus dans la cavité médullaire d'un os long ?

5° *Dans les cavités de l'œil.* — A l'exception de l'hypopion de la cornée, les divers abcès de l'œil sont moins des abcès proprement dits que des épanchemens purulens. Et combien souvent ne succèdent-ils pas à l'inflammation de cet organe ! Tantôt bornés à la chambre antérieure, tantôt occupant toute la cavité de l'œil, ils ont cela qui les distingue des autres épanchemens purulens que nous avons indiqués jusqu'ici, qu'ils se forment dans une cavité naturellement close de toutes parts et que remplissent plusieurs fluides assez différens les uns des autres : le pus se mêle à ces fluides. Je ne parle pas des désordres que ces abcès ou ces épanchemens purulens introduisent dans l'œil, pour peu qu'ils soient considérables, et de la perte de cet organe qui en est un résultat si ordinaire.

6° *Dans l'intérieur des veines.* — On trouve bien quelquefois un enduit purulent à la surface interne d'une artère dont les parois ont été enflammées; mais on n'a jamais vu une portion quelconque d'un tube artériel convertie en un foyer purulent. Il n'est pas rare, au contraire, que des épanchemens de pus, ou, si l'on veut, des abcès, se forment dans l'intérieur de veines. On a signalé dans ces derniers temps la disposition des veines à s'enflammer et à suppurer; mais ce qu'on n'a point fait assez remarquer, c'est que cette inflammation d'une ou de plusieurs veines ne doit pas nécessairement se terminer par suppuration; c'est en outre qu'elle se communique, avec une extrême facilité, au tissu cellulaire environnant, lequel devient alors le siége d'abcès, soit qu'il s'en forme, ou qu'il ne s'en forme pas en même temps dans les veines elles-mêmes. Un phénomène semblable succède ordinairement à l'inflammation des vaisseaux absorbans.

A. ABCÈS PROPREMENT DITS. — II. *Dans les tissus ou systèmes d'organes.* — La disposition des tissus à devenir le siége d'abcès paraît être en raison inverse de leur densité. Le tissu cellulaire, le plus mou, le plus lâche et le plus extensible de tous, en est incomparablement plus susceptible qu'un autre, à tel point même qu'on s'est demandé s'il ne serait pas le siége immédiat et exclusif de la suppuration; on serait tenté de soutenir l'affirmative, lorsqu'on se rappelle que, s'il a en grand une existence isolée, il entre aussi dans la structure de tous les organes et de tous les autres tissus; mais n'attachons pas d'importance à une supposition stérile et peut-être erronée. Les cartilages et les fibro-cartilages, bien que susceptibles de l'inflammation suppurative, sont entièrement réfractaires à la formation d'abcès; il en est de même des os, des parties fibreuses; une de ces dernières, cependant, plus vasculaire que les autres, plus vivace, si l'on peut ainsi dire, paraît très-susceptible de s'enflammer sous l'influence de causes générales; je veux parler du périoste : je ne fais aucun doute que ce ne soit de l'inflammation de ce tissu que dépendent certains abcès profonds des membres, à l'ouverture desquels on trouve les os dénudés dans une étendue plus ou moins considérable. Ce n'est pas au reste dans le tissu même du périoste que se développent ces abcès, mais bien dans le tissu cellulaire qui l'entoure; ce sont de véritables abcès symptomatiques. Il est enfin plusieurs tissus d'une texture molle et assez délicate, qui sont très-susceptibles d'inflammation, et qui ne deviennent cependant jamais le siége d'abcès. Le pus ne se dépose point, par exemple, dans l'épaisseur même des membranes muqueuses, séreuses, etc., dans l'interstice des feuillets membraneux qui constituent les tubes vasculaires; on ne trouve pas d'abcès dans les nerfs, dans les ganglions nerveux, etc. Les abcès des tissus ou systèmes généraux d'organes se réduisent, en dernier résultat, à ceux de la peau, du tissu cellulaire, des ganglions lymphatiques et peut-être des muscles.

1° *De la peau.*—N'est-ce pas par de véritables abcès que se terminent les boutons inflammatoires de la peau qui constituent une foule de maladies éruptives? Ne peut-on pas considérer comme des abcès multiples, infiniment petits, toutes ces vésicules qui se montrent dans une variété de l'érysipèle? N'est-ce pas un abcès véritable que la phlyctène purulente qui termine l'espèce de panaris désignée sous le nom vulgaire de tourniole? C'est un abcès sous-épidermique. Le furoncle n'est-il pas encore une sorte particulière d'abcès de la peau? Mais bornons-nous à ces rapprochemens, et ne séparons pas davantage les abcès du derme des maladies dont ils dépendent.

2° *Du tissu cellulaire.*—Le tissu cellulaire est véritablement le siége de prédilection des abcès; ils se forment plus fréquemment dans ce tissu seul que dans tous les autres réunis; on y rencontre tous les genres, et toutes les espèces. Il n'y a pas jusqu'aux simples variétés dans l'étendue, dans le nombre, dans la position, qui n'appartiennent bien plus aux abcès du tissu cellulaire qu'à ceux des autres systèmes d'organes, ou des organes proprement dits. Voyez seulement combien ils diffèrent entre eux sous le rapport de leur situation. Tantôt sous-cutanés, ils s'élèvent sur la surface extérieure du corps; tantôt sous-jacens aux membranes muqueuses, il proéminent intérieurement dans les voies digestives, dans le larynx, la trachée-artère, les bronches, dans les voies urinaires; d'autres fois ils se développent sous des aponévroses, sous des muscles plus ou moins épais; quelquefois aussi sous des plans osseux, tels les abcès du médiastin antérieur placés derrière le sternum, les abcès formés entre l'omoplate et les parois de la poitrine : et pourtant il s'en faut que toutes les parties du tissu cellulaire soient également susceptibles d'inflammation suppurative ; plus le tissu cellulaire est éloigné de la surface du corps, moins est grande sa disposition à suppurer et à devenir le siége d'abcès : c'est ce qu'a très-bien fait observer Hunter. Et qu'on ne croie pas que, si les abcès sont plus rares dans les couches profondes que dans les couches superficielles du tissu cellulaire, cela tienne uniquement à ce que les premières sont, par le fait même de leur position, moins exposées à l'influence des causes capables de produire l'inflammation suppurative; non, sous l'empire de la même cause, la suppuration s'établit moins facilement dans le tissu cellulaire profond que dans le tissu cellulaire superficiel. On voit cela d'une manière bien remarquable lors de la migration des corps étrangers; un tel corps parcourt quelquefois un long trajet dans les interstices des muscles sans laisser aucune trace de son passage; puis, arrivé vers quelque point non éloigné de la surface du corps, il excite une violente inflammation; un abcès se forme, à la faveur duquel le corps étranger est expulsé. Ajoutons qu'en général tout travail de suppuration, une fois établi, se propage au dehors plutôt qu'au dedans, vers la périphérie du corps plutôt que du côté des cavités : autre effet non moins remarquable d'une heureuse prévoyance de la nature.

3° *Des ganglions lymphatiques.* — Il n'est pas de ganglion lymphatique qui ne puisse dégénérer en tubercule, se ramollir et se transformer en un kyste purulent : ces abcès *tuberculeux* ou précédés de dégénération tuberculeuse se rencontrent également dans les ganglions profonds des cavités splanchniques et dans les ganglions superficiels des membres et du cou ; mais ces derniers sont presque les seuls susceptibles d'une inflammation franche, d'un travail de suppuration comparable à celui qui se fait si communément dans le tissu cellulaire : ce sont presque les seuls dans lesquels on observe des abcès phlegmoneux. Ces abcès sont presque toujours de l'espèce de ceux que nous nommerons plus bas abcès par sympathie de continuité. L'inflammation à laquelle ils succèdent n'est ordinairement, en effet, que le résultat d'une irritation plus ou moins éloignée qui s'est transmise le long des vaisseaux absorbans ; quelquefois aussi elle dépend de l'absorption d'un principe délétère ou spécifique. Les abcès des ganglions lymphatiques sont plus que tous les autres susceptibles de se terminer par résolution, sans doute à cause du grand nombre de vaisseaux absorbans qui avoisinent le foyer. Dans les bubons vénériens, par exemple, n'arrive-t-il pas quelquefois que la tumeur s'affaisse et disparaît par degrés lorsqu'on croyait devoir en faire très-prochainement l'ouverture? Il faut ajouter, comme un trait assez particulier aux abcès des ganglions lymphatiques, que, sans qu'ils soient jamais très-considérables, il est assez ordinaire qu'ils présentent deux ou plusieurs foyers distincts, parce que plusieurs ganglions très-voisins les uns des autres, ont été affectés simultanément. Je ne partage point l'opinion de quelques modernes, qui pensent que beaucoup d'abcès, qu'on croit développés dans les ganglions lymphatiques, ont leur siége immédiat non dans ces ganglions eux-mêmes, mais dans le tissu cellulaire qui les enveloppe immédiatement. Cela peut se dire, au contraire, pour les vrais parotides critiques, c'est-à-dire pour les abcès critiques dans la région parotidienne, lesquels, en effet, affectent bien plus souvent le tissu cellulaire qui recouvre les glandes parotides et qui environne les ganglions lymphatiques voisins de l'oreille, que ces glandes et ces ganglions eux-mêmes.

4° *De la partie charnue des muscles.* — Quelques bons esprits doutent que des abcès puissent se former dans la substance même des muscles, c'est-à-dire dans les interstices de leurs fibres, et que leur existence y ait été constatée par des observations anatomiques positives : j'oserais cependant affirmer avoir ouvert de tels abcès chez des sujets travaillés depuis long-temps par des douleurs rhumatismales. Je conviens, au reste, qu'ils sont rares. Ils le sont encore bien plus consécutivement au rhumatisme aigu : ce qu'on voit assez souvent dans le cours ou à la suite de cette dernière affection, ce sont des abcès dans le tissu cellulaire voisin des muscles qui ont été, ou sont encore le siége du rhumatisme. Il y a trois ans, ces abcès furent, pour ainsi dire, épidémiques à Paris; j'eus alors occasion d'en voir un assez grand nombre, et j'ai peine à croire que cela ait été un pur effet du hasard : une chose qui me frappa singulièrement, c'est que plusieurs s'étaient développés sous le grand pectoral; quelques-uns, très-vastes, s'étendaient jusqu'à l'aisselle.

B. *Dans les organes.* — Pour procéder ici avec plus d'ordre, rapportons à trois classes tous les organes. Ce sont ou des organes glanduleux sécrétoires, ou des organes parenchymateux, ou enfin des organes creux revêtus intérieurement par une membrane muqueuse.

Il n'y a rien ou presque rien à dire de général sur les abcès des organes creux. Ce n'est pas qu'il ne puisse s'en former, et qu'il ne s'en développe assez souvent dans l'épaisseur des parois du pharynx, de l'œsophage, de l'estomac, ou de quelques autres parties du conduit intestinal, et encore dans l'épaisseur des parois de la vessie : mais ces abcès appartiennent au tissu cellulaire qui unit les différentes couches membraneuses dont chacun de ces organes est composé; ce sont des abcès du tissu cellulaire plutôt que des abcès d'organes proprement dits : ils affectent plus particulièrement le tissu cellulaire sous-jacent à la membrane muqueuse; c'est pour cela qu'ils ont une si grande tendance à proéminer et à s'ouvrir à l'intérieur de la cavité que représente l'organe qui en est le siége. Quelquefois cependant ils se développent dans le sens opposé. Ne voit-on pas dans certaines angines des abcès, formés dans l'épaisseur des parois du pharynx, se prononcer au dehors sur l'un des côtés du cou? à moins que le tissu cellulaire circonvoisin du pharynx ne soit le siége immédiat de ces abcès, et qu'eux-mêmes n'appartiennent aux abcès symptomatiques, à l'espèce de ceux que nous dirons se former dans le tissu cellulaire consécutivement à l'inflammation d'un organe voisin. Un cas qui ne donne pas prise à deux explications, c'est celui d'abcès développés dans l'épaisseur des parois de l'estomac ou de quelque partie des intestins, lesquels, à la faveur d'une adhérence établie entre l'organe malade et les parois de l'abdomen, se sont ouverts à l'extérieur de cette cavité : ainsi se sont formées à l'estomac des ouvertures fistuleuses, qui n'étaient point la suite d'une affection cancéreuse. Voilà pour les abcès des organes creux.

Nous avons à considérer sous le même rapport les organes glanduleux sécrétoires, savoir : la glande lacrymale, les glandes salivaires, les amygdales, la glande mammaire, le foie, le pancréas, les reins, les testicules, la prostate.

Il est douteux que des abcès puissent se former dans la glande lacrymale, dans le pancréas : on conteste même l'existence de ceux du foie. *Voyez* HÉPATITE.

Les glandes salivaires au contraire, la glande mammaire,

les reins, les testicules, la prostate en sont fréquemment le siége, sans doute parce que l'inflammation y est plus commune. L'inflammation de plusieurs de ces organes est souvent due à l'activité même de leurs fonctions, momentanément augmentée, ou à la rétention du produit de leur sécrétion. On voit bien des abcès au sein chez les femmes hors le temps de la lactation; j'en ai vu chez des jeunes filles et même chez des jeunes garçons à l'époque de la puberté : mais c'est surtout pendant le temps que la sécrétion du lait est en grande activité qu'on les observe. Qu'on examine les principales circonstances dans lesquelles l'inflammation du testicule survient chez les sujets adultes, qu'il y ait ou non formation d'abcès, et l'on verra que la stagnation du sperme dans les conduits séminifères doit contribuer au développement *ou* du premier de ces deux états seulement, *ou* de tous les deux quand ils se succèdent. J'ai quelque raison de penser que c'est, dans la plupart des cas, à une rétention accidentelle de la salive que sont dus les abcès de la glande parotide, abcès après l'ouverture desquels on ne peut guère éviter la formation de fistules salivaires. Il y a pour les abcès du rein une cause presque particulière à cet organe, et qui les y produit plus souvent que toute autre; ce sont les concrétions urinaires retenues dans les calices ou dans le bassinet : aucune autre inflammation du rein ne se termine plus souvent par suppuration que la néphrite calculeuse. Quant aux abcès de la prostate, lesquels ont une très-grande tendance à s'ouvrir dans l'urètre, ils arrivent surtout chez les jeunes gens à la suite d'excès dans la masturbation, ou bien chez les jeunes gens encore et chez des sujets adultes, dans le cours de violentes blennorrhagies. Pour terminer ce coup d'œil général sur les abcès des organes glanduleux sécrétoires, remarquons que plusieurs de ces organes étant très-superficiellement situés, leurs abcès se montrent à peu de chose près sous l'apparence de ceux du tissu cellulaire sous-cutané; tels sont les abcès des mamelles, de la glande parotide, du testicule : ceux du rein, au contraire, remarquables par leur siége profond, ne se décèlent qu'autant que le pus se fraye une issue au dehors dans la région lombaire : enfin ceux de la prostate se forment assez loin aussi de la surface extérieure du corps; mais la possibilité d'explorer cet organe avec le doigt porté dans le rectum, fait que, pour la facilité du diagnostic, ces abcès ne diffèrent pas autant des abcès superficiels qu'on pourrait le penser au premier abord.

Plusieurs des observations générales que nous venons de présenter sur les abcès des glandes sécrétoires peuvent être appliquées aux abcès dans les organes parenchymateux, tels que sont les différentes parties de l'organe encéphalique, le corps thyroïde, le poumon, la rate, le corps caverneux de la verge chez l'homme, et le gland y compris le tissu spongieux de l'urètre dont le gland n'est que la continuation, ou avec lequel il a du moins une grande analogie de structure, et chez la femme enfin, l'utérus et les ovaires. Parcourons successivement ces organes, et nous verrons en quoi ils diffèrent, en quoi ils se rapprochent soit les uns des autres, soit des divers organes vraiment glanduleux, sous le rapport des abcès dont ils peuvent être le siége.

Incontestablement, il se forme des abcès dans la substance même du cerveau. Ces abcès sont le plus ordinairement chroniques, et reconnaissent pour cause une ancienne commotion ou contusion du cerveau. La céphalite aigüe, surtout la céphalite essentielle, ne produit dans le plus grand nombre des cas qu'un simple ramollissement dans la partie du cerveau qui a été le siége de l'inflammation, état sur lequel des faits multipliés, et de nature à fixer l'attention, ont été recueillis nouvellement. Entre tous les abcès, ceux du cerveau sont remarquables par l'incertitude des signes propres à en faire soupçonner l'existence pendant la vie, et par l'insuffisance des efforts de la nature pour en opérer une terminaison favorable : à peine quelques-uns sont-ils accessibles aux moyens de l'art; à peine peut-on espérer d'être assez heureux pour tomber sur le siége d'un de ces abcès, en pratiquant l'opération du trépan.

Je ne sais si l'on a jamais observé l'inflammation aiguë du corps thyroïde, et si l'on a jamais vu cette inflammation devenir cause d'abcès : mais des goîtres anciens peuvent éprouver une fonte purulente, se convertir en abcès, et de cette manière disparaître entièrement. Parmi les observateurs dignes de foi, J.-L. Petit rapporte des faits de ce genre : moi-même j'en ai recueilli un très-remarquable, à l'hôpital de la Charité, il y a deux ans.

Autant les collections de pus provenant de la fonte des tubercules sont fréquentes dans la substance du poumon, autant il est rare qu'un véritable abcès, un abcès phlegmoneux, succède à l'inflammation de cet organe, à la pneumonie. Voilà du moins ce que prétendent les médecins de nos jours qui ont apporté le meilleur esprit dans les recherches d'anatomie pathologique. Ce n'est pas, dit-on, qu'une pneumonie partielle ou générale ne puisse se terminer par suppuration : mais le pus ne s'agglomère pas dans la substance du poumon ; il reste infiltré dans les cellules de l'organe ; il n'y a point de vomique, si par ce mot on veut entendre un abcès formé dans le parenchyme pulmonaire consécutivement à son inflammation aiguë ou chronique. Toutes les fois qu'on a cru avoir observé pendant la vie, et reconnu après la mort une vomique, il s'agissait seulement d'un empyème ou partiel ou général ; le foyer existait dans la plèvre même : faute d'une attention assez grande, il a été d'autant plus facile de se méprendre sur le véritable siége de la suppuration, que, d'une part, tout épanchement de pus dans la plèvre a pour effet nécessaire l'affaissement du poumon, et que, d'un autre côté, si un tel épanchement ne cause pas promptement la mort, il est ordinaire que le pus se fraye une issue du côté des bronches. Toutefois, j'observerai que les doutes qu'on a élevés dans ces derniers temps sur les abcès du poumon, sur ceux du foie, comme ceux qu'on pourrait élever sur les abcès de quelques autres organes, ou glanduleux, ou parenchymateux, n'ont de force réelle qu'à l'égard des abcès qu'on avait cru pouvoir succéder dans ces organes à une inflammation développée spontanément, ou du moins sans cause matérielle. Il y a des causes d'inflammation suppurative et d'abcès si puissantes, qu'aucune partie de l'organisation n'y est réfractaire : telle est la présence d'un corps étranger ou la dégénérescence tuberculeuse.

Les abcès de la rate n'ont été observés que fort rarement. On a parlé d'abcès de l'ovaire chez les femmes, à la suite des couches particulièrement ; mais peut-être ces abcès avaient-ils moins leur siége dans l'ovaire même que dans le tissu cellulaire du ligament large de la matrice. Il est fort douteux pareillement que l'inflammation de l'utérus, à quelque époque de la vie des femmes qu'elle se manifeste, peu de temps comme long-temps après l'accouchement, puisse se terminer par suppuration, et qu'on ait jamais observé pendant la vie, ni trouvé après la mort, des abcès dans l'épaisseur même de ses parois. Des diverses parties constituantes de la verge chez l'homme le gland et l'urètre dans sa portion spongieuse sont les seules dans lesquelles il puisse y avoir suppuration et abcès sans crevasse, sans érosion à la surface interne du canal : assez souvent une inflammation suppurative s'établit, et un abcès plus ou moins considérable se forme dans une portion de l'urètre depuis le bulbe jusqu'au gland, pendant le cours d'une blennorrhagie, ou chez les individus assujettis à l'usage habituel d'une sonde de gomme élastique, etc. Ajoutons que beaucoup d'abcès urineux sont bornés, dans le principe, à une portion de l'urètre.

§ III. — *Des abcès considérés en général sous le rapport du caractère qu'ils empruntent des circonstances qui les produisent.* — La plupart des pathologistes n'attachent qu'une importance secondaire aux différences que présentent les abcès sous le rapport de leurs causes : il n'en est pas cependant de plus essentielles. Elles sont constantes ; elles servent de base aux indications curatives autant et plus même peut-être que les différences dans la marche, le siége de la maladie, lesquelles sont variables et pour ainsi dire accidentelles. Partant de cette idée, je rapporte tous les abcès à cinq genres ou cinq sortes principales que j'ai déjà désignés dans les considérations préliminaires, et que nous avons maintenant à examiner particulièrement.

1er GENRE. — *Abcès idiopathiques.* — Un abcès est idiopathique lorsque la cause dont il dépend, n'ayant eu qu'une influence passagère, n'existe plus ni dans le point où l'inflammation suppurative s'est établie, ni ailleurs : l'abcès est en conséquence la seule maladie présente ; à lui seul se rapportent toutes les indications curatives. Les abcès idiopathiques n'ont pas exclusivement leur siége dans le tissu cellulaire; mais on ne peut nier qu'ils n'y soient et plus fréquens et surtout beaucoup mieux caractérisés que dans toutes les autres parties. On pourrait les distinguer en *accidentels* et *spontanés ;* mais cette distinction est moins utile que la suivante. Parmi les abcès vraiment essentiels ou idiopathiques, les uns succèdent à une inflammation vive et franche, à cette inflammation qu'on nomme phlegmoneuse parce qu'elle a pour type le phlegmon proprement dit : ils sont remarquables par la succession rapide de leurs périodes, et sont du nombre des abcès chauds, aigus ou phlegmoneux. D'autres, au contraire, succèdent à un engorgement chronique, à un état d'induration de nos tissus que la plupart des auteurs décrivent sous le nom de tumeur ou d'engorgement lymphatique : ils se développent avec une extrême lenteur ; on en voit qui durent des mois et des années : ce sont des abcès froids ou chroniques.

Abcès chauds, aigus ou *phlegmoneux.* On emploie quelquefois comme synonyme d'abcès phlegmoneux, l'expression de *phlegmon abcédé :* c'est une erreur. La seconde dénomination ne convient qu'aux abcès chauds du tissu cellulaire : ce tissu est seul le siége du véritable phlegmon ; c'est dans ce tissu seulement qu'il peut y avoir un phlegmon abcédé. D'autres tissus, au contraire, et une foule d'organes particuliers, peuvent être le siége d'abcès phlegmoneux, c'est-à-dire d'abcès comparables au plegmon abcédé.

Les abcès idiopathiques chauds sont pour ainsi dire le type de tous les abcès chauds : du moins parmi tous ceux-ci, il n'en est pas dont les périodes soient mieux marquées, dont la marche soit ordinairement plus rapide. Qu'ils soient spontanés, ou accidentels, leurs causes sont celles du phlegmon pour ceux qui se développent dans le tissu cellulaire, et pour tous les autres, celles des diverses inflammations aigües auxquelles ils succèdent. Je ne les ferai pas connaître avec détail, pour ne point anticiper sur l'histoire d'une foule d'affections étrangères à la matière de cet article. Quelques abcès idiopathiques chauds sont *spontanés*, disons-nous, c'est-à-dire qu'ils terminent une inflammation dont la cause est inconnue : mais cette cause a existé ; l'abcès n'est pas spontané, dans toute la rigueur du terme. Il y a plus, tel abcès semble idiopathique, qui porte réellement un autre caractère, et devrait être spécifié autrement si l'on pouvait mieux remonter à son origine. Peut-être aussi beaucoup d'abcès idiopathiques accidentels ne dépendent-ils pas seulement de la circonstance éventuelle à laquelle on les voit succéder : il faut bien admettre au moins un état antérieur qui favorise leur développement dans certains cas ; à moins que l'on ne conçoive que, dans des circonstances parfaitement semblables, les mêmes causes puissent produire des effets tous différens : ne voit-on pas une contusion, un froissement quelconque, une brûlure, une plaie, surtout une plaie faite par un instrument piquant, causes ordinaires des abcès, ne produire souvent qu'une inflammation légère qui se termine par résolution ? Il faut rapporter aux abcès produits par la contusion, les abcès par contre-coup, tels que ceux qui se forment entre les os du crâne et la dure-mère, ou dans la substance même du cerveau, sur un point plus ou moins diamétralement opposé à celui où le crâne a été frappé par un corps contondant : malgré cette circonstance, et quoiqu'ils se montrent à une distance plus ou moins grande de la partie où la cause extérieure a agi, ce sont toujours des abcès idiopathiques.

Abcès froids ou *chroniques.* Ceux-ci appartiennent presque exclusivement au tissu cellulaire. C'est d'eux surtout qu'il convient de dire que des abcès qu'on croit idiopathiques ne le sont peut-être point, et mériteraient qu'on leur assignât un autre caractère si l'on pouvait apprécier les circonstances dont ils dépendent, mieux qu'il n'est donné de le faire. En effet, quoiqu'on admette généralement des abcès idiopathiques froids, et ce sont ceux que nous voulons indiquer maintenant, on convient qu'ils sont presque toujours liés à un vice quelconque passager ou durable de la constitution. On les observe particulièrement chez des sujets débiles, chez d'anciens rhumatisans, chez des individus qui ont été scrofuleux dans leur enfance. Quelques régions du corps semblent en être exemptes; on les voit rarement au visage, au cou : la plupart se développent dans le tissu cellulaire sous-cutané, particulièrement sur la poitrine, autour du bassin, aux lombes, aux membres inférieurs, surtout à leur partie la plus élevée. Dans ce dernier cas, ils peuvent ressembler beaucoup aux abcès par congestion, avec lesquels il est souvent facile de les confondre. Les abcès froids sont ordinairement précédés d'un engorgement chronique, d'un état d'induration dont ils semblent être l'heureuse terminaison, terminaison qui s'opère quelquefois avec une extrême lenteur, et dont il est presque toujours indiqué de hâter les progrès. On sait que les qualités du pus sont, en général, d'autant meilleures, que l'inflammation a été plus vive, qu'elle a parcouru plus rapidement ses périodes; or ces conditions n'appartiennent point à celle qui précède le développement des abcès froids : aussi le pus de ces sortes d'abcès est-il bien différent de celui des abcès *phlegmoneux;* il est mal élaboré, peu consistant, séreux, d'un jaune verdâtre, semblable à du petit lait trouble qui contient encore des flocons de matière caséeuse; il prend ordinairement une odeur fétide dès qu'il est exposé au contact de l'air. Mais, parce que ce pus contient ordinairement des flocons albumineux, doit-on conclure avec M. Delpech, que la maladie ne soit autre chose dans le principe qu'une dégénérescence tuberculeuse? Les abcès froids sont du nombre de ceux qu'il faut ouvrir nécessairement, mais non pas par incision; c'est à eux surtout que se rapportent deux moyens d'ouverture que nous décrirons plus bas; savoir, les caustiques, pour les cas où de tels abcès sont peu considérables, et des ponctions successives, seconde méthode applicable surtout aux grands abcès, pour en diminuer progressivement le volume, et les amener à un état qui permette l'emploi du caustique ou de l'instrument tranchant.

IIe GENRE. — *Abcès sympathiques.* — Ceux-ci viennent d'autant plus naturellement après les abcès idiopathiques, que fort souvent ils diffèrent très-peu de ces derniers quant à la nature même de la cause occasionelle; seulement l'abcès sympathique se montre dans une partie plus ou moins éloignée de celle où cette cause a agi : et dès qu'il commence à se développer, c'est encore avec l'abcès essentiel qu'il a le plus de rapports; il en a la marche rapide et régulière. Par ces derniers mots j'indique assez qu'on ne peut comparer les abcès sympathiques qu'aux abcès idiopathiques chauds : en effet, il est fort peu, peut-être même n'est-il pas d'abcès sympathiques froids; l'inflammation qui les précède immédiatement est presque toujours aiguë. Mais, d'après le caractère ou le mode de l'influence sympathique qui a fait naître cette inflammation, eux-mêmes sont de deux sortes bien distinctes l'une de l'autre : il faut reconnaître des abcès par sympathie de continuité, et des abcès par sympathie proprement dite ou sympathie éloignée; ceux-ci sont les abcès sympathiques par excellence. Par exemple, une cause irritante quelconque a agi sur une partie; une inflammation en résulte et se termine par un abcès : mais au lieu de se montrer là même où l'irritation a été produite immédiatement, l'inflammation et l'abcès se manifestent dans un endroit un peu éloigné ou même fort éloigné de cette partie; l'irritation y a été transmise de proche en proche, tantôt dans la direction des vaisseaux lymphatiques, et en quelque sorte par ces vaisseaux eux-mêmes qui sont alors gonflés et douloureux, tantôt par le tissu cellulaire seulement, à ce qu'il paraît, ou par les vaisseaux sanguins, ou peut-être enfin par les nerfs : or, comment bien désigner les abcès qui se forment de cette manière, dans lesquels on observe cet enchaînement, cette succession de phénomènes, si ce n'est en leur donnant le nom d'*abcès par sympathie de continuité?* Ils sont fort communs; on les voit particulièrement dans le tissu cellulaire, et dans les ganglions lymphatiques, ou même ces deux systèmes d'organes sont les seuls dans lesquels ils se développent. Dès long-temps on a signalé ceux des glandes lymphatiques : ceux du tissu cellulaire sont peut-être moins connus. Quelques cas assez remarquables parmi ces derniers se sont offerts à moi tout récemment. Une femme, qui est encore à l'hôpital de la Charité au moment où j'écris cet article, s'était blessée au pouce de la main gauche; il n'y eut pas d'inflammation à cette partie, mais un abcès considérable survint à la partie inférieure de l'avant-bras, sous les muscles superficiels. Il n'y a pas long-temps non plus, un étudiant en médecine s'était piqué à un doigt de la main gauche, en disséquant : à peine y eut-il une légère fluxion à ce doigt et à la main; mais ce jeune homme éprouva une inflammation des plus violentes au pli du bras; il se fit un abcès considérable sous l'aponévrose et le corps charnu du muscle biceps. Des abcès par sympathie de continuité se forment, ai-je dit, dans les ganglions lymphatiques : très-certainement on voit se changer en abcès l'inflammation de ces glandes, effet d'une irritation simplement physique ou mécanique qui leur a été transmise de proche en proche par les vaisseaux absorbans; pourtant il est vrai de dire que la fluxion se termine bien plus souvent encore par suppuration dans les cas où l'on peut croire qu'il y a eu absorption d'un principe délétère ou putride : alors l'abcès n'est pas seulement un abcès par sympathie de continuité; il y a complication de la présence d'un agent délétère; c'est même quelquefois un virus, comme dans le bubon vénérien.

Les abcès sympathiques proprement dits sont peut-être plus communs qu'on ne le pense généralement; peut-être beaucoup d'abcès ne paraissent-ils essentiels que parce que l'influence sympathique dont ils dépendent, trop fugitive ou trop peu prononcée, se dérobe à l'observation. Il n'est pas d'abcès plus évidemment sympathiques, et sur le caractère desquels il y ait moins d'incertitude, que ceux qui se forment si souvent à l'anus chez les sujets phthisiques; tels sont encore quelques abcès du foie à la suite des plaies de tête. Quand une inflammation du testicule, développée dans le cours d'une blennorrhagie, ou chez un individu qui porte une sonde élastique à demeure dans l'urètre, vient à se terminer par suppuration, l'abcès qui en résulte est quelquefois sympathique : je dis quelquefois seulement, et non pas toujours, parce que je crois que dans le plus grand nombre des cas, surtout quand elle succède à la gonorrhée, l'inflammation du testicule ne dépend pas d'une sympathie proprement dite : c'est une sympathie de continuité qui est mise en jeu; l'irritation primitivement fixée sur l'urètre s'est propagée le long des conduits excréteurs de la semence jusqu'au testicule.

IIIe GENRE. — *Abcès symptomatiques ou critiques, dans les maladies aiguës.* — C'est une chose bien connue que des abcès se montrent assez souvent, sur divers points de la surface du corps, dans le cours ou dès le début même de quelques maladies aiguës, générales ou locales, surtout de quelque fièvre d'un mauvais caractère, ou seulement au déclin de ces maladies. On les considère comme critiques dans ce dernier cas; ils sont simplement symptomatiques dans le premier. Peut-être faudrait-il dire que quelques abcès de ce genre sont *métastatiques*, en ce sens ou à cause de cela seulement qu'ils se développent à la suite de quelques maladies éruptives, comme la petite vérole, la rougeole, maladies plus que d'autres, en effet, susceptibles d'une terminaison incomplète et de métastase. Les abcès symptomatiques ajoutent toujours plus ou moins au caractère grave de la maladie dans le cours de laquelle ils se développent; ce sont des épiphénomènes fâcheux, de véritables accidens. Les abcès critiques, au contraire, sont salutaires dans le plus grand nombre des cas, à moins qu'ils n'affectent un organe important : ils annoncent une terminaison heureuse; leur apparition est du moins toujours marquée par une rémission sensible dans les symptômes. On en voit même qui préviennent ou plutôt qui remplacent des maladies générales du plus fâcheux caractère : ne sait-on pas que la peste ne se manifeste sur certains individus que par de simples bubons, véritables abcès critiques qui semblent élaborer, et pour ainsi dire enchaîner le virus pestilentiel? Les abcès symptomatiques ou critiques dans les maladies aiguës se manifestent bien plus souvent au cou, près de l'oreille, que dans toute autre partie de l'extérieur du corps; ils portent alors le nom de *parotides*. Dans les abcès de ce genre, l'inflammation qui précède est rarement bien franche; la marche en est assez irrégulière : tous ces abcès néanmoins rentrent dans la catégorie des abcès chauds; c'est de ceux-ci qu'ils se rapprochent le plus, surtout quant aux indications curatives : on doit favoriser leurs progrès et hâter leur terminaison; ils sont du nombre des abcès qu'il faut ouvrir de bonne heure et pour ainsi dire prématurément.

IVe GENRE. — *Abcès symptomatiques d'une affection locale.* — Que d'affections diverses peuvent être accompagnées ou suivies d'une inflammation locale qui se termine par suppuration, et de combien de variétés ne sont pas susceptibles les abcès de ce genre! Ils n'ont d'autre trait commun que d'être consécutifs à une maladie locale qui précède l'inflammation; maladie qui présente presque toujours des indications curatives différentes de celles qui se rapportent à l'abcès lui-même. Ces abcès ont leur siége dans le tissu cellulaire bien plus souvent que dans aucune autre partie. Leurs différences les plus remarquables se tirent du caractère de la maladie première dont ils dépendent, et des rapports plus ou moins immédiats, ou plus ou moins éloignés, au contraire, qu'ils ont avec la partie primitivement affectée. En considérant sous ce double point de vue tous les abcès de ce genre, on peut en former cinq espèces distinctes:

1° Les uns sont *consécutifs à l'inflammation d'un tissu ou d'un organe voisin :* ils surviennent sans qu'il soit besoin que cette inflammation se termine par suppuration. Un tissu ou un organe quelconque est enflammé; l'irritation se propage au tissu cellulaire environnant, qui bientôt s'enflamme; et telle est la facilité avec laquelle la suppuration s'établit dans le tissu cellulaire, qu'une partie qui n'a été affectée que secondairement et par continuité, devient le siége d'un abcès alors même que l'inflammation primitive se termine par résolution. N'est-ce pas ainsi que des abcès se forment dans l'épaisseur des parois de l'abdomen consécutivement à une péritonite; dans le médiastin, ou, ce qui est plus ordinaire encore, dans les parois de la poitrine consécutivement à la pleurésie? Il faut placer dans la même série les abcès phlegmoneux dans le voisinage des muscles affectés de rhumatisme, dans l'épaisseur des joues chez les individus tourmentés par une odontalgie violente, dans le tissu cellulaire souscutané à la suite de l'érysipèle simple; ceux qui se développent autour des veines, des vaisseaux lymphatiques enflammés; tels aussi ces abcès profonds des membres, sur lesquels je voudrais pouvoir appeler l'attention des observateurs, qui peut-être existent aussi dans d'autres parties du corps, et qui me paraissent succéder à l'inflammation du périoste. Citerai-je encore un cas assez commun parmi les abcès consécutifs à l'inflammation d'un tissu ou d'un organe voisin de celui dans lequel ils se développent? Qui ne sait qu'une blennorrhagie violente en fait naître quelquefois dans la prostate, dans le tissu spongieux de l'urètre, ou même dans le tissu cellulaire de la verge ou du périnée? Ces abcès divers sont presque tous chauds ou phlegmoneux : ils se rapprochent beaucoup des abcès essentiels, et plus encore de ceux qui sont produits par une sympathie de continuité; à bien prendre même, ils sont l'effet d'une telle sympathie s'exerçant entre des parties immédiatement liées les unes aux autres.

2° D'autres abcès symptomatiques sont *consécutifs à un épanchement purulent*. En effet, presque tous les amas de pus ou de mucosités purulentes que nous avons dit pouvoir se faire dans quelques-unes des cavités qui revêtent les membranes muqueuses, plusieurs de ceux qui se forment dans les cavités séreuses amènent à leur suite des abcès à l'extérieur de ces cavités. Ces abcès, quand ils se forment, constituent une maladie vraiment distincte de l'épanchement qui a précédé; car, si dans quelques cas ces deux états succèdent promptement et presque immédiatement l'un à l'autre, il en est d'autres dans lesquels un laps de temps plus ou moins long s'écoule avant qu'un épanchement intérieur se convertisse en un abcès extérieur. D'ailleurs, c'est peu que la nature ait fait un premier effort pour porter à la périphérie du corps du pus ou une matière purulente épanchée dans une cavité naturelle; il faut encore qu'elle travaille au resserrement ou même à l'oblitération complète de cette cavité, œuvre à laquelle l'art doit presque toujours concourir en dilatant, en agrandissant même, et tout au moins en entretenant la première ouverture de l'abcès: ainsi, des indications relatives à l'épanchement lui-même viennent se joindre à celles que l'abcès avait pu présenter. Selon que les abcès de cette espèce se forment peu de temps ou long-temps après que l'épanchement intérieur a eu lieu, ce sont, en général, des abcès chauds ou des abcès froids.

3° Dans quelques affections organiques, le tissu même de la partie malade peut devenir le siége d'une inflammation suppurative, et conséquemment d'abcès qui, selon les cas, envahissent toute cette partie ou bien se bornent à quelques points. Ces abcès sont encore symptomatiques sous ce rapport qu'ils succèdent à un autre état pathologique. Tantôt simples épiphénomènes, ils n'apportent aucun changement à la maladie dont ils dépendent, ou plutôt ils en annoncent les progrès; tels sont les abcès qui se développent au centre ou à la surface d'une tumeur cancéreuse: tantôt, au contraire, ils remplacent cette maladie; l'affection première change de nature, se convertit en un abcès, et cette sorte de métamorphose est ou favorable ou nuisible, non pas selon le caractère de l'altération organique qui a précédé l'abcès, mais bien plutôt selon la partie du corps, ou l'organe qui en était le siége. Ce peut être aussi une chose indifférente. Pour citer quelques exemples, rien de plus heureux que la conversion d'un goître en un abcès, que la formation du pus au milieu d'une tumeur qui jusqu'alors s'était montrée sous les apparences d'une tumeur squirrheuse : la fonte d'un engorgement tuberculeux dans les parties voisines de la surface du corps est presque toujours une circonstance favorable, tandis que dans les poumons elle cause la mort presque infailliblement.

4° Il est encore d'autres abcès symptomatiques d'une affection locale; mais ceux-ci ne sont que concomitans de cette affection sur laquelle ils n'ont et ne peuvent avoir aucune influence. D'ailleurs ce n'est pas au centre, ni dans l'épaisseur même des parties affectées qu'ils se développent, c'est dans les parties environnantes, dans le tissu cellulaire particulièrement; parmi les maladies qui les produisent le plus ordinairement, celles qui en sont suivies le plus constamment sont certaines altérations organiques des os, comme la nécrose, la carie, et principalement cette dernière. Toute carie, si peu étendue qu'elle soit, détermine une inflammation suppurative dans les parties molles circonvoisines de l'os qui en est le siége. La même chose a lieu dans toute nécrose superficielle ou profonde, invaginée ou non invaginée. C'est parmi les abcès de cette sorte que se trouvent les abcès froids par congestion.

5° Viennent enfin, comme abcès symptomatiques d'une dernière sorte, ceux qui résultent de la présence d'un corps étranger dans le tissu ou dans les interstices de nos organes. Que de variétés ne remarque-t-on pas dans les abcès de cette sorte, eu égard à la nature de la cause déterminante de l'inflammation à laquelle ils succèdent, et jusqu'à un certain point aussi au caractère de l'inflammation elle-même, tantôt assez lente, tantôt au contraire très-aiguë, quelquefois plus aiguë encore, et se terminant en partie par gangrène, comme on le voit lors d'une infiltration d'urine ou de matières stercorales dans le tissu cellulaire! Certes, ils méritent bien la qualification d'abcès symptomatiques : ne sont-ils pas, en effet, toujours secondaires à un autre état pathologique? et une indication particulière ne se joint-elle pas toujours à celle de donner issue à la matière de l'abcès lui-même? C'est un corps étranger solide qu'il faut extraire; c'est un fluide ou quelque autre matière qui existe naturellement en nous, et dont il faut ou rétablir le cours naturel, ou tout au moins prévenir l'extravasation nouvelle.

En effet deux classes de corps étrangers déterminent par leur présence les abcès dont nous parlons : les uns sont solides ; d'autres sont liquides ou presque liquides. Cette différence ne doit pas être perdue de vue ; car les liquides peuvent s'infiltrer ou s'épancher au loin dans le tissu de nos organes, et d'autant plus facilement qu'il est plus lâche ; les corps solides, au contraire, ne peuvent que cheminer ou changer de place : c'est pour cela qu'indépendamment de ce qui peut résulter de leurs qualités plus ou moins irritantes pour des parties qui ne sont point habituées à en recevoir l'impression, les liquides produisent généralement de plus grands désordres que les corps solides. Le nombre des liquides qui peuvent être une cause matérielle d'abcès est à peu près borné à celui des substances qui existent naturellement en nous : celui des corps solides est presque infini, ou du moins beaucoup plus considérable. De ceux-ci, les uns sont venus du dehors : tel est tout corps étranger de la présence duquel une plaie a été compliquée, et dont l'extraction n'a pas été faite dans le principe : tels sont aussi ces corps qui pénètrent accidentellement dans les cavités naturelles par les voies ouvertes à la surface du corps, et dont quelques-uns percent les parois ou le parenchyme des organes, et parcourent même quelquefois un trajet fort étendu dans le tissu cellulaire avant de donner lieu à l'inflammation suppurative et de causer un abcès. D'un autre côté, combien de corps formés en nous, ou combien de parties de nos propres organes peuvent exciter cette même inflammation suppurative, et se montrent à l'ouverture d'abcès, moyen dont la nature s'est servie pour en opérer l'expulsion ! Les abcès causés par des esquilles dans les fractures comminutives, par une portion d'os nécrosée, ne sont que les plus communs parmi ceux que nous signalons en ce moment. Comme plus remarquables, il faut indiquer ceux qu'ont déterminés quelquefois des concrétions biliaires, des calculs urinaires sortis par une voie contre nature des cavités ou des canaux dans lesquels ils s'étaient développés, et encore ces abcès à la faveur desquels ont été expulsés soit de la matrice même, soit de quelque autre lieu voisin, les débris d'un fœtus mort depuis long-temps.

L'infiltration dans le tissu cellulaire du scrotum, et par une circonstance quelconque, d'une partie du vin qu'on pousse dans la tunique vaginale en pratiquant l'injection pour la cure radicale de l'hydrocèle, est le seul cas, je crois, où la cause matérielle d'un abcès soit un corps étranger liquide venu du dehors; car il faut savoir que cet accident a pour effet ordinaire une violente inflammation, suivie d'un ou de plusieurs abcès, et quelquefois même de la gangrène du tissu cellulaire dans lequel l'infiltration du vin s'est faite, et d'une partie des tégumens du scrotum. On voit très-souvent, au contraire, des abcès consécutifs à la sortie hors de ses voies naturelles de quelqu'une des matières liquides ou molles qui existent en nous, telles que les larmes, la salive, le lait, l'urine, les excrémens ou seulement le chyme. Que ces matières, qui ne font sur les organes qu'elles parcourent qu'une impression légère, viennent à s'épancher dans le tissu cellulaire, elles y produisent une vive irritation; quelques-unes même, comme l'urine et les matières stercorales, quand elles sont épanchées ou infiltrées en quantité un peu considérable, font sur les parties qu'elles touchent une impression comme délétère, et l'inflammation que leur présence occasionne se termine à la fois par suppuration et par gangrène. Aussi combien sont graves, dans certains cas au moins, les *abcès urineux*, soit qu'ils se montrent au périnée, au scrotum ou sous la verge, ou qu'ils paraissent à l'hypogastre! Ce sont les plus communs de tous ceux que nous réunissons ici sous un même point de vue. Viennent ensuite, sous l'un comme sous l'autre rapport, les *abcès stercoraux*, qu'on observe tantôt au voisinage de l'anus par suite d'une crevasse aux parois du rectum, tantôt sur tel ou tel autre point de l'abdomen, consécutivement à des lésions diverses du conduit intestinal. Quelques maladies des voies urinaires sont, à ce qu'il me semble, compliquées de crevasse ou d'ulcération aux vésicules séminales; je crois avoir observé, sinon de véritables *abcès spermatiques*, au moins des accidens d'une nature particulière, qui semblaient dépendre de l'extravasation de la liqueur spermatique. Pour être fort rares en comparaison des abcès urineux et stercoraux, les abcès biliaires et salivaires n'en existent pas moins. Ce sont les larmes, infiltrées dans le tissu cellulaire des paupières après qu'une petite crevasse s'est faite au sac lacrymal, qui sont la cause ordinaire du petit phlegmon qu'on voit se former si souvent au grand angle de l'œil chez les personnes affectées d'une tumeur lacrymale, phlegmon qui se renouvelle un plus ou moins grand nombre de fois chez le même individu, jusqu'à ce qu'enfin une vraie fistule lacrymale s'établisse. Le lait n'est jamais porté dans des parties éloignées de sa source pour devenir une cause matérielle d'abcès; mais on ne peut douter de l'existence d'*abcès laiteux* aux mamelles ou dans le voisinage de ces organes. Il n'y a pas jusqu'au sang sorti de ses vaisseaux, et formant la matière d'une infiltration ou d'un épanchement, qui, s'il n'est pas résorbé, ne puisse irriter les parties avec lesquelles il est en contact, et devenir la cause déterminante d'un abcès : ce n'est presque jamais, à la vérité, qu'après qu'il est resté assez long-temps hors des voies de la circulation, et qu'il a éprouvé une sorte de décomposition. Ne sait-on pas qu'une tumeur anévrismale peut se convertir en un *dépôt sanguin*, soit consécutivement à l'oblitération spontanée de l'artère à laquelle elle appartenait, soit après l'opération pratiquée par la méthode de Hunter? Ne voit-on pas plus souvent encore des abcès, qui méritent bien aussi le nom de *dépôts sanguins*, puisque la matière qui les forme est du sang décomposé auquel du pus se trouve mêlé en quantité plus ou moins considérable : ne voit-on pas, dis-je, de tels abcès succéder à un épanchement de sang soit dans une cavité naturelle, comme l'abdomen ou la poitrine, soit au milieu du tissu cellulaire dans un membre ou dans quelque autre partie du corps à la suite d'une contusion violente? (*Voyez* CONTUSION.) Ces dépôts sont quelquefois assez considérables pour que leur ouverture soit l'occasion d'accidens graves ou même mortels : de là s'est élevée la question de savoir si l'on doit temporiser le plus possible, si, dans la crainte d'ouvrir prématurément un vaste foyer sanguin, on doit insister sur l'emploi des résolutifs jusqu'à ce que des symptômes inflammatoires annoncent la conversion de ces épanchemens de sang en un véritable dépôt; ou si l'on ne doit pas, au contraire, prévenir le développement de l'inflammation et de la suppuration, et donner issue au sang épanché au moment où l'on a la certitude que la nature ne travaille pas ou ne travaille plus à la résolution de l'épanchement, sans attendre que l'inflammation existe à un haut degré, ni moins encore qu'une suppuration abondante se soit établie dans l'intérieur du foyer. Les meilleurs praticiens sont divisés de sentiment à cet égard. J'ai pris le dernier parti : ouvrir de bonne heure les épanchemens sanguins qui menacent de se convertir en dépôts sanguins est la règle de conduite que je me suis imposée.

Ve GENRE. — *Abcès généraux ou constitutionnels.* — J'ai cru devoir donner ce nom aux abcès qui se développent sous l'influence d'un vice général de la constitution, d'une disposition morbifique quelconque de toute l'économie. Il s'en faut qu'ils soient tous aussi bien connus que le sont les abcès des genres précédens, et qu'on sache parfaitement combien de sortes différentes il peut y en avoir. On a parlé de quelques abcès qui appartiendraient à ce genre, mais sur l'existence desquels on peut raisonnablement élever des doutes. A-t-on réellement observé, par exemple, des *abcès dartreux*, des *abcès psoriques*, c'est-à-dire des abcès occasionés par un vice herpétique, par un vice psorique errant dans l'économie, ou même simplement dus à la métastase récente de la gale ou d'une affection dartreuse? Y a-t-il des abcès dépendans d'un vice rhumatismal, des abcès qu'il faudrait nommer *rhumatismaux*, autres que ceux que nous avons dit pouvoir se former dans le tissu cellulaire circonvoisin de muscles affectés de rhumatisme aigu, autres pareillement que les abcès que j'ai dit avoir vus dans l'épaisseur même des muscles consécutivement au rhumatisme chronique?

Les abcès généraux ou constitutionnels dont l'existence est avérée sont de deux sortes; les uns dépendent d'un vice spécifique, les autres d'un état morbide non spécifique. Nommons ceux-ci *constitutionnels* simplement, en réservant la dénomination de *spécifiques* pour les autres. Les premiers sont peut-être dépuratoires. N'est-ce pas ainsi qu'il faut considérer les furoncles qui se multiplient avec tant d'opiniâtreté chez certains individus, dans certains temps ou à certaines époques de l'année? A moins qu'on ne veuille les attribuer seulement à un mauvais état passager des premières voies : il n'est pas impossible non plus qu'ils dépendent d'une cause extérieure éventuelle qui aurait agi sur toute l'habitude du corps; tel est peut-être le caractère de ceux auxquels sont exposées, dit-on, les personnes qui font un premier voyage sur mer. Ils sont aussi *constitutionnels* les abcès qu'on voit paraître en plus ou moins grand nombre, simultanément ou successivement dans plusieurs régions du corps, quelquefois d'une manière soudaine et presque sans inflammation, tantôt à la suite d'une autre maladie grave, sans qu'on puisse dire cependant qu'ils sont critiques, tantôt chez des sujets seulement appauvris par un mauvais régime, par des excès dans le travail et dans les plaisirs.

Parmi les abcès constitutionnels se remarquent ceux qui dépendent d'un vice scrofuleux. Ils affectent particulièrement le tissu cellulaire et les ganglions lymphatiques; ils s'y montrent généralement à l'état d'abcès froids, et ne présentent tant soit peu d'inflammation que lorsque la fonte purulente touche à son terme. Car ces abcès sont presque toujours précédés d'un engorgement chronique du tissu cellulaire ou des ganglions qui doivent en être le siége, engorgement qui n'est lui-même très-probablement que le résultat d'une dégénérescence tuberculeuse. Comme ils se distinguent par quelques traits des autres abcès froids, nous en ferons plus tard une courte description particulière. Une autre sorte d'abcès constitutionnels occasionés par un vice spécifique, sont les *abcès vénériens*. Je ne veux parler ici ni du bubon primitif abcédé, ni des abcès qu'une blennorrhagie très-violente peut faire naître dans les parties voisines de l'urètre, ni de ceux que des chancres primitifs déterminent aussi quelquefois dans le tissu cellulaire du prépuce ou de la verge, tous effets immédiats et locaux de l'infection vénérienne. Il s'agit des abcès qui peuvent se montrer chez des individus infectés depuis long-temps du vice vénérien, et dès lors comme symptômes de la syphilis générale ou constitutionnelle. Or, de tels abcès existent et sont assez fréquens. Sans parler de ceux qui peuvent succéder à quelque autre affection locale produite par le vice vénérien, comme à la carie vénérienne, aux tumeurs gommeuses, etc., ne voit-on pas le bubon vénérien consécutif se convertir en abcès, bien moins souvent, à la vérité, que cela n'a lieu dans le bubon primitif? Mais une question se présente à résoudre : se peut-il que, sans affection de quelque partie voisine, sans carie aux os, par exemple, une inflammation, aiguë ou chronique, se développe dans un ou plusieurs points du tissu cellulaire sous l'influence d'un vice vénérien qui affecte toute l'économie, et que cette inflammation devienne la cause immédiate d'abcès? En d'autres termes, y a-t-il des *abcès vénériens consécutifs* du tissu cellulaire, comme il y a des bubons vénériens consécutifs qui abcèdent? Je crois en avoir observé dans diverses régions du corps : ces abcès avaient plus de rapport avec les abcès froids qu'avec les abcès chauds, ou ne présentaient qu'à demi la manière d'être des abcès phlegmoneux, sans qu'ils m'aient offert d'ailleurs d'autres traits distinctifs que leur coïncidence avec plusieurs symptômes dont le caractère vénérien était moins équivoque. L'un de nos collaborateurs, pour qui les maladies vénériennes ont été un sujet tout particulier d'étude et d'observation, M. Lagneau, admet aussi des abcès dans le tissu cellulaire comme symptômes de la syphilis générale ou constitutionnelle. Peut-être les abcès dont il s'agit sont-ils plus fréquens près de l'anus que dans toute autre région du corps; peut-être précèdent-ils beaucoup de fistules à l'anus, lesquelles, dans cette supposition, auraient une origine vénérienne. Pour ne dire, au reste, que ce qui est de rigoureuse observation à cet égard, c'est une chose très-remarquable que la facilité avec laquelle, chez des sujets qu'on soupçonnait à peine entachés du vice vénérien, la plaie qui résulte de l'opération de la fistule à l'anus se change en ulcère syphilitique : on observe ici fréquemment ce qu'on ne voit que fort rarement dans les plaies des autres régions du corps. Ne terminons pas ces courtes réflexions sur les abcès constitutionnels spécifiques sans dire qu'à l'abcès lui-même, soit qu'on l'ait ouvert, soit qu'on en ait attendu l'ouverture spontanée, succède presque toujours un ulcère entretenu par le même vice général qui affecte toute l'économie; qu'ainsi les abcès spécifiques, comme les ulcères dont ils sont ordinairement suivis, réclament, outre le traitement local, un traitement général approprié à la nature du vice intérieur qui les a déterminés.

§ IV. *Des abcès considérés en général relativement à leurs phénomènes et aux indications curatives qu'ils présentent.* — Les abcès, déjà si différens les uns des autres sous le rapport de leur origine, et sous celui des parties qu'ils affectent immédiatement, ne le sont guère moins relativement à leurs phénomènes. Il s'en faut qu'ils aient la même marche : un abcès éminemment phlegmoneux et un abcès par congestion sont deux extrêmes entre lesquels se trouvent des nuances multipliées. Encore s'il existait un rapport constant entre ces nuances diverses et les différens genres ou les différentes espèces d'abcès, si un abcès se présentait toujours avec une manière d'être déterminée, parce qu'il a tel caractère, parce qu'il est de telle sorte, parce qu'il affecte telle partie, nous aurions dû compléter l'histoire des abcès, à mesure que nous les avons considérés sous le double rapport de leur siége immédiat et de leur origine. Mais il n'en est point ainsi : des abcès d'un genre déterminé sont subordonnés dans leur développement, dans leurs progrès et dans la succession plus ou moins rapide de leurs périodes à des circonstances sans nombre, et peuvent être tantôt éminemment phlegmoneux, tantôt, au contraire, phlegmoneux à un degré beaucoup moins considérable, ou même revêtir jusqu'à un certain point le caractère d'abcès froid. Ne nous a-t-il pas fallu distinguer des abcès idiopathiques aigus ou chauds, et des abcès idiopathiques froids ou chroniques ? La marche des abcès symptomatiques, même de chaque sorte en particulier, n'est pas plus constante : voyez ceux qui dépendent de la carie d'un os ; on est quelquefois surpris de leur apparition très-prompte, tandis que le plus ordinairement ces abcès sont froids, ou ne sont phlegmoneux qu'à un très-faible degré. Mais, quand bien même il y aurait un rapport constant entre la physionomie d'un abcès (qu'on me passe cette expression) et son véritable caractère, des abcès fort différens les uns des autres, sous ce dernier rapport, ne se présentent-ils pas avec la même manière d'être, avec la même physionomie ? Cela seul justifierait, s'il en était besoin, le parti que nous avons pris de considérer les abcès en eux-mêmes, et abstraction faite, pour ainsi dire, des différences qu'ils peuvent présenter sous le double rapport de leur siége immédiat et des causes qui les produisent : c'est le dernier point de vue de leur histoire générale. Pour ne pas multiplier arbitrairement les divisions, je me bornerai à distinguer, comme on le fait ordinairement, les abcès sous le rapport de leur marche, et eu égard au caractère et au degré de l'inflammation qui les produit immédiatement en abcès chauds, aigus ou phlegmoneux, et en abcès froids ou chroniques. Cette distinction suffit. Il n'est pas d'abcès qu'on ne puisse rapporter à l'une de ces deux sortes principales : il n'en est pas, ou il n'en est guère, qui présentent des caractères tellement mixtes, qu'on ne puisse dire qu'ils se rapprochent plus des abcès chauds que des abcès froids, ou plus, au contraire, de ceux-ci que des premiers. J'en excepterai peut-être certains de ces abcès que nous avons dit se montrer d'une manière presque soudaine, presque toujours aussi en nombre plus ou moins considérable soit en même temps, soit successivement : ils sont aigus si l'on ne voit que leur apparition presque instantanée ; ils sont froids eu égard au peu d'inflammation qui existe dans la partie qui en est le siége. Avant de commencer la description tant des abcès chauds à différens degrés, que des abcès froids, et l'indication de ce qui a rapport à leur traitement, faisons observer que ce que nous allons dire devra s'entendre surtout des abcès qu'on pourrait nommer abcès généraux, de ceux qui, par la nature des parties qu'ils affectent, sont susceptibles de se montrer sous des traits communs dans toutes ou presque toutes les régions du corps. Il s'agira donc plus spécialement des abcès proprement dits dans les tissus ou systèmes d'organes. Nous renverrons à la seconde partie de cet article, à l'histoire des abcès en particulier, l'examen de quelques épanchemens purulens qui ont le caractère d'abcès, et celui des abcès dont quelques organes peuvent être le siége. Rappelons-nous toutefois, pour ce qui concerne les épanchemens purulens, que quelques-uns, qui ont leur siége dans des cavités à parois formées de parties molles seulement, peuvent se montrer de prime abord avec la manière d'être d'abcès situés presque superficiellement; tel l'épanchement de pus dans une articulation, dans la tunique vaginale, dans une portion du péritoine : et que dans ceux des cavités à parois formées d'os entièrement ou d'os et de parties molles, comme le sinus maxillaire, la poitrine, la cavité du centre des os longs, il est ordinaire que le pus ou la matière de l'épanchement se fraye une route à travers les parois de la cavité qui en est remplie, et que plus tôt ou plus tard l'épanchement soit rendu manifeste par des abcès secondaires ou sympotmatiques. On peut faire la même remarque pour les abcès de quelques organes particuliers : les uns, comme ceux de la mamelle, du testicule, de la glande parotide, du corps thyroïde, ne sont-ils pas dès le principe aussi superficiellement placés et aussi facilement reconnaissables que les abcès du tissu cellulaire ou des ganglions lymphatiques superficiels? Mais ceux des organes contenus dans les cavités restent fort obscurs pendant un temps plus ou moins long, et ne sont guère susceptibles de se prononcer au dehors qu'autant que des adhérences viennent à s'établir entre l'organe malade et les parois de la cavité qui le renferme.

A. *Abcès chauds à différens degrés.* — De tels abcès, notamment ceux du tissu cellulaire, sont ou très-superficiels, ou situés plus ou moins profondément, et cette circonstance influe trop sur les phénomènes de la maladie, pour qu'il soit possible de confondre tous ces abcès dans une même description.

Soit d'abord un abcès immédiatement sous-jacent à la peau; c'est le véritable phlegmon suppuré. Naguère l'inflammation était à son plus haut degré d'intensité. Sans que les symptômes soient beaucoup plus modérés, la rougeur et la chaleur ont diminué; la douleur, qui était à la fois tensive et pulsative, est devenue gravative; le malade éprouve des frissons irréguliers; la tumeur s'amollit, et l'épiderme se détache du derme : c'est d'abord un simple empâtement; mais bientôt le centre de cette tumeur s'élève en pointe, et si on la presse alternativement avec deux doigts sur deux points différens, elle est fluctuante; on sent l'ondulation du liquide qu'elle renferme : alors l'abcès est formé; il faut l'ouvrir, à moins que par des raisons particulières on ne trouve plus convenable d'en attendre l'ouverture spontanée. Dans un abcès superficiel, la tumeur est si proéminente, les traits de la maladie sont si prononcés, qu'il n'est guère possible de la méconnaître ou de la prendre pour une autre affection; il n'est peut-être pas non plus d'autre maladie qu'on puisse confondre avec un tel abcès. On a cependant, dans quelques cas, à se garantir des illusions du toucher. Par exemple, au dos de la main, autour de quelques articulations, et dans plusieurs autres parties où le tissu cellulaire est très-lâche, très-extensible, l'inflammation de ce tissu, qu'elle doive ou non se terminer par suppuration, produit ordinairement un gonflement élastique qui en impose facilement pour une fluctuation véritable. Dans quelques cas même l'inflammation augmente l'exhalation d'un fluide naturel, soit dans la partie qui en est le siége, soit dans une partie voisine : ce fluide est résorbé à mesure que l'inflammation se dissipe; mais tant qu'elle dure, on pourrait, faute d'attention, se laisser tromper par l'ondulation du liquide, et croire à l'existence d'un abcès : que les jeunes praticiens soient donc prévenus que quelquefois un amas de sérosité, qui ne doit pas constituer une hydrocèle, accompagne l'inflammation du testicule; que quelquefois aussi il se fait un épanchement de synovie dans une articulation dont les parties molles extérieures seulement sont enflammées, ou bien encore lorsqu'il n'y a qu'irritation ou inflammation légère de la membrane synoviale : on voit cela particulièrement dans le rhumatisme articulaire. Quelques-uns des abcès sous-jacens aux membranes muqueuses diffèrent peu des abcès sous-cutanés, du moins quant à la facilité du diagnostic : tels sont ceux qui proéminent dans le rectum à peu de distance de l'anus, dans le vagin, dans l'intérieur de la bouche, toutes parties qu'on peut explorer facilement. Voilà pour les abcès chauds superficiellement situés.

Sans être encore très-profonds, d'autres abcès ne proéminent cependant pas autant que ceux-ci à la surface du corps: tels sont quelques-uns de ceux qui se forment au pourtour de l'anus, dans le creux de l'aisselle; tels encore les abcès développés dans l'épaisseur des parois de la poitrine ou de l'abdomen. Dans tous ces cas, le foyer se trouve séparé de la peau soit par une couche épaisse de tissu cellulaire, soit par un plan charnu ou par quelque aponévrose mince; la tumeur est peu proéminente, et la fluctuation n'est bien marquée que lorsque l'abcès est parvenu à son entière maturité : il ne faut cependant qu'un peu plus d'attention pour observer à temps ce phénomène caractéristique de tout abcès qu'on doit ouvrir. Ici, d'ailleurs, comme dans les abcès encore plus profondément situés, on doit observer avec soin si les parties molles extérieures ne sont pas dans un état d'empâtement et comme d'infiltration : cet état est un indice presque certain d'une suppuration profonde, lorsqu'on le remarque dans une partie qui a été le siége de phénomènes inflammatoires. Parmi quelques cas d'abcès appartenant à ceux qui m'occupent en ce moment, et qui m'ont présenté des difficultés à surmonter sous le rapport du diagnostic, je me rappelle celui d'un jeune étudiant en médecine qui eut, sur les côtés du rectum, un abcès si profond, qu'il ne se manifestait par aucun signe extérieur : ce fut presque par hasard que je le reconnus en portant le doigt dans le rectum pour chercher la cause des souffrances que ce jeune homme éprouvait : j'en fis l'ouverture par ponction plutôt que par incision, c'est-à-dire que, pour parvenir dans le foyer, je dus plonger le bistouri plus profondément que je ne l'avais jamais fait. Le malade fut assez heureux pour guérir sans fistule.

Des maladies d'un tout autre caractère revêtent quelquefois les apparences d'un abcès, et l'on peut être conduit à plonger un bistouri dans une tumeur à laquelle il conviendrait de ne toucher qu'avec les plus grands ménagemens. Quelle erreur plus grande peut-on commettre en ce genre que celle de prendre une tumeur anévrismale pour un abcès? Les anévrismes axillaires et poplités sont ceux à l'égard desquels on est tombé le plus souvent dans cette funeste méprise. *Voyez* ANÉVRISME.

Certains abcès phlegmoneux sont encore plus profondément placés que ceux dont nous venons de parler : nommons-les *abcès sous-aponévrotiques;* car c'est principalement à ce qu'une aponévrose épaisse, forte et peu extensible, recouvre le foyer, que sont dus et la difficulté du diagnostic dans les cas de ce genre, et la gravité des symptômes locaux et généraux. Encore si le pus était toujours amassé sous l'aponévrose immédiatement : mais le plus ordinairement une couche de muscles l'en sépare, ou bien même il est épanché entre ces muscles et l'os ou les os qu'ils recouvrent naturellement. Heureux quand, à l'ouverture du foyer, on ne trouve pas les os dénudés dans une grande étendue. Lorsque cette dénudation a lieu, il est très-probable, telle est du moins ma manière de voir, que le périoste a été le siége primitif de l'inflammation : tantôt alors, et après l'ouverture de l'abcès, la nature opère le recollement de l'os avec les chairs qui en avaient été séparées, qu'il se fasse ou qu'il ne se fasse pas une exfoliation superficielle : tantôt, au contraire, une suppuration abondante continue jusqu'à ce que l'exfoliation se soit opérée ; c'est lorsque la dénudation de l'os entraîne une nécrose ou très-profonde ou très-étendue en surface. Il est des cas où cette suppuration est assez abondante pour causer l'épuisement des malades ; et dans les membres, on peut être obligé d'en venir à l'amputation. L'année dernière j'ai fait l'amputation de la cuisse à un jeune homme, trois mois seulement après qu'un abcès profond avait été suivi de la dénudation du fémur, dans sa moitié inférieure et dans toute sa circonférence : le genou, que j'avais cru dans un moment avoir été le siége primitif de la maladie, était parfaitement sain.

Ces abcès chauds sous-aponévrotiques se forment quelquefois à la tête, entre le muscle crotaphyte et la fosse temporale, au dos, aux lombes, à la partie postérieure du bassin, entre les muscles si épais de chacune de ces régions et les os que ces muscles recouvrent ; mais leur siége le plus ordinaire est aux membres. C'est à la cuisse qu'ils se montrent avec un plus grand cortége de symptômes graves, à cause de l'épaisseur considérable de l'aponévrose fascia lata, du nombre et de la force des muscles que cette aponévrose enveloppe. Assez ordinairement produits par une inflammation du périoste, disais-je à l'instant, inflammation développée spontanément ou sous l'influence de causes générales, ces abcès peuvent aussi succéder à l'inflammation primitive du tissu cellulaire qui est sous-jacent aux muscles ou placé dans leurs interstices ; ils sont alors la terminaison d'un phlegmon sous-aponévrotique ou sous-musculaire : on les observe à la suite d'une violente contusion, d'une plaie faite par un instrument étroit qui a pénétré profondément dans un membre, ou qui l'a transpercé.

Quelque part qu'un abcès sous-aponévrotique doive avoir son siége, l'inflammation qui le précède n'est annoncée que par une douleur profonde avec un gonflement considérable de la partie, gonflement qui est à la fois fort étendu et mal circonscrit ; il n'y a point, ou presque point de rougeur à la peau : l'abcès lui-même se forme d'une manière insidieuse, si l'on peut ainsi dire ; il existe déjà ; qu'on ne peut point encore sentir la fluctuation : et pour la reconnaître, quand l'agglomération du pus est plus considérable, ce n'est point assez de presser avec un ou deux doigts de chaque main sur deux points opposés de la partie malade ; il faut exercer une forte pression avec tous les doigts réunis ou avec la paume de la main : quelquefois même, si c'est dans un membre, il faut embrasser la partie avec les deux mains qu'on place à quelque distance l'une de l'autre, et avec lesquelles on cherche à refouler le pus alternativement de haut en bas et de bas en haut. C'est ici surtout qu'on ne doit pas perdre de vue l'indice d'une suppuration profonde que peut fournir l'empâtement des parties molles extérieures. Il ne faut pas moins qu'une assez grande habitude pour découvrir un abcès profondément situé, bien qu'il ne soit séparé de la surface du corps que par des parties molles, et pour saisir l'époque à laquelle il est le plus convenable d'en faire l'ouverture. Cette époque, c'est le moment même où la fluctuation, qui naguère était équivoque, est devenue tant soit peu manifeste, quelque sourde et profonde qu'elle soit encore : n'attendez pas qu'elle soit devenue évidente au dernier point ; n'abandonnez pas plus long-temps à lui-même un tel abcès : pendant que le foyer s'étendrait vers la surface de la partie qui en est le siége, le pus fuserait au loin dans les interstices des muscles, entre ceux-ci et les os, gagnerait quelque articulation voisine, produirait une dénudation des os qui n'existait pas et qui ne devait point avoir lieu ; en un mot, il causerait d'énormes ravages et des désordres peut-être irréparables.

Enfin, parmi les abcès autres que ceux des grandes cavités, et de quelques organes cachés loin de la surface du corps, parmi les seuls abcès du tissu cellulaire, quelques-uns se refusent à tous nos moyens d'investigation : ils sont situés à une telle profondeur, ou bien ils sont tellement protégés, si l'on peut ainsi dire, par des parties dures et résistantes, par des os, qu'ils ne se décèlent par aucun caractère sensible, par aucun phénomène local, du moins dans les premiers temps de leur existence. Combien alors sont trompeurs les indices tirés de certains phénomènes qui accompagnent assez ordinairement une suppuration un peu abondante, surtout une suppuration intérieure ou profonde, tels que des frissons irréguliers, la rémission des symptômes inflammatoires, un sentiment de pesanteur dans une partie profonde qui naguère était le siége d'une vive douleur soit pulsative, soit pungitive! Et combien souvent, à l'ouverture des cadavres, on découvre des abcès dont on avait à peine, ou dont on n'avait même pas soupçonné l'existence! En effet, quelques abcès sont nécessairement et fort promptement mortels, soit parce que la suppuration a de prime abord envahi une très-grande étendue de parties, soit parce qu'elle s'est formée dans le voisinage d'organes essentiels à la vie; telles sont ces collections purulentes éparses, ces infiltrations de pus plutôt que ces abcès véritables qu'on trouve dans le tissu cellulaire de l'abdomen ou dans celui du bassin, chez les sujets qui succombent à certaines inflammations du bas-ventre, notamment à celles qu'entraînent si souvent à leur suite plusieurs des opérations chirurgicales qu'on pratique sur l'abdomen ou sur le bassin, comme la lithotomie sous-pubienne ou sus-pubienne. Ailleurs néanmoins, le pus d'un abcès trop profondément situé pour qu'on ait pu le reconnaître dans les premiers temps de son existence, se fraye une route vers quelque point de l'extérieur du corps; de très-profond qu'il était d'abord, l'abcès, après un laps de temps plus ou moins long, devient superficiel. Tantôt encore le pus a parcouru un assez long trajet avant de former une collection apparente à la surface du corps : c'est ainsi que se forment les abcès qu'on nomme par congestion. Tantôt, au contraire, on dirait que l'abcès s'est étendu; le foyer s'est rapproché de la surface du corps, et ses parois se sont trouvées formées de parties moins épaisses ou moins résistantes : tels on voit les abcès du médiastin antérieur se prononcer au dehors à travers les espaces intercostaux : c'est encore ainsi qu'un abcès formé sous l'omoplate peut en s'agrandissant devenir très-manifeste vers quelque point du pourtour de cet os.

Voilà, si l'on peut ainsi dire, les principales manières d'être des abcès chauds ou phlegmoneux, ou les principales formes qu'ils revêtent. Tout abcès de cette sorte abandonné à lui-même tend à s'agrandir; très-rarement arrive-t-il que le pus soit résorbé et que la tumeur disparaisse : presque toujours aussi, en s'agrandissant, un abcès devient moins profond, en supposant qu'il ne fût pas placé immédiatement sous la peau; sa paroi extérieure s'amincit; il s'établit une inflammation ulcérative, à la faveur de laquelle se forment une ou plusieurs ouvertures, et le pus est expulsé spontanément. Mais que d'obstacles la nature n'a-t-elle pas à vaincre dans une foule de cas pour accomplir cette œuvre salutaire? Dans les abcès profonds, trop souvent ses efforts sont impuissans; et même dans les abcès sous-cutanés, les plus superficiels de tous, l'inflammation ulcérative s'établit toujours un peu lentement : il est très-certain qu'un abcès ne s'ouvre jamais immédiatement après qu'il est parvenu à sa maturité. Il est donc toujours convenable, dans les abcès chauds ou phlegmoneux, de substituer les moyens de l'art, moyens prompts et méthodiques, aux procédés tardifs et si souvent imparfaits de la nature. Il y a beaucoup à gagner à ne pas attendre l'ouverture spontanée des abcès : on épargne au malade des heures et quelquefois des journées de souffrance : on prévient les désordres qui pourraient résulter de l'extension de la maladie : oui, tout abcès phlegmoneux accessible à nos moyens d'exploration, et dont on a pu constater l'existence, doit être ouvert aussitôt qu'il est bien formé : et que de cas dans lesquels il est urgent d'ouvrir un abcès avant qu'il ait atteint son dernier degré de maturité! Sur ces deux points je pense et j'agis tout autrement que la plupart des praticiens. On dit qu'il convient d'abandonner à eux-mêmes les abcès du cou, du sein, du visage, pour éviter la cicatrice difforme qui succéderait à l'incision sur ces parties habituellement exposées à la vue. En suivant ce précepte, on tombe précisément dans l'inconvénient qu'on veut éviter : car, pour peu que l'abcès tarde à s'ouvrir, la peau s'amincit dans une grande étendue; elle se dépouille complétement du tissu cellulaire qui la double; et consécutivement à l'ouverture spontanée, comme à l'ouverture artificielle trop long-temps retardée, on voit s'établir une fistule cutanée pour laquelle il faut ensuite inciser grandement ou même enlever la peau, opération toujours suivie d'une cicatrice étendue et difforme. On parle aussi de laisser s'ouvrir d'eux-mêmes, tout au moins d'ouvrir très-tard les abcès des organes glanduleux : ainsi, dit-on, l'on obtient la fonte de la tumeur, la disparition complète de l'engorgement inflammatoire, et l'on prévient, autant que possible, les indurations chroniques, les noyaux d'engorgement squirrheux qui succèdent si souvent aux abcès des glandes. Je suis convaincu, au contraire, que c'est en temporisant, en tardant trop à faire l'ouverture d'un ou de plusieurs abcès dont un organe glanduleux peut être le siége, qu'on est plus exposé à ces suites fâcheuses d'une inflammation qui s'est trop long-temps prolongée. Il n'est pas jusqu'aux abcès symptomatiques d'une affection locale, alors même qu'on sait que leur ouverture doit devenir fistuleuse, il n'est pas, dis-je, jusqu'à ces abcès qu'il ne soit convenable d'ouvrir pour éviter une dévastation trop considérable.

Mais avant de parler de l'époque où l'on doit faire l'ouverture des abcès chauds, il est convenable de tracer les indications à remplir lorsqu'ils commencent à se former. On a dû combattre l'inflammation, chercher à prévenir la suppuration, à moins que l'une et l'autre ne fussent utiles, comme dans les abcès critiques. Ainsi, l'on a insisté sur l'emploi des moyens généraux anti-phlogistiques, et sur les topiques émolliens. Lorsqu'on juge que la suppuration commence, que l'abcès est inévitable, on doit encore continuer le traitement relâchant, le seul propre à combattre les restes de l'irritation, à favoriser la sécrétion et la collectiondu pus. Mais quelquefois la tension et la douleur disparaissent; la nature semble ralentir ses efforts; la suppuration devient languissante : il importe alors de remplacer les émolliens par les maturatifs, pour ranimer l'action vitale, favoriser les progrès de la sécrétion morbide, et hâter la formation de l'abcès.

Généralement il faut attendre, pour ouvrir un abcès chaud, que la fluctuation soit manifeste, que la collection de pus soit bien formée. Mais cette règle souffre, comme nous l'avons fait pressentir plus haut, d'assez nombreuses exceptions : il est beaucoup d'abcès qu'on doit s'empresser d'ouvrir, ou qui du moins doivent être ouverts avant le terme de leur maturité parfaite. Je considère comme tels, et assimile les uns aux autres sous ce rapport : 1° quelques abcès diversement situés qui sont accompagnés, dès les premiers temps de leur formation, d'insupportables douleurs; tel l'abcès qui succède au panaris; tels encore presque tous les abcès, même peu considérables, sous-jacens à des aponévroses très-épaisses et très-tendues, comme on en voit à la paume de la main, à la plante du pied, sous l'aponévrose épicranienne, etc. : 2° les abcès de l'aisselle, du pourtour de l'anus et de quelques autres parties abondamment pourvues de tissu cellulaire, afin d'éviter les ravages que causeraient les progrès de la suppuration : 3° les abcès développés dans le voisinage de très-gros ou de nombreux tendons, pour aller au-devant d'une dénudation ou trop étendue ou trop complète de ces tendons, dénudation par suite de laquelle ils se détachent ou s'exfolient, comme on dit : 4° les abcès très-voisins des os, sans qu'ils soient consécutifs à quelque altération des os eux-mêmes : ce n'est pas que le pus ait par lui-même des qualités destructives ou corrosives, et qu'il puisse produire l'érosion d'un os avec lequel il serait long-temps en contact ; mais les progrès de la suppuration dans le voisinage des os entraîne leur dénudation, quoique le périoste n'ait été le siége primitif ni de l'inflammation ni de la suppuration : 5° quelques abcès qui, sans avoir acquis un grand développement, gênent d'une manière fâcheuse les fonctions de la partie qui en est le siége, ou de quelque autre partie qui confine avec celle-là ; tels sont les abcès de l'isthme du gosier, du pharynx, et même quelques-uns de ceux qui ont leur siége à l'extérieur du cou : 6° les abcès très-voisins de quelque cavité, comme la poitrine, l'abdomen, une grande articulation, cavité dans laquelle il pourrait se faire un épanchement de pus, malgré la tendance générale des abcès à s'étendre vers la surface du corps, et à s'ouvrir au dehors plutôt qu'au dedans. Les craintes que les anciens avaient à cet égard étaient, je le sais, exagérées : mais n'est-on pas tombé dans un autre extrême, et ne se fie-t-on pas trop, de nos jours, aux efforts prévoyans de la nature ? A quoi bon braver un danger qu'il est si facile d'éviter ? On rapporte, dans la plupart des ouvrages modernes de chirurgie, comme un fait unique en ce genre, le cas du fils de J. L. Petit, chez qui le pus d'un abcès placé sous l'aisselle se fit jour dans la poitrine : des faits à peu près semblables, ou fort analogues, ont été observés par Fabrice de Hilden, Lamotte, Ravaton : on en trouve un consigné dans l'ancien Journal de Médecine. Dirai-je, à l'exemple de quelques-uns, qu'on doit ouvrir de très-bonne heure les abcès développés sur le trajet des grosses artères ? Non : car ce qu'on a craint n'a pas lieu ; le pus n'altère point, n'affaiblit pas non plus les parois d'une artère avec laquelle il est en contact : c'est un phénomène tout contraire qui se passe alors ; les parois de l'artère s'enflamment, s'épaississent et se couvrent de granulations celluleuses qui bientôt se confondent avec celles des parties voisines. Mais, en ayant égard à d'autres particularités que peuvent présenter les abcès dont la marche est rapide, en les considérant surtout par rapport aux circonstances dans lesquelles ils se développent, quelques-uns encore veulent être ouverts aussitôt que la fluctuation y est tant soit peu prononcée : ce sont les abcès symptomatiques et critiques dans les maladies, les abcès avec gangrène, les abcès produits par l'infiltration des urines, des matières fécales, etc., en général de toute matière âcre ou délétère.

Quant à la manière de procurer l'évacuation du foyer et de donner issue au pus, il n'est pas un abcès phlegmoneux plus ou moins apparent à la surface du corps qui ne comporte l'emploi de l'instrument tranchant, ou plutôt dans lequel cette méthode ne soit d'obligation; car, puisqu'au moment où l'on se décide à faire l'ouverture d'un abcès phlegmoneux un délai quelconque ne serait pas sans inconvénient, on doit recourir à la manière la plus expéditive de remplir cette indication. On a donc à pratiquer une, deux ou plusieurs incisions, selon l'étendue du foyer: nous décrirons plus bas cette opération. Petit, de Lyon, avait proposé de vider les grands abcès phlegmoneux en plongeant dans la tumeur un stylet incandescent, et en aspirant le pus à l'aide d'une ou de plusieurs ventouses. Est-il vrai qu'il soit parvenu souvent, par cette méthode, à obtenir un recollement presque immédiat des parois du foyer, et dès lors à éviter les inconvéniens toujours réels, sinon fâcheux, de la suppuration consécutive à l'ouverture des abcès par incision? J'ai quelque peine à le croire, sans que j'ose dire cependant que la chose soit impossible.

B. *Abcès froids ou chroniques*. Les abcès froids, notamment ceux qui portent ce caractère à un degré remarquable, ne présentent ni autant de variétés dans leur manière d'être, ni autant de différences essentielles que les abcès chauds. On ne les voit guère que dans le tissu cellulaire et les ganglions lymphatiques. Rarement sont-ils aussi petits, ou, au contraire, aussi grands que le sont quelques abcès phlegmoneux. Et quant à leur caractère ou à leur mode d'origine, ils ne sont jamais sympathiques: jamais non plus ils ne se montrent comme symptomatiques ou critiques dans les maladies générales; tous les abcès qui portent ce dernier caractère sont phlegmoneux. Mais nous avons signalé des abcès idiopathiques froids: beaucoup d'abcès symptomatiques d'une affection locale sont encore froids, chroniques comme les maladies dont ils dépendent; et parmi ceux-ci il faut surtout distinguer ces abcès froids au dernier degré qui se montrent dans une partie plus ou moins éloignée de celle où le pus a sa source, et qu'on nomme *abcès par congestion*: enfin presque tous les abcès dépendans d'un vice général de l'économie portent le caractère d'abcès froids; c'est évident surtout pour ceux qui sont d'origine scrofuleuse. Ces divers abcès ne se présentent pas exactement sous les mêmes traits; il s'en faut pareillement que la même méthode de traitement convienne à tous: ils sont assez différens sous ce double rapport, suivant qu'ils sont de telle sorte ou de telle autre : aussi devons-nous les distinguer les uns des autres, et décrire séparément les principaux d'entre eux, tandis que nous avons confondu les abcès chauds de tous les genres dans une description commune.

1° *Abcès froids idiopathiques.* C'est dans le tissu cellulaire sous-cutané que se forment ordinairement les abcès froids idiopathiques : quelques-uns cependant se développent dans les ganglions lymphatiques. Ils sont plus fréquens à l'extérieur de la poitrine, au cou, aux lombes, autour du bassin, aux membres inférieurs, que dans toute autre région du corps. Tantôt il y a de prime abord inflammation sourde, lente, et formation du pus; l'abcès est essentiel, idiopathique dans toute la rigueur du terme, surtout lorsqu'il a succédé à quelque cause extérieure, comme à une contusion : alors il se montre dès le principe sous la forme d'une tumeur fluctuante qui s'accroît insensiblement. D'autres fois, au contraire, l'abcès froid est précédé d'un état d'induration, ou, si l'on veut, d'une inflammation latente, avec engorgement et tuméfaction du tissu cellulaire, état qui persiste plus ou moins long-temps avant que la suppuration s'établisse. Chez un Anglais de moyen âge, auquel j'ai donné des soins, l'épaule dans tout son contour, et le bras jusqu'au coude, avaient prodigieusement augmenté de volume par suite d'un tel état d'induration du tissu cellulaire sous-cutané : en ne voyant que ces parties, on eût cru qu'elles appartenaient à un sujet affecté d'éléphantiasis : plus de six mois s'écoulèrent sans qu'elles éprouvassent le moindre changement; enfin plusieurs abcès froids se formèrent avec une lenteur extraordinaire, et le malade recouvra l'usage de son membre.

Quand on peut soumettre à l'inspection anatomique les parties qui sont le siége d'un abcès froid de l'espèce de ceux qui nous occupent, on constate qu'il y a eu condensation des lames du tissu cellulaire : les parois du foyer sont formées par une membrane d'autant plus distincte, que l'abcès s'est développé plus lentement. La surface externe de cette membrane se continue immédiatement avec le tissu cellulaire circonvoisin : l'interne est villeuse, elle a quelque ressemblance avec celle des membranes muqueuses; quelquefois il s'en détache des lames, des filamens à la fois sans doute vasculaires, nerveux et cellulaires, qui traversent et partagent l'intérieur de la cavité qui contient le pus, disposition plus ordinaire encore dans les abcès phlegmoneux. On peut considérer cette membrane dans les abcès froids, comme un organe de nouvelle formation, chargé d'opérer la sécrétion d'un fluide nouveau, le pus, dont peut-être une partie est absorbée.

Tout abcès froid essentiel bien formé présente une tumeur molle, circonscrite, presque toujours indolente, placée immédiatement ou presque immédiatement sous la peau; celle-ci n'a point changé de couleur, à moins qu'énormément distendue elle ne soit sur le point de se rompre : la fluctuation est d'autant plus manifeste dans la tumeur, que le pus qu'elle contient, à la fois séreux et floconneux, comme celui du plus grand nombre des autres abcès chroniques n'a pas, à beaucoup près, la consistance du pus des abcès phlegmoneux. Ces traits n'appartiennent point exclusivement aux abcès froids essentiels; ce sont ceux d'un abcès chronique quelconque considéré en lui-même : mais les abcès froids qui ne sont pas essentiels, étant ou spécifiques ou symptomatiques d'une affection locale, ces abcès se montrent le plus ordinairement accompagnés de circonstances qui décèlent soit l'affection locale à laquelle ils sont liés, soit le vice général de la constitution qui les produit. Ces circonstances n'ayant pas lieu dans les abcès froids essentiels, il y a pour ces abcès un diagnostic propre qui repose sur des signes négatifs. Cependant, comme les traits qui peuvent servir à faire distinguer les abcès symptomatiques et les abcès dépendans d'un vice général de l'économie ne sont pas toujours bien tranchés, il est souvent très-difficile de prononcer sur le véritable caractère d'un abcès froid. Il importe peu qu'on regarde comme essentiel un abcès que plus tard, et à cause de l'apparition de nouveaux accidens, on reconnaîtra pour être un abcès scrofuleux. L'incertitude ou l'erreur est déjà plus grave quand les circonstances conduisent à prendre un abcès froid essentiel pour un abcès par congestion, puisqu'on s'impose une circonspection inutile. Mais combien est plus fâcheuse la méprise contraire ! méprise qu'il est d'autant plus facile de commettre, et contre laquelle on doit être d'autant plus en garde, que les abcès froids essentiels ne sont pas rares dans les lieux où se montrent le plus ordinairement, pour ne pas dire exclusivement, les abcès par congestion : de plus, les phénomènes précurseurs ou concomitans sur lesquels repose le diagnostic de ces derniers sont une source de probabilités, mais fournissent bien rarement des signes vraiment caractéristiques.

Indépendamment de la difficulté qu'on peut éprouver à saisir les signes propres à chacun des principaux abcès froids, il est une affection qui se présente quelquefois sous les apparences d'un abcès froid quelconque, et plus particulièrement d'un abcès froid essentiel : telle tumeur enkistée à parois très-minces, et dans laquelle la matière qui remplit le kiste est peu consistante, sera prise aisément pour un abcès froid, comme il est tel abcès de cette sorte si proéminent, si parfaitement circonscrit, et dont la poche paraît si lâchement unie aux parties sous-jacentes, qu'il semble une loupe enkistée du tissu cellulaire. Des faits qui nous sont particuliers nous autorisent à avancer qu'il est quelquefois très-difficile d'établir le diagnostic de ces deux maladies.

Il n'y a point à hâter la maturité d'un abcès froid essentiel qui se forme sans altération antécédente de la partie du tissu cellulaire qui en est le siége : il faut l'ouvrir aussitôt qu'il est assez formé pour qu'on puisse en constater l'existence. Mais fort souvent, avons-nous dit, l'abcès froid est précédé d'un engorgement chronique, d'un état d'induration soit du tissu cellulaire, soit d'un ou de plusieurs ganglions lymphatiques. Alors plutôt que de rester spectacteur oisif des progrès d'une maladie qui marche presque toujours avec une lenteur extrême, on doit exciter la vie dans les parties qui sont le siége de l'engorgement, provoquer son passage de l'état d'induration à celui de suppuration. On se borne communément à l'usage de quelqu'un de ces topiques connus sous le nom d'emplâtres fondans, tels que le diachylon gommé, le diabotanum, etc., avec l'attention de les renouveler tous les sept ou huit jours. N'obtiendrait-on pas plus promptement le résultat qu'on désire par le massage de la tumeur, par l'application de vésicatoires volans, ou bien encore au moyen du cautère objectif ou de la cautérisation transcurrente, etc.?

Un abcès froid essentiel étant parvenu à sa maturité, la conduite à tenir est fort différente de celle qui a été tracée pour les abcès phlegmoneux. On ne peut jamais se dispenser d'ouvrir artificiellement un abcès froid; jamais on ne doit commettre à la nature le soin de donner issue à la matière d'un tel abcès : cependant jamais il n'est urgent de procéder à l'ouverture de la tumeur. Je m'explique : on peut temporiser, sans autre inconvévénient que celui de voir la maladie se prolonger, parce qu'un abcès froid idiopathique fait toujours des progrès lents, et qu'il est très-rare que par lui-même il expose aux suites plus ou moins fâcheuses que peuvent avoir beaucoup d'abcès phlegmoneux trop long-temps abandonnés à eux-mêmes : d'un autre côté, il est toujours indispensable de procurer par les moyens de l'art l'évacuation de la matière d'un abcès froid, parce que l'ouverture spontanée se ferait attendre trop long-temps, et qu'à partir du moment où l'abcès froid est parvenu à sa maturité, des mois pourraient s'écouler avant que la nature fît un premier effort pour la guérison de la maladie : pendant ce temps l'abcès deviendrait plus considérable qu'il n'était d'abord, et l'atonie des parties affectées, contre laquelle on a toujours à lutter dans le traitement des abcès froids essentiels, augmenterait. Deux méthodes sont consacrées pour l'ouverture de ces abcès. L'une consiste dans l'application d'un caustique, de la potasse, par exemple, sur le centre de la tumeur; une eschare se forme, et le pus sort du foyer au moment où cette eschare se détache. Le but qu'on se propose en se servant du caustique plutôt que de l'instrument tranchant, est de produire une irritation qui se communique à toute la surface interne du foyer : on y excite une inflammation plus vive que celle qui existe depuis long-temps, inflammation qui dispose les parois du foyer à se réunir. Cette première méthode n'est applicable, au moins de prime abord, qu'aux abcès froids qui n'ont pas une grande étendue. Pour ceux qui sont plus considérables, on a imaginé la méthode des ponctions répétées avec un trois-quart ou un bistouri étroit, ponctions faites successivement à des époques de plus en plus rapprochées les unes des autres, jusqu'à ce que le foyer, qui se resserre après chaque ponction, et qu'on a soin de ne pas laisser se développer au même degré avant d'en pratiquer une nouvelle, soit réduit à des dimensions qui permettent d'en faire définitivement l'ouverture avec le caustique ou bien avec l'instrument tranchant. Soit donc un grand abcès froid essentiel : on donne issue au pus par une première ponction; on en fait ensuite une seconde, une troisième, une quatrième, et d'autres encore s'il le faut, à des intervalles de temps de moins en moins longs : lorsque, par le resserrement progressif de ses parois, le foyer paraît réduit à des dimensions peu considérables, on pratique une ouverture un peu étendue avec le bistouri, ou bien on applique la potasse caustique. Cette manière de traiter les grands abcès froids essentiels procure des succès à peu près constans : je la préfère à toute autre. Ce n'est pas qu'on ne pût avoir recours dès le principe au caustique; mais il faudrait en faire deux ou même plusieurs applications sur divers points de la tumeur. Je suis loin aussi de prétendre qu'il faille vouer entièrement à l'oubli la méthode que B. Bell a tant et vraiment trop recommandée pour les grands abcès froids qui se forment souvent autour du genou, savoir la double incision suivie de l'introduction d'une mèche ou d'une bandelette de linge traversant le foyer.

2° *Abcès froids constitutionnels, abcès scrofuleux particulièrement.* Presque tous les abcès que nous avons réunis, et dont nous avons fait un genre particulier sous le titre d'abcès généraux ou constitutionnels, ont une marche chronique : ce sont des abcès froids. Il faut excepter cependant les abcès qu'on voit se développer presque subitement, sur diverses parties du corps, sans vice spécial de la constitution, mais chez des sujets faibles, cacochymes, la partie qui en est le siége étant à peine enflammée : on ne peut confondre les abcès de cette sorte avec les abcès froids constitutionnels, surtout parce qu'il est indiqué d'en faire l'ouverture aussitôt qu'ils paraissent, et toujours par incision avec la lancette ou le bistouri. Les seuls qui se prêtent à une description particulière parmi les autres abcès froids constitutionnels, ce sont les abcès scrofuleux. Mais que dire ici de ces abcès sans anticiper sur l'histoire de l'affection générale dont ils dépendent, ou dont ils ne sont, si l'on veut, qu'une des formes ou un symptôme? Nous pouvons d'autant mieux nous dispenser d'en faire une longue description, qu'ils commencent, font des progrès, et arrivent à leur terme à peu près de la même manière que les abcès froids essentiels : leur marche est seulement un peu plus rapide, surtout lorsqu'ils ont leur siége dans le tissu cellulaire. Ils se développent bien plus souvent que les abcès froids essentiels dans les ganglions lymphatiques, et succèdent alors à l'engorgement tuberculeux de ces glandes. Ils sont caractérisés moins par une physionomie spéciale, que par leur multiplicité et leur apparition ou simultanée ou successive chez un même sujet en proie, d'ailleurs, à d'autres affections locales qui dépendent du vice scrofuleux. Considéré en lui-même, et abstraction faite ici des indications relatives au vice général qui le produit, un abcès scrofuleux comporte le même traitement local que celui qui convient dans les abcès froids essentiels, soit qu'il s'agisse d'en hâter la maturité, soit qu'on doive aviser au moyen d'en faire l'ouverture. Bien rarement toutefois les abcès scrofuleux sont-ils assez considérables pour qu'il faille les ouvrir par la méthode des ponctions successives. Parce qu'ils sont toujours ou fort petits, ou tout au plus d'une moyenne étendue, et que de quelque manière que l'ouverture en ait été faite, ces abcès se transforment, pour un temps plus ou moins long, en ulcères ou en fistules. Beaucoup de praticiens prétendent qu'il est convenable de les laisser s'ouvrir d'eux-mêmes : je pense tout autrement, et je ne saurais trop recommander de faire l'ouverture de tout abcès scrofuleux bien formé, et de l'ouvrir avec la potasse caustique : cela procure le triple avantage de mettre un terme plus prompt à la douleur qui accompagne l'abcès quand il est sur le point de s'ouvrir, de voir moins souvent se convertir en ulcère la plaie qui résulte de la séparation de l'eschare, et d'obtenir une cicatrice plus lisse, plus égale, et partant beaucoup moins difforme que celle qui succède à l'ouverture spontanée : cette dernière chose est surtout à considérer pour les abcès scrofuleux du cou et des parties voisines de la mâchoire inférieure chez les personnes du sexe.

3° *Abcès froids symptomatiques d'une affection locale, et plus particulièrement abcès par congestion.* Dans les abcès symptomatiques d'une affection locale, abcès aussi nombreux que variés, le caractère de la maladie primitive se réfléchit en quelque sorte sur l'affection secondaire ou symptomatique ; ou, pour nous exprimer autrement, selon que la maladie dont ces abcès dépendent suit telle ou telle marche, porte tel ou tel caractère, eux-mêmes sont des abcès chauds à différens degrés, ou des abcès plus ou moins éminemment froids. C'est de ces derniers qu'il s'agit en ce moment ; et parmi ces abcès froids symptomatiques, ceux qu'on nomme *abcès par congestion* doivent nous occuper presque exclusivement. Je n'ai qu'une remarque un peu importante à faire sur les autres : presque tous, et la proposition va paraître paradoxale au premier abord, presque tous rentrent, sous le rapport des indications curatives et du traitement, dans la classe des abcès chauds ou phlegmoneux : il y a à cet égard très-peu d'exceptions ; il est très-peu de cas dans lesquels on doive appliquer aux abcès froids symptomatiques qui ne sont pas des abcès par congestion, les principes de traitement que nous avons adoptés pour les abcès froids idiopathiques. En effet, ils dépendent presque tous d'une affection qui doit persister après qu'on aura satisfait à l'indication d'évacuer la matière de l'abcès; c'est, par exemple, une nécrose, une carie qui réclame des soins ultérieurs : on conçoit que ce serait prendre un soin superflu que d'ouvrir ces abcès avec le caustique ou par des ponctions successives; il suffit d'en faire l'ouverture par incision avec l'instrument tranchant. Combien est différente la conduite à tenir dans les *abcès par congestion !*

Ce terme rappelle celui d'*abcessus per decubitum*, abcès par dépôt, par lequel on désignait anciennement tout amas lent et progressif de matière purulente, en même temps qu'on réunissait sous la dénomination d'abcès par fluxion, *abcessus per fluxum*, les abcès précédés d'une inflammation plus ou moins vive, et qui se forment promptement. Notre division plus moderne des abcès chauds et des abcès froids n'est autre chose que celle-là : les termes seuls ont changé. Cependant en conservant dans le langage chirurgical celui d'*abcès par congestion*, on en a singulièrement limité le sens et l'usage : on ne nomme plus ainsi que les abcès symptomatiques d'une affection locale, quand ils se montrent vers quelque point éloigné du siége de la maladie dont ils dépendent. Les abcès par congestion ne forment donc qu'une sorte dans le nombre si grand des abcès symptomatiques d'une affection locale. Ils sont constamment froids; ils le sont même au degré le plus éminent. En effet, aucune inflammation n'a existé là où se montre un abcès par congestion : le pus qui le forme a une source éloignée : produit dans une partie quelconque, et le plus ordinairement en conséquence de la carie d'un ou de plusieurs os, il s'est frayé une route, ou droite ou tortueuse, au milieu du tissu cellulaire : cédant à son propre poids, ou poussé par l'action des organes, par le jeu des muscles surtout, il a parcouru un trajet plus ou moins étendu avant de s'amasser dans un lieu toujours déclive par rapport au siége de l'affection principale. Un abcès par congestion ne se forme qu'autant qu'il existe quelque obstacle naturel à la manifestation d'un abcès extérieur près de l'endroit où la suppuration est établie, et que des circonstances d'organisation, qui pour l'ordinaire coïncident avec celle-là, rendent facile le déplacement du pus. Partout où ces deux conditions existent, il y a tendance à la formation d'un abcès par congestion, surtout si le pus est séparé continuellement et en petite quantité, comme cela a lieu quand la carie ou toute autre altération organique d'un os excite une suppuration plus ou moins abondante et non interrompue dans les parties molles circonvoisines. Qu'une carie vienne à se développer au corps d'une ou de plusieurs vertèbres, même à leurs apophyses transverses, à l'extrémité postérieure des côtes, à quelque partie des os du bassin, surtout au dedans ou vers l'intérieur de cette cavité; que de circonstances se trouvent ici réunies pour que le pus, formé dans les parties qui confinent avec les os affectés, soit facilement entraîné loin de sa source! L'épaisseur de la paroi postérieure de la poitrine, de l'abdomen et du bassin; l'attitude verticale du corps, plus habituelle, plus prolongée que la position horizontale; la laxité du tissu cellulaire voisin du corps des vertèbres et de celui qui remplit en partie le bassin; enfin les mouvemens continuellement imprimés aux viscères de la poitrine et de l'abdomen. Aussi voit-on assez rarement des abcès consécutifs à la carie du corps des vertèbres, au dos, aux lombes, dans le voisinage même des os malades. Ce sont presque toujours des abcès par congestion qui se forment consécutivement à la carie de ces os. Après avoir fusé d'abord dans le tissu cellulaire sous-jacent aux plèvres, au péritoine, puis sur le psoas ou dans l'épaisseur même de ce muscle, le long des vaisseaux iliaques, et jusque sur les côtés de la vessie et du rectum, le pus s'échappe par l'une des ouvertures naturelles de l'abdomen ou du bassin, ou bien il se fraye un passage à travers les plans charnus ou aponévrotiques qui forment l'enceinte de ces cavités, pour venir former, soit deux collections distinctes et diversement placées l'une par rapport à l'autre, soit, et le plus ordinairement, un seul abcès, tantôt aux lombes (car malgré ce que je disais à l'instant, on voit des abcès lombaires par congestion), tantôt sous les muscles fessiers ou immédiatement au-dessous de la fesse, bien plus souvent à l'aine, à la partie supérieure et interne de la cuisse, ou encore au côté externe de ce membre, quelquefois enfin dans une partie voisine de l'anus.

Dans le plus grand nombre des cas, les abcès par congestion proviennent de la carie des os du tronc. Mais ils peuvent quelquefois dépendre de celle qui attaque des articulations environnées d'un tissu cellulaire lâche, et recouvertes par des plans aponévrotiques ou charnus épais et résistans, comme sont les articulations du bras et de la cuisse. Dans un cas où j'ai fait la résection de la tête de l'humérus, le malade avait au côté interne du coude un abcès qui communiquait par un sinus très-étroit avec l'articulation scapulo-humérale. La même chose s'est présentée depuis à mon observation chez des sujets qui avaient une carie de la tête de l'humérus ou de la cavité glénoïde. Quel praticien n'a pas vu un abcès par congestion au voisinage du genou, surtout au côté interne de la cuisse, accompagnant la maladie si improprement nommée luxation spontanée du fémur? Je me rappelle même un sujet chez lequel l'abcès s'était formé à la partie supérieure de la cuisse du côté sain; le pus s'était frayé une route à travers le tissu cellulaire du périnée. Les abcès par congestion qui se forment dans les circonstances que je viens d'indiquer portent ce caractère à un moindre degré que la plupart de ceux qui succèdent à la carie des os du tronc, parce que généralement ils se développent dans une partie peu éloignée du siége de la maladie principale.

Prenons pour type des abcès par congestion ceux qui dépendent d'une affection des vertèbres ou des os du bassin, et supposons qu'ils sont les seuls, puisqu'ils sont incomparablement plus fréquens que tous les autres. Ces abcès reconnaissent quelquefois une autre cause que la carie des os; deux maladies différentes de la colonne vertébrale et des parties molles qui entourent les vertèbres peuvent encore y donner lieu; ce sont : 1° la gibbosité ou maladie de Pott, maladie dans laquelle la complication dont il s'agit est beaucoup plus rare que dans la carie proprement dite : 2° un abcès consécutif au *psoïtis*, c'est-à-dire un abcès formé sur l'un des côtés de la colonne vertébrale, sous le muscle psoas, entre ce muscle et les vertèbres voisines qu'on trouve alors dénudées, mais non pas véritablement cariées.

A quelque maladie qu'il succède, qu'il existe aux lombes, à la cuisse, ou vers quelque point du pourtour du bassin, un abcès par congestion se montre sous les traits de l'abcès froid le mieux caractérisé : seulement, et dans le principe surtout, la tumeur qu'il forme est, en général, peu proéminente et presque toujours à base large proportionnément à son volume, et mal circonscrite : elle s'est développée sans que le malade s'en soit aperçu; elle a cru insensiblement; il n'y a ni douleur ni inflammation dans la partie qui en est le siége; cette tumeur est molle, fluctuante, plus ou moins cependant, selon que le pus est amassé immédiatement sous la peau, ou qu'il s'en trouve séparé par quelque aponévrose ou par des muscles. Jusqu'ici rien n'indique particulièrement un abcès par congestion; et comme souvent un tel abcès se montre accompagné de ces seuls phénomènes, souvent il est difficile, pour ne pas dire impossible, au praticien le plus habile d'en déterminer le véritable caractère et de le distinguer d'un simple abcès froid essentiel. Dans le plus grand nombre des cas, cependant, les abcès par congestion présentent quelques phénomènes particuliers qui sont de nature à éclairer le diagnostic. Ces phénomènes sont d'autant plus marqués, que la tumeur est moins éloignée du tronc, et que la communication du foyer avec la source du pus a lieu par une ouverture plus ample et moins tortueuse, parce qu'ils dépendent principalement du flux et du reflux que la matière de l'abcès est susceptible d'éprouver. C'est ainsi que la tumeur s'affaisse quand on la comprime avec force, et s'élève de nouveau quand on cesse la compression. Elle est plus molle, moins rénitente quand le malade est couché, que lorsqu'il est debout; elle grossit et devient plus tendue par les efforts de la toux, ou durant une forte inspiration. Quelquefois, surtout dans les abcès par congestion qui occupent la région inguinale, le malade étant placé sur le dos, en pressant alternativement au-dessous et au-dessus du ligament de Fallope, on sent l'ondulation du liquide jusqu'à une hauteur assez considérable dans l'abdomen; d'ailleurs certaines circonstances commémoratives, ou des symptômes qui ont précédé le développement de la tumeur, fortifient le soupçon qu'on a de l'existence d'un abcès par congestion. (*Voyez* les articles où seront traitées les maladies dont les abcès par congestion dépendent.)

Alors même qu'il a déjà pris un assez grand développement, l'abcès par congestion tend encore à faire de nouveaux progrès : s'il est situé sous une aponévrose, cette aponévrose est soulevée; le pus en écarte les fibres, la tumeur s'élève en pointe au milieu; et soit dans ce cas, soit lorsque l'abcès est superficiellement placé, la peau cède à la distension; elle s'amincit, et bientôt on voit une ouverture se former par ulcération, à moins que l'art ne prévienne cette opération de la nature, et qu'on ne pratique à la tumeur une ouverture plus petite que celle qui se ferait spontanément, et susceptible d'une guérison momentanée. De l'une ou de l'autre manière le pus s'écoule; il en sort une quantité beaucoup plus considérable que ne semblait le comporter l'étendue de la tumeur, parce qu'une partie vient des sinus qui le fournissaient au foyer principal. Ce premier pus d'un abcès par congestion est mal élaboré, peu consistant, mêlé de flocons albumineux; il est d'ailleurs grisâtre ou jaunâtre, et quelquefois même roussâtre, comme si du sang était uni aux autres élémens qui le constituent; cependant, il n'a point encore d'odeur. Mais les choses changent, sous ce rapport, quelque temps après l'ouverture spontanée à laquelle succède toujours une fistule, ou bien lorsque après l'évacuation artificielle du foyer, répétée un certain nombre de fois, la plaie devient pareillement fistuleuse. Alors, en effet, le pus acquiert une odeur fétide, aussi désagréable pour le malade lui-même que pour les personnes qui l'entourent; alors aussi la scène change relativement à la santé générale du sujet. Jusque-là toutes les fonctions s'étaient maintenues dans une intégrité presque parfaite. Bientôt, au contraire, par suite de l'accès de l'air dans l'intérieur du foyer, se déclare une suite d'accidens causés immédiatement par l'inflammation de mauvais caractère qui se développe sur toute la surface interne des parois de ce foyer, et par la résorption du pus. Il suffirait au reste de la suppuration excessivement abondante qui s'établit pour les produire. Le malade maigrit, en même temps que sa peau devient terreuse; il perd l'appétit; sa digestion se trouble, une fièvre hectique se déclare; plus tôt ou plus tard survient un dévoiement colliquatif qu'on a beaucoup de peine à modérer, et le malade succombe dans le dernier degré de marasme. Il meurt après quelques semaines seulement ou tout au plus après quelques mois écoulés depuis le moment où s'est faite l'ouverture spontanée de l'abcès, ou depuis l'époque à laquelle l'ouverture faite par l'art s'est convertie en fistule. En général, l'événement est d'autant plus prompt, que l'ouverture de l'abcès est plus grande, que l'abcès lui-même est plus spacieux, que le sinus qui conduit aux os cariés est plus large, plus court et présente moins de flexuosités, et qu'enfin la carie elle-même est plus considérable.

A l'ouverture du cadavre, on découvre un canal droit ou tortueux qui, partant du point essentiellement affecté, vient aboutir au foyer de l'abcès. Ce canal est, en général, assez étroit en haut, et plus évasé inférieurement. Ordinairement, ses parois, comme celles du foyer auquel il aboutit, sont formées par un tissu cellulaire dense, et leur surface interne, toujours noirâtre ou même noire, a la mollesse, l'apparence villeuse de la surface libre des membranes muqueuses.

Mais un abcès par congestion est-il donc une maladie tout-à-fait incurable? et tout individu qui en est atteint est-il voué à une mort certaine? Il est impossible de décider la question d'une manière générale; il faut avoir égard à chaque cas en particulier, ou du moins à chacune des principales sortes d'abcès par congestion. En effet, ces abcès sont assez différens les uns des autres sous le rapport et du siége, et de la nature de l'affection à laquelle ils sont liés. C'est de celle-ci principalement qu'ils empruntent leur fâcheux caractère. En effet, comme foyers spacieux, auxquels manquent les conditions favorables à une prompte oblitération, ces abcès sont graves, mais non pas nécessairement mortels. Un abcès par congestion concomitant d'une gibbosité, ou de ce qu'on nomme le mal vertébral de Pott, est susceptible de guérison avec et comme la maladie qui l'a produit: plusieurs faits me l'ont prouvé. Un abcès consécutif au psoïtis abcédé, et alors même qu'il s'ensuit une dénudation des os voisins, ne doit pas non plus être absolument mortel: peut-être s'agissait-il d'abcès de cette sorte dans le plus grand nombre des cas où des observateurs attentifs ont vu guérir de véritables abcès par congestion, mais qu'ils croyaient être symptomatiques d'une carie des vertèbres; et je ne parle pas des cas où l'on a pu se faire illusion et prendre un simple abcès froid essentiel pour un abcès par congestion dépendant de la carie des vertèbres. Mais, quel concours de circonstances ne faudrait-il pas pour que la nature, aidée des secours de l'art, opérât la guérison d'une carie assez ancienne déjà, et assez étendue pour qu'un abcès par congestion en ait été le résultat!

Il est évident que, dans les circonstances même les plus favorables, on ne peut pas prévoir d'une manière certaine l'issue d'un abcès par congestion, ou plutôt de la maladie qui le produit. D'un autre côté, lorsque cette maladie doit se terminer d'une manière funeste, les accidens qui causent la mort ne se déclarent, en général, qu'après l'ouverture de l'abcès; ils ne prennent surtout une effrayante gravité qu'au moment où cette ouverture devient fistuleuse. Or plusieurs conséquences pratiques découlent de ces observations: 1° on ne doit jamais abandonner entièrement à lui-même un abcès par congestion, parce que l'ouverture spontanée, toujours très-grande, ne se ferme jamais ou presque jamais; 2° on doit l'ouvrir le plus tard possible, mais sans attendre que les parois du foyer soient trop affaiblies par la distension, parce que dès la première fois la plaie se convertirait infailliblement en fistule, tandis qu'on veut éloigner le plus possible l'époque où les accidens doivent se manifester; 3° enfin, on doit faire cette première ouverture d'un abcès par congestion, comme chacune de celles qui suivront, avec les précautions nécessaires pour que l'air ne pénètre point, ou ne pénètre qu'en très-petite quantité dans l'intérieur du foyer, et pour que les parties qu'on divise se réunissent promptement. C'est pour atteindre ce double but qu'il est généralement admis de faire cette ouverture par simple ponction, soit avec un trois-quart, soit avec un bistouri à pointe acérée et à lame étroite, qu'on plonge très-obliquement dans l'épaisseur de la paroi externe du foyer, et là où cette paroi conserve une certaine force, plutôt que dans l'endroit où elle paraît avoir éprouvé une distension trop grande. Cependant, si l'on croit devoir ensuite, pour éviter plus sûrement l'introduction de l'air dans l'intérieur de l'abcès, faire sortir le pus au moyen de la ventouse, il est bon de faire suivre à l'instrument un trajet moins oblique. Dans tous les cas, et après avoir vidé le foyer, on réunit et on ferme exactement la petite plaie avec un morceau de sparadrap.

§ V. *Des différentes manières générales d'ouvrir les abcès.* Jusqu'ici nous nous sommes bornés à établir les indications curatives dans les différentes sortes d'abcès, et à déterminer pour chaque cas en particulier quel moyen on devait choisir parmi tous ceux que l'art met en usage pour ouvrir la matière d'un abcès, quand il est indiqué de ne point en attendre l'ouverture spontanée. Il s'agit maintenant de considérer ces moyens en eux-mêmes, et de les décrire comme autant de procédés opératoires, ayant chacun leur degré d'utilité, et soumis à des règles qu'il est indispensable d'exposer : bien entendu qu'il ne doit être question que des différentes manières communes ou générales de faire l'ouverture des abcès, ou des méthodes applicables aux abcès visibles ou palpables, et tellement situés qu'on n'a que des parties molles à diviser pour pénétrer dans l'intérieur du foyer. Cela embrasse la généralité des cas; et ces méthodes communes d'ouvrir les abcès, nous les avons rapportées à quatre principales, parmi lesquelles l'ouverture par incision devra nous occuper plus que les trois autres ensemble.

1° *Le caustique.* Ce premier moyen n'est indiqué positivement que dans les abcès froids autres que ceux par congestion, et seulement encore dans les cas où le foyer n'a pas une étendue trop considérable. On craindrait, en l'employant pour les abcès froids très-considérables, même lorsqu'ils sont essentiels, et en produisant une eschare proportionnée à leur étendue, de donner à l'air un accès trop facile dans l'intérieur du foyer, dont les parois ne reviennent pas à beaucoup près aussi promptement sur elles-mêmes que dans les abcès chauds, et de voir se développer de graves accidens inflammatoires. A quoi servirait de recourir aux caustiques pour l'ouverture des abcès phlegmoneux ? Cependant on est quelquefois dans la nécessité de les substituer à l'instrument tranchant chez des sujets assez pusillanimes pour redouter au dernier point une incision faite avec le bistouri, bien qu'elle soit toujours moins douloureuse que ne l'est l'action d'un caustique sur des parties dont l'inflammation a exalté la sensibilité. Toutefois une telle condescendance n'est permise que lorsqu'il s'agit d'un abcès chaud qui n'est pas situé très-profondément. Je veux aussi qu'on se serve de la cautérisation plutôt que de l'instrument tranchant pour l'ouverture du bubon vénérien, non pas, comme quelques-uns pourraient le penser, parce que l'abcès a son siége dans des ganglions lymphatiques, dont la texture est comme glanduleuse, mais parce que, généralement, l'abcès qui succède au bubon vénérien n'est qu'à demi phlegmoneux, parce qu'en se formant il détruit le tissu cellulaire sous-jacent à la peau, parce qu'en laissant cet abcès s'ouvrir de lui-même, de même que lorsqu'on l'ouvre avec le bistouri, on est presque toujours obligé plus tard d'en venir à exciser les bords des ulcères dont on ne peut pas obtenir autrement la cicatrisation.

Les anciens ouvraient les abcès avec le fer rouge : on se sert maintenant de la potasse caustique. On l'applique avec les mêmes soins et de la même manière que lorsqu'on l'emploie pour établir l'exutoire qu'on nomme *cautère*. (*Voyez* ce mot.) Seulement il faut presque toujours donner une forme allongée à l'ouverture du morceau d'emplâtre adhésif qui est mis en contact immédiat avec la peau, et placer dans cette ouverture, les uns à côté des autres, plusieurs fragmens de potasse caustique, chacun de la grosseur d'une lentille : c'est mettre, comme on dit, une traînée de pierre à cautère : elle doit être plus ou moins longue selon que l'abcès est plus ou moins considérable, et toujours proportionnée à la grandeur de l'eschare qu'on veut obtenir. On pourrait lever l'appareil après trois ou quatre heures ; c'est même ce que quelques praticiens recommandent de faire : alors, en effet, le caustique a produit toute son action; il a désorganisé la peau dans toute son épaisseur : mais lorsqu'on n'en a appliqué qu'une quantité suffisante, il n'y a nul inconvénient à laisser le petit appareil en place pendant vingt-quatre heures. Toutefois, la potasse en se liquéfiant étend son action au delà de la surface avec laquelle elle était primitivement en contact : il faut donc s'attendre à trouver l'eschare deux ou trois fois plus étendue que ne l'était la portion des tégumens comprise dans l'ouverture de l'emplâtre adhésif. Cette eschare une fois produite, on peut la fendre avec le bistouri pour faire sortir promptement le pus de l'abcès; car il ne sort de lui-même à la levée du premier appareil, que dans les cas très-rares où la paroi externe du foyer se trouve être extrêmement mince : ou bien on attend patiemment la séparation de l'eschare, et l'évacuation spontanée de la matière de l'abcès. Il n'est pas indifférent de prendre l'un ou l'autre de ces deux partis. Le dernier convient, sans être d'une nécessité rigoureuse, dans les seuls abcès froids peu considérables qui ne menacent pas de s'étendre beaucoup pendant le temps que l'eschare mettra à se détacher, et lorsque, l'abcès étant très-superficiel, il y a lieu de croire que la nature travaillera promptement à cette séparation de l'eschare. Il faut se hâter, au contraire, pour tout abcès froid un peu considérable, surtout s'il est profond, de plonger l'instrument à travers les parties que le caustique a désorganisées : en procurant l'évacuation du pus, on va au-devant des nouveaux progrès que l'abcès aurait pu faire; le foyer revient sur lui-même, et les parois se trouvent en contact au moment où s'y développe l'inflammation que l'action du caustique a fait naître. Il est bien plus indispensable d'en agir de la sorte, lorsque, par des motifs rarement avoués par l'art, on a cru devoir employer le caustique pour faire l'ouverture d'un abcès chaud; la raison s'en présente d'elle-même à l'esprit. Dans tous ces cas, au reste, avant comme après la sortie du pus, on a à seconder la nature dans son travail pour la séparation de l'eschare : c'est ce qu'on croit pouvoir faire en couvrant cette eschare et les parties qui l'avoisinent avec un emplâtre d'onguent de la mère, ou de tel autre onguent suppuratif, qu'on renouvelle chaque jour. L'eschare étant détachée, les suites de l'ouverture d'un abcès avec la potasse caustique sont les mêmes que si l'on avait eu recours de prime abord à l'instrument tranchant.

2° *Le séton.* Ouvrir un abcès par le séton, c'est le traverser avec une mèche de coton plus ou moins grosse, ou bien avec une bandelette de linge effilée sur les bords, qu'on y laisse à demeure, en la changeant de temps à autre, jusqu'à ce qu'il y ait recollement des parois du foyer dans une grande étendue. Cela ne peut avoir lieu qu'autant que deux ouvertures, séparées l'une de l'autre par un intervalle proportionné à la grandeur du foyer, ont été faites préalablement soit avec le bistouri, soit avec un trois-quart plat, tel que celui dont B. Bell a donné la figure, et dont il a tant recommandé l'usage. La mèche ou la bandelette de linge est destinée à servir de filtre au pus, qui ne doit ainsi s'écouler que lentement, en même temps qu'à faire naître une inflammation plus ou moins vive à la surface interne des parois du foyer, par l'irritation qu'elle y détermine. De tels effets se rapportent aux indications que présentent les abcès froids susceptibles de guérison. C'est aussi pour les abcès de cette sorte, et particulièrement pour ceux qui ont des dimensions considérables, que la méthode du séton a été proposée et mise en usage. Après quelque temps d'une assez grande faveur, elle est maintenant à peu près oubliée. La méthode des ponctions successives, répétées jusqu'à ce qu'il soit possible de terminer par une incision avec le bistouri, ou par l'application du caustique, a prévalu dans le traitement des grands abcès froids autres que les abcès par congestion. Si de nos jours on fait encore quelquefois intervenir l'usage d'une mèche ou d'une bandelette de linge dans la cure des abcès, c'est consécutivement plutôt que de prime abord; c'est surtout dans les grands abcès phlegmoneux, dans ceux qui s'étendent profondément : lorsque après avoir déjà fait une ou plusieurs incisions, il faut encore en venir à des contre-ouvertures, on passe un séton d'une plaie à une autre pour faciliter la sortie du pus, et empêcher la formation de clapiers, ou détruire ceux qui existent.

3° *La ponction, ou des ponctions successives.* Je donne ce double titre à la troisième méthode d'ouvrir les abcès, parce qu'en effet on pratique quelquefois une seule ponction, après laquelle il doit y avoir recollement instantané des parois de la poche qui contenait le pus, oblitération de cette cavité, et guérison parfaite de la maladie; tandis que dans d'autres cas la ponction doit être répétée un plus ou moins grand nombre de fois, et qu'ainsi le traitement de l'abcès se compose de plusieurs ponctions faites successivement à de plus ou moins longs intervalles. Les abcès chauds sont les seuls dans lesquels une seule ponction puisse suffire, et l'on ne peut guère en espérer le résultat heureux que nous indiquions à l'instant, qu'autant qu'ils ne sont pas trop étendus : une dénudation trop considérable de la peau, un trop grand délabrement dans les parties qui forment le fond de l'abcès seraient aussi des obstacles à la réunion immédiate des parois du foyer. Une autre condition encore pour le succès d'une simple ponction dans le traitement d'un abcès chaud, c'est que cet abcès ne soit pas produit par une cause locale capable d'entretenir l'inflammation suppurative. Tout cela restreint beaucoup le nombre des cas dans lesquels on pourrait employer, avec un espoir fondé de réussite, cette méthode pour laquelle Petit de Lyon me paraît avoir montré beaucoup trop de prévention. N'oublions pas de rappeler que ce praticien faisait la ponction elle-même avec un instrument chauffé à blanc, et qu'il vidait l'abcès avec une ventouse. Ayant à prononcer ici sur la valeur d'un procédé que M. A. Petit se plaisait à recommander, et dont il prétendait avoir retiré de grands avantages dans le traitement des abcès flegmoneux, je me reproche de ne l'avoir jamais employé.

C'est pour les abcès froids, au contraire, et surtout pour les grands abcès froids essentiels et pour ceux par congestion, qu'est consacrée la méthode des ponctions successives, mais dans des vues un peu différentes, selon qu'un abcès froid est de l'une ou de l'autre de ces deux sortes principales. Le traitement par cette méthode n'est que palliatif dans le plus grand nombre des abcès par congestion, sinon dans tous absolument : on fait une première et successivement plusieurs ponctions, sans autre but que de prévenir les inconvéniens plus graves qui résulteraient de l'ouverture spontanée. S'agit-il, au contraire, d'un simple abcès froid essentiel, les ponctions successives sont un moyen curatif : par elles on obtient le resserrement progressif du foyer, et l'abcès se trouvant bientôt réduit à de petites dimensions, on peut l'ouvrir définitivement avec le bistouri, ou mieux encore avec le caustique.

4° *L'incision.* — C'est le mode d'ouverture que comportent tous les abcès chauds, de quelque sorte qu'ils soient, et quelque partie qu'ils affectent : il est applicable aussi, comme nous l'avons dit, à quelques abcès froids. On peut le considérer comme une opération fort simple dans le plus grand nombre des cas, mais qui demande quelquefois la main d'un chirurgien exercé, et dans la description de laquelle nous avons à indiquer successivement, l'instrument dont on doit faire usage, la manière générale de s'en servir, les précautions que réclament certains abcès, le nombre d'incisions qu'il faut faire, la direction suivant laquelle une seule ou plusieurs doivent être pratiquées, la manière de faire le premier pansement après l'ouverture de tout abçès par incision, et les soins nécessaires pour faciliter le rapprochement des parois du foyer et leur réunion.

Le bistouri est l'instrument tranchant affecté à l'ouverture des abcès par incision : bien entendu qu'il s'agit des cas où l'on n'a que des parties molles à diviser; ce sont les seuls dont nous nous occupons ici : ils forment, au reste, le plus grand nombre.

C'est avec raison qu'on a substitué le bistouri à la grande lancette dont on se servait beaucoup autrefois, et qu'on nommait lancette à abcès : on devait être fort souvent embarrassé avec ce dernier instrument pour ouvrir grandement un foyer spacieux, et plus encore lorsqu'il fallait diviser ensemble ou successivement plusieurs couches de parties molles. De nos jours on n'emploie plus la lancette à abcès; c'est toujours à la lancette ordinaire qu'on a recours, seulement pour des abcès très-superficiels et très-petits chez des personnes qui, par un bizarre caprice ou par pusillanimité ne consentiraient point à ce qu'on leur en fit l'ouverture avec le bistouri. On se sert le plus ordinairement d'un bistouri à pointe acérrée et à tranchant droit; mais pour quelques cas, il est convenable d'avoir un bistouri à tranchant convexe; c'est lorsqu'au lieu de plonger l'instrument dans la cavité de l'abcès pour en inciser la paroi interne d'un seul trait, et de dehors en dedans, ou de dedans en dehors, on doit diviser les unes après les autres les différentes couches de parties molles qui la composent, en commençant par les plus superficielles.

C'est de cette dernière manière, en effet, qu'il convient d'ouvrir les abcès profonds, surtout lorsqu'ils n'ont présenté qu'une fluctuation sourde et obscure, afin de ne pas porter plus loin l'instrument, s'il arrivait qu'on ne la sentît pas plus distinctement après avoir fait une ou deux premières incisions. Il faut ouvrir de la même manière, c'est-à-dire par une incision faite en plusieurs temps, les abcès voisins d'une grande cavité dans laquelle on craindrait de faire pénétrer l'instrument, à plus forte raison les épanchemens ou les abcès dans l'intérieur même d'une cavité, et certains abcès extérieurs qui ne sont ni très-profondément situés ni très-voisins d'une cavité, mais près desquels se trouvent des parties qu'il est important de ménager, et dont la position et les rapports naturels ont pu changer par le fait même du développement de la maladie : tels se présentent quelques abcès formés dans le voisinage d'une artère considérable, qui peut avoir été déplacée dans un sens ou dans un autre, et surtout soulevée de manière à se présenter sur la ligne que doit parcourir l'instrument. Heureux le praticien dont la prévoyance n'a jamais été trompée, ni jamais en défaut pour le cas que je suppose! Je ne crains pas de dire qu'il m'est arrivé, l'année dernière, de transpercer l'artère crurale en faisant avec un bistouri une simple ponction pour l'ouverture d'un vaste abcès qui, placé à la partie antérieure et interne de la cuisse, s'étendait depuis l'espace inguinal jusqu'à très-peu de distance au-dessus du genou. L'abcès s'était formé très-lentement à la suite d'une maladie de l'articulation iléo-fémorale : le pus, en fusant le long du fémur, avait soulevé l'artère, et l'avait poussée jusque presque immédiatement sous la peau; c'est là que je la trouvai lorsqu'il me fallut la mettre à découvert pour en faire la ligature. Il ne m'était pas venu un moment à la pensée que je fusse exposé au risque de la blesser avec l'instrument : car, j'ouvrais un abcès très-considérable. Je ne devais plonger le bistouri, et je ne le plongeai en effet qu'à la profondeur de cinq à six lignes au plus; et la circonstance avait voulu que cette ponction fût faite bien au-dessous du milieu de la cuisse, vers un point correspondant à celui où l'artère crurale s'engage dans l'ouverture du muscle troisième adducteur, là conséquemment où cette artère est le plus éloignée de la surface du membre.

Je considère aussi quelques abcès urineux au périnée comme devant être ouverts par une incision faite en deux ou trois temps plutôt qu'en un seul, si l'on veut éviter de piquer ou d'entamer l'urètre. En effet, on y est d'autant plus exposé dans quelques cas, que par la manière dont la crevasse s'est faite, et dont l'abcès a commencé à se former, l'urètre s'est éloigné de la symphyse du pubis, et se trouve plus voisin de la surface même du périnée que cela ne devrait être d'après les dimensions des abcès. Ajoutez que beaucoup d'abcès urineux sont très-profonds, parce qu'il y a en même temps infiltration d'urine, ou bien tuméfaction et empâtement considérable du scrotum et du périnée : fort souvent on sait que l'abcès existe sans pouvoir sentir la fluctuation. Le mieux encore, dans l'ouverture de quelques abcès urineux du périnée, c'est, après avoir incisé un peu profondément avec le bistouri, de pénétrer dans le foyer en déchirant avec l'ongle les dernières couches de tissu cellulaire. On peut procéder de la même manière dans plusieurs des autres cas que j'avais indiqués en premier lieu.

Exception faite de ces cas, il faut songer, dans l'ouverture d'un abcès, à ménager autant que possible les souffrances du malade: c'est pour cela qu'on pratique l'incision en un seul temps. On la fait ou de dehors en dedans, c'est-à-dire en traînant le bistouri sur la tumeur que forme l'abcès, le tranchant étant en contact avec la peau qui, pendant que l'instrument agit, est toujours poussée vers la paroi profonde du foyer; ou bien de dedans en dehors, c'est-à-dire de telle manière que l'instrument agit en labourant, la pointe devançant toujours les autres parties de la lame dans l'intérieur du foyer, et le tranchant se trouvant tourné en dessus, et dès lors en contact avec la surface interne de la peau ou des autres parties qui forment la paroi superficielle de l'abcès. (*Voyez* INCISION.) On doit suivre ce dernier procédé toutes les fois que le peu d'élévation de la tumeur ou l'épaisseur des parties à diviser n'y met pas empêchement : il est, en effet, sinon plus simple que l'autre, du moins plus expéditif; peut-être est-il aussi moins douloureux, parce que les parties qu'on divise sont soulevées et tendues à la fois par l'instrument, et par le pus, qui ne sort qu'au moment où l'incision est terminée, tandis que dans l'incision faite de dehors en dedans; le pus s'écoule, et le foyer commence à se vider presqu'au moment où l'incision est commencée. Qu'on se garde toutefois, en ouvrant un abcès de dedans en dehors, de plonger le bistouri trop perpendiculairement, ou si on le fait agir ainsi de prime abord, afin de pénétrer plus tôt dans l'intérieur du foyer, qu'on ne tarde pas ensuite à l'incliner assez pour que sa pointe soit libre au milieu de ce foyer, et n'en touche pas le fond.

Une seule ouverture suffit dans le plus grand nombre des abcès; elle doit être d'autant plus étendue absolument, et d'autant moins grande au contraire relativement, que l'abcès est plus considérable. Les choses étant les mêmes quant à la grandeur du foyer, on peut donner un peu moins d'étendue à l'incision pour un abcès superficiel que pour un abcès profond. Généralement, on ouvre les abcès par une incision parallèle à l'axe du corps; mais il s'en faut bien que de cette direction donnée à l'incision résultent tous les avantages désirables. Le seul qu'on en retire constamment, c'est celui d'une plaie dont les bords n'éprouvent pas un écartement trop considérable, et dont la guérison ne se fera pas long-temps attendre après le recollement des parois du foyer : après cela, c'est par hasard si cette incision longitudinale se trouve être dans le sens du plus grand diamètre de l'abcès, et si l'une de ses extrémités répond à la partie la plus déclive du foyer ; deux choses qu'on est heureux de pouvoir concilier avec la première. Dans les abcès placés sous des muscles qu'il faut traverser avec l'instrument, le mieux serait de ne pas couper transversalement les fibres de ces muscles : on y parvient aisément sans sacrifier les autres avantages de l'incision longitudinale, toutes les fois que ces fibres sont parallèles ou à peu près parallèles à l'axe du corps ; l'instrument ne fait que les écarter : sont-elles, au contraire, ou transversales ou obliques, tantôt on doit en suivre exactement la direction, parce que leur section transversale entraînerait trop d'inconvéniens ; c'est ce qu'on fait dans l'ouverture des abcès profonds des parois de l'abdomen : tantôt on doit couper en travers un muscle, même un muscle très-fort, parce que l'avantage d'en ménager les fibres est trop faible en comparaison de ceux que doit procurer, sous d'autres rapports, une incision faite parallèlement à l'axe du corps. Je n'ai pas craint plusieurs fois en faisant l'ouverture d'abcès placés sous le grand pectoral, de couper en travers une grande partie des fibres de ce muscle.

J'ai dit qu'une seule incision suffisait dans le plus grand nombre des abcès : fort souvent, néanmoins, il faut en pratiquer plusieurs, soit qu'un abcès présente plusieurs foyers distincts et séparés les uns des autres par des cloisons, ou bien qu'un seul foyer soit très-considérable. Dès long-temps on a adopté, pour les grands abcès, la méthode des incisions multiples, à la faveur desquelles, en effet, on obtient la guérison de la maladie bien plus promptement que par une seule incision à laquelle on donnerait une étendue proportionnée à la grandeur du foyer : aucun chirurgien moderne ne voudrait imiter Lamotte, qui, dans le cas d'un abcès au membre inférieur, fit une incision qui s'étendait depuis le grand trochanter jusqu'au talon.

Le temps n'est plus où, après avoir ouvert un abcès phlegmoneux, on se hâtait de porter le doigt dans la plaie, et de le promener dans l'intérieur du foyer pour détruire les brides en forme de demi-cloisons qui s'y trouvent quelquefois : on sait trop que la conservation de ces brides, qui ne sont que des portions de tissu cellulaire parsemées de vaisseaux et de nerfs, importe beaucoup au recollement des parois de l'abcès, et qu'ainsi une douleur plus ou moins vive serait le moindre inconvénient de leur destruction. Si nous portons encore quelquefois le doigt dans l'intérieur d'un abcès qui vient d'être ouvert, c'est pour reconnaître des sinus, s'il en existe; c'est pour juger si l'incision qu'on vient de faire est suffisamment étendue, et s'il ne conviendrait pas de l'agrandir un peu : ce qu'on est obligé de faire quelquefois en conduisant le bistouri sur la pulpe du doigt.

Qu'on ait fait une seule ou plusieurs incisions, le foyer se vide en grande partie par le resserrement spontané de ses parois. Cependant on doit, pour faciliter la sortie du pus, exercer une pression légère sur divers points de la circonférence de l'abcès, sans qu'il soit besoin, toutefois, de vider le foyer complétement. On interpose un peu de charpie mollette entre les lèvres de la plaie, seulement pour les tenir tant soit peu écartées l'une de l'autre. On applique un cataplasme émollient dont l'usage doit être continué jusqu'à ce qu'il n'y ait plus de traces d'inflammation dans les parties qui ont été le siége de l'abcès. Dès le second pansement, la plaie est simplement couverte avec un plumasseau enduit de cérat ou d'un digestif doux qu'on remplace bientôt par de la charpie sèche. A cela se réduit l'office de l'art dans un très-grand nombre d'abcès phlegmoneux : après l'ouverture, quand elle a été faite en temps opportun et d'une manière convenable, la nature se suffit presque à elle-même pour le retour des parties affectées à leur état ordinaire.

Malgré cela, on est encore fort souvent dans la nécessité de faire succéder d'autres soins, ou même quelque opération nouvelle, à la première ouverture d'un abcès par une seule ou par plusieurs incisions. Soit qu'on n'ait pas fait de prime abord tout ce qu'il était indiqué de faire, soit que les ouvertures déjà pratiquées ne soient pas disposées de la manière la plus favorable pour l'écoulement du pus, soit enfin qu'il y ait eu un nouveau travail de suppuration, et que l'abcès se soit étendu au delà de ses premières limites, il se forme des sinus, d'où le pus ne s'écoule qu'incomplétement, et dans lesquels une partie de ce fluide séjourne et se déprave. Il y a lieu de soupçonner qu'il en existe quand, dans l'intervalle d'un pansement à un autre, la suppuration est plus abondante que ne le comporte l'étendue primitive de l'abcès, et que cela ne devrait être relativement au temps qui s'est écoulé depuis que cet abcès a été ouvert. On s'en assure en explorant l'intérieur du foyer avec un stylet, ou bien en exerçant sur divers points de la partie malade une pression à l'aide de laquelle on fait sortir le pus des lieux où il était stagnant. A cet égard, les circonstances sont si variées et l'espèce de maladie secondaire dont il s'agit se rencontre sous tant de manières d'être différentes, qu'il n'est pas possible de déterminer avec précision les cas où convient le mieux chacun des moyens suivans pour l'emploi desquels l'homme habile doit fort souvent tirer conseil de ses propres lumières. Tantôt il suffit, pour assurer l'écoulement du pus, de changer la position de la partie malade : tantôt, et plus souvent encore, le moins qu'il faille faire, c'est d'agrandir la première ouverture : quelquefois on est obligé d'inciser un trajet sinueux dans toute sa longueur : ou bien, si la peau n'est pas trop amincie, si les parties profondes offrent un point d'appui, on peut tenter la compression expulsive; dans d'autres cas, il faut faire une ou plusieurs contre-ouvertures, c'est-à-dire une ou plusieurs incisions nouvelles sur des points plus ou moins éloignés de ceux où les premières ont été pratiquées ; et quelquefois on ne fait une contre-ouverture que pour engager un séton. Enfin il est des cas dans lesquels on tire quelque parti d'injections détersives ou stimulantes, et de l'usage d'une canule d'argent, de plomb ou de gomme élastique, placée à demeure dans l'ouverture qui aboutit à un sinus, ne serait-ce que pour faciliter l'écoulement du pus, s'il n'est pas possible d'en tarir la source. *Voyez* COMPRESSION, CONTRE-OUVERTURE, SINUS, etc.

IIe PARTIE. — DES ABCÈS EN PARTICULIER DANS LES DIVERSES RÉGIONS DU CORPS.

Après l'histoire générale des abcès, telle que nous avons cru devoir la présenter, il reste peu de chose à dire sur les abcès considérés en particulier dans les diverses régions du corps. Ceux qui méritent une attention plus spéciale, ce sont les épanchemens purulens qui ont le caractère d'abcès, et les abcès proprement dits de certains organes, lesquels appartiennent à telle ou telle région du corps exclusivement, et s'y montrent accompagnés de circonstances qui leur sont propres. Mais, après avoir mûrement réfléchi sur ce point, il nous a paru convenable, autant pour éviter les répétitions dans cet ouvrage, que pour ne point séparer des choses qui ont entre elles les rapports les plus immédiats, de renvoyer l'histoire particulière de chacun de ces épanchemens purulens et de ces abcès à celle des diverses inflammations qui les produisent. Nous ferons de même, et à peu près dans les mêmes vues, pour quelques autres abcès qui ne sont remarquables que sous le rapport de la cause qui les produit, ou du genre de secours qu'ils nécessitent, et dont il nous a semblé que la description trouverait plus naturellement place ailleurs. Nous n'allons donc avoir à nous arrêter, dans cette seconde partie, que sur un très-petit nombre d'abcès, bien qu'il faille que nous fassions l'énumération de tous, en suivant l'ordre des diverses régions du corps.

§ Ier. *Abcès de la tête.* — Ces abcès doivent être distingués entre eux selon qu'ils ont leur siége au crâne, à la face, ou à l'oreille, y compris la région mastoïdienne.

A. Au crâne ils sont intérieurs, ou extérieurs. Malgré l'épaisseur des parois du crâne, il arrive quelquefois qu'un abcès intérieur en produit un à l'extérieur, le pus se frayant un passage du dedans au dehors à travers les os. Cela arrive surtout quand l'abcès primitif s'est formé sur la dure-mère, entre cette membrane et les parois du crâne : mais on a observé pareillement cet heureux résultat des efforts de la nature à la suite d'épanchemens purulens circonscrits dans la cavité même de l'arachnoïde. Que ne puis-je insister sur cet objet ! j'aimerais à rapporter dans tous ses détails un cas de ce genre, dans lequel j'ai fait, avec tout le succès désirable, il y a sept ou huit mois, l'opération du trépan à un jeune homme de dix-sept ans : l'abcès de l'arachnoïde existait depuis quatre ans sous la région pariétale droite, et communiquait au dehors au moyen d'une ulcération qui s'était faite à la dure-mère, et d'un simple trou que présentait le pariétal ; il y avait une ouverture fistuleuse aux parties molles extérieures. Je mentionne ici ce cas, afin qu'il en soit fait usage à l'article *trépan*. C'est à cet article, à celui des plaies de la tête, et aux mots *encéphalite*, *méningite*, etc., que nous renvoyons tout ce qui concerne les épanchemens de pus, ou les abcès de l'intérieur du crâne. Disons seulement que ces abcès intérieurs du crâne se forment ou sous les os immédiatement, entre les parois du crâne et la dure-mère, ou dans la cavité de l'arachnoïde, ou dans la substance même du cerveau. Les abcès extérieurs du crâne sont donc les seuls sur lesquels il conviendrait de s'arrêter en ce moment : mais ce qui a été dit sur les abcès en général leur est applicable en tous points : ils sont rarement essentiels ; on ne les observe guère que comme symptôme de la carie ou de quelque autre altération des os du crâne.

B. Ceci est vrai particulièrement des abcès qui se forment derrière l'oreille, sur l'apophyse mastoïde. Fort souvent, en effet, on trouve cette apophyse cariée, ou tout au moins occupée par une érosion plus ou moins étendue en surface, et plus ou moins profonde. Il est très-probable, comme je l'ai déjà dit, que dans beaucoup de cas cette carie est consécutive à un amas de mucosités puriformes dans les cellules mastoïdiennes, à une sorte d'abcès intérieur de l'apophyse mastoïde. Convient-il, au reste, de l'attaquer par le cautère actuel? Je le pense : c'est une chose que j'ai faite plusieurs fois avec succès ; mais une discussion à cet égard trouvera plus naturellement sa place dans l'histoire de la carie des divers os en particulier.

Ces abcès de la région mastoïdienne, avec ou sans carie de l'éminence sur laquelle ils reposent, et quelques autres pareillement développés dans le voisinage du conduit auditif externe, méritent d'être remarqués sous un rapport que voici : si l'on tarde trop à les ouvrir, le pus se fait jour dans l'intérieur même du conduit, à travers l'une des incisures du fibro-cartilage, et s'écoule au dehors par le méat auditif. Mais, comme l'ouverture qui correspond à l'une des incisures est toujours fort petite, et comme il est rare qu'elle se trouve à la partie la plus déclive du foyer, celui-ci ne se vide qu'incomplétement : une fistule interne s'établit ; et à l'incommodité d'un écoulement habituel de pus par l'orifice du conduit auditif, se joignent d'autres maux qui se répètent souvent, lesquels dépendent de l'occlusion momentanée de l'ouverture fistuleuse, et de la rétention du pus dans le foyer qui le produit. Veut-on y mettre fin, il faut tamponner exactement le conduit auditif : on ferme ainsi l'ouverture fistuleuse ; le pus s'amasse dans la poche avec laquelle cette ouverture communique depuis long-temps, le foyer s'agrandit, l'abcès se prononce à l'extérieur, et l'on en fait l'ouverture : on a le soin de pratiquer une incision un peu grande proportionnément à l'étendue de l'abcès ; le pus trouvant une issue facile au dehors, il y a bientôt oblitération, et de l'ouverture fistuleuse du conduit auditif, et du foyer par lequel cette ouverture était entretenue. Mais, bien que l'art ait des secours efficaces pour le cas que je viens d'indiquer, ne vaut-il pas mieux aller au-devant des circonstances qui les rendent nécessaires en ouvrant de bonne heure tout abcès voisin du conduit auditif?

Que dirons-nous des abcès profonds ou intérieurs de l'oreille? Parlerons-nous de ceux qu'on a vus produits par la présence d'un corps étranger, et dont quelques-uns se sont étendus, à travers le tissu si compact de l'os temporal, dans l'intérieur du crâne? Leur indication appartient à celle des accidens divers que peut faire naître un corps étranger trop long-temps abandonné dans le conduit auditif. (*Voyez* CORPS ÉTRANGERS.) Pareillement, c'est à l'article *otite* qu'il faut voir ce qui concerne l'abcès de la caisse du tympan, c'est-à-dire l'épanchement de pus ou de mucosités puriformes qui succède quelquefois à l'otite profonde, autrement appelé catharre interne de l'oreille, abcès qui a pour suites trop ordinaires la destruction de la membrane du tympan et la perte des osselets. Pourquoi faut-il que le diagnostic de cette maladie présente tant de difficultés? C'est un des cas dans lesquels on pourrait perforer la membrane du tympan avec le plus d'avantage, et le plus de probabilité de succès. (*Voyez* COPHOSE, SURDITÉ.)

C. Dans quelle région du corps les abcès sont-ils plus communs et plus variés qu'à la face? et cependant quelques lignes vont suffire pour leur examen: c'est presque une simple énumération que nous avons à en faire; à peine quelques-uns doivent-ils, ici du moins, fixer un peu particulièrement notre attention.

Les uns sont très-superficiels: ils ont leur siége dans le tissu cellulaire sous-cutané; et parmi ces premiers on doit surtout distinguer, 1° ceux des paupières, abcès très-fréquens à la suite de l'érysipèle du crâne ou de celui du visage, et qu'il faut ouvrir constamment par une incision horizontale, afin que la cicatrice puisse être cachée par les rides que présente la surface de l'une et de l'autre paupière quand l'œil est ouvert; 2° certains abcès des joues, indépendans de toute affection des dents ou des mâchoires, mais dont il faut bien se garder d'attendre l'ouverture spontanée, si l'on ne veut pas voir se former une fistule cutanée, c'est-à-dire un ulcère fistuleux par amincissement extrême et désorganisation presque complète d'une portion des tégumens, maladie dont on ne peut ensuite obtenir la guérison qu'en excisant toute cette portion de tégumens dénuée de tissu cellulaire; 3° d'autres abcès des joues consécutifs à la carie d'une ou de plusieurs dents, non pas qu'ils présentent en eux-mêmes quelque chose de bien remarquable, ni que leur traitement soit soumis à des règles particulières, mais parce qu'il faut s'attendre à les voir suivis d'une fistule qui ne guérit que par l'évulsion de la dent ou des dents cariées : ces derniers abcès se montrent plus souvent sur les côtés de la mâchoire inférieure que dans le voisinage de la mâchoire supérieure; 4° enfin quelques abcès qui se développent dans la région occupée par la glande parotide, en partie même dans l'épaisseur de cette glande, et qui précèdent la formation des *fistules salivaires*. (*Voyez* l'article consacré à ces fistules.)

D'autres abcès du visage sont plus profondément situés, ou du moins ne se montrent pas immédiatement sous la peau. Il s'en forme quelquefois dans le tissu cellulaire de l'orbite, particulièrement à la suite des coups de feu dans la bouche, ou des grandes contusions de la face : en s'agrandissant, le foyer se rapproche de la paroi de l'orbite, que représentent les deux paupières; un moment vient où l'on peut y plonger un instrument : ce ne doit être qu'avec la précaution de l'éloigner le plus possible du globe de l'œil. Mais combien sont plus fréquens les abcès de cet organe! et combien ils sont variés dans leur manière d'être! Tantôt c'est un abcès proprement dit dans l'épaisseur de la cornée : tantôt le pus est épanché dans la chambre antérieure seulement, ce qui constitue le véritable hypopion : et dans quelques cas enfin, heureusement fort rares, toutes les parties intérieures de l'œil sont en suppuration; l'abcès occupe la totalité de l'organe, dont la fonction doit être anéantie. La description de ces abcès et l'exposition de leur traitement sont inséparables de l'histoire de l'ophtalmie, maladie qui n'affecte pas la conjonctive seulement, ou tout l'œil, comme on le croirait d'après beaucoup de descriptions qui en ont été données, mais qui, remarquable par de grandes variétés sous le rapport des parties de l'œil qui peuvent en être le siége, ne l'est pas moins relativement aux altérations qu'elle peut faire naître dans cet organe. *Voyez* HYPOPION, OPTHALMIE.

Des abcès de plusieurs sortes se montrent aussi dans l'intérieur de la bouche. Ils succèdent au *parulis* ou inflammation du tissu des gencives; au *glossitis*, ou inflammation de la langue; à l'*amygdalite*, ou inflammation des amygdales, autrement appelée angine tonsillaire : quelques-uns même, mais beaucoup plus rares que tous ceux-là, venant à se former dans l'épaisseur des parois du pharynx, consécutivement à l'angine pharyngée, proéminent à la surface interne du pharynx, au delà de l'isthme du gosier, à moins que n'étant pas immédiatement sous-jacens à la membrane muqueuse, ils ne se prononcent au dehors sur l'une des parties latérales du cou. C'est pour ces abcès intérieurs du pharynx, si difficiles à voir, et qu'on a même quelquefois de la peine à toucher avec un doigt porté dans la bouche et conduit jusqu'au delà de l'isthme du gosier, c'est pour ces abcès, disons-nous, qu'avait été imaginé l'instrument connu sous le nom de *pharyngotome*. De nos jours on préfère à cet instrument un simple bistouri un peu long dont la pointe est garnie d'une boule de cire, et dont la lame est entourée dans la plus grande partie de son étendue avec une bandelette de linge qui sert en même temps à l'assujettir sur le manche. Dans cette énumération rapide des abcès de l'intérieur de la bouche, je n'ai point parlé de ceux qui se développent sur divers points de la surface de l'os maxillaire supérieur, consécutivement à un amas de pus ou de mucosités purulentes dans le sinus dont cet os est creusé. Ces amas de pus dans le sinus maxillaire, et celui dont on pense que les sinus frontaux peuvent être aussi le siége, font ensemble une dernière sorte de collections purulentes de la face, dont le diagnostic est fort obscur tant que la matière de l'épanchement ne s'est pas fait jour à travers les parois de la cavité qui la renferme : il en sera traité au mot *ozène*, dénomination qu'on a rendue commune et aux ulcères de l'intérieur des narines, et aux abcès de l'antre d'Higmore, peut-être parce qu'on a pensé que ces dernières n'étaient que la suite d'ulcères établis sur la portion de membrane pituitaire qui revêt l'intérieur des sinus.

§ II. *Abcès du cou.* — Il y a peu de remarques particulières à faire sur les abcès de cette région du corps, de même qu'il en est peu parmi eux dont la description doive être renvoyée à celle de quelque autre maladie. Les seuls à indiquer sous ce dernier rapport sont les abcès du corps thyroïde, lesquels, ainsi que nous l'avons dit, n'ont jamais été observés que consécutivement au goître, comme terminaison de cette maladie, et dans un assez petit nombre de cas seulement. Sans anticiper ici sur ce qui en sera dit ailleurs (*voyez* GOÎTRE, BRONCHOCÈLE), je puis faire observer que le corps thyroïde étant placé sous la peau presque immédiatement, on n'éprouve jamais ni incertitude pour le diagnostic, ni embarras pour le traitement d'un abcès développé dans une partie de ce corps, ou qui l'aurait envahi en totalité. Un tel abcès est nécessairement très-superficiel; et le choix entre les divers moyens d'en faire l'ouverture doit être subordonné à son caractère aigu ou chronique, à la marche ou rapide ou lente de l'inflammation qui aurait précédé immédiatement. Dans le seul cas où j'ai vu un goître, qui avait été fort considérable, se convertir en un vaste abcès, celui-ci s'était formé assez rapidement: au moment où je dus en faire l'ouverture, il y avait encore de la douleur et une inflammation assez vive dans les parois du foyer: je crus devoir faire deux incisions parallèles sur les deux côtés de la tumeur; et, pour faciliter la sortie du pus, je passai une bandelette de linge de l'une à l'autre : cela ne suffit pas : malgré cette précaution, le pus stagnait en quantité considérable dans le fond et à la partie déclive du foyer; plus tard, en conséquence, je fus obligé de faire une troisième incision au-dessous et dans l'intervalle des deux premières, immédiatement au-dessus de l'extrémité supérieure du sternum.

Dans un abcès du corps thyroïde, alors même qu'il s'étend profondément, le pus n'est point en contact immédiat avec la trachée-artère: une portion de l'organe l'en sépare, et l'on n'a pas à craindre son épanchement dans les voies aériennes. Il n'en serait pas de même d'un abcès formé au milieu du tissu cellulaire lâche et assez abondant qui entoure la trachée-artère. Raverton, s'il faut l'en croire, fut une fois assez heureux pour pouvoir encore faire l'ouverture d'un abcès de cette sorte lorsqu'une partie du pus avait déjà pénétré dans les bronches. Ce qui pourrait arriver plus souvent dans les abcès placés au bas du cou, c'est que le pus fusât jusque dans le médiastin antérieur derrière le sternum, et que dans la suite on fût obligé d'en venir à la trépanation de cet os comme moyen de contre-ouverture. Voilà deux raisons puissantes pour ne pas tarder beaucoup à faire l'ouverture de ces abcès : ils sont au nombre de ceux qu'on ne doit pas abandonner long-temps à eux-mêmes. Qu'ils soient situés très-bas, ou qu'ils soient voisins, au contraire, de la partie supérieure du cou, certains abcès de cette région demandent à être ouverts avec beaucoup de précaution : il ne faut pas moins qu'une main exercée pour qu'un moyen de l'art ne soit pas une cause de mort, ou du moins d'accidens graves, quand il s'agit de faire pénétrer l'instrument dans un abcès un peu profond du cou, qui peut avoir changé les rapports naturels des vaisseaux et des nerfs réunis en si grand nombre sur chacun des côtés de la trachée-artère et du larynx. Rappelons, pour terminer ce qui concerne les abcès du cou, que c'est dans cette région qu'on remarque le plus grand nombre des abcès scrofuleux; qu'ici ces abcès affectent particulièrement les ganglions lymphatiques, qui ne sont dans aucune autre partie du corps aussi multipliés; qu'enfin, ne serait-ce que pour éviter des cicatrices trop difformes, il est convenable de les ouvrir avec la potasse caustique plutôt qu'avec l'instrument tranchant.

Au cou se trouvent aussi quelques abcès qui ne se prononcent jamais au dehors ou qui ne s'y prononcent que fort rarement, et qui d'ailleurs sont encore remarquables en ce qu'ils sont liés à une affection du larynx ou de la trachée-artère. Dans le plus grand nombre des cas, on ne peut en soupçonner l'existence que d'après les symptômes qui en ont précédé la formation, et les accidens qu'ils occasionnent : ils proéminent dans le larynx ou dans la trachée-artère de manière à produire la suffocation : le plus ordinairement aussi ils dépendent de la carie des cartilages du larynx ou de quelques-uns des cerceaux fibro-cartilagineux de la trachée-artère, et sont dès lors symptomatiques de la phthisie laryngée ou trachéale. *Voyez* ces mots et BRONCHOTOMIE.

§ III. *Abcès de la poitrine.* — Relativement au point de vue sous lequel je considère maintenant les abcès, les collections diverses de pus dont la poitrine peut être le siége sont de deux sortes principales; les unes sont intérieures et latentes; les autres sont extérieures et apparentes. Chacune de ces dernières présente une tumeur ou visible ou palpable, et dans laquelle on peut sentir plus ou moins distinctement la fluctuation. Celles-là, au contraire, existent sans tumeur apparente, sans élévation circonscrite; tels sont les foyers purulens dans la substance même du poumon; tel est l'empyème ou général ou partiel, collections très-diverses et sous le rapport de l'espace qu'elles occupent, et sous celui de la source même de la matière épanchée. Tout ce qui les concerne ne peut être bien exposé qu'aux articles EMPYÈME, VOMIQUE, etc. Je devais cependant indiquer au moins ces collections de pus intérieures de la poitrine, parce que plusieurs d'entre elles sont de véritables abcès intérieurs; parce que quelques-unes aussi comportent l'intervention de moyens essentiellement chirurgicaux; enfin parce que des abcès intérieurs de la poitrine amènent quelquefois à leur suite des abcès extérieurs. Arrêtons-nous seulement à ces derniers, non pas tant pour en donner une description étendue que pour indiquer à quels articles de cet ouvrage il sera plus convenable d'en faire un examen particulier.

Eu égard à leur siége primitif, les abcès visibles sur quelque point que ce soit de la poitrine (il n'est pas question en ce moment de la mamelle) sont de quatre sortes très-distinctes : 1° les uns se sont formés dans l'épaisseur même des parois de la poitrine. Qu'ils soient aigus ou chroniques, ils n'ont rien qui les distingue de ceux des autres régions du corps; aucune indication particulière ne s'y rapporte; tout ce qui a été dit sur les abcès en général leur est applicable : 2° d'autres appartiennent au tissu cellulaire qui unit la plèvre aux parois de la poitrine; c'est dans ce tissu cellulaire qu'ils se sont développés. A ceux-ci se rapportent les abcès du médiastin antérieur; ils ne se forment guère qu'à la suite d'une carie intérieure du sternum, d'une fracture de cet os, ou d'une violente contusion sur la région qu'il occupe; ils ne peuvent être reconnus que lorsqu'ils se sont étendus soit au-dessus du sternum vers la partie inférieure du cou, soit sur les côtés de cet os, de manière à se prononcer au dehors à travers les espaces intercostaux. La description particulière en sera faite aux articles *carie du sternum*, *trépan*. Les abcès du tissu cellulaire de la plèvre, qui se montrent sur les côtés de la poitrine, sont produits fort souvent par la carie des côtes; ou bien, s'ils n'en dépendent pas, ils amènent presque toujours la dénudation de ces os, en dedans particulièrement, et dans une étendue plus ou moins considérable : de là vient qu'après l'ouverture de ces abcès un foyer subsiste entre les côtes et la plèvre, et que, de quelque manière qu'on ait cru devoir s'y prendre pour donner primitivement issue au pus, qu'on ait employé l'instrument tranchant ou qu'on ait eu recours au caustique, on voit s'établir des fistules très-long-temps rebelles ou même incurables. (*Voyez* CARIE DES CÔTES.) : 3° d'autres abcès sont consécutifs à un empyème; le pus s'est frayé une voie à travers la plèvre costale, comme dans d'autres cas il s'en fraye une du côté des bronches, à travers la substance du poumon : 4° enfin, c'est du poumon même que provient la matière de quelques abcès extérieurs de la poitrine : car, fût-il démontré jusqu'à la dernière évidence que la pneumonie essentielle ne produit jamais un véritable abcès dans le poumon, toujours est-il qu'un abcès peut se former dans cet organe consécutivement à la présence d'un corps étranger, et que des tubercules se transforment en un foyer purulent. Ce foyer, s'il est superficiel, et si des adhérences s'établissent entre le poumon et les parois de la poitrine, peut s'étendre au dehors et se montrer sous la forme d'un abcès. Dans les deux dernières sortes d'abcès extérieurs de la poitrine que je viens d'indiquer, il y a eu métamorphose d'une maladie cachée en une maladie apparente : l'affection primitive a pour ainsi dire changé de caractère; elle a du moins pris une autre forme : on ouvre ces abcès, dont le véritable caractère se décèle rarement au premier coup d'œil : c'est faire ce qu'on nomme communément l'opération de l'empyème de nécessité. (*Voyez* les mots auxquels nous avons déjà renvoyé pour l'empyème proprement dit, et pour les abcès du poumon.)

Au nombre des abcès dont il vient d'être parlé ne sont pas compris les abcès des mamelles, presque particuliers à la femme, et chez elle beaucoup plus fréquens pendant le temps que hors le temps de la lactation, et dont l'histoire particulière se lie immédiatement à celle de l'inflammation qui les produit. *Voyez* MASTOÏTE, POIL.

§ IV. — *Abcès lombaires ou des lombes.* — A voir l'attention toute particulière avec laquelle des pathologistes ont décrit les abcès des lombes, on croirait que ces abcès se distinguent essentiellement de ceux des autres régions du corps, ou qu'il se forme dans celle-là des abcès qu'on ne remarque point ailleurs, et qui ne peuvent présenter nulle autre part le même caractère. Cependant les seuls abcès qu'on puisse dire être propres à la région lombaire, sont ceux qui s'y manifestent dans quelques cas consécutivement à une affection du rein, surtout par suite des efforts que fait la nature pour expulser des calculs formés dans cet organe, et qui y avaient pris un développement plus ou moins considérable (*Voyez* NÉPHRITE, CALCULS URINAIRES.) Exception faite de ceux-ci, les abcès lombaires ne sont plus que les mêmes abcès dont nous avons donné une description générale; leur siége n'est même la source d'aucune particularité remarquable dans les phénomènes de la maladie, selon qu'ils sont de telle sorte ou de telle autre, ni d'aucune modification essentielle dans le traitement. Il est seulement vrai que certains abcès sont plus fréquens aux lombes que dans plusieurs autres régions du corps : des abcès froids essentiels s'y forment très-communément : on y voit souvent aussi des abcès froids scrofuleux ; et comme les os de la colonne vertébrale sont plus que beaucoup d'autres susceptibles d'être affectés soit de carie, soit de quelque autre altération organique, de nature, comme celle-ci, à exciter un travail de suppuration dans les parties molles circonvoisines, fort souvent aussi la région lombaire, comme la région dorsale, est le siége d'abcès symptomatiques de l'une de ces affections. Quand ces abcès paraissent aux lombes, si le pus qui les forme vient d'un peu loin, s'il a fait un trajet étendu avant que de son accumulation il soit résulté une tumeur visible, en un mot, si l'abcès est éloigné du siége de la maladie dont il dépend, c'est un abcès par congestion. J'ai dit ailleurs pourquoi les abcès lombaires ne le sont pour ainsi dire qu'à demi.

§ V. — *Abcès de l'abdomen.* — Bien qu'ils offrent, quant à leur siége primitif, les mêmes variétés absolument que ceux de la poitrine, les abcès de l'abdomen sont néanmoins assez différens de ces derniers sous d'autres rapports, et ne se prêtent pas tout-à-fait à être distingués entre eux de la même manière : cela résulte de la contexture des parois de l'abdomen, très-différente de celle des parois de la poitrine. Comme celles-là sont partout composées de parties molles, il ne se peut guère qu'il se fasse un épanchement de pus ou général ou même partiel et circonscrit dans le péritoine, sans que cette collection *intérieure* ne soit bientôt rendue manifeste par la fluctuation : de même, la plupart des abcès qui peuvent se former dans le parenchyme de l'un des organes que l'abdomen renferme, sinon de tous absolument, ne tardent pas à se prononcer au dehors ; ils s'y prononcent d'autant plus promptement que l'organe qui en est le siége est naturellement en rapport plus immédiat avec les parois de la cavité, et que par le fait de l'inflammation qui a causé l'abcès, ou d'une inflammation qui s'est développée consécutivement, l'organe a contracté des adhérences avec ces parois. Ajoutons pour dernier trait qui distingue les abcès de l'abdomen de ceux de la poitrine, que parmi les premiers il en est qui, bien qu'ils se forment de prime abord dans l'épaisseur des parois de l'abdomen, sont produits par une cause matérielle dont quelques organes intérieurs sont la source : tels sont les abcès consécutifs à l'extravasation d'une certaine quantité de bile, de matières chymeuses, ou de matières excrémentitielles, la vésicule biliaire, l'estomac ou quelque partie de l'intestin grêle ou du gros intestin ayant contracté adhérence avec les parois de l'abdomen, et l'un de ces organes creux ayant éprouvé une crevasse ou quelque ulcération. (*Voyez* les mots BILIEUX, STERCORAL.) Puisqu'il en est ainsi, distinguons de prime abord les abcès de l'abdomen, selon qu'ils sont ou superficiels ou plus ou moins profondément situés, et cette distinction embrassera aussi les différences qu'ils présentent sous le rapport des parties qui en sont le siége immédiat.

Il s'en forme dans l'épaisseur même des parois de l'abdomen, plus ou moins près du péritoine, tantôt immédiatement sous la peau, tantôt sous le muscle grand oblique ou sous le petit oblique, ou bien enfin entre la triple couche des muscles larges de l'abdomen et le péritoine. Mais dans ce dernier cas même, il est ordinaire que le pus écarte les fibres des muscles sous lesquels il a été formé, et que l'abcès, pour peu qu'on tarde à l'ouvrir, devienne bientôt plus superficiel qu'il ne l'était d'abord. Il faut ouvrir tous ces abcès aussitôt que la fluctuation se fait sentir, surtout quand ils sont très-voisins du péritoine : et quand on doit pénétrer au delà des muscles, on doit avoir le soin d'inciser parallèlement aux fibres aponévrotiques ou aux fibres charnues. C'est la seule remarque qu'il y ait à faire sur les abcès qui se développent dans l'épaisseur même des parois de l'abdomen. Il est un genre d'abcès particuliers à l'homme, qu'il faut ranger parmi ceux-là, et que je ne sache pas avoir été indiqués jusqu'à présent par les observateurs : ils se forment dans l'épaisseur de la portion du cordon spermatique que renferme le canal inguinal, et sans affection antécédente du testicule. J'ai déjà recueilli plusieurs faits à cet égard; en ce moment j'en ai encore un exemple sous les yeux à l'hôpital de la Charité, et dans ce dernier cas, ç'a été un abcès froid précédé d'un engorgement chronique, avec induration très-marquée là où l'abcès a eu lieu. L'indication des abcès de cette sorte me conduit à faire remarquer que d'autres abcès, formés près de la fosse iliaque ou vers l'hypogastre hors du péritoine, tendent à se propager à travers le canal inguinal jusque sous les tégumens et dans la partie voisine du pubis ou de la région inguinale.

Après les abcès de l'abdomen dont il vient d'être parlé, viennent les épanchemens qui résultent d'une suppuration établie dans la cavité même du péritoine. Comme c'est de l'inflammation de cette membrane qu'ils dépendent immédiatement, nous ne pouvons mieux faire que d'en renvoyer l'examen à l'article péritonite. *Voyez* aussi PLAIES DE L'ABDOMEN, pour les épanchemens sanguins qui se convertissent quelquefois en abcès ou dépôts sanguins dans le péritoine.

D'autres abcès de l'abdomen sont encore plus profondément situés, au moins dans les premiers temps de leur formation; et quelques-uns même le sont trop pour jamais s'étendre jusque près des parois de cette cavité, et pour qu'il soit possible d'en constater l'existence pendant la vie. Dans cette série se rangent les abcès du foie, si tant est que des abcès puissent se former dans cet organe, ceux de la rate, du pancréas, du rein, de l'épiploon, de la matrice, de l'ovaire. (Pour tous ces abcès, *voyez* HÉPATITE, SPLÉNITE, NÉPHRITE, MÉTRITE, etc.

§ VI. *Abcès des parties extérieures de la génération dans l'un et dans l'autre sexe. — Abcès du périnée et des parties voisines de l'anus.* — Divers abcès, quelques-uns fort peu graves, d'autres exposant à des suites fâcheuses, et presque tous remarquables par des circonstances particulières, se développent dans cette région si peu étendue du corps, circonscrite par le détroit inférieur du bassin. Ceux des parties voisines de l'anus, et qui ont des rapports plus ou moins immédiats avec le rectum, sont communs aux deux sexes : ceux des organes de la génération sont particuliers à l'un ou à l'autre : et d'autres enfin qui sont liés à quelque état contre nature des voies urinaires, et dont la cause est presque toujours l'urine elle-même infiltrée ou épanchée dans le tissu cellulaire, sont incomparablement plus communs chez l'homme que chez la femme; on pourrait presque dire qu'ils appartiennent au premier presque exclusivement.

Ceux-ci portent le nom d'*abcès urineux*. C'est pour eux principalement, c'est pour les désigner, que cette expression a été introduite dans le langage pathologique. C'est à ce mot que nous renvoyons l'exposition de tout ce qui y a rapport. Alors, d'ailleurs, auront été décrits des états divers auxquels leur existence se lie; alors seront connues toutes les circonstances qui peuvent y donner lieu.

Généralement les abcès à l'anus, autrement appelés abcès du fondement, qu'ils soient stercoraux ou non stercoraux, avec perforation aux parois du rectum ou avec simple dénudation de ces parois, qu'ils s'ouvrent d'eux-mêmes ou qu'en les ouvrant on se soit borné à faire une simple incision à la peau, ces abcès, dis-je, sont suivis de fistule; et quand, pour aller au-devant de cette dernière, on incise l'anus et l'intestin rectum, après avoir fait une première ouverture extérieure, l'opération qu'on pratique alors diffère à peine de celle que nécessite une fistule à l'anus établie depuis long-temps. Nous trouvons dans cette double considération un motif suffisant pour réunir sous un même point de vue l'histoire des abcès à l'anus et celle des fistules qui leur succèdent si communément. *Voyez* ANUS, FISTULES, STERCORAL.

Parmi les abcès des organes génitaux de l'homme autres que les abcès urineux, ceux du testicule sont les seuls qui présentent quelque chose de particulier dans leur manière d'être et dans les circonstances qui les accompagnent; de plus, les soins consécutifs à leur ouverture et cette ouverture elle-même exigent quelque attention : il sera plus convenable d'insister sur ces détails en décrivant l'inflammation du testicule et les terminaisons diverses dont est susceptible cette inflammation.

Mais nous devons ici dire un mot des abcès qui, chez les femmes, se forment assez souvent dans l'épaisseur de l'une des grandes lèvres. On les observe surtout chez les jeunes femmes, peu de temps après qu'elles ont été déflorées. Ils résultent de la meurtrissure, de l'espèce de contusion qu'a éprouvée le tissu comme caverneux qui est sous-jacent à la membrane muqueuse des grandes lèvres; et la matière qu'ils contiennent est du sang décomposé plutôt qu'un véritable pus : c'est ce qu'on voit du moins dans les circonstances rares où l'on est à même d'ouvrir un abcès de cette sorte. En effet, que peu de femmes, parmi celles qui éprouvent l'accident dont il s'agit à la suite des premières jouissances de l'amour, réclament les secours de l'art! Retenues par un sentiment de pudeur, presque toutes confient à la nature le soin de leur guérison : presque toutes aussi sont trompées dans leur attente. Il y a bien ouverture spontanée de l'abcès; mais cette ouverture se fait ordinairement au-dessus de la partie la plus déclive du foyer, tantôt à la surface interne de la grande lèvre, tantôt sur le bord libre, et presque toujours il s'établit une fistule dont le fond est un petit sinus qui alternativement se remplit de pus et se vide jusqu'à ce qu'on se décide à l'ouvrir dans toute sa longueur. Quand on en vient là, il faut étendre l'incision jusqu'aux parties saines vers l'une et vers l'autre extrémité de la grande lèvre, et lutter long-temps contre la tendance des bords de la plaie à se rapprocher et à se réunir trop promptement, en les tenant écartés l'un de l'autre avec de la charpie. Ce qu'on fait pour guérir l'ulcère fistuleux de la grande lèvre qui succède à l'ouverture spontanée d'un abcès de cette partie, il faut le faire pour le prévenir quand on a à traiter l'abcès lui-même : c'est assez dire qu'on doit l'ouvrir, et l'ouvrir grandement : le mieux serait peut-être de terminer par l'excision d'une partie des lèvres de la plaie ; on s'épargnerait les soins qu'il faut prendre pour empêcher que cette plaie ne guérisse trop promptement, et l'on préviendrait plus sûrement la formation d'une fistule.

§ VII. *Abcès des membres.* — Après ce qui a été dit sur les abcès en général, nous n'avons rien à dire en particulier des abcès des membres. A ces abcès plus qu'à ceux d'aucune autre région du corps se rapportent les remarques purement pathologiques et les considérations pratiques que nous avons présentées dans la première partie de cet article. On pourrait cependant s'occuper ici, sous ce titre d'abcès des membres, des épanchemens de pus consécutifs à l'inflammation des membranes synoviales articulaires, et des abcès dans les gaînes synoviales des tendons : en effet, c'est dans les membres principalement que se trouvent placés ces deux systèmes membraneux ; c'est aux membres presque exclusivement qu'on voit des abcès succéder à leur inflammation : mais il est plus convenable de renvoyer au mot PANARIS, consacré pour désigner les inflammations diverses des doigts, les abcès des gaînes synoviales des tendons : d'un autre côté, c'est en traitant des plaies des articulations que sera exposé tout ce qui a rapport aux abcès des membranes synoviales articulaires : en effet, une plaie pénétrante dans une articulation en est la cause la plus ordinaire ; dans aucune autre circonstance l'inflammation des membranes synoviales ne se termine plus souvent par suppuration. *Voyez* GAÎNES SYNOVIALES, MEMBRANES SYNOVIALES, PANARIS, PLAIES DES ARTICULATIONS, RHUMATISME ARTICULAIRE.

(ROUX.)

ABDOMEN, s. m. *Abdomen* ; de *abdere*, cacher. C'est la partie inférieure du tronc ; l'une des trois grandes cavités splanchniques, qui contient les principaux organes de la digestion, ceux de la sécrétion urinaire et une partie de ceux de la génération.

Cette grande région du tronc est située au-dessous de la poitrine, dont elle est séparée par le diaphragme, et terminée en bas par le bassin, qui sert d'appui aux membres inférieurs. Sa forme est oblongue de haut en bas, et comprimée d'arrière en avant. On doit considérer dans l'abdomen les parois, la cavité et les viscères.

Les parois de l'abdomen sont en arrière les lombes, en bas le bassin, en haut le diaphragme, en avant et en côtés la région abdominale et les flancs. Considérées dans leur ensemble, ces parois présentent deux surfaces, l'une extérieure et l'autre intérieure. La surface extérieure se divise elle-même en six faces: la face antérieure est convexe, surtout dans la partie inférieure; elle présente en haut un petit enfoncement qu'on appelle le creux de l'estomac, dans lequel on peut sentir l'appendice xyphoïde du sternum; au milieu de sa hauteur se trouve l'ombilic; en bas elle se termine au pubis au milieu, et de chaque côté au pli de l'aîne qui la sépare de la cuisse. La face postérieure est concave de haut en bas, et présente au milieu les apophyses épineuses lombaires, et de chaque côté une saillie large et plus ou moins marquée, formée par les muscles spinaux. La face supérieure, formée par la face thoracique du diaphragme, est cachée dans la base de la poitrine où elle fait une convexité très-marquée. En arrière et en côtés, cette face est appliquée devant la colonne vertébrale et à l'intérieur des dernières côtes. La face inférieure, formée par le bassin, présente elle-même une partie postérieure, ou sacrée, qui fait suite à la région lombaire, et où l'on trouve les fesses séparées l'une de l'autre par un sillon médian; deux parties latérales, ou les hanches, qui présentent l'articulation de la cuisse; et une partie inférieure proprement dite, ou périnéale, comprise entre les extrémités supérieures des cuisses, et dans laquelle se trouvent en arrière l'anus et en avant les organes de la copulation. Les faces latérales se continuent par en haut avec les côtés de la poitrine, par en bas avec les hanches; entre ces deux parties les flancs sont un peu resserrés ou concaves de haut en bas.

La surface intérieure des parois de l'abdomen a beaucoup moins d'étendue que l'extérieure; elle présente comme celle-ci six faces. La face postérieure, convexe de haut en bas, présente au milieu la saillie des vertèbres lombaires, en côtés celle des muscles psoas, et plus en dehors une surface plane formée par le carré lombaire; en haut et en bas cette face appartient au diaphragme et au bassin. La face supérieure ou diaphragmatique est concave : peu au milieu et davantage dans les deux côtés. Sa concavité est dirigée en bas et en devant. Elle s'incline en arrière et en côtés, de manière à faire partie des faces postérieures et latérales. La face inférieure, ou pelvienne, présente une excavation profonde qui forme comme un appendice à la cavité abdominale. En bas elle répond au périnée; en arrière elle fait suite à la face postérieure, en côtés elle présente la fosse iliaque remplie en partie par les muscles psoas et iliaque, et qui fait partie des faces latérales. Les faces latérales, formées en haut par les côtés du diaphragme, et en bas par la fosse iliaque du bassin, sont très-étroites entre ces deux parties. Enfin la face antérieure est concave, elle présente au milieu l'ombilic, et à partir de ce point quatre lignes ou replis péritonéaux saillans qui s'écartent en rayonnant. L'un très-large se dirige en haut et en arrière dans la cavité, et aboutit au foie et au diaphragme. Il contient dans son bord inférieur la veine ombilicale oblitérée. Les trois autres replis se dirigent en bas : l'un médian, et très-peu saillant, aboutit au sommet de la vessie et contient l'ouraque; les deux autres un peu plus saillans se portent en bas en divergeant un peu, et se terminent dans le bassin sur les côtés de la vessie; ils contiennent les artères ombilicales oblitérées. Ces deux derniers replis forment derrière la partie inférieure de la paroi antérieure une saillie assez marquée, qui sépare de chaque côté deux fossettes inguinales, l'une externe plus grande et l'autre interne. Dans le fond de la fossette externe le péritoine présente un petit enfoncement infundibuliforme qui s'engage dans l'anneau inguinal dont la paroi est percée.

Les parois de l'abdomen n'ont point toutes la même épaisseur ni la même composition; la paroi postérieure, qui est la plus épaisse, est formée par les lombes. Il entre dans sa composition : les vertèbres lombaires, leurs ligamens, les muscles inter-transversaires et carrés, les piliers du diaphragme, les muscles psoas, les trois feuillets de l'aponévrose lombaire du transverse, les muscles spinaux, l'aponévrose lombaire du petit oblique et le grand dorsal, et dans les intervalles de ces muscles les nerfs et les vaisseaux lombaires. La paroi supérieure, qui est la plus mince, est formée par le diaphragme. Ce muscle de plus, appliqué en arrière sur les dernières vertèbres dorsales et sur les premières lombaires, forme avec elles la partie supérieure de la paroi postérieure; et appliqué en côtés à l'intérieur des dernières côtes et de leurs cartilages, il forme, conjointement avec ces parties et les muscles qui les recouvrent, la partie supérieure des parois latérales. Cette paroi supérieure présente trois grandes ouvertures, qui sont d'arrière en avant les ouvertures aortique, œsophagienne, et celle de la veine cave, qui est un peu à droite.

La paroi inférieure est formée par le bassin, dont la région sacrée fait suite à la paroi postérieure, dont les régions iliaques forment la partie inférieure des parois latérales, tandis que l'excavation constitue une sorte d'appendice. Le périnée, ou la paroi inférieure proprement dite, est principalement formé par le coccyx, les muscles ischio-coccygiens et releveurs de l'anus et une aponévrose qui ferme l'arcade du pubis. Il contient d'ailleurs, dans son épaisseur, les muscles de l'anus et des organes génitaux, des nerfs et des vaisseaux, et présente des ouvertures pour le rectum, l'urètre et le vagin. Le bassin présente en outre de chaque côté une ouverture sous-pubienne et deux ischiatiques qui donnent passage à des nerfs et à des vaisseaux pour les membres inférieurs et pour les organes génitaux externes.

Les parois latérales sont formées, comme il a déjà été dit, en haut par le diaphragme et les dernières côtes, en bas par la région iliaque du bassin. La paroi antérieure, en y comprenant les parois latérales entre les dernières côtes et les hanches, c'est-à-dire les flancs, est formée par cinq paires de muscles et par des aponévroses. Ce sont en côtés les muscles grand oblique, petit oblique et transverse appliqués l'un sur l'autre, en avant le muscle droit et la gaîne que lui fournissent les aponévroses des trois muscles précédens, et en bas le muscle pyramidal; de plus, en avant de ces muscles le fascia superficiel de Camper, et en arrière le fascia transversal de A. Cooper. Toutes ces parties forment, par leur superposition et leur réunion, un plan charnu et aponévrotique très-compliqué qui s'étend de haut en bas, depuis la base de la poitrine jusqu'à celle du bassin, et depuis les côtés de la colonne lombaire jusqu'à la ligne médiane antérieure. Ce plan, à peu près également épais partout, présente des fibres longitudinales, des fibres obliques en deux sens opposés et des fibres transversales. On a comparé cet arrangement des fibres musculaires à la texture de l'intestin. Les deux moitiés de cette paroi musculaire se réunissent en devant par un entrecroisement aponévrotique qu'on appelle ligne blanche, et qui représente une sorte de corde tendineuse fixée d'une part au pubis et de l'autre à l'appendice xyphoïde du sternum, qui fait aussi partie de la paroi antérieure. Cette paroi reçoit des nerfs et des vaisseaux des derniers intercostaux et des lombaires; les deux branches de terminaison des vaisseaux mammaires internes, les vaisseaux épigastriques et les iliaques antérieurs lui appartiennent aussi. Cette paroi présente divers anneaux ou ouvertures qui sont l'ombilic, et de chaque côté l'anneau abdominal ou inguinal : en outre, cette paroi, en se fixant au bassin dans l'aîne, laisse au-dessous d'elle un espace appelé arcade crurale, dans laquelle se trouve un anneau qui porte le même nom.

Toutes les parois de l'abdomen, excepté la supérieure et une partie de l'inférieure, sont recouvertes à l'extérieur par la peau et le tissu cellulaire et adipeux sous-cutané. La peau dans la région lombaire est plus épaisse et plus ferme que dans les autres régions; elle est garnie de poils au pubis et plus ou moins haut au-dessus de cette région. Le tissu adipeux sous-cutané est parsemé de fibres denses dans les régions des lombes et des fesses. A la ligne médiane de la paroi antérieure, les molécules adipeuses sont oblongues. Les vaisseaux lymphatiques sous-cutanés de la moitié sous-ombilicale de l'abdomen aboutissent aux glandes lymphatiques de l'aîne; ceux de la moitié sus-ombilicale aboutissent à l'aisselle. Toutes les parois de l'abdomen, excepté le périnée, sont tapissées plus ou moins complétement à l'intérieur par le péritoine et par son tissu cellulaire et adipeux extérieur. Le tissu adipeux sous-péritonéal abonde particulièrement à la région lombaire et dans le bassin. Partout où les parois osseuses musculaires ou aponévrotiques présentent des ouvertures, ce tissu cellulaire et adipeux s'y prolonge seul ou avec d'autres parties qui traversent ces ouvertures; ce qui constitue, quand ces prolongemens sont un peu volumineux, des appendices graisseux du péritoine, ou improprement des hernies graisseuses.

La cavité de l'abdomen n'existe point, à proprement parler : on ne doit l'admettre que dans le cas où l'on en aurait enlevé les viscères, ou bien en les supposant enlevés; elle est alors ovoïde irrégulière, quoique symétrique, divisée incomplétement en deux parties latérales par la saillie des vertèbres lombaires; et elle présente au-dessous du détroit supérieur du bassin une espèce d'appendice ou une autre cavité formée par l'excavation pelvienne. Ces deux parties de la cavité n'ont point la même direction :

l'axe de la cavité supérieure ou principale aboutit inférieurement entre l'ombilic et le pubis environ, et celui de la cavité inférieure aboutit en haut aux environs de l'ombilic, de sorte que ces deux axes se croisent au-dessous de l'ombilic, du moins dans la station verticale. Cette cavité se divise en trois régions principales : une supérieure qu'on appelle *épigastrique*, et qui s'étend depuis la paroi supérieure jusqu'à un plan horizontal que l'on suppose passer au-dessous des dernières côtes; une inférieure appelée *hypogastrique*, et qui s'étend depuis la paroi inférieure jusqu'à un autre plan imaginaire qui passerait au-dessus des hanches; et enfin une région moyenne ou *mésogastrique* comprise entre les deux plans horizontaux. On donne aussi le nom d'*excavation pelvienne* à la partie de l'hypogastre qui est au-dessous du détroit supérieur du bassin. L'épigastre a sa paroi supérieure formée par le diaphragme, la postérieure formée par ce même muscle appliqué sur les dernières vertèbres dorsales et les premières lombaires, l'antérieure par la paroi antérieure de l'abdomen, et les latérales par le diaphragme appliqué à l'intérieur des dernières côtes et de leurs cartilages. Le mésogastre a sa paroi postérieure formée par les lombes, et ses parois latérales et antérieure par la paroi abdominale proprement dite; l'hypogastre est entouré en devant par cette même paroi, en côtés et en arrière par le bassin; enfin l'excavation pelvienne est bornée tout autour par cette cavité, et en bas par le périnée. On divise encore chacune de ces trois régions de l'abdomen en une partie moyenne et deux parties latérales, comme elles le seraient par deux autres plans verticaux, qui couperaient les premiers à angle droit, et qui en avant répondraient au milieu du contour cartilagineux des côtes et au milieu du pli de l'aine. La partie moyenne retient le nom de la région; et les parties latérales s'appellent *hypocondres* dans la région supérieure, *flancs* dans la région moyenne, et *fosses iliaques* dans la région hypogastrique. La cavité de l'abdomen est remplie par un grand nombre de viscères dont la plupart, revêtus par le péritoine, sont contigus à la paroi antérieure, également tapissée par cette membrane : de sorte que la cavité de l'abdomen se trouve réduite à celle du péritoine, qui en santé est une cavité possible dont les parois sont dans un contact mutuel exact. Cette cavité à parois contiguës n'existe guère même qu'en haut en devant.

Les viscères abdominaux ont éte distingués en intra et en extra-péritonéaux. Cette distinction n'est pas rigoureuse, car il n'y a aucun viscère qui soit réellement contenu dans la cavité du péritoine; seulement quelques-uns n'y font point ou presque point de saillie, tandis que d'autres sont enveloppés presque tout-à-fait par cette membrane. Ce sont les organes urinaires et génitaux qu'on appelait extra-péritonéaux, et cependant la vessie, et surtout l'utérus, forment une saillie plus marquée que plusieurs des organes digestifs. Les viscères contenus dans l'abdomen sont; 1° ceux de la digestion: l'estomac, les intestins grêle et gros, le mésentère et le mésocolon, l'épiploon, le foie et les voies biliaires, la rate et le pancréas; 2° ceux de la sécrétion urinaire : les reins, les uretères et la vessie; on y joint les capsules surrénales, à cause de leur rapport de situation avec les reins; 3° ceux de la génération : dans la femme, l'ovaire, la trompe utérine, l'utérus et le vagin; dans l'homme, les conduits déférens, les vésicules spermatiques, les conduits éjaculateurs et la prostate. L'abdomen contient en outre les nerfs et les vaisseaux de ces organes, et nommément la fin des nerfs pneumo-gastriques, des nerfs splanchniques, les ganglions semi-lunaires, le plexus solaire et la portion abdominale du nerf grand sympathique, les vaisseaux chylifères et leurs ganglions mésentériques, et le commencement du canal thoracique. Cette cavité est traversée aussi par l'aorte, par la veine cave, par les vaisseaux iliaques, par les nerfs des membres inférieurs et divers autres; tous ces troncs nerveux et vasculaires sont appliqués contre la paroi postérieure et derrière le péritoine. Parmi les viscères, les uns sont appliqués contre la paroi postérieure, comme le foie, le pancréas, le duodénum, les reins, une partie du colon; contre la paroi latérale, comme le cœcum et l'S du colon; contre l'inférieure, comme le rectum, la vessie; quelques-uns, fixés aux parois par une partie de leur étendue, sont libres par l'autre comme l'estomac, la rate, l'utérus; d'autres enfin, lâchement attachés à la paroi postérieure, flottent librement contre l'antérieure comme l'intestin grêle, l'épiploon, l'arc du colon.

L'abdomen, en tant qu'il contient les organes de la digestion, existe dans tous les animaux. Dans les zoophytes ces organes occupent le centre du corps et sont souvent les seuls qu'ils aient. De sorte que le corps de ces animaux est réduit à l'abdomen.

Dans les fœtus c'est la première partie qui se forme. L'embryon n'est d'abord qu'un abdomen. La vessie ombilicale et l'allantoïde, ou l'intestin et la vessie, forment primitivement tout le germe. Aussi dans les monstres par défaut on peut voir manquer la tête, le cou, le thorax et les membres, mais jamais l'abdomen entier, ou jamais du moins quelques parties de l'intestin, des organes urinaires et génitaux. Dans le commencement l'abdomen est très-volumineux relativement à la poitrine; et le bassin est extrêmement étroit. Dans le fœtus jusqu'à trois mois, la paroi de l'abdomen se confond avec la base du cordon ombilical par un gros prolongement tapissé par le péritoine et contenant une partie du canal intestinal. A trois mois le péritoine passe tout droit derrière l'ombilic. Dans le principe la gaîne du cordon et les tégumens ne sont pas distincts entre eux; la distinction s'établit par le développement de la peau qui forme alors un petit prolongement cylindrique plus long et plus distinct à droite. L'ombilic est d'autant plus large et plus inférieur que le fœtus est plus jeune. A la maturité cet anneau est rempli par les vaisseaux ombilicaux, les artères tenant beaucoup plus étroitement à son contour que la veine. A cette époque il y a des fibres distinctes autour de l'ombilic et non encore dans la ligne blanche. A cette époque aussi le cordon se détache et il se forme une cicatrice qui adhère au tissu fibreux de l'ombilic et aux vaisseaux oblitérés. Dans les trois derniers mois du fœtus le péritoine a un prolongement qui traverse l'anneau inguinal (*diverticulum de nuck*): dans le mâle il persiste quelque temps après la naissance; dans la femelle, où il n'est point traversé comme dans le premier par le testicule, il est déjà fermé vers cette époque. Dans l'enfant naissant l'étroitesse et l'obliquité du bassin font que les viscères sont tous situés au-dessus de lui; ce qui, joint au grand volume du foie, fait paraître la face antérieure de l'abdomen comme hémisphérique. Peu à peu cette cavité s'allonge et diminue de largeur; aussi les jeunes gens ont-ils en général la taille svelte. Vers l'âge adulte la graisse s'accumule dans les parois et autour des viscères et augmente l'abdomen dans sa circonférence. Dans les vieillards ordinairement le bas-ventre diminue de volume.

Chez la femme, l'abdomen a une capacité plus grande que chez l'homme. Sa hauteur est plus grande relativement à celle du tronc : de là une plus grande distance entre les côtes et les hanches. Sa largeur est plus grande en bas et moindre en haut que dans l'homme, ce qui lui donne la forme d'un ovoïde renversé; tandis que c'est l'inverse dans l'homme. La paroi antérieure éprouve des changemens remarquables dans la grossesse, de même que la cavité et les viscères qui y sont contenus. Cette paroi reste plus lâche, et la cavité plus ample, chez les femmes qui ont eu des enfans. Cependant dans cette circonstance où la ligne blanche est élargie et amincie l'ombilic reste fermé comme il l'est quelque temps après la naissance.

L'abdomen présente aussi quelques variétés individuelles relatives à sa forme et à son volume. Elles portent en général sur la paroi antérieure, qui est tantôt très-saillante, et tantôt plate et même enfoncée. Ces variétés s'observent aussi dans des cas de maladie. Ainsi, dans les cas de polysarcie, d'hydropisie, de tuméfaction de quelqu'un des viscères abdominaux, la paroi antérieure et les flancs se laissent distendre, la paroi supérieure est également soulevée et refoulée dans la poitrine. Dans le marasme, au contraire, la paroi antérieure est déprimée.

L'abdomen présente des changemens de forme momentanés dans diverses attitudes et dans quelques autres circonstances: Dans les mouvemens de la respiration, le diaphragme, en s'abaissant, pousse les viscères abdominaux contre la paroi antérieure, qui devient saillante pendant l'inspiration; pendant l'expiration au contraire elle revient sur elle-même en même temps que le diaphragme remonte. Dans la station sur les genoux, la courbure des lombes, naturelle à la station verticale, augmente, et la paroi antérieure est tiraillée. Dans la station assise, les cuisses et les jambes étant fléchies à angle droit, la courbure des lombes diminue et la tension de la paroi antérieure devient moindre. Dans le coucher sur un plan horizontal, la courbure des lombes, la saillie et la tension de la paroi antérieure diminuent encore davantage, et les flancs s'élargissent: si le bassin et les jarrets sont soutenus plus élevés que les lombes, celles-ci se redressent et la paroi antérieure devient plus lâche encore: si en même temps la tête et la poitrine sont aussi soutenues sur un plan plus élevé que les lombes, la paroi antérieure devient extrêmement lâche; ce qui permet de palper aisément les viscères abdominaux. Toutes les fois que les lombes sont redressées, et mieux encore si elles sont fléchies en avant, les deux axes de la cavité abdominale se confondent, et les efforts peuvent se diriger alors sur le périnée.

C'est dans l'abdomen que s'exécutent la chymification, la chylification, la sécrétion de la bile et du fluide pancréatique, la dépuration urinaire, la sécrétion du sperme, la fécondation et le développement du fœtus. Les parois de cette cavité préservent les viscères : la paroi antérieure, qui est la moins résistante, est garantie par la position des organes des sens, par les mains et par la flexion de la colonne vertébrale. Les muscles des parois concourent en outre à diverses fonctions par la pression qu'ils peuvent exercer sur les viscères. Ainsi leur pression alternative sert à la circulation de la veine porte ; leur contraction plus forte, jointe à celle des muscles de la respiration, concourt puissamment au vomissement et à la défécation, à l'excrétion de l'urine et à l'accouchement ; leur contraction concourt en général à tous les efforts. Dans les cas d'efforts pour les excrétions abdominales la paroi antérieure de l'abdomen durcit, change de forme, tandis que la région lombaire change de direction suivant que l'excrétion doit avoir lieu par en haut ou par en bas. Enfin les muscles abdominaux et ceux de la région lombaire servent aussi à la station et aux mouvemens de la colonne vertébrale, des côtes et du bassin.

L'abdomen est sujet à beaucoup d'altérations anatomiques ; les unes affectent sa forme, comme la privation partielle observée dans quelques acéphales, les courbures de la colonne vertébrale, les éventrations congénitales et les hernies soit extérieures, soit les étranglemens internes ; les autres altérations portent sur la texture et affectent le péritoine ou les viscères abdominaux ; d'autres enfin consistent dans la présence de corps étrangers animés ou inanimés dans cette cavité.

ABDOMINAL, adj. *Abdominalis.* Ce qui appartient à l'abdomen ; ce qui a des rapports avec cette partie.

ABDOMINAL (anneau). C'est l'anneau inguinal.

ABDOMINAL (ganglion ou cerveau). Ce sont les ganglions sémilunaires et le plexus solaire.

ABDOMINAL (système veineux). C'est la veine porte.

ABDOMINALE (aorte). Portion de l'aorte descendante, située au-dessous du diaphragme.

ABDOMINALE (aponévrose). Aponévrose des muscles obliques et transverses, réunis pour former la gaîne du muscle droit et la ligne blanche.

ABDOMINALE (cavité). *Voyez* ABDOMEN.

ABDOMINALE (hernie). C'est la hernie ventrale de la plupart des pathologistes.

ABDOMINALE (veine cave). C'est la veine cave inférieure.

ABDOMINALES (côtes). Ce sont les cinq dernières paires de côtes.

ABDOMINALES (parois). *Voyez* ABDOMEN, LOMBES, DIAPHRAGME et BASSIN.

ABDOMINALES (régions). *Voyez* ABDOMEN.

ABDOMINALES (vertèbres). Ce sont les vertèbres lombaires.

ABDOMINAUX (membres). Ce sont les membres inférieurs.

ABDOMINAUX (muscles). Ce sont les muscles grand oblique, petit oblique, transverse, droit et pyramidal.

ABDOMINAUX (nerfs et plexus). Ce sont les divisions du plexus solaire et les branches antérieures des nerfs lombaires.

ABDOMINAUX (viscères et organes). *Voyez* ABDOMEN.

ABDUCTEURS (muscles), *musculi abductores;* nom générique des muscles qui produisent le mouvement d'abduction. *Voyez* ce mot.

ABDUCTEUR (nerf). *Voyez* OCULO-MUSCULAIRE EXTERNE.

ABDUCTEUR DE L'AILE DU NEZ. *Voyez* ÉLÉVATEUR COMMUN.

ABDUCTEUR DE LA BOUCHE. *Voyez* ZYGOMATIQUE.

ABDUCTEURS DES DOIGTS ET DES ORTEILS. *Voyez* INTEROSSEUX DU MÉTACARPE ET DU MÉTATARSE.

ABDUCTEUR DES LÈVRES. *Voyez* ÉLÉVATEUR DE L'ANGLE DES LÈVRES.

ABDUCTEUR DE L'OEIL. *Voyez* DROIT EXTERNE DE L'OEIL.

ABDUCTEUR DE L'OREILLE. *Voyez* AURICULAIRE POSTÉRIEUR.

ABDUCTEUR DU GROS ORTEIL, *abductor pollicis pedis, métatarso-sousphalangien du premier orteil* (Chaus.); muscle court et épais, situé profondément à la plante du pied. Il naît par des fibres aponévrotiques de la partie inférieure de l'extrémité postérieure des troisième et second os du métatarse, de la gaine fibreuse du tendon du long péronier latéral, et quelquefois aussi de ce tendon; il se porte en avant et un peu plus obliquement en dedans, s'unit à la portion externe du court fléchisseur et ensuite à l'abducteur transverse; il se termine avec eux par un tendon qui s'attache à l'os sésamoïde externe de l'articulation métatarso-phalangienne du gros orteil, et au delà à la partie inférieure et externe de la base de la phalange. Il produit l'abduction et concourt à la flexion du gros orteil.

ABDUCTEUR TRANSVERSAL DU GROS ORTEIL, *abductor transversalis pollicis pedis, métatarso-sousphalangien transverse du premier orteil* (Chaus.); muscle aplati et grêle, situé transversalement dans la plante du pied. Il est attaché sous les quatre dernières articulations métatarso-sousphalangiennes, et se termine en dedans, en se confondant avec le précédent et en s'attachant comme lui à la partie externe de la base de la phalange du premier orteil. Il produit l'abduction de cette partie et rapproche les os du métatarse les uns des autres. J'ai quelquefois trouvé à la main un muscle analogue ou adducteur transversal du pouce.

ABDUCTEUR DU PETIT ORTEIL, *abductor digiti minimi pedis, calcanéo-sousphalangien du petit orteil* (Chaus.); muscle allongé et mince, situé superficiellement à la partie externe de la plante du pied. Il naît de la partie externe de la tubérosité inférieure et postérieure du calcanéum, de l'aponévrose plantaire depuis cette tubérosité jusqu'à l'extrémité postérieure du cinquième os du métatarse, et d'une cloison aponévrotique qui le sépare du court fléchisseur des orteils; il se dirige en devant et un peu en dehors, s'amincit successivement et se termine par un tendon qui s'attache à la partie externe de la base de la phalange du cinquième orteil. Il produit l'abduction et la flexion de cet orteil.

ABDUCTEUR DU POUCE (COURT), *abductor brevis pollicis manûs, carpo-susphalangien du pouce* (Chaus.); muscle court, aplati et triangulaire, situé dans l'éminence du thénar. Il naît du scaphoïde, du trapèze, du ligament annulaire du carpe, de l'aponévrose palmaire, et quelquefois du long abducteur; il se porte de là en bas, en dehors, s'unit avec la portion externe du court fléchisseur, et se termine par un petit tendon au côté externe de l'extrémité supérieure de la phalange du pouce. Il porte ce doigt dans l'abduction, et le fléchit.

ABDUCTEUR DU POUCE (LONG), *abductor longus pollicis manûs, cubito-susmétacarpien du pouce* (Chaus.); muscle allongé et grêle, situé profondément à la partie postérieure et superficiellement à la partie externe de l'avant-bras. Il est attaché à la partie externe de la face postérieure du cubitus, immédiatement au-dessous du court supinateur, et à la face postérieure du ligament interosseux; il se porte de là en bas et en dehors, appliqué sur le radius et sur les tendons des radiaux externes; devenu tendineux, il s'engage avec le tendon du court extenseur du pouce dans une coulisse creusée sur le côté externe de l'extrémité inférieure du radius; couvre plus bas l'artère radiale sur le côté externe du carpe, et se termine en s'attachant au côté externe de l'extrémité supérieure du premier os du métacarpe. Il produit l'abduction et l'extension de cet os, et concourt à la supination. (A. BÉCLARD.)

ABDUCTION, s. f. *abductio*, mouvement dans lequel une partie est éloignée du plan médian du corps; tels sont les mouvemens dans lesquels le devant de l'œil est porté en dehors, les membres supérieurs ou inférieurs sont écartés l'un de l'autre. Quant à la main et au pied, les anatomistes y ont en général admis une ligne médiane particulière et ont appelé abduction le mouvement dans lequel les autres doigts s'écartent de celui du milieu. Desault et les anatomistes français qui ont écrit depuis lui, dans l'intention sans doute de mettre plus de précision dans la langue, ont admis une position anatomique telle, que les pieds sont supposés parallèles et les paumes des mains tournées en devant, et ont appelé abduction le mouvement par lequel un doigt quelconque est éloigné du plan médian général du corps. Il résulte de là que pour le gros orteil et le suivant, pour le petit doigt et le doigt annulaire, ce que MM. Gavard, Boyer, Bichat et Cloquet, appellent abduction, les autres écrivains l'appellent adduction, et *vice versâ*. Par une singulière contradiction, les auteurs anonimes d'un ouvrage alphabétique adoptent le sens général des mots abduction, abducteur, et nomment les muscles abducteurs d'après le sens nouveau introduit par Desault.

(A. BÉCLARD.)

ABEILLE, s. f. *apis*. Les naturalistes ont donné ce nom à un genre d'insectes de l'ordre des hyménoptères et de la famille des mellites, genre dont les caractères sont d'avoir la lèvre supérieure courte, le corps velu, les antennes moins longues que la tête et le corselet réunis, le premier article des tarses aplati. Mais, dans le langage vulgaire, on appelle plus particulièrement *abeille* une des espèces de ce genre, l'abeille domestique, *apis mellifica*, LINN. C'est cette espèce qui vit en républiques nombreuses, que nous avons appris à gouverner pour notre utilité, et qui fournit à nos besoins la *cire*, le *miel* et la *propolis*. (*Voyez* ces mots.) C'est elle aussi qui, conjointement avec les autres espèces du même genre, mérite l'attention du médecin, par les accidens qui sont la suite des piqûres de son aiguillon.

Nous abandonnons aux naturalistes et aux philosophes les brillantes considérations auxquelles on est conduit par l'examen de l'ordre merveilleux qui règne dans les cités que peuplent ces insectes. Mais il est indispensable ici de faire connaître, avec quelques détails, l'appareil à l'aide duquel ils distillent un venin brûlant, et souvent meurtrier pour les faibles animaux qu'ils attaquent.

Tout rassemblement d'abeilles est composé de trois sortes d'individus, les femelles, les mâles, et les ouvrières qui sont privées de sexe. L'arme dont nous parlons n'existe que dans les femelles et dans les ouvrières; les mâles en sont constamment dépourvus. Elle porte habituellement le nom d'*aiguillon*.

La base de l'aiguillon de l'abeille est un assemblage de neuf écailles cartilagineuses ou cornées, dont huit paraissent destinées, au moyen des muscles qui s'y insèrent, à porter au dehors la pointe de l'instrument, tandis que la neuvième en forme de V, et dont la partie la plus large est tournée en avant, semble propre à en opérer la rétraction.

Le corps de l'aiguillon lui-même est arrondi et allongé. Il est composé d'un étui formé par deux portions semi-cylindriques accolées l'une contre l'autre, et de deux lames aiguës qui sont mobiles dans l'intérieur de cette sorte de fourreau, et qui laissent entre elles inférieurement une petite rainure. Chacune de ces lames est garnie d'une douzaine de petites dentelures crochues dirigées vers la base.

En raison de cette structure, l'aiguillon de l'abeille, quoique séparé du corps de l'insecte, peut encore pénétrer dans la peau, lorsqu'il n'est point isolé de la partie charnue qui en fait la base. On peut s'en convaincre facilement en répétant une expérience de Réaumur, qui consiste à faire piquer par une abeille un morceau de peau de chamois. Le point d'appui qu'on croirait naturellement devoir exister dans l'intérieur des anneaux de l'abdomen, se trouve donc dans la base même de l'organe.

Ce n'est point seulement, au reste, par la piqûre mécanique que l'aiguillon des abeilles produit la douleur que l'on ressent au moment où l'on est blessé par elles. Il n'est que le conducteur d'un venin qui est introduit dans la plaie en même temps que lui.

Ce venin coule par la rainure pratiquée au-dessous des deux lames du dard, et il est préparé par des canaux tortueux qui viennent se rendre à une petite vésicule, dont le conduit excréteur aboutit à la base de l'aiguillon, entre les deux portions de l'étui, et qui jouit de la faculté de se contracter et de faire jaillir elle-même la liqueur lorsqu'elle est séparée du corps de l'animal et arrachée avec l'aiguillon.

Le venin de l'abeille se coagule et se dessèche par l'effet du contact de l'air ; mis sur la langue, il est d'abord un peu acerbe et d'une saveur styptique ; il ne rougit ni ne verdit les couleurs bleues végétales. Introduit sous la peau, avec la pointe d'une aiguille, il cause les mêmes accidens que ceux qui dépendent de la piqûre même de l'abeille.

Ce serait jusqu'à un certain point ici le lieu de parler de ces accidens et de la nature des moyens curatifs dont ils nécessitent l'emploi. Mais, comme la guêpe commune, *vespa vulgaris*, la guêpe des arbustes, *vespa gallica*, le frelon, *vespa crabro*, le xylocope violet, *apis violacea*, LINN., et plusieurs autres insectes hyménoptères, font des piqûres suivies des mêmes symptômes, et à l'aide d'un mécanisme analogue, nous traiterons ce sujet d'une manière générale aux articles INSECTES VENIMEUX et PIQURES D'INSECTES.

Nous rappellerons seulement encore deux faits avant de terminer. Ils ont un rapport immédiat avec l'art de guérir.

Chaque espèce d'abeilles a probablement un venin d'une activité différente, en raison de la force et du genre de vie de l'insecte. Dans nos climats, par exemple, les piqûres des grosses abeilles velues et des xylocopes sont plus redoutables que celles de l'abeille domestique. Les grandes abeilles des tropiques sont encore beaucoup plus à craindre. On a remarqué aussi que la vésicule à venin des femelles est bien plus volumineuse que celle des ouvrières ; ce qui doit rendre plus graves nécessairement les suites des blessures qu'elles font.

A une époque où le système des compensations jouissait d'une faveur presque générale, on a prétendu faire faire à l'abeille quelque bien, en réparation du mal que causent ses piqûres. Le miel et la cire qu'elle produit auraient dû suffire pour cela ; mais il n'en a point été ainsi, et les médecins du moyen âge ont administré contre l'alopécie cet insecte impitoyablement réduit en poudre et mêlé avec du miel. On n'oserait plus de nos jours proposer un semblable remède ; et quoique la matière médicale ait encore besoin d'une grande réforme dans ses moyens et dans son langage, il n'est plus permis de s'arrêter à de telles absurdités. (H. CLOQUET.)

ABELMOSCH, s. m. ce nom paraît dérivé de deux mo s

arabes, *habb él misk*, qui signifient *graine musquée.* Ce sont les semences de l'*Hibiscus abelmoschus*, L. Famille des malvacées, JUSS.; monadelphie, polyandrie, LIN. Originaire d'Asie, cette arbrisseau est aujourd'hui cultivé en Egypte et dans l'Amérique méridionale. Le plus estimé nous vient de la Martinique.

Ces graines, qui portent également les noms d'*ambrette*, de *graines de musc*, ont en effet une odeur ambrée très-agréable. Elles sont réniformes et de la grosseur d'un grain de millet. Elles entrent dans la composition de *la poudre de Chypre*, usitée comme parfum dans le Levant. Elles ne sont aujourd'hui d'aucun usage en médecine; on les regardait autrefois comme excitantes et antispasmodiques. (A. RICHARD.)

ABERRATION, s. f. *aberratio*, de *aberrare*, s'écarter, s'égarer; anomalie dans la conformation, la disposition des organes, ou dans l'exercice de leurs fonctions. Ce mot qu'on trouve fréquemment dans les théories médicales, s'appliquait autrefois aux changemens arrivés dans le cours des humeurs. Boerhaave s'en servait pour exprimer le passage d'un fluide dans des vaisseaux qu'il n'a pas coutume de parcourir. On désigne quelquefois par le mot *aberration* l'action insolite d'un organe, qui par là supplée à celle d'un autre organe dont les fonctions ont cessé ou diminué; comme lorsque l'évacuation menstruelle est remplacée par une hémorrhagie du nez, des poumons, etc. Quand l'humorisme dominait, ces phénomènes étaient attribués à l'aberration des humeurs; les solidistes les expliquent maintenant par l'aberration des propriétés vitales. On dit encore *aberration des sens*, *aberration du jugement*, lorsqu'il y a erreur dans la perception des images ou incohérence dans l'association des idées. *Voyez* ANATOMIE PATHOLOGIQUE, MONSTRE, DÉPLACEMENT, DÉVIATION, HALLUCINATION, etc. (RAIGE-DELORME.)

AB-IRRITATION, terme composé de *ab* privatif, et de *irritatio*; par conséquent sa véritable signification serait *absence d'irritation*, *défaut d'irritation.* Néanmoins quelques élèves de M. le professeur Broussais se servent du mot *ab-irritation*, pour désigner l'état opposé à celui d'irritation, c'est-à-dire la diminution d'énergie des phénomènes vitaux, ou la faiblesse. (Leçons du docteur Broussais sur les phlegmasies gastriques, par Caignou et Quémont, page 7. — Principes généraux de physiologie pathologique, par L. J. Bégin, page 126). Le choix qu'ont fait ces médecins du mot *ab-irritation*, et le sens qu'ils lui ont donné, ont sans doute pour objet d'éviter l'emploi des termes *asthénie* et *adynamie*, qui expriment mieux la même idée, mais qui appartiennent plus spécialement à d'autres systèmes de médecine. *Voyez* ADYNAMIE et ASTHÉNIE. (COUTANCEAU.)

ABLACTATION, s. f. *ablactatio*, d'*ablactare*, *à lacte removere*, sevrer, cesser d'allaiter. Ce mot a été employé dans ces derniers temps, par quelques auteurs, pour désigner la cessation de la lactation, considérée par rapport à la mère, tandis que les auteurs latins, dont on l'a emprunté, ne s'en servent que pour exprimer l'idée que nous rendons par le mot *sevrage*, et ne l'appliquent qu'à l'enfant. Il ne nous paraît pas nécessaire d'introduire dans le langage médical ce mot ainsi détourné de sa signification primitive. Les phénomènes qui se manifestent chez la femme qui cesse d'allaiter son enfant seront exposés, avec ceux qui accompagnent la sécrétion et l'excrétion du lait, au mot *lactation*. *Voyez* ce mot.

Quant aux maladies auxquelles les femmes sont exposées à cette époque, et aux précautions hygiéniques qu'elles doivent mettre en usage pour les éviter, leur exposition trouvera plus naturellement sa place, lorsqu'il sera question de la santé et des maladies des *nourrices*. *Voyez* ce mot. (DESORMEAUX.)

ABLATION, *ablatio*, de *auferre*, *ablatum*, ôter, enlever. Ce mot pris dans le sens le plus général exprime l'action d'emporter, d'extraire du corps une partie quelconque. C'est dans cette acception que l'a employé Hippocrate, qui l'appliquait à toute sorte d'évacuation, à l'émission même du sang par la section de la veine. Le même auteur fit, par extension, signifier à ce mot le retranchement d'une partie de la nourriture journalière ordonné relativement à la santé. Enfin Galien, suivant *Castelli*, a donné le nom d'ablation à la rémission qui survient après un paroxysme, soit que cette rémission soit suivie ou non du retour complet à la santé. (R. DEL.)

En médecine opératoire, l'ablation, prise dans un sens plus restreint que précédemment, peut être considérée comme un des trois genres de l'*exérèse*. (*Voyez* ce mot.) On comprend sous la dénomination d'ablation les opérations dont le but est le retranchement d'une partie naturelle du corps ou d'une partie qui s'y est développée accidentellement. Sous ce point de vue, les ablations peuvent se rapporter à trois ordres distincts : 1° ablation des membres, soit en partie, soit en totalité, dans leur continuité ou dans leurs articulations; 2° ablation d'une partie ou de la totalité de quelques organes particuliers, tels que l'œil, la langue, les amygdales, les mamelles, etc. 3° ablation des tumeurs, telles que les polypes, les loupes, diverses excroissances de la peau, les tumeurs des os, etc.

L'ablation d'une partie quelconque du corps comporte deux modes généraux, l'*amputation* et l'*extirpation*. Les raisons sur lesquelles est basée cette distinction seront mieux placées à chacun de ces mots. Mais, sans être faite autrement que de l'une de ces deux manières principales, l'ablation d'une partie est désignée, dans diverses circonstances, par des expressions particulières. Quelques-unes indiquent moins le mode même que le résultat de l'opération; tel est le terme de *castration* pour l'amputation ou l'extirpation des testicules; celui de *circoncision* pour l'excision de l'extrémité du prépuce. D'autres ont chacune en particulier un sens plus étendu, et s'appliquent à plusieurs opérations différentes dont elles expriment le mode même d'exécution; tels sont les mots *excision*, *rescision*, *éradication*, *évulsion*, *résection*, etc. (*Voyez* ces mots.) Enfin le terme d'*ablation*, que nous avons employé comme terme générique de toutes les amputations et extirpations, est presque le seul qui soit consacré pour désigner quelques opérations de ce genre, notamment celles qu'on pratique sur les os; ainsi l'on dit : *l'ablation d'une exostose, d'une portion d'os cariée ou nécrosée.* (ROUX.)

ABLUANS, adj. *abluentia;* expression maintenant inusitée, mais dont se servaient les anciens pour désigner les médicamens aqueux avec lesquels on nettoyait la surface des tissus malades, et on enlevait les matières étrangères qui y adhéraient. D'après ces idées, toutes les boissons délayantes et tempérantes appartenaient aux abluans internes; et on considérait comme abluans externes tous les liquides principalement aqueux qu'on employait sous forme de bains, de douches, d'injections, de lotions, de gargarismes, de collyres, de lavemens. Dès que les liquides jouissaient de propriétés plus actives que celles de l'eau, ces moyens médicamenteux prenaient alors le nom d'*abstergens*. (*Voyez* ce mot.) (GUERSENT.)

ABLUTION, s. f. *ablutio;* de *abluere*, pratique religieuse qui consiste à nettoyer la surface du corps par des lotions réitérées. Entretenir la propreté et par conséquent favoriser les fonctions de la peau, donner du ressort, du ton aux chairs, tels sont les avantages considérables qu'on retire des ablutions fréquentes. On sent de quelle utilité l'ardeur d'un climat brûlant peut rendre les ablutions ; la chaleur entretient une transpiration abondante et continuelle, elle épuise l'individu et le dispose à toutes les affections cutanées, par l'activité qu'elle excite à la peau. Les ablutions modèrent la transpiration, et combattent avantageusement les funestes effets d'une chaleur dévorante. L'islamisme, le judaïsme avant lui, et toutes les religions orientales et méridionales én ont fait un devoir impérieux. On ne saurait trop admirer le génie de ces premiers législateurs, en considérant avec quelle sollicitude ils avaient réduit en devoirs rigoureux les pratiques qui pouvaient être avantageuses aux peuples qu'ils gouvernaient.

L'effet des ablutions n'est pas le même dans toutes les circonstances; elles sont plus ou moins toniques, plus ou moins relâchantes, selon que le liquide dont on se sert est froid, ou tiède, ou chaud; selon qu'il contient des substances aromatiques, ou qu'il est pur, ou mêlé avec quelque mucilage, etc.; selon que ce liquide lui-même est de l'alcohol, du vin, de l'eau, de l'huile, etc. C'est généralement avec de l'eau froide que se font les ablutions. Les anciens avaient coutume d'y mêler une certaine quantité de sel. (*Voyez* LOTION). (ROSTAN.)

ABORTIF, adj. *abortivus*, on appelle *fœtus abortif* celui qui est expulsé de la matrice avant d'avoir acquis le développement nécessaire pour pouvoir vivre par lui-même, pour être *viable*. L'époque de la grossesse où le fœtus est viable ne peut être déterminée d'une manière précise; soit que l'on considère la question d'une manière générale, soit qu'on la considère dans son application aux cas particuliers, et ce n'est pas ici le lieu d'examiner tous les élémens, toutes les conditions de la *viabilité*. (*Voyez* ce mot.)

On a aussi donné le nom d'abortifs à certains médicamens auxquels on attribue la propriété de procurer l'avortement. Les médecins savent combien il s'en faut qu'ils produisent cet effet avec quelque certitude; ils savent très-bien aussi quelles suites terribles leur emploi criminel peut entraîner, et quelles maladies graves, souvent terminées par la mort la plus douloureuse, il en est résulté. Aussi quand l'honneur ne leur en interdirait pas l'usage, la prudence les empêcherait d'y avoir recours. Un médecin de Varignano, *Vacarezza*, a fait un ouvrage pour combattre les préjugés répandus dans le peuple à cet égard. Il serait peut-être à souhaiter que nous possédassions dans notre langue un ouvrage sur le même sujet, mais écrit avec plus de précision.

Pour les détails relatifs à l'effet des médicamens dits abortifs, *voyez* AVORTEMENT. (DESORMEAUX)

ABRASION, s. f. *abrasio*, de *abradere*, râcler, ratisser. On désignait par ce mot, inusité maintenant, une ulcération superficielle des membranes dont la destruction s'opère par le détachement de petits fragmens. On l'appliquait plus particulièrement à l'ulcération de la membrane qui revêt l'intérieur des intestins; *abrasio intestinalis* est employé dans plusieurs auteurs pour exprimer cette inflammation des intestins, qui donne lieu à des déjections alvines, mêlées de portions membraniformes, semblables à des lavures de chairs et vulgairement appelées *râclures de boyaux*. On désignait encore par *abrasion* l'irritation violente produite par l'usage de purgatifs drastiques.

Telles sont les significations que la plupart des lexicographes ont données au mot *abrasion*. Vicq-d'Azyr lui en attribue une autre moins usitée encore que les précédentes. Suivant cet auteur, il exprimerait les efforts produits sur les parties du corps animal par l'action des forces intérieures, pour opérer la résorption des molécules dont les organes sont formés. (A. DEL.)

ABRÉVIATION, s. f. *abbreviatio*, de *abbreviare*, abréger. Il signifie, à proprement parler, l'action de retrancher d'un mot plusieurs lettres afin de le rendre plus court. Mais en matière médicale, surtout dans l'art de formuler, on désigne sous ce nom certains signes ou les initiales par lesquelles on représente un ou plusieurs mots : nous allons faire connaître les abréviations le plus fréquemment mises en usage :

A, Ã, ou ANÃ, placés à la suite d'une accolade qui embrasse plusieurs substances, signifient *de chacune de ces substances*.

ADD.	pour	*adde* ou *addatur*, signifie	ajoutez.
B. A.		*balneum arenæ*.	bain de sable.
B. M.		*balneum Mariæ*.	bain Marie.
B. V.		*balneum vaporis*.	bain de vapeur.
COLAT.		*colatura*.	colature.
COCHLEAT.		*cochleatim*.	par cuillerée.
COQ.		*coquatur*.	faites cuire.

CYATH. signifie	*cyathus,*	pour	la tasse *ou* verrée.
DEC.	*decoctio.*		décoction.
F.	*fiat* ou *fac.*		que l'on fasse.
GUTT. *ou* G̃T.	*gutta.*		goutte.
INF.	*Infundatur.*		faites infuser.
MAN.	*manipulus.*		poignée.
M.	*misce.*		mêlez.
N° 1 ou 2.	exprime le nombre des choses que l'on peut compter. Ainsi on dit : jaunes d'œufs n° 1 ou 2, ce qui signifie un ou deux jaunes d'œufs.		
P Æ. ou P E.	*partes æquales.*		parties égales.
PULV.	*pulvis.*		poudre.
PUG.	*pugillus.*		pincée.
Q. S.	*quantum satis.*		quantité suffisante.
R.	au commencement d'une formule, veut dire *recipe*, prenez ; on l'exprime également par un P ou par ce signe ♃.		
S. A.	*secundùm artem.*		Selon l'art.
T.	*transcribe*		transcrivez.
	ce signe, placé au bas d'une formule, indique qu'il faut que le pharmacien *transcrive* sur l'étiquette du médicament son mode d'administration.		
℔. signifie	livre de 16 onces ou 500 grammes.		
℔. ß.	demi-livre ou 8 onces.		
℥.	once de 8 gros ou 32 grammes.		
℥. ß.	demi-once.		
ʒ.	gros de 72 grains ou 4 grammes.		
ʒ ß.	demi-gros.		
℈.	scrupule de 24 grains ou 13 décigrammes.		
℈ ß.	demi-scrupule.		
Gr.	grain ou 5 centigrammes.		
ß.	ce signe signifie la moitié d'une dose.		

(A. RICHARD.)

ABRICOT, s. m. On donne ce nom au fruit de l'abricotier, *armeniaca vulgaris* de Lamarck, *prunus armeniaca* de Linnée ; de la famille naturelle des Rosacées, JUSS., section des drupacées ; de l'icosandrie monogynie, LIN. L'abricotier est originaire d'Orient, de l'Arménie. Il est aujourd'hui cultivé dans tous nos jardins, où ses fleurs s'épanouissent dès le mois de mars.

Les abricots sont sucrés, succulens, d'un goût fort agréable, mais ils paraissent nuisibles lorsqu'on en mange en trop grande quantité. Ils ne sont d'aucun usage en médecine. *Voyez* ALIMENS.

ABRICOTIER (gomme d'). Elle découle naturellement du tronc et des grosses branches de l'abricotier. Elle est ordinairement solide, translucide, un peu colorée en rouge ou en jaune. Elle est insipide; acquiert une grande ténacité en se desséchant, et ne cède qu'une partie de ses principes à l'eau. Cette gomme forme avec celles du prunier, du cerisier, etc. la *gomme du pays*, que l'on a proposé de substituer à la gomme arabique.

(A. RICHARD.)

ABSCISION, s. f. *abscisio*, ou *abscissio* de *abscindere*, retrancher; retranchement, fait à l'aide d'un instrument coupant, d'une partie molle du corps qui s'est corrompue ou qui a pris une étendue trop considérable. *Voyez* EXCISION. Le mot *abscision* a, dans les auteurs anciens, quelques autres significations. Hippocrate a exprimé par le terme grec qui lui correspond (ἀποκοπή), une fracture avec perte de substance de l'os. Galien l'a employé pour désigner la terminaison subite, prématurée et funeste d'une maladie. Celse et d'autres l'ont appliqué à la diminution ou à la perte de la voix. Mot inusité. (R. DEL.)

ABSINTHE, s. f. (grande absinthe) nom dérivé de α privatif et de ψίνθος, douceur, à cause de l'extrême amertume de cette plante, qui est l'*artemisia absinthium*, LIN., de la famille naturelle des Corymbifères, JUSS., de la syngénésie polygamie superflue, LIN.

Caractères physiques. L'absinthe est une plante vivace, blanchâtre et velue, qui croît communément en France, et fleurit vers la fin de l'été. Elle répand une odeur aromatique très-forte : sa saveur est chaude et piquante, mais surtout très-amère.

On emploie son herbe fraîche ou ses sommités fleuries.

Analyse chimique. — Elle n'a point été faite depuis les progrès de la chimie moderne. D'après Beaumé, l'absinthe contient une huile volatile verte très-foncée, peu fluide, et un principe amer que Kunsmuller pense être de nature résineuse.

Propriétés médicales et usages. — Lorsqu'on administre l'absinthe ou quelqu'une de ses préparations, elle détermine dans l'estomac un sentiment de chaleur; les fonctions de cet organe en éprouvent bientôt l'influence; elles s'exécutent avec plus de force et de régularité. Mais cette action ne se borne point à ce seul point; elle se communique bientôt à tout l'organisme : la circulation du sang se fait avec plus de rapidité, les sécrétions deviennent plus abondantes, en un mot il y a excitation générale de toutes les fonctions. Cette excitation générale est surtout manifeste, lorsque l'on a donné une préparation qui contient encore l'huile essentielle de la plante, comme son infusion, son eau distillée, etc., tandis que ces phénomènes se concentrent dans l'estomac, lorsqu'on a mis en usage une préparation privée de ce principe excitant : tels sont par exemple la décoction de la plante et son extrait.

D'après les phénomènes physiologiques auxquels l'administration de l'absinthe donne lieu, il est facile de prévoir les circonstances où son emploi peut être utile. S'agit-il par exemple de ranimer l'action languissante de l'estomac, à la suite des maladies lentes et chroniques, l'absinthe est administrée avec le plus grand succès; c'est un de nos meilleurs *stomachiques*.

Elle ne réussit pas moins dans les leucorrhées chroniques, qui tourmentent si souvent les femmes des grandes villes; dans l'aménorrhée produite par la faiblesse et le relâchement de l'uterus, dans lequel elle ranime la circulation, et dont elle réveille les fonctions.

On a conseillé l'absinthe dans les fièvres intermittentes, pour en arrêter les accès; dans ce cas son administration peut être suivie de succès, comme au reste celle des autres médicamens amers.

On emploie aussi assez fréquemment l'absinthe et ses préparations pour détruire les vers qui s'amassent dans les voies digestives; pour produire cet effet on doit surtout mettre en usage celles de ses préparations dans lesquelles on retrouve son huile essentielle.

Préparations et doses. — L'absinthe s'administre de différentes manières, savoir : 1° en infusion à la dose d'une demi-once à une once pour une livre d'eau; 2° en décoction, une à deux onces pour une livre de liquide; 3° en poudre, un à deux scrupules; 4° infusée dans du vin blanc, dans la proportion d'une à deux onces pour une livre de vin; elle constitue le vin d'absinthe, une de ses préparations les plus usitées; sa dose est de deux à quatre onces, un quart d'heure avant les repas si on veut exciter seulement l'estomac; le matin, ou au moins deux heures avant ou après le repas, si l'on veut produire une excitation générale; 5° en teinture, depuis un jusqu'à quatre gros.

Il existe encore plusieurs préparations d'absinthe, mais généralement peu usitées; telles sont le sirop, l'huile volatile, l'extrait, la conserve, etc.

A l'extérieur l'absinthe est stimulante et résolutive; on en forme des cataplasmes et des fomentations.

On peut employer aux mêmes usages la petite absinthe (*art. pontica*); l'absinthe maritime (*art. maritima*); mais elles sont moins énergiques que la précédente.

ABSINTHE (sel d'). On désigne sous ce nom le sous-carbonate de potasse, que l'on préparait par l'incinération de la grande absinthe. *Voyez* SOUS-CARBONATE DE POTASSE. (A. RICHARD.)

ABSORBANS (vaisseaux), *vasa absorbentia* de *ab* et *sorbere*. Nom sous lequel on désigne ordinairement les vaisseaux lymphatiques; mais la propriété absorbante paraît appartenir aux *veines* comme aux *vaisseaux lymphatiques*. *Voyez* ces deux mots.

(A. BÉCLARD.)

ABSORBANS (médicamens), *absorbentia*; dans l'acception la plus générale on applique ce nom, en thérapeutique, à toutes les substances sèches qui ont la propriété d'absorber ou de neutraliser les liquides nuisibles, soit à l'extérieur, soit à l'intérieur: ainsi la poudre de charbon, la charpie sèche sont de véritables topiques absorbans pour le pus fétide et ichoreux de certains ulcères de mauvais caractère. Mais on emploie rarement ce mot dans ce sens; il est plus ordinairement réservé pour désigner les médicamens internes qui se combinent avec les liquides acides qu'on rencontre dans l'estomac et le canal intestinal.

Ces médicamens absorbans sont en assez grand nombre; la plupart sont des carbonates calcaires de différente nature, tels que la craie, les écailles d'huîtres, la nacre de perle, les coquilles d'œufs, celles des testacés, les os de poissons, les yeux d'écrevisses, les terres argileuses, le carbonate de magnésie et la magnésie pure, enfin la solution aqueuse de chaux pure. La plupart des carbonates alcalins et les savons, sont aussi des absorbans. Plusieurs praticiens, parmi lesquels on doit citer Boerhaave ajoutent encore à cette liste, déjà très-nombreuse, plusieurs substances métalliques, telles que le fer, le plomb et l'étain réduits en poudre impalpable. Ces métaux, pulvérisés et en partie déjà oxydés, peuvent bien en effet être susceptibles d'être altérés par les acides contenus dans l'estomac, ils peuvent même avoir, dans certains cas, la propriété de combattre l'état morbide qui dispose aux aigreurs, en excitant d'une manière particulière les propriétés vitales de l'estomac; mais l'action de ces substances métalliques est beaucoup plus lente que celles de la chaux et de la magnésie, qui sont maintenant exclusivement employées.

A l'époque des quinzième et seizième siècles où les idées chimiques ont envahi le domaine de la pathologie et de la thérapeutique, les médecins, attribuant la cause de la plupart des maladies aux acides, faisaient un très-grand abus des absorbans. On a depuis beaucoup restreint leur usage ; et dans ces derniers temps même plusieurs praticiens ont été jusqu'à révoquer en doute l'action chimique de ces médicamens. Il n'ont pas cru qu'un effet purement physique pût avoir lieu dans un organe vivant. Cependant l'expérience journalière prouve que la vitalité de l'estomac ne s'oppose pas à la combinaison des substances terreuses avec les acides. Lorsqu'on introduit des carbonates calcaires ou magnésiens dans l'estomac d'un animal auquel on a fait avaler un acide, il est constant que l'acide carbonique se dégage et distend l'estomac, tandis que la chaux ou la magnésie se combine avec l'acide libre. C'est sur cet effet chimique qu'est fondé l'avantage qu'on obtient de l'usage des substances terreuses dans les empoisonnemens par les acides: les aigreurs qui se manifestent hors le temps de la digestion, et qui sont le résultat d'une sorte de régurgitation de liquides devenus acides, sont évidemment neutralisées avec succès de la même manière. La médication produite dans ce cas par les absorbans est donc principalement chimique. Mais il faut bien observer que cette médication ne remédie qu'aux effets de la maladie, et ne peut combattre les différentes causes qui la produisent.

La formation des acides dans l'estomac ou dans le canal intestinal peut dépendre de causes très-différentes. Cet état morbide des fluides intestinaux peut être le résultat ou d'une lésion idiopathique, ou d'un effet sympathique ; une faiblesse de l'estomac, un embarras gastrique, une légère phlegmasie de cet organe, un état spasmodique et nerveux, le soda, une affection squirrheuse, etc., peuvent également donner lieu à une acidité des sucs gastriques. Les relations sympathiques qui existent entre l'estomac et la plupart des autres organes, surtout dans l'état de maladie, réagissent souvent sur l'estomac de manière à produire les aigreurs ; c'est ce qu'on voit dans plusieurs maladies organiques de la poitrine et de l'abdomen dans la grossesse et la chlorose. Quand les causes qui déterminent une altération analogue dans les fluides sont aussi multipliées, on conçoit que les moyens qui doivent y remédier sont souvent très-différens. Il faut donc bien distinguer les moyens thérapeutiques anti-acides qui peuvent tendre à combattre les différentes causes des aigreurs, d'avec les absorbans proprement dits, qui ne remédient qu'à un effet morbide.

Quoi qu'il en soit, la médication absorbante n'est pas entièrement à négliger, et la manière d'employer les absorbans est importante à connaître pour parvenir à en obtenir le résultat désiré. Le développement trop abondant des acides n'a pas toujours lieu dans l'estomac ou le canal intestinal; il est quelquefois le résultat de l'altération même de la salive, et je suis porté à croire qu'il en est presque toujours ainsi chez les malades qui ont les dents détruites par l'effet des acides. Il est bien plus vraisemblable, en effet, que les dents sont usées par l'action constante de la salive, que par la matière des vomissemens qui ne peut produire qu'une impression passagère. On conçoit que dans ce cas les absorbans introduits dans l'estomac sont à peu près inutiles, parce que la salive, sans cesse amalgamée avec les alimens pendant l'acte de la mastication, les imprègne continuellement de nouveaux sucs acides. Il faut alors donner les absorbans sous forme de masticatoires, c'est ce que j'ai fait avec quelques succès chez une malade à laquelle on avait administré envain toutes les espèces d'absorbans dans l'estomac. J'ai obtenu quelques bons effets de masticatoires formés de poudres de quinquina et de magnésie enveloppées dans de petits sachets.

Lorsque les acides, au lieu d'être tout formés dans la salive, se développent dans l'estomac ou les intestins, il n'est pas indifférent de recourir à tel ou tel absorbant et d'en faire usage sous une forme ou sous une autre. Si tout fait présumer que la dégénérescence acéteuse se trouve dans l'estomac, on peut employer les absorbans sous forme sèche; mais si la nature des évacuations alvines porte à croire que l'intestin est plutôt le siége de cette altération, comme on l'observe souvent chez les enfans, il faut alors délayer la substance terreuse ou au moins donner, immédiatement après la dose d'absorbans, des boissons assez abondantes pour faciliter le passage dans le tube intestinal de ces médicamens, qui sont en général peu solubles et adhèrent aisément aux parois de l'estomac. Si les aigreurs ou les évacuations acides sont accompagnées de diarrhée, il vaut mieux recourir aux carbonates calcaires ou à l'eau de chaux dans des mélanges mucilagineux, que de donner la magnésie, qui, par sa propriété laxative, pourrait augmenter la diarrhée. J'ai souvent fait usage avec succès, dans ce cas, d'une potion crayeuse, composée avec huit onces d'eau gommée et un gros à un gros et demi de craie préparée.

Dans quelques circonstances où les évacuations alvines ont un caractère acide, mais sont grises, grasses et luisantes comme de la terre glaise, ce qu'on observe quelquefois chez les enfans qui ont la bile albumineuse et décolorée, le savon m'a paru le meilleur de tous les absorbans, quand il n'y a pas de dévoiement.

Il est donc souvent nécessaire de modifier de différentes manières l'emploi des absorbans, et avant de tenter cette médication chimique, il est d'abord essentiel de s'assurer si la dégénérescence acéteuse a lieu dans les liquides salivaires, ou gastriques, ou intestinaux, et surtout de tâcher de remonter à la véritable cause de cette altération. Lorsque nos connaissances médicales seront plus étendues sur ce point, les médications absorbantes deviendront alors rarement nécessaires parce que nous ne serons pas réduits à combattre empiriquement un effet morbide, quand nous pourrons remonter directement aux causes qui le produisent. (GUERSENT.)

ABSORPTION, s. f. *absorbtio,* de *ab,* de, et de *sorbere,* avaler, humer. L'idée qu'on doit se faire de cette importante fonction varie selon l'espèce d'être vivant dans laquelle on l'observe.

Dans les animaux les plus simples, où cette absorption effectue à elle seule la nutrition, cette fonction peut être définie l'action en vertu de laquelle ces êtres, d'un côté, puisent au dehors d'eux et approprient à leur corps les matériaux destinés à le réparer, de l'autre, reprennent dans tous leurs organes les matériaux premiers qui les composaient, pour les rejeter au dehors, et accomplissent ainsi les deux mouvemens opposés de composition et de décomposition qui constituent leur nutrition. Dans ces animaux, en effet, le milieu dans lequel est plongé l'être contient les matériaux nutritifs, c'est-à-dire l'air et les alimens proprement dits, tout disposés à être absorbés; la surface externe du corps, qui est en contact avec ce milieu, effectue l'absorption de ces deux sortes d'élémens réparateurs; elle les saisit en même temps, au même lieu, et immédiatement les assimile aux organes. D'autre part, l'absorption retire du corps une quantité proportionnée de la matière qui le formait, et immédiatement aussi la rejette au dehors sous forme de transpiration. Ainsi, dans ces animaux, l'absorption se confond vraiment avec la nutrition générale.

C'est là le mode le plus simple de l'absorption. Cependant on y voit déjà : 1° que dans tout corps vivant cette absorption est au moins de deux espèces ; l'une qui puise au dehors les matériaux extérieurs destinés à la recomposition du corps, *absorption externe ou de composition ;* l'autre qui retire des organes les matériaux qui doivent être remplacés et excrétés, *absorption interne ou de décomposition ;* 2° que l'absorption ne consiste pas, comme on aurait pu le croire d'abord, en un simple pompement des matières qu'elle recueille ; mais qu'elle les travaille en même temps, leur imprime une nature qu'elles n'avaient pas auparavant, et est ainsi une action élaboratrice. Dans ces derniers animaux en effet, les matériaux de composition, en même temps qu'ils sont absorbés, sont changés dans la substance du corps, et ceux de la décomposition le sont dans la matière de la transpiration. Or ces deux premiers traits se retrouveront dans tout autre mode d'absorption, quelque compliqué qu'il puisse être.

Du reste, si l'on étudie ce qu'est la fonction d'absorption réduite à ce degré de simplicité, on voit d'abord que c'est une action trop moléculaire pour qu'elle puisse être appréciée par aucun sens; on ne peut qu'attester sa réalité. On ne peut la mettre en doute quand, d'une part, on voit disparaître plusieurs des élémens contenus dans le milieu où est plongé l'animal, le corps de celui-ci croître et augmenter en masse; et quand, de l'autre part, on peut recueillir la matière excrémentitielle que cet animal transpire. En second lieu, on ne peut, dans la structure de l'être, en signaler l'agent spécial; il paraît que dans ces animaux à organisation si simple, c'est le parenchyme de toutes les parties sans exception qui l'effectue. En troisième lieu, on ne peut pas davantage en observer les produits isolés, puisqu'ici l'absorption effectue immédiatement et la composition et la décomposition. Enfin on ne peut pas plus pénétrer l'essence de cette action que celle de toute autre, et l'on ne peut consacrer sur elle que les deux propositions suivantes ; savoir : qu'elle est une action du corps animal ou de quelques-unes de ses parties ; et qu'elle est en opposition avec toute action physique, mécanique et chimique quelconque. En effet, l'absorption exige pour se produire la vie de l'animal, et se modifie selon son âge, son état de santé et de maladie, les diverses conditions organiques dans lesquelles il peut être. Elle ne peut être, ni une simple imbibition mécanique, puisque la substance absorbée est en même temps élaborée, assimilée à la substance du corps ; ni une action chimique générale, puisqu'il n'y a nuls rapports chimiques entre les matériaux absorbés et la matière vivante qui en résulte, puisque de la connaissance chimique des premiers on ne peut conclure chimiquement à la formation de la seconde, puisque enfin toute action chimique générale est impropre à produire une matière vivante, et que c'est une matière vivante qui est ici produite par l'absorption. Cette absorption est donc une de ces actions exclusives aux corps vivans, et appelées à cause de cela *organiques* et *vitales*. Il importe de consacrer cette proposition dès le principe, parce qu'elle devra faire loi dans les autres modes d'absorption, quelques compliqués qu'ils soient, la complication ne devant, après tout, avoir d'autre but que de faire accomplir dans un être plus composé ce qui, dans les êtres simples, est accompli par une seule action.

Voilà l'absorption considérée dans sa plus grande simplicité Mais dans les animaux supérieurs, et par conséquent dans l'homme, où la nutrition n'est plus effectuée par l'absorption seule, mais résulte du concours de plusieurs fonctions, *digestion, respiration, circulation, sécrétion,* etc. l'absorption se présente avec d'autres traits, et doit être autrement définie. Dans ces êtres plus composés, d'abord l'élément ambiant ne contient plus les matériaux nutritifs tout disposés à être absorbés, et c'est une fonction particulière, *la digestion,* qui les amène à cet état. En second lieu, l'air, qui est indispensable à toute vie, n'est plus absorbé au même lieu que les autres élémens nutritifs ; le principe vivifiant que ce gaz fournit est saisi dans un organe séparé, et par une fonction spéciale, la *respiration.* En troisième lieu, loin que les produits de ces premières fonctions soient immédiatement assimilés au corps, il en résulte seulement un fluide général, lequel ensuite accomplit et la composition et la décomposition. Or, de si grandes différences entraînent plus de complication dans le mécanisme de la nutrition en général, et dans la fonction d'absorption en particulier. Sans doute cette absorption peut encore se subdiviser en *externe* et *interne*; mais l'une et l'autre vont se montrer avec d'autres traits.

Ainsi, ce n'est plus à la surface externe du corps de l'animal que se fait l'absorption externe ou de composition, mais dans l'intérieur de la cavité digestive où se trouve la matière nutritive. Cette absorption externe n'est plus une, comme cela était dans les derniers animaux, mais elle se subdivise en deux, l'*absorption alimentaire* ou *digestive* qui recueille les matériaux nutritifs qu'a travaillés la digestion, et l'*absorption respiratoire* qui puise dans l'air l'élément indispensable à toute vie. Enfin cette absorption n'effectue plus ici immédiatement la composition du corps, mais elle forme seulement un fluide, lequel est ensuite immédiatement assimilé aux organes. Il est en effet d'observation certaine que le principe que l'absorption puise dans l'air est absolument nécessaire pour donner aux autres élémens nutritifs que cette action saisit la faculté d'être assimilables : or, ces deux absorptions se faisant ici dans des lieux séparés, ce n'est que quand le produit de l'une est allé se mêler au produit de l'autre, qu'il peut en résulter une matière véritablement assimilable. Aussi, dans les animaux supérieurs et dans l'homme, on voit d'abord l'absorption digestive produire un premier fluide qu'on appelle *chyle*; puis ce chyle aller se mêler au produit de l'absorption respiratoire, ou mieux aller le recueillir lui-même, et par là se changer en un second fluide, le *sang artériel*; et enfin ce sang artériel être alors immédiatement assimilé aux organes. En somme, dans les animaux supérieurs, l'absorption externe ou de composition, d'abord, au lieu d'être une, est double, c'est-à-dire digestive et respiratoire; et ensuite, au lieu d'effectuer immédiatement la composition du corps, elle sert seulement à fabriquer le fluide qui doit y être employé, ce qu'on appelle le fluide immédiatement nutritif, le sang artériel.

De semblables différences existent dans l'absorption interne. D'abord les matériaux que cette absorption recueille sont ici plus nombreux; il y en a de trois sortes : ceux qui sont repris dans tous les organes pour que la décomposition équilibre en eux la composition : beaucoup de sucs sécrétés divers qu'a nécessités l'organisation complexe de ces êtres, et qui versés sans interruption sur des surfaces qui n'ont pas d'issue au dehors, augmenteraient indéfiniment, si l'absorption ne les enlevait pas en même proportion qu'ils sont produits : enfin quelques principes de sucs sécrétés excrémentitiels, qui sont absorbés aussi pendant que ces sucs parcourent les voies de leur excrétion. De sorte que cette absorption interne, qui était une dans les derniers animaux, est multiple ici, comme l'était déjà l'absorption externe ; on en distingue en effet de trois espèces et qui sont elles-mêmes multiples, l'*absorption interstitielle* ou *décomposante*, l'*absorption des sucs sécrétés récrémentitiels*, et l'*absorption de quelques parties des sucs sécrétés excrémentitiels*. En second lieu, ces matériaux divers, que l'absorption interne reprend dans l'économie, ne sont pas non plus aussitôt rejetés au dehors ; ils forment d'abord des fluides spéciaux, qui sont ce qu'on appelle la *lymphe* et le *sang veineux*. Ces fluides sont ensuite portés à ce même fluide général, le sang artériel, que nous avons vu effectuer immédiatement la composition ; et c'est enfin de ce sang artériel que ces matériaux sont retirés par des organes appelés *sécréteurs*, et consécutivement à une fonction spéciale appelée *secrétion*, pour être de là excrétés. Ainsi dans les animaux supérieurs l'absorption interne n'effectue pas plus immédiatement la décomposition que l'externe n'effectuait immédiatement la composition ; elle sert seulement à fabriquer le fluide général duquel seront ensuite retirés les matériaux de cette décomposition.

En effet les fluides qui résultent de l'absorption interne, la lymphe et le sang veineux, paraissent moins aboutir simplement au fluide général, le sang artériel, que concourir avec le fluide de l'absorption externe, le chyle, à le former. Ces fluides sont d'abord mêlés avec le chyle, ensuite conduits avec lui à l'organe de la respiration, et enfin changés ainsi que lui par la respiration en sang artériel. De sorte que les matériaux de l'absorption interne concourent à former le même fluide général que nous avons vu dériver des matériaux de l'absorption externe, et que c'est ce même fluide qui fournit et à la composition et à la décomposition du corps. Peut-être une semblable disposition est due, ou à ce que, parmi les matériaux des absorptions internes, il en est qui ne doivent pas être rejetés au dehors, comme les sucs récrémentitiels par exemple, ou à ce que la nature a voulu soumettre les matériaux de décomposition eux-mêmes à une révision utile, avant que de les rejeter au dehors. Mais il est sûr que c'est à elle que les animaux doivent de pouvoir vivre quelque temps sans manger, leur économie s'entretenant alors à ses propres dépens en quelque sorte, c'est-à-dire les matériaux de l'absorption interne suppléant alors momentanément à ceux de l'absorption digestive et suffisant pour entretenir la masse du sang.

Toutefois, il résulte de ces détails que dans les animaux supérieurs et dans l'homme, l'absorption n'effectue plus immédiatement la nutrition, mais que cette fonction tend seulement à former le fluide immédiatement nutritif, appelé sang artériel, lequel fournit ensuite à l'action d'assimilation les matériaux de composition, et à l'action des secrétions excrémentitielles ceux de décomposition. Dès lors, dans ces êtres, cette fonction ne peut plus être présentée, ainsi que nous l'avions fait d'abord, comme la nutrition générale elle-même, mais doit être définie l'ensemble des actions diverses par lesquelles sont recueillis et élaborés les matériaux divers, tant externes qu'internes, avec lesquels est fait le fluide général de la nutrition. Bien plus, comme on sépare de cette fonction d'absorption l'absorption respiratoire dont on fait une fonction distincte, la respiration, et que cette respiration est essentiellement la fonction qui fait le sang artériel, l'absorption proprement dite n'est plus que l'action qui, recueillant divers matériaux tant externes qu'internes, fabrique avec eux les fluides destinés à être les matériaux immédiats du sang, les matériaux de l'hématose.

Tel est dans l'homme, comme va le prouver la suite de cet article, l'état de la fonction d'absorption, ou plutôt des absorptions; car on a vu qu'il y en avait toujours au moins deux. Nous bornant désormais, sous le rapport de cette fonction, à ce qui est de cet être, nous allons d'abord spécifier toutes les espèces d'absorptions qui se produisent dans le corps humain; puis nous ferons l'histoire de chacune de ces absorptions en particulier, c'est-à-dire que nous en indiquerons les agens et le mécanisme.

Ire PARTIE. — *Des absorptions diverses qui se produisent dans le corps humain.* — Toutes les absorptions qui se font dans le corps humain peuvent d'abord se ranger en deux grandes classes: 1° celles qui sont constantes, dont l'accomplissement entre dans le mécanisme de la nutrition, et qui faisant toujours subir aux matériaux qu'elles recueillent une élaboration, fabriquent avec eux les fluides qui doivent servir à former le sang; 2° celles qui ne se produisent qu'accidentellement en quelque sorte, qui, loin d'entrer dans le plan primitif de la nutrition, le plus souvent nuisent à l'économie, et qui le plus souvent aussi laissent à la matière absorbée sa nature première, sa nature étrangère. Les absorptions digestive, interstitielle, par exemple, appartiennent à la première classe, et l'absorption du mercure consécutivement à des frictions sur la peau se rattache à la seconde. Présentons une énumération et une indication succinte des unes et des autres.

1° Les premières sont ces mêmes absorptions externes et internes que nous avons signalées en tout animal et que nous avons dit être elles-mêmes multiples dans les animaux supérieurs. Dans l'homme, on peut les réduire à cinq, dont deux sont des absorptions externes, savoir : l'*absorption alimentaire*, et l'*absorption respiratoire* ou *aérienne*, et dont trois sont des absorptions internes, savoir : l'*absorption interstitielle* ou *décomposante*, l'*absorption des sucs secrétés récrémentitiels*, et l'*absorption de quelques-uns des élémens des sucs sécrétés excrémentitiels*.

L'*absorption alimentaire* ou *digestive* est celle qui agit dans l'intestin grêle sur les alimens et les boissons, après que la digestion a amené ces substances étrangères à l'état dans lequel l'absorption peut les saisir. Il est impossible de la mettre en doute; d'abord le raisonnement seul doit la faire admettre, car sans elle l'alimentation ne remplirait pas son objet. Ensuite des faits directs en donnent la démonstration; nous verrons qu'on en distingue l'agent spécial, l'appareil chylifère; qu'on en voit nettement le produit, le fluide appelé *chyle*. Comme les substances qui sont introduites dans l'appareil digestif pour réparer les pertes du sang sont de deux sortes, les alimens et les boissons; que les élaborations digestives de ces deux sortes de substances sont différentes; que leur but relativement à la réparation du sang n'est pas le même, peut-être faut-il distinguer, dans cette absorption digestive, celle des alimens et celle des boissons, rien ne prouvant que ce soit sous forme de chyle que le produit utile des boissons arrive au sang. Toutefois cette première espèce d'absorption se fait chez l'homme à la surface interne de l'intestin grêle exclusivement. Quelques-uns ont prétendu que la surface externe de la peau y concourait un peu ; mais c'est à tort. Ils avaient été entraînés par une fausse analogie avec des animaux inférieurs, qui privés d'appareil digestif se nourrissent alors par une absorption cutanée, ou chez lesquels la peau semble au moins partager avec la cavité digestive cet important office.

L'*absorption aérienne* ou *respiratoire* est celle qui agit à la surface interne du poumon sur l'air, et qui puise dans ce gaz le principe exclusivement nécessaire pour la formation du fluide immédiatement nutritif, le sang artériel. Cette absorption est encore incontestable ; car sans elle la respiration serait sans objet, et l'on voit d'ailleurs disparaître de l'air qui y est soumis l'élément qu'elle recueille. Cependant, comme tous les physiologistes n'admettent pas également que ce soit par action d'absorption que le principe oxygène de l'air soit appliqué au sang dans l'acte de la respiration ; et que d'ailleurs on a fait de cette espèce d'absorption une fonction séparée, celle de la respiration, nous ne ferons que la mentionner ici. Nous ajouterons seulement que quelques personnes ont voulu aussi étendre cette espèce d'absorption à la peau de l'homme ; mais elles ont encore été trompées en cela par une analogie exagérée avec des animaux qui respirent exclusivement ou en partie par la peau.

Ces deux premières espèces d'absorptions représentent tous les matériaux nutritifs qui sont puisés au dehors de l'homme. Entrant de toute nécessité dans le sytème général de la nutrition, l'homme périt plus ou moins prochainement si elles n'ont pas lieu : en prenant pour point de départ l'état de santé, on peut dire qu'elles ont lieu constamment. Cependant, comme leur exercice dépend de la présence d'alimens et de boissons digérés dans l'intestin grêle, et d'air dans le poumon, et que cela peut être ou ne pas être, elles sont moins constantes que les absorptions internes qui ont toujours lieu, parce que leurs matériaux sont toujours présens. Leur office unique est de préparer les matériaux du sang, le chyle, et de faire ce fluide.

L'*absorption interstitielle* de Hunter, *décomposante*, *nutritive* de Bichat, *organique* de Buisson, est une des trois absorptions internes ; celle qui reprend dans tout organe du corps un certain nombre de matériaux, pour que son volume n'augmente pas indéfiniment, et que la décomposition y équilibre la composition. Il est impossible encore de méconnaître la réalité de cette absorption. D'abord, sans elle, les organes auxquels sont sans cesse assimilés de nouveaux matériaux devraient indéfiniment augmenter en masse. Ensuite des expériences directes l'ont démontrée : Duhamel ayant nourri des animaux avec des alimens teints de la couleur de la garance, et ayant vu que pendant ce temps les os de ces animaux étaient teints en rouge, remarqua qu'avec le temps ces os perdaient cette couleur rouge et reprenaient leur couleur ordinaire, si les alimens ne contenaient plus de garance. Enfin des faits physiologiques relatifs au développement des divers organes, et des faits pathologiques, ont mis tout-à-fait hors de doute cette espèce d'absorption : c'est elle, par exemple, qui creuse le canal médullaire des os longs, les cellules de l'os ethmoïde, les sinus de certains os; c'est elle qui, avec l'âge, fait disparaître le thymus; qui détermine les variations de volume que présentent les organes aux diverses époques de la vie; c'est elle enfin qui rétablit le canal médullaire dans la portion de l'os fracturé où s'est fait le cal, qui fait disparaître une exostose. Cette absorption est diverse dans chaque organe, et par conséquent il y en a autant d'espèces qu'il y a de tissus distincts dans l'économie.

L'absorption des sucs sécrétés récrémentitiels, la seconde espèce d'absorption interne, est celle qui recueille tous les sucs qu'a nécessités l'organisation complexe de l'homme, et qui, versés sur des surfaces qui n'ont aucune issue au dehors, augmenteraient aussi indéfiniment, si l'absorption ne les reprenait à mesure que la sécrétion les produit. Cette espèce d'absorption n'est pas moins riche que la précédente; elle recueille aussi de nombreux matériaux, savoir : les *sucs séreux*, la *synovie*, la *sérosité cellulaire*, la *graisse*, la *moelle* et le *suc médullaire*, l'*humeur colorante du tissu réticulé de la peau*, celle de la *membrane de la langue*, *de l'iris*, *de l'uvée*, *de la choroïde*, les *trois humeurs de l'œil*, la *lymphe de Cotunni;* enfin *les sucs exhalés dans l'intérieur des ganglions lymphatiques et de ces organes appelés par M. Chaussier ganglions glandiformes*, tels que *le thymus*, *la thyroïde*, *les capsules surrénales*. Tous ces sucs, sans doute, sont versés sur leurs surfaces propres, pour des usages qui sont relatifs aux fonctions de ces surfaces; la synovie, par exemple, a pour office de rendre glissantes les surfaces articulaires; les humeurs de l'œil remplissent dans cet organe le rôle de verres réfringens. Mais enfin il était absolument nécessaire qu'une absorption les reprît, à mesure que la sécrétion les renouvelle; et d'ailleurs il est certaines de ces matières qui paraissent être comme une provision que la nature a mise en réserve pour servir d'aliment à l'absorption interne; la graisse, par exemple. Toutefois, cette seconde espèce d'absorption est encore incontestable; le raisonnement seul oblige à l'admettre, car sans elle tous ces sucs augmenteraient indéfiniment. Ensuite des faits physiologiques et pathologiques la mettent hors de doute; les quantités et qualités de la graisse, de la moelle, par exemple, ne varient-elles pas selon les âges et les diverses conditions de la vie? n'a-t-on pas vu se dissiper tout à coup par une absorption interne, des hydropisies qui ne sont que des accumulations de ces sucs? Enfin, si on met en contact avec les surfaces qui sont le siége de ces sécrétions récrémentitielles des substances étrangères diverses, ou liquides, ou gazeuses, comme nous le dirons ci-après, ces substances sont absorbées: n'est-ce pas dès lors une présomption pour que leurs sucs propres le soient aussi? Du reste cette espèce d'absorption est encore plus évidemment multiple que la précédente.

Enfin l'absorption interne recueille toujours quelques principes des fluides sécrétés excrémentitiels, soit pour les dépouiller de ce qu'ils peuvent contenir encore d'utile, soit pour leur donner la qualité qui importe à leurs fonctions, soit enfin parce que ces fluides ne parcourent que lentement les voies de leur excrétion, et que le propre de l'absorption est de succéder forcément à tout contact prolongé. A cette troisième espèce d'absorption interne se rapportent encore beaucoup de matériaux, savoir: peut-être quelques-uns des élémens des sucs perspirés, cutanés et muqueux; quelques-uns des sucs des follicules sébacés, muqueux, et du fluide lacrymal; un peu de la salive, de la bile, du suc pancréatique; quelques élémens du sperme, du lait; et enfin la partie la plus aqueuse de l'urine. A la vérité on peut mettre en doute la réalité de cette espèce d'absorption pour plusieurs de ces sucs; mais elle est démontrée à l'égard de quelques autres; à l'égard de la bile, par exemple, qui lui doit de devenir bile cystique dans la vésicule biliaire; à l'égard du sperme, qui, n'ayant rien de fixe dans son excrétion, et pouvant n'être excrété qu'à des intervalles très-éloignés, et même jamais, devait à cause de cela être résorbé; à l'égard de l'urine enfin, qui évidemment s'épaissit, se concentre par son séjour prolongé dans la vessie. D'ailleurs, si par un obstacle quelconque l'excrétion de ces sucs cesse de se faire, ils sont alors absorbés en totalité; et ces sucs sont alors retrouvés plus ou moins en entier dans le sang. A la vérité c'est là une de ces absorptions éventuelles dont nous devons parler ci-après; mais nous la citons ici pour en tirer cette conséquence, que si l'absorption de ces sucs excrémentitiels peut se faire en entier, à plus forte raison est possible celle de quelques-uns de leurs principes, celle de leurs élémens les plus fluides.

Telles sont toutes les absorptions internes. Elles représentent aussi dans leur ensemble tous les matériaux nutritifs qui sont dérivés de l'économie elle-même : faisant, aussi bien que les absorptions externes, partie intégrante du mécanisme de la nutrition, elles sont plus constantes encore, puisque, les matériaux sur lesquels elles opèrent étant toujours présens, leur exercice doit être continu. En même temps qu'elles servent à préparer les matériaux du sang, elles remplissent encore d'autres offices; l'absorption interstitielle, par exemple, fait partie intégrante de la nutrition proprement dite; l'absorption des sucs sécrétés récrémentitiels assure l'intégrité physique des parties, et, dans la sécrétion de ces sucs, tient la place de l'excrétion.

Telles sont toutes les absorptions que nous avons rangées dans notre première classe, comme étant constantes, et comme faisant partie intégrante du mécanisme nutritif. L'auteur d'un ouvrage très-récent et très-estimable, intitulé : *Du siége et de la nature des maladies*, M. Alard, établissant que des vaisseaux absorbans forment exclusivement les parenchymes divers où s'accomplissent les nutritions, les calorisations, les sécrétions, veut dès lors qu'on rattache aux absorptions ces diverses fonctions. Mais, sans prononcer ici sur le fait d'anatomie duquel il argue, je crois que, puisqu'on a cru devoir faire de l'absorption respiratoire une fonction séparée, la respiration, à plus forte raison doit-on distinguer de la fonction qui prépare les matériaux du sang, c'est-à-dire de l'absorption, toutes les fonctions qui règlent les divers emplois de ce sang dans les organes. Arrivons donc à la seconde classe des absorptions.

2° Ces absorptions sont celles qui ne se produisent qu'accidentellement dans l'économie de l'homme, dont l'accomplissement surtout n'entrait pas forcément, comme celui des précédentes, dans le système général de la nutrition, mais qui tour à tour peuvent servir ou nuire, et qui le plus souvent laissent intactes ou altérent moins profondément les matières qu'elles introduisent dans l'économie. On peut aussi en distinguer de deux ordres, une externe et une interne, selon que la matière absorbée est prise au dehors, ou provient de l'économie elle-même.

L'absorption accidentelle externe ne peut se faire, comme on le conçoit, que par les surfaces extérieures de notre corps, celles qui sont naturellement en contact avec des substances étrangères, savoir, la peau et l'ensemble des membranes muqueuses; de là deux espèces d'absorptions de ce genre, l'*absorption cutanée*, et l'*absorption muqueuse*.

L'*absorption cutanée* est celle qu'exerce la peau sur les substances étrangères, tant solides que liquides et gazeuses, avec lesquelles cette membrane est naturellement en contact. Bien que, dans l'homme et les animaux supérieurs, la peau ne concoure en rien à l'absorption alimentaire et à l'absorption aérienne, il est sûr que, dans certains cas, cette membrane saisit une partie des matières qui sont appliquées à sa surface. Au récit de voyageurs dignes de foi, la soif a été calmée par l'application de vêtemens mouillés à la surface du corps, par l'emploi de bains. *Symson*, faisant prendre un bain de pieds à un fébricitant, a vu l'absorption se faire assez pour qu'on vît baisser le niveau de l'eau. On dit généralement que le corps augmente en poids après le bain, qu'alors aussi la sécrétion urinaire ne se montre plus abondante que pour rejeter l'eau qui a été absorbée. *Paracelse* dit avoir soutenu des malades par des bains nourrissans, des bains de lait, de bouillon. *Fontana*, *Gorter*, *Keil*, disent que le corps a absorbé l'eau de l'atmosphère pendant son séjour dans un air humide. *Bichat* a absorbé par la même voie les miasmes putrides de l'air des amphithéâtres d'anatomie, et plus judicieux que les autres expérimentateurs, il avait dirigé son expérience de manière à ce qu'il respirât un air non chargé de ces miasmes, et qu'ainsi rien ne pût être attribué à l'absorption pulmonaire. Enfin, sans nous arrêter à ces faits divers, dont plusieurs sont peut-être apocryphes, et dont quelques autres peuvent se concevoir sans qu'on admette l'absorption cutanée, qui pourrait méconnaître la réalité de cette absorption, quand on voit la peau faire pénétrer dans l'économie de nombreux germes de maladie, être une voie facile à beaucoup de contagions, et les médecins faire servir la faculté absorbante de cette membrane à l'introdution des médicamens? Seulement il faut reconnaître que cette absorption n'a lieu le plus souvent que quand la matière est déposée sous l'épiderme, ou est de nature à le détruire, et par conséquent à mettre à nu l'orifice des vaisseaux absorbans : l'épiderme est véritablement un obstacle que la nature s'est ménagé pour limiter l'action absorbante de la peau, et nous affranchir des dangers continuels que cette absorption, si elle eût été active et facile, nous eût fait sans cesse courir. Cette opinion nous paraît la plus propre à concilier sur ce point les physiologistes, dont les uns exagèrent la puissance absorbante de la peau, tandis que les autres la nient tout-à-fait. Elle fait bien voir surtout que cette absorption cutanée n'est qu'éventuelle, et n'entre nullement dans le système de la nutrition.

L'*absorption muqueuse* est celle que les membranes muqueuses exercent sur les substances étrangères qui sont mises en contact avec elles; savoir, les alimens et l'air, et sur celles qu'on peut exprès appliquer à leur surface. On sait que ces membranes muqueuses représentent dans leur ensemble comme une sorte de peau interne, opposée à l'externe et faisant, comme elle, la limite du corps. On sait qu'elles sont de même en contact continuel avec des corps étrangers, savoir, les alimens et l'air; et qu'on peut d'ailleurs, avec toute facilité, appliquer à leur surface diverses substances étrangères. Or elles exercent une action d'absorption sur ces substances; nous ne voulons pas parler ici de celles en vertu desquelles le chyle a été fait dans l'intestin grêle, et l'oxygène de l'air pris dans le poumon; ces absorptions ont été indiquées parmi celles de la première classe; mais nous disons que sur ces surfaces sont souvent absorbés des principes des alimens et de l'air, autres que ceux qui ont fait le chyle et autres que l'oxygène. Par exemple, sur la membrane muqueuse digestive, très-souvent sont absorbés quelques élémens non chylifiés des alimens et des boissons; de même y sont absorbées les matières étrangères qu'on y a accidentellement introduites, celles des lavemens, par exemple, des médicamens. Ici nous pourrions citer de nombreuses expériences de *Hunter*, *Kaaw Boërhaave*, *Flandrin*, etc. que nous rapporterons par la suite. M. *Chaussier* a asphyxié par l'injection du gaz hydrogène sulfuré dans l'intestin. Cette absorption est même plus active que celle de la peau; car on la voit s'exercer sans interruption sur la matière alimentaire, qui, par suite, se dessèche de plus en plus. Il en est de même de la membrane muqueuse pulmonaire ; l'absorption y est aussi d'autant plus active, que, pour l'absorption respiratoire qui devait s'y faire, la nature a dû y disposer avec excès, en quelque sorte, la condition organique, quelle qu'elle soit, de laquelle dépend l'absorption. Aussi, que de fois les principes divers qui sont en suspension dans l'air, de l'eau, des atomes pulvérulens, métalliques, des matières odorantes, des miasmes, des principes délétères, sont absorbés dans le poumon pendant le séjour que fait l'air dans cet organe! Cette absorption pulmonaire est certainement une des causes les plus prochaines de ce qu'on appelle les asphyxies positives; c'est une des voies les plus fréquentes des contagions; et une grande partie des effets qu'on rapporte à l'absorption cutanée lui est due. C'est à cause d'elle encore qu'on a pu faire de la surface interne des poumons une surface propre à l'administration des médicamens. Non-seulement cette membrane a absorbé les divers gaz qui ont été mis en contact avec elle, mais elle a absorbé aussi les liquides qu'on a injectés dans le poumon; M. *Cohier* a vu se dissiper ainsi ceux qu'il avoit injectés dans les bronches de deux chevaux, par une ouverture qu'il avait faite à la trachée-artère de ces animaux. Enfin on peut en dire autant de la membrane muqueuse genito-urinaire; celle de l'appareil génital n'est-elle pas la voie la plus ordinaire de la propagation de la syphilis? Ne voit-on pas les injections qu'on fait dans la vessie y être souvent résorbées? Ainsi l'absorption muqueuse est incontestable. Encore une fois elle est plus active que la cutanée, parce que son siége est le même que celui des absorptions digestive, respiratoire et excrémentitielle, qui devaient toujours se faire; il y avait d'ailleurs moins de danger à ce que cela fût, parce que ces membranes ne sont naturellement en contact qu'avec les alimens, l'air et les sucs excrémentitiels, et que pour leur appliquer d'autres substances il faut une volonté expresse. Mais cette absorption n'en est pas moins éventuelle, surtout considérée, comme nous le faisons ici, sous le rapport des matières qu'elle recueille.

Telles sont les deux absorptions accidentelles externes. Mais il faut ajouter qu'il n'est aucune partie du corps de l'homme qui n'effectue l'absorption des substances étrangères, que par expérience on met en contact avec elles; c'est ce qu'on observe sur les surfaces séreuses, dans les aréoles du tissu cellulaire, dans le parenchyme même de tout organe. Ici se présentent à notre pensée toutes les expériences faites par les physiologistes pour faire absorber, par toute surface du corps, diverses substances, tant solides que liquides et gazeuses. M. *Chaussier* a fait une plaie à un animal, y a introduit un calcul, puis a déterminé la cicatrisation de la plaie, et a vu, avec le temps, le calcul être rongé par l'absorption et disparoître. MM. *Dupuytren* et *Magendie* ont injecté diverses substances liquides dans la cavité des membranes séreuses, les aréoles du tissu cellulaire et ils ont vu l'absorption s'en faire. Déjà beaucoup d'autres expérimentateurs avaient consacré ce fait avant eux. MM. *Achard*, *Gallandat*, *Chaussier*, *Nysten*, ont remarqué la même chose de gaz divers, oxygène, acide carbonique, hydrogène sulfuré, etc. qu'ils avaient de même portés dans les parties internes du corps. Qui n'a vu d'ailleurs disparaître, par l'absorption, l'air qui remplit le tissu cellulaire dans ce qu'on appelle l'emphysème? Toute partie donc absorbe, soit parce que c'est le propre de toute partie vivante, quand elle n'est pas recouverte d'un épiderme, comme nous avons vu que c'était dans les derniers animaux, soit parce que dans l'homme toute partie contient une dépendance des systèmes vasculaires qu'on présume être les agens de cette fonction. Toutefois nous n'avons pas besoin de prouver que les absorptions de ce dernier genre sont étrangères au système de la nutrition, puisqu'il faut porter par art et exprès sur les surfaces qui les effectuent les matières qui sont saisies.

L'absorption accidentelle interne opère sur des matériaux qui proviennent de l'économie, et ceux-ci sont, ou des sucs excrémentitiels, soit de santé, soit morbides, et qui, par cela seul qu'ils sont excrémentitiels, sont de véritables corps étrangers pour l'homme; ou toute humeur de notre corps, lorsqu'elle est une fois sortie de sa filière accoutumée, de son appareil spécial.

Ainsi, d'une part, quand un suc excrémentitiel quelconque ne peut être rejeté au dehors, qu'il séjourne dans son appareil spécial par suite d'un obstacle à son excrétion, l'absorption s'en empare et le reporte dans le sang : ainsi la bile est souvent résorbée, et va, comme dans l'ictère, teindre en jaune toutes les parties; ainsi, dans la paralysie de la vessie, ou quand on a lié les uretères dans un animal vivant, l'urine est reportée dans le sang et impregne tous les parenchymes et tous les fluides. Cela arrive aux matières fécales elles-mêmes; on a vu, lors d'un séjour forcé des fèces dans le rectum, l'absorption en être faite en partie, et la transpiration du malade en exhaler l'odeur. Ce que nous disons des sucs excrémentitiels propres à l'état de santé est vrai aussi des sucs excrémentitiels morbides, pus, ichors, etc.; quand ces fluides n'ont pas une issue facile au dehors, ils sont résorbés aussi, et de là résulte l'infection générale du sang, la fièvre lente, etc. Ces matières sont absorbées dans les voies mêmes de leur excrétion; à plus forte raison le sont-elles, si par accident elles sont épanchées sur d'autres surfaces. Cependant ces absorptions sont bien sûrement éventuelles et étrangères au mécanisme nutritif, puisque la nature veut l'excrétion des matières qu'elles recueillent, et que souvent aussi ces matières, surtout si elles sont épanchées dans les tissus, au lieu d'y être absorbées paisiblement, y déterminent de l'inflammation, des abcès.

D'autre part, toute humeur du corps peut être considérée comme corps étranger, dès qu'elle est hors de ses vaisseaux et réservoirs propres; et si par sa présence elle ne détermine pas l'inflammation des parties qu'elle touche, elle est recueillie par l'absorption; ainsi le sang extravasé dans une ecchymose, épanché dans une cavité splanchnique quelconque, dans le tissu du cerveau lors d'une apoplexie, etc. est repris par l'absorption; ainsi disparaissent le cristallin déplacé dans l'opération de la cataracte par abaissement, le fœtus dans une grossesse extra-utérine, etc.; ainsi se résolvent beaucoup d'empâtemens, d'engorgemens, d'altérations organiques, qu'ont laissés dans des organes des maladies antérieures. Il est bien évident encore que ces absorptions ne sont qu'éventuelles, puisqu'elles sont subordonnées aux circonstances insolites qui les sollicitent; mais au moins ici elles sont favorables, et réparent les désordres qui sont survenus; elles sont le moyen qu'emploie la puissance médicatrice de la nature.

Telles sont les absorptions de la seconde classe. Deux caractères les distinguent surtout de celles de la première; l'un est qu'elles ne sont qu'éventuelles, tandis que les autres se produisent constamment; l'autre, sur lequel nous allons nous arrêter un peu, est que les matériaux sur lesquels elles agissent restent le plus souvent tels qu'ils étaient avant l'absorption, ou au moins éprouvent une altération moindre, de telle manière qu'on peut souvent les reconnaître plus ou moins dans les vaisseaux où ils ont été introduits. Cela n'est jamais dans les absorptions de la première classe; la matière en même temps qu'elle est saisie est élaborée et change de nature. Le chyme, par exemple, dans l'absorption alimentaire est changé en chyle; l'oxygène de l'air dans la respiration est assimilé au sang de manière à ne pouvoir plus être retrouvé dans ce fluide. Ce n'est pas sous leur forme propre que, dans l'absorption interne, sont repris les élémens usés des organes, les sucs sécrétés récrémentitiels, et les parties résorbées des sucs sécrétés excrémentitiels; ces divers matériaux sont aussi changés aussitôt en lymphe ou en sang veineux. Il est certain enfin que, pour ce premier ordre d'absorptions, l'absorption n'est pas seulement une action de pompement, mais une action élaboratrice de la matière. Au contraire, cela n'est pas, ou cette altération est moins complète dans les absorptions du second ordre. Par exemple, quand une substance étrangère au corps a pénétré du dehors dans l'économie par l'action absorbante de la peau, d'une membrane muqueuse, d'une surface interne quelconque avec laquelle elle a été mise accidentellement en contact, le plus souvent on retrouve cette substance en tout ou en partie dans le sang, ou dans le parenchyme des organes, ou dans les fluides sécrétés; n'a-t-on pas retrouvé aussi partie au moins des médicamens appliqués en frictions sur la peau, des liquides divers injectés par expérience dans les membranes muqueuses, séreuses, etc.? Puisque d'ailleurs ces substances vont toutes plus ou moins exercer une influence spécifique sur quelques organes, le mercure, par exemple, sur les organes salivaires, les cantharides sur les reins, il faut bien qu'elles aient conservé quelque chose au moins de leur nature première, et qu'elles n'aient pas été changées en un fluide identique, comme nous verrons que le sont les matériaux des autres absorptions. Il en est de même dans les absorptions accidentelles internes: quand il y a résorption de la bile, de l'urine, ne trouve-t-on pas toujours quelques parties au moins de ces sucs dans le sang? Les parenchymes des organes, les humeurs des sécrétions, ne sont-ils pas alors chargés de quelques principes spécifiques de ces sucs? N'est-ce pas pour cette raison que quand la coction se fait dans les maladies, que s'opère la résolution de quelque engorgement d'organe, toujours les excrétions sont plus abondantes et chargées de quelques principes qui ne leur sont pas ordinaires? Toutefois cette différence entre les deux ordres d'absorption justifie, ce me semble, la distinction que nous en avons faite, et nous verrons l'utilité dont elle nous sera pour découvrir quels sont chez l'homme les agens de l'absorption.

Arrivons à la seconde partie de notre travail, l'étude de chaque absorption en particulier.

IIe PARTIE. — *Des absorptions en particulier.* — Si nous voulions traiter ici avec détails de chacune des absorptions que nous venons de mentionner, d'abord nous donnerions à cet article une étendue immense, et ensuite nous violerions la loi, que nous nous sommes imposée, de placer surtout chaque objet en son lieu. Or un grand nombre de ces absorptions portent des noms spéciaux, et conséquemment leur histoire doit être renvoyée à ces noms. Nous n'allons donc parler ici que des absorptions qui se rapportent le plus à la généralité de la fonction, en suivant l'ordre même dans lequel nous les avons énumérées.

Ainsi, pour commencer par les absorptions de la première classe, on a vu que nous en reconnaissions cinq : l'absorption digestive, la respiratoire, l'interstitielle, l'absorption des sucs sécrétés récrémentitiels, et celle des sucs sécrétés excrémentitiels. Nous allons faire l'histoire de chacune d'elles, en réunissant seulement les trois dernières sous un titre unique, celui d'*absorption interne*, parce qu'elles sont accomplies par les mêmes organes et donnent lieu aux mêmes produits.

1° *Absorption digestive.* — On sait que c'est celle qui se fait dans l'intestin grêle, et opère sur les alimens et les boissons, après que ces substances ont subi l'élaboration préalable de la digestion. Nous avons dit même qu'il fallait la subdiviser en absorption des alimens ou chyleuse, et absorption des boissons.

Absorption des alimens ou chyleuse. — Ce n'est pas ici le lieu d'en donner une histoire détaillée ; nous la renvoyons au mot *chylifère*, parce que l'appareil qui porte ce nom en est l'agent ; nous allons seulement en rappeler ici les principaux traits, parce qu'elle est la plus connue de toutes les absorptions, et que c'est d'après elle qu'on se fait généralement l'idée sous laquelle on se représente toutes les autres.

L'histoire de toute absorption comprend l'indication de l'organe ou appareil qui en est l'agent, et celle du mécanisme par lequel cet organe s'effectue. Or déjà l'agent de l'absorption des alimens ou chyleuse est distinct ; c'est ce qu'on appelle l'*appareil chylifère*, assemblage de vaisseaux d'un ordre particulier, ouverts d'un côté par des orifices très-tenus à la surface interne de l'intestin grêle, de l'autre aboutissant tous à un tronc commun, situé sur la troisième vertèbre lombaire, appelé *réservoir de Pecquet*, ou *cisterna chyli*, et traversant dans cet intervalle un grand nombre de corps globuleux appelés *ganglions mésentériques*, et qu'on suppose destinés à faire subir une mixtion au fluide qui est le produit de leur action d'absorption, au chyle. Ces vaisseaux doivent nécessairement avoir des communications médiates ou immédiates avec la cavité de l'intestin grêle, dans laquelle est le chyme sur lequel ils doivent agir; mais la ténuité des parties est telle, qu'on ne peut voir que difficilement quelle est leur disposition à cette origine. La plupart des anatomistes disent qu'ils commencent aux villosités de l'intestin par de petits orifices, qui sont ceux qui exercent l'action d'aspiration : *Cruikshank*, en effet, dit avoir reconnu distinctement sur une villosité intestinale dix à douze orifices qui étaient encore remplis de chyle qu'il avait coagulé en plongeant l'organe dans l'alcohol ; *Hewson*, *Bleuland*, *Hedwig*, disent avoir reconnu la même structure : dans cette hypothèse, les chylifères seraient ouverts immédiatement dans l'intestin. Au contraire *Rudolphi* et *Albrecht Meckel* veulent que dans les villosités intestinales existe un tissu d'une nature particulière, une sorte de substance gélatineuse destinée à effectuer immédiatement l'absorption, et à laquelle seulement aboutissent les vaisseaux chylifères. Toutefois ces vaisseaux commencent en ce lieu, et sont d'abord fort petits, et fort nombreux; ils forment ensuite un réseau à mailles assez fines entre chacune des tuniques de l'intestin ; puis ils se dégagent de cet intestin par derrière, rampent l'espace d'un à deux pouces dans l'épaisseur du mésentère, et se plongent dans une première rangée de ganglions mésentériques. Bientôt ils en sortent moins nombreux et plus gros qu'ils n'étaient en y entrant, parcourent un second intervalle dans la duplicature du mésentère, et atteignent une seconde rangée de ganglions mésentériques. Ils la traversent de même, vont encore se plonger dans une troisième, et en sortent toujours plus gros et moins nombreux. Enfin ils aboutissent tous à ce réservoir commun, dit *de Pecquet*, qui est situé vers la troisième vertèbre des lombes, au côté droit de l'aorte, et dans lequel nous verrons aboutir aussi un des fluides de l'absorption interne. Dans ce trajet, ces vaisseaux restent généralement grêles, et établissent entre eux mille anastomoses. Les ganglions qu'ils traversent sont de petits corps d'une couleur rose pâle, irrégulièrement lenticulaires, d'un volume qui varie depuis deux à trois lignes jusqu'à un pouce, situés dans la duplicature du mésentère, et fournissant, par la pression, un fluide transparent inodore. Beaucoup de vaisseaux sanguins les pénètrent. Leur structure intime est peu connue, et est le sujet de beaucoup de débats; selon les uns, ils ne sont qu'un pelotonnement de vaisseaux chylifères très-divisés et anastomosés à l'infini, mêlés dans une trame cellulaire avec beaucoup de vaisseaux sanguins et de nerfs; selon d'autres, il existe dans leur intérieur des cellules dans lesquelles arrivent les vaisseaux chylifères *afférens*, d'où partent les *efférens*, et qui sont pleines d'un suc lactescent. L'inspection ne permet pas de voir laquelle de ces deux dispositions est la vraie; ce dont on est sûr seulement, c'est que la communication des vaisseaux chylifères afférens et efférens, au travers de ces ganglions, est facile, puisqu'une injection de mercure passe des uns aux autres de ces vaisseaux sans distendre les ganglions. Le nombre de ces ganglions, auxquels, du reste, aboutissent aussi les vaisseaux lymphatiques de l'abdomen, est à peu près de cent.

Tel est l'appareil qui exécute l'absorption chyleuse. On le distingue avec facilité quand on l'examine sur le cadavre d'un homme supplicié ou qui est mort subitement et accidentellement deux heures après avoir mangé, ou quand on le recherche sur le cadavre d'un animal qu'on a tué exprès dans un semblable état; le chyle qui le remplit alors en dessine toutes les dépendances, surtout si on a pris soin de lier le canal qui fait suite au réservoir où ce chyle se rassemble, qu'on appelle canal thoracique, et qu'on ait empêché ainsi ce chyle de se verser dans le torrent de la circulation.

Maintenant, comment agit cet appareil pour effectuer l'absorption chyleuse? Évidemment les orifices médiats ou immédiats des vaisseaux chylifères qui sont en contact avec le chyme se livrent à une action en vertu de laquelle ils puisent dans ce chyme certains élémens, les élaborent, et fabriquent avec eux un fluide blanc qui est le chyle. Cette action est trop moléculaire pour être appréciée par aucun sens; mais sa réalité est constatée par son résultat, la formation du chyle. On ne peut pas pénétrer son essence, pas plus que celle de toute autre action; mais on peut assurer d'elle les trois propositions suivantes : 1° qu'elle exige l'intervention des chylifères pour sa production, et est un résultat de leur travail; 2° qu'elle ne peut être assimilée à aucune action physique ou chimique, et est par conséquent une action *organique* et *vitale*; 3° qu'enfin elle n'est pas une simple action de pompement; mais de plus une action d'élaboration qui a eu pour résultat la formation du fluide qui s'en montre le produit. En effet, l'intégrité des vaisseaux chylifères est une condition de rigueur pour l'accomplissement de cette absorption. En second lieu, toutes les explications physiques qu'on en a données sont inadmissibles : peut-on dire, par exemple, que le chyle ne s'engage dans les chylifères que parce que l'intestin exerce une pression sur le chyme, en exprime le chyle, et force ce fluide à s'engager dans les vaisseaux chylifères qui y sont abouchés ? Mais il faudrait que le chyle existât tout formé dans le chyme, et nous allons dire que cela n'est pas ; les chylifères sont ici ce que sont les racines du végétal ; et où est la pression qui fait pénétrer dans ces racines les sucs qu'elles retirent de la terre ? On a invoqué aussi le phénomène des tubes capillaires ; mais la même objection empêche qu'on l'admette ; il faudrait que le chyle existât tout formé dans le chyme, et au contraire il est fait au moment même de l'absorption et en vertu de cette action. Le chyle, en effet, n'a jamais été vu dans l'intestin ; en vain on a soumis le chyme à une pression, on n'a pu en exprimer le chyle ; enfin, de même que la sève, produit de l'action absorbante des racines sur les matériaux du sol, n'existait pas toute formée dans le sol, mais a été faite par l'action absorbante des racines, de même le chyle a été fait par l'action absorbante des chylifères qui sont ici, comme l'ont dit *Hippocrate* et *Boërhaave*, les racines nourricières de l'animal.

Qu'est cette action absorbante élaboratrice, cette action de *chylose*, comme on la nomme ? On conçoit qu'on ne peut le dire : si les physiologistes ne peuvent pénétrer le caractère de la digestion, action d'élaboration qui a lieu dans un réservoir et opère sur une masse, comment pourraient-ils plus à l'égard d'actions qui ont lieu aux extrémités d'un système vasculaire et qui portent sur des molécules très-divisées ? On ne peut assurer de cette action de chylose que trois propositions qui sont vraies également de toutes les actions élaboratrices de notre économie, savoir : 1° qu'une seule substance peut la subir, le chyme après qu'il a éprouvé l'influence de la bile et du suc pancréatique ; tout ce qui, en effet, est dans l'intestin grêle sans être à l'état de chyme ne concourt pas à la formation du chyle ; 2° que cette action n'a en elle rien de chimique, comme nous l'avons déjà dit ; et, en effet, il n'y a nuls rapports chimiques entre la composition du chyme et celle du chyle ; de la connaissance chimique de l'un on ne peut conclure à la formation de l'autre ; 3° que le produit de cette action, le chyle est toujours identique ; et, en effet, comment cela pourrait-il être autrement, puisque c'est un même et unique appareil qui fabrique ce fluide, et qu'il opère sur les mêmes matériaux ? Il n'y a de différence dans le chyle, qu'en raison de la plénitude plus ou moins entière avec laquelle a agi l'appareil chylifère, de l'état plus ou moins bon du chyme dont ce chyle provient, et des substances diverses que l'absorption a pu saisir avec lui dans la partie non chylifiée des alimens, et qui dès lors tout-à-fait étrangères à sa nature, l'altèrent plus ou moins par leur présence.

Toutefois, de tout ce travail résulte un fluide blanc, qui apparaît dès l'origine des vaisseaux chylifères, qui parcourt toute la suite de ces vaisseaux, traverse les nombreux ganglions que ces vaisseaux forment sur leur route, probablement va en s'animalisant de plus en plus dans ce long trajet, et finit par se rassembler dans la partie centrale de tout l'appareil, le réservoir de *Pecquet*. Nous renvoyons aux mots *chyle*, *chylifère*, et *chylose*, une histoire détaillée de tout ce premier genre d'absorption, une des plus intéressantes, puisqu'elle assure d'une manière très-prochaine le renouvellement du sang et la réparation du corps.

ABSORPTION DES BOISSONS. A plus d'un titre cette absorption doit être distinguée de la précédente. D'abord, tandis que l'absorption chyleuse ne pouvait se faire qu'à l'intestin, celle des boissons peut se faire à d'autres surfaces, à la peau, par exemple : nous avons dit que des bains, l'application de vêtemens mouillés à la peau, avaient souvent calmé la soif. Ensuite, ce que l'une et l'autre fournissent au sang diffère, et rien ne prouve que ce soit sous forme de chyle qu'arrive au sang le produit utile des boissons. Enfin il est douteux que ce soit le même appareil vasculaire, l'appareil chylifère, qui soit chargé de recueillir et de fabriquer dans l'intestin le produit, quel qu'il soit, de l'absorption des boissons ; et s'il le fait, ce n'est pas comme appareil chylifère proprement dit, mais comme étant une dépendance du système absorbant général, du système lymphatique. Toutefois indiquons-en aussi les agens et le mécanisme.

La seule analogie devait faire considérer comme agent de l'absorption des boissons l'appareil chylifère ; et en effet c'est une des opinions le plus généralement admises. Mais comme avant la découverte de l'appareil chylifère, en 1621, par *Aselli*, et celle des lymphatiques, en 1650, on considérait les veines comme les agens de toutes les absorptions, et par conséquent les veines mésaraïques comme les agens des absorptions des alimens et des boissons, quelques physiologistes, MM. *Ribes* et *Magendie*, par exemple, ont pensé que, tandis que les chylifères effectuaient l'absorption chyleuse, les veines mésaraïques effectuaient celle des boissons; et d'autres médecins, enfin, ont cru que ces deux ordres de vaisseaux concouraient à la fois à cette absorption.

En commençant cette discussion, qui, du reste se rattache à la question de savoir lesquels des vaisseaux lymphatiques ou des veines exécutent l'absorption interne, et qui nous occupera ci-après, il faut convenir tout de suite qu'il restera toujours du doute sur elle; et cela, parce que ce n'est pas par des faits directs, tels que ceux qui ont fait dire les vaisseaux chylifères les agens de l'absorption chyleuse, qu'on dit ces mêmes vaisseaux et les veines mésaraïques ceux de l'absorption des boissons, mais sur des preuves négatives seulement, et par voie d'exclusion. Le produit des boissons, en effet, ne constitue pas un fluide distinct comme le chyle; il n'existe pas un appareil spécial chargé de le recueillir; on ne voit dans l'intestin que les chylifères ou les veines mésaraïques qui soient aptes à en effectuer l'absorption; et comme alors ce produit est aussitôt mêlé aux fluides propres de ces deux systèmes de vaisseaux, on ne peut l'y reconnaître, et avoir par là une preuve directe de son absorption. Ce n'est donc que d'après des raisonnemens et des faits indirects qu'on admet l'absorption des boissons par les chylifères ou par les veines mésaraïques; et l'on va voir que ces raisonnemens et ces faits sont les mêmes pour l'un et l'autre genre de vaisseaux.

Ainsi *Hunter*, qui considère les vaisseaux lymphatiques comme les agens exclusifs des absorptions, fait absorber dans l'intestin les boissons par l'appareil chylifère. Il se fonde 1° sur la ressemblance anatomique extrême qui existe entre les chylifères et les lymphatiques, et qui est telle, que l'appareil chylifère n'est considéré que comme une dépendance du système lymphatique; 2° sur ce que tous les physiologistes qui ont recueilli le chyle pour l'examiner, ont dit que sa fluidité avait toujours été en raison de la quantité des boissons qui ont été prises; 3° enfin sur des expériences dans lesquelles des boissons ont paru être absorbées par les vaisseaux chylifères, et non par les veines mésaraïques, et dont voici le précis : *Hunter* ouvre l'abdomen à un chien, saisit une portion d'intestin, en exprime les matières qui y sont contenues, y injecte du lait, l'y fixe par des ligatures; et après avoir eu le soin de vider toutes les veines de cette portion d'intestin, de lier toutes les artères, le tout est remis dans l'abdomen : alors au bout d'une demi-heure, examinant de nouveau les parties, il trouve que les veines sont restées vides, et qu'au contraire les chylifères sont pleins d'un fluide blanc; à la vérité, il ne s'assura pas si ce fluide blanc était le lait lui-même ou du chyle ordinaire. Répétant l'expérience, non avec du lait, qui comme aliment peut se chylifier, mais, ce qui valait beaucoup mieux, avec de l'eau chaude, une eau musquée, une dissolution d'empois coloré, il trouve de même les veines vides, et les chylifères pleins. Enfin, dans une de ces expériences, pendant que la dissolution d'empois coloré remplit l'intestin, et par conséquent y est absorbée, il injecte les artères de l'intestin, et il s'assure que la matière de l'injection n'a, en revenant par les veines mésaraïques, rapporté aucun atome de la matière colorante.

De leur côté, les physiologistes qui croient que les boissons sont absorbées par les veines mésaraïques, invoquent des raisonnemens et des expériences tout-à-fait semblables. 1° Si les chylifères font partie du système absorbant lymphatique, les veines mésaraïques font partie du système absorbant veineux, et par conséquent la condition est la même : bien plus, quel que soit le système vasculaire qui rapporte le produit des boissons, ce sont certainement les villosités de l'intestin qui en effectuent l'absorption ; or les veines ont plus de part à la structure de ces villosités, et surtout y ont des orifices plus libres; *Lieberkun*, poussant une injection dans la veine porte, a vu la matière sourdre par les villosités de l'intestin; et M. *Ribes*, pratiquant cette même injection avec de l'essence de térébenthine colorée en noir, avec du mercure, a obtenu le même résultat. Si les veines mésaraïques ont ainsi des orifices béants dans la cavité de l'intestin, n'est-ce pas une présomption de croire que c'est pour y exercer une fonction d'absorption ? 2° Si le chyle s'est montré d'autant plus fluide qu'on avait pris plus de boissons, *Boërhaave* aussi dit avoir vu le sang des veines mésaraïques devenir plus fluide lors de la digestion des boissons ; et *Flandrin* croit avoir remarqué sur des chevaux, que ce sang avait une odeur herbacée qui tenait de celle des alimens, dont avaient usé ces animaux, et qu'il chercha vainement dans le chyle. 3° Enfin, dans des expériences calquées sur le modèle de celles de *Hunter*, on retrouva dans les veines mésaraïques, et non dans les chylifères; quelques parties des boissons introduites dans l'intestin. *Kaaw Boërhaave*, par exemple, injecte de l'eau tiède dans l'estomac et l'intestin d'un chien qu'il vient de tuer, et à l'aide d'une légère pression il fait passer cette eau dans les veines mésaraïques, au point que ces vaisseaux en pâlissent, et que cette eau finit par couler pure de la veine cave inférieure. Répétant l'expérience avec de l'eau colorée, le résultat est le même, seulement plus évident. *Flandrin* donne à un cheval un mélange d'asa fœtida et de miel, et tandis que le sang veineux de l'estomac et de l'intestin exhalent l'odeur bien caractéristique de cette substance, on ne peut en signaler aucune trace dans le sang artériel et dans le chyle. Enfin, de nos jours, M. *Magendie* fait avaler à un chien, pendant qu'il digère, une certaine quantité d'eau étendue d'alcohol, ou une dissolution de camphre, ou un autre liquide odorant; et après une demi-heure examinant le chyle, il ne peut y trouver aucune de ces substances, tandis que le sang exhale l'odeur de l'alcohol, du camphre, et qu'on peut par la distillation retirer ces substances du sang de la veine porte. Il fait avaler à un chien 4 onces d'une décoction de rhubarbe, ou 6 onces de prussiate de potasse, et après une demi-heure aussi, il ne retrouve aucune trace de ces substances dans le fluide du canal thoracique, tandis que l'urine en contient. Il lie le canal thoracique à un chien, puis lui fait boire une décoction de 2 onces de noix vomique, et la mort arrive aussi promptement que sur un autre chien. Le résultat est le même, si la décoction est injectée dans le rectum, partie du canal intestinal où il n'y a plus de vaisseaux chylifères. Enfin, sur un chien qui n'a pas mangé depuis sept heures, l'abdomen est incisé, une anse d'intestin est saisie et isolée par deux ligatures; on y coupe avec le soin le plus minutieux tous les vaisseaux chylifères, lymphatiques, artériels et veineux; on ne laisse intactes qu'une seule artère et une seule veine; on coupe alors l'anse intestinale aux deux ligatures, de manière que cette portion d'intestin ne tient plus au corps que par la seule artère et la seule veine; on injecte dans son intérieur la décoction de noix vomique; et six minutes après l'effet du poison se manifeste. De tout cela M. *Magendie* conclut que ce sont les veines mésaraïques qui effectuent seules l'absorption des boissons; d'ailleurs, quand on examine les changemens qu'éprouvent les boissons dans l'appareil digestif, on voit qu'elles sont absorbées dans l'estomac lui-même, et dans ce viscère il n'y a pas encore de vaisseaux chylifères.

Les sectateurs de l'absorption des boissons par les veines mésaraïques ont encore invoqué d'autres considérations, mais qui sont moins puissantes que les précédentes. 1° Ils ont fait remarquer que la veine porte a une capacité bien supérieure à celle de l'artère qui lui correspond, la mésentérique supérieure, et que c'est là une raison de croire qu'elle a à rapporter dans le torrent de la circulation bien plus que le reste du sang artériel, par conséquent les produits d'une absorption. Mais cette disposition est générale à tout le système veineux, et peut tenir ici, comme ailleurs, à ce que les veines effectuent, comme nous le dirons ci-après, l'absorption interne. 2° Ils ont argué de l'exception remarquable que fait cette veine porte au reste du système veineux, en ce qu'au lieu d'aboutir à une veine plus grosse et plus centrale, elle se distribue dans le tissu du foie; ils ont dit que cette disposition avait pour effet de soumettre les boissons absorbées à l'action d'élaboration de ce viscère, et de hâter leur assimilation au sang. Mais ce n'est évidemment là qu'une conjecture qui ne repose sur aucun fait; et l'exception de la veine porte peut avoir un tout autre but que celui de l'hématose, par exemple, être relative à la sécrétion de la bile seulement. 3° On a dit qu'en admettant la voie des veines mésaraïques pour l'absorption des boissons, on concevait mieux la rapidité avec laquelle les boissons sont quelquefois rendues par l'urine. Mais on ne voit pas que cette voie soit plus courte que celle des chylifères.

Telles sont les raisons sur lesquelles on a, de part et d'autre, admis l'absorption des boissons par les chylifères ou les veines mésaraïques. Mais si ces raisons suffisent pour faire admettre à chacun des partis celle des deux absorptions qu'il proclame, il nous semble qu'elles ne peuvent rien contre l'autre absorption qu'il rejette; les deux systèmes vasculaires nous paraissent être dans des conditions tout-à-fait semblables : 1° l'un et l'autre, en effet, ont la même disposition anatomique, ont également des orifices ouverts dans la cavité de l'intestin; et si les veines ont paru avoir des radicules plus libres et plus nombreux dans les villosités de l'intestin, cela tenait peut-être à l'état de putréfaction dans lequel étaient les cadavres sur lesquels on a fait les injections; 2° on a cru remarquer également des différences et dans le chyle et dans le sang des veines mésaraïques, consécutivement à l'absorption des boissons; 3° enfin, dans les expériences, on a également trouvé les boissons en totalité ou en partie dans l'un et l'autre des deux systèmes. A la vérité *Hunter* dit n'avoir jamais vu les boissons pénétrer dans les veines mésaraïques; et ses adversaires, *M. Magendie*, par exemple, disent au contraire ne les avoir jamais vues introduites dans les vaisseaux chylifères; mais que peuvent les faits négatifs des uns contre les faits positifs des autres? D'ailleurs beaucoup de physiologistes, répétant ces expériences, ont vu les matières pénétrer à la fois dans les deux ordres de vaisseaux; *Flandrin*, par exemple, dit que tantôt la matière n'a pénétré, ou du moins n'a été retrouvée dans aucun des deux genres de vaisseaux; que d'autres fois elle était dans les veines seulement, ou dans les chylifères seulement, ou dans les unes et les autres à la fois; et qu'enfin souvent il ne la retrouve ni dans le chyle ni dans le sang veineux, mais seulement dans l'urine. Si l'on objecte que dans ces expériences il y a eu moins absorption des boissons proprement dite, qu'une de ces absorptions éventuelles et insolites dont nous avons parlé plus bas, l'objection s'appliquera à l'un des systèmes comme à l'autre. Enfin, l'expérience de l'anse intestinale, sur laquelle insiste le plus *M. Magendie*, prouve bien que les veines ont absorbé dans ce cas, mais non que les chylifères ne sont pas capables de le faire; il eût fallu faire l'expérience inverse, c'est-à-dire ne laisser de communication à l'anse intestinale qu'à l'aide d'un chylifère, et voir si dans ce cas le poison eût été absorbé de même.

Ainsi, dans le débat, les raisonnemens et les expériences étant les mêmes de part et d'autre, nous pensons qu'il faut considérer les chylifères et les veines mésaraïques comme étant de concert les agens de l'absorption des boissons. Ces vaisseaux n'agiraient même alors que comme absorbans généraux; et ce qui tend à le prouver, c'est que la voie par laquelle pénètrent les boissons destinées à calmer la soif importe peu; ces boissons remplissent également leur but, qu'elles pénètrent par la peau ou par l'estomac: cela semble annoncer qu'elles n'ont pas besoin d'un appareil vasculaire absorbant spécial.

Toutefois voilà ce qui est des agens de l'absorption des boissons. Quant à son mécanisme, il est le même que celui de l'absorption chyleuse, et on en peut dire les mêmes choses. Cette absorption est une action trop moléculaire pour être saisissable par aucun sens; effectuée par le radicule chylifère ou veineux, quel qu'il soit, elle n'est pas une simple action de pompement, mais en même temps elle élabore la boisson : son produit ne peut être indiqué, parce qu'il est mêlé aussitôt ou à la lymphe, ou au sang veineux, ou même, dans ce dernier cas, peut-être immédiatement assimilé à ce fluide. C'est enfin une action aussi évidemment organique et vitale que celle de la chylose.

2° *Absorption aérienne ou respiratoire.* — Nous avons déjà dit que cette espèce d'absorption avait été considérée universellement comme une fonction distincte, celle de la *respiration*. Nous renvoyons donc son histoire à ce mot.

3° *Absorption interne.* — Cette absorption, considérée sous le rapport des matériaux qu'elle recueille, est multiple, comme on le sait; et si nous voulions traiter ici en détail de chacune de ses subdivisions, nous ferions un volume : mais chacune de ces absorptions internes retrouvera sa place à d'autres articles de ce Dictionnaire; l'absorption interstitielle, par exemple, fait partie intégrante de la nutrition, et conséquemment son histoire spéciale sera exposée à ce mot; on y verra qu'elle diffère en chaque organe. De même les absorptions des sucs sécrétés récrémentitiels et excrémentitiels seront traitées à l'article qui sera consacré à l'histoire spéciale de chacun de ces sucs; l'absorption de la graisse, par exemple, qui est si variable, au mot *graisse*, etc. Ici nous ne devons traiter de ces absorptions que sous le rapport de l'action d'absorption seulement; et nous avons déjà dit que, comme toutes sont effectuées par les mêmes agens, et donnent lieu aux mêmes produits, nous les réunissions toutes sous un même titre, celui d'*absorptions internes*. Il s'agit encore d'en indiquer les agens et le mécanisme.

Relativement au premier point, nous allons retrouver les mêmes dissidences et la même impossibilité de résoudre d'une manière absolue la question, que pour l'absorption des boissons. Dans l'antiquité, lorsqu'on n'avait aucune connaissance du système lymphatique, on regardait les veines comme les agens des absorptions. Lorsqu'ensuite on eut fait la découverte du système lymphatique, et surtout qu'on eut la certitude que l'appareil chylifère était l'agent de l'absorption digestive chyleuse, on présenta les vaisseaux lymphatiques comme les agens exclusifs de l'absorption, et on dépouilla les veines de cette importante fonction. Enfin, tandis que la plupart des physiologistes de notre temps se prononcent pour l'une ou pour l'autre de ces deux opinions, quelques-uns plus judicieux admettent à la fois l'action des veines et des vaisseaux lymphatiques pour l'absorption interne.

Il importe aussi d'établir d'abord, en commençant l'histoire de cette importante discussion, que, tandis qu'on peut prouver par des faits directs la part qu'a l'appareil chylifère à l'absorption chyleuse, ce n'est encore que sur des preuves négatives et par voie d'exclusion en quelque sorte qu'on présente les veines ou les vaisseaux lymphatiques comme les agens des absorptions internes. En effet, comme le propre de toute action d'absorption est de changer la nature de la matière qui la saisit, il en résulte déjà qu'on ne peut jamais reconnaître la matière qui a été absorbée dans les vaisseaux où elle a été introduite, et qu'on est privé de ce fait qui serait une preuve irrécusable de la réalité de l'absorption. Cela est dans l'absorption chyleuse comme dans toutes les autres. Mais dans cette absorption chyleuse il y a d'autres phénomènes antécédens et concomitans qui tiennent lieu de cette preuve directe, et qui ne permettent pas de méconnaître que l'appareil chylifère est l'agent de cette absorption, et le fluide chyle son produit. Comme eux, par exemple, il n'y a jamais de chyle qu'autant qu'il y a du chyme dans l'intestin, et que la présence de ce dernier est éventuelle, peut être obtenue ou ajournée à volonté, on a, par ce fait, un moyen de s'assurer que le chyle, quoique ne ressemblant plus au chyme, en provient cependant, et résulte de l'action absorbante élaboratrice qu'ont exercée sur ce chyme les radicules des vaisseaux chylifères : de même, comme à mesure que le chyle est fait, le chyme dans l'intestin se change en fèces, ce fait fournit une autre preuve que le premier dérive du second, que le chyme en est la base et l'appareil chylifère l'agent.

Or rien de tout cela ne se rencontre dans les absorptions internes. D'abord les matériaux qu'elles recueillent sont aussi transformés au moment de l'absorption, et ne peuvent plus être reconnus dans les vaisseaux qui les ont saisis. On est donc aussi privé à leur égard de ce fait, qui eût été une preuve irrécusable de leur réalité, un moyen sûr d'en découvrir et les agens et les produits. Ensuite il n'y a ici aucun de ces faits antécédens et concomitans propres à tenir lieu de cette preuve directe, et qui existaient dans l'absorption chyleuse. Les matériaux de ces absorptions, en effet, sont toujours existans dans l'économie; on ne peut pas à volonté les supprimer et les reproduire, de manière à voir coïncidemment se supprimer aussi et reparaître les fluides qui en sont les produits. D'autre part, à mesure que ces matériaux des absorptions internes sont enlevés, les nutritions et les sécrétions les renouvellent, et ne voyant pas conséquemment ces matériaux s'altérer à mesure que les absorptions les travaillent, on est privé de cet autre fait, qui montrerait dans quelle dépendance sont de ces matériaux les fluides qui sont présumés en être les produits.

On ne possède donc aucun moyen direct de prouver que les veines ou les vaisseaux lymphatiques sont aussi certainement les agens des absorptions internes, que les vaisseaux chylifères sont ceux de l'absorption chyleuse. Ce n'est, nous le répétons, que sur des raisonnemens, des preuves négatives et par voie d'exclusion, qu'on l'établit. Ces raisonnemens les voici : 1° d'abord, comme c'est un système vasculaire qui effectue l'absorption chyleuse, l'analogie porte à croire que c'est aussi un système vasculaire qui effectue l'absorption interne; 2° quand on examine les différens systèmes vasculaires du corps humain, on ne voit que les veines ou les vaisseaux lymphatiques qui soient aptes à effectuer cette absorption interne. Ces deux systèmes vasculaires, en effet, sont les seuls qui soient des vaisseaux de rapport, de retour. Ils commencent par des orifices qui communiquent médiatement ou immédiatement avec les diverses surfaces où se font les absorptions internes. Les fluides qui circulent dans leur intérieur, savoir, la lymphe et le sang veineux, vont se mêler au chyle et se changer avec lui en sang artériel par l'influence de la respiration; et certes, de cette communauté d'usages avec le chyle, on peut en conclure qu'ils sont comme lui des fluides d'absorption. Ils ont enfin l'un et l'autre une capacité bien supérieure à celle du système artériel, et doivent, à cause de cela, être présumés rapporter quelque chose de plus que le reste de ce sang artériel, par conséquent les produits de quelques absorptions; 3° enfin, dans tous les cas où des absorptions insolites ont eu lieu et ont ainsi fait pénétrer dans l'économie des matières qui y ont conservé leur nature étrangère, c'est dans les veines et les vaisseaux lymphatiques qu'on a retrouvé ces matières étrangères. Si, dans ces cas où l'absorption n'a pu être méconnue, puisqu'on a retrouvé en nature les substances sur lesquelles elle a agi, ce sont les veines et les vaisseaux lymphatiques qui s'en sont montrés les agens, n'est-ce pas une présomption, a-t-on dit, pour que ce soient ces mêmes vaisseaux qui effectuent les absorptions internes qui se font continuellement dans l'économie?

Ainsi, en partie par voie d'exclusion, et en partie d'après des raisonnemens et surtout d'après ce fait des absorptions insolites, les veines et les vaisseaux lymphatiques ont été présentés comme les agens des absorptions internes. Dès lors le sang véindeux et la lymphe ont dû être considérés comme étant en totalité ou en partie des produits de ces absorptions, comme étant à ces absorptions, ce qu'est le chyle à l'absorption alimentaire.

Mais, maintenant, lesquels des vaisseaux lymphatiques ou des veines effectuent les absorptions internes? Sont-ce les vaisseaux lymphatiques seuls, ou les veines seules, ou ces deux ordres de vaisseaux à la fois? Il nous semble que c'est cette dernière opinion qu'il faut admettre. En effet, si c'est sur des preuves négatives et par voie d'exclusion seulement qu'on a dit les veines et les vaisseaux lymphatiques les agens des absorptions internes, et si ces preuves s'appliquent également à l'un et à l'autre ordre de vaisseaux, comment pourrait-on admettre l'action absorbante de l'un et nier celle de l'autre? Or toutes les considérations précédemment exposées sont vraies des veines et des lymphatiques. 1° Ces deux ordres de vaisseaux sont étendus également, depuis les lieux où se font les absorptions internes jusqu'au centre de la circulation où tout doit aboutir; ils sont également des systèmes vasculaires de retour, de rapport. 2° Les uns et les autres ont également leur origine médiate ou immédiate aux surfaces externes et internes où se font les absorptions; et ce qui le prouve, c'est qu'une injection pratiquée dans une veine ou un vaisseau lymphatique pénètre également dans le parenchyme des organes, et vient dans les deux cas suinter à la surface des parties qui sont le siége des sécrétions récrémentitielles. 3° La lymphe et le sang veineux, qui circulent dans chacun de ces deux ordres de vaisseaux, vont également, d'abord recueillir le fluide de l'absorption digestive, le chyle, puis se changer avec ce chyle, dans le poumon, en sang artériel; de sorte que si cette analogie d'usage avec le chyle, qui est évidemment un produit d'absorption, peut être invoquée pour justifier l'idée que la lymphe et le sang veineux sont aussi des produits d'absorption, on voit que cette analogie s'applique à l'un des fluides comme à l'autre. 4° Les veines et les vaisseaux lymphatiques ont également une capacité supérieure à celle du système artériel, et on a par conséquent les mêmes raisons de croire que ces deux ordres de vaisseaux rapportent au centre de la circulation quelque chose de plus que le reste du sang artériel, et par conséquent absorbent. 5° Enfin, toutes les fois que des absorptions insolites se sont effectuées, ont fait pénétrer dans l'économie des matières qui, y conservant leur nature étrangère, pouvaient y être retrouvées et trahir alors les vaisseaux dans lesquels elles avaient été introduites, c'est en même temps dans les veines et les vaisseaux lymphatiques que ces matières se sont offertes; et l'on voit dès lors que la conséquence qu'on a déduite de ce fait en faveur de l'action absorbante de ces vaisseaux s'applique encore aux uns et aux autres.

Ainsi donc, puisque les faits indirects, d'après lesquels on a été conduit à considérer les vaisseaux lymphatiques et les veines comme les agens des absorptions internes, s'appliquent également à ces deux ordres de vaisseaux, on ne peut admettre l'action absorbante des veines, par exemple, à l'exclusion de celle des lymphatiques, et *vice versâ;* mais il faut, si l'on admet l'une de ces absorptions, nécessairement admettre aussi l'autre.

Aussi, tandis que les argumens qu'ont fait valoir tour à tour les fauteurs de l'absorption exclusive par les veines ou par les lymphatiques, sont tous victorieux pour prouver la réalité de l'absorption qu'on adopte, ils sont au contraire insuffisans pour démontrer la nullité de celle qu'on récuse.

Par exemple *Hunter** et ses sectateurs ne veulent admettre que l'absorption lymphatique, et ils se fondent: 1° sur la grande ressemblance qui existe entre les vaisseaux lymphatiques et les vaisseaux chylifères, de sorte que si ces derniers sont évidemment des vaisseaux d'absorption, comme on ne peut en douter, il est probable que les premiers le sont aussi; 2° sur ce que dans des expériences faites par *Hunter*, une eau colorée d'indigo et injectée à la surface du péritoine, a coloré en bleu les lymphatiques de l'abdomen, et n'a jamais été retrouvée dans les veines. Mais d'abord il est évident que le premier argument ne prouve que pour l'absorption lymphatique, et ne peut rien contre l'absorption veineuse; et quant au second, si *Hunter* n'a jamais vu les matières absorbées dans les veines, beaucoup d'autres expérimentateurs les y ont trouvées, *Flandrin* et *Magendie*, par exemple; et que peuvent dès lors les faits négatifs de l'un contre les faits positifs et bien constatés des autres? A la vérité les fauteurs de l'absorption exclusive par les lymphatiques ont expliqué, autrement que par l'absorption veineuse, pourquoi les matières absorbées ont été trouvées quelquefois dans les veines; ils ont dit que les vaisseaux lymphatiques n'aboutissaient pas dans le système veineux aux veines sous-clavières seulement, mais qu'ils communiquaient avec les veines à leur origine même, dès le point où ils font partie encore de ce qu'on appelle les systèmes capillaires, et y versaient dès ce lieu les produits de leur absorption. Par là aussi ils ont cru expliquer pourquoi le système veineux a une capacité si supérieure à celle du système artériel; pourquoi cette capacité plus grande se montre dans ce système dès sa première origine, et non pas seulement au delà des veines sous-clavières, comme cela devrait être si les lymphatiques étaient les agens uniques des absorptions; pourquoi les troncs centraux du système lymphatique peuvent être aussi petits comparativement à la quantité des matières qui sont recueillies par l'absorption interne; enfin comment ces matières peuvent encore être versées dans le sang, lorsqu'il y a digestion; que conséquemment le canal thoracique est en entier rempli par le chyle, et suffit à peine à l'afflux de ce liquide. Ainsi ils ont cru répondre à chacune de ces considérations que leur opposaient les partisans de l'absorption veineuse. Mais le fait anatomique dont ils arguent est-il bien réel? Ils l'assurent d'après des injections cadavériques dans lesquelles on a vu la matière injectée dans des lymphatiques passer dans des veinules: *Vieussens*, par exemple, dit avoir vu par ses injections des vaisseaux lymphatiques naître des parois des dernières artérioles, et venir aboutir aux premières veinules; *Blizard* et *Meckel* disent avoir vu des lymphatiques aboutir directement à des veines; M. *Ribès*, en injectant les veines sus-hépatiques, a vu la matière passer dans les vaisseaux lymphatiques superficiels du foie; enfin M. *Alard*, qui nie l'absorption veineuse dans l'ouvrage que nous avons cité plus haut, fait de cette communication la base de toute sa théorie. Or il faut bien se garder de tirer des conclusions absolues de ces injections cadavériques; les fluides sont bien loin de suivre pendant la vie le cours qu'annoncent ces injections; et ce qui le prouve, c'est qu'elles annoncent la communication de tous les genres de vaisseaux, quels qu'ils soient, artères, veines, lymphatiques, sécréteurs, etc. Beaucoup de considérations en outre combattent l'idée de cette communication des systèmes lymphatique et veineux à leur origine, ou au moins veulent qu'on la réduise à peu de chose : à quoi servirait en effet, dans l'hypothèse de cette communication, l'abouchement par deux troncs du système lymphatique dans le système veineux? S'il est vrai que la lymphe aille en s'animalisant graduellement dans son cours par l'influence des ganglions, comme cela est très-probable; s'il est vrai que le choix des veines sous-clavières, pour le versement de la lymphe dans le sang, ne soit pas sans importance pour l'ordre de la circulation et pour l'acte de l'hématose, peut-on croire à cette communication directe des vaisseaux lymphatiques avec les veines à leur origine première? et n'est-il pas probable au moins que si les lymphatiques versent dès ce lieu dans les veines les produits de leur absorption, ce n'est que dans une quantité trop petite, pour faire concevoir, sans le secours d'une absorption directe par les veines, la très-grande capacité qu'offrent de suite ces vaisseaux?

D'autre part, M. *Magendie* est surtout, parmi les physiologistes de nos jours, celui qui ne veut admettre que l'absorption veineuse, et d'après des raisons qui ne me paraissent pas plus convaincantes. 1° Il dit que des injections délicates faites jadis par *Meckel* et répétées par M. *Ribes* prouvent que les vaisseaux lymphatiques n'ont pas, aux diverses surfaces du corps et dans l'intimité des parenchymes, des communications aussi libres que les veines. Mais on lui objecte que peut-être *Meckel* et M. *Ribes* ont dû les résultats qu'ils ont obtenus de leurs injections à l'état de putréfaction commençante dans lequel étaient les cadavres sur lesquels ils ont opéré; et que d'ailleurs, si les veines ont, plus évidemment encore que les lymphatiques, leurs radicules ouverts aux diverses surfaces, cette disposition n'en est pas moins celle qui est propre aux vaisseaux lymphatiques. 2° Il invoque le fait de la grande capacité du système veineux, capacité qui est plus grande à partir même des origines de ce système, et la petitesse comparative des troncs centraux du système lymphatique; il demande comment les matériaux des absorptions internes pourraient arriver dans le sang par le canal thoracique, quand le chyle de la digestion afflue par ce canal. Mais toutes ces considérations, qui sont bonnes à présenter pour appuyer l'idée de l'absorption veineuse, ne prouvent absolument rien contre l'absorption lymphatique. 3° Opposant expérience à expérience, il dit que dans plus de cent cas dans lesquels il a soumis à l'action d'absorption des substances diverses déposées dans des membranes séreuses, dans le tissu cellulaire, dans les parenchymes, il n'a jamais pu retrouver ces substances dans les vaisseaux lymphatiques, et qu'au contraire il les a toujours retrouvées dans les veines. Mais, ainsi que nous l'avons déjà objecté à *Hunter*, que peuvent les faits négatifs de M. *Magendie* contre les faits positifs bien constatés dans lesquels les matières absorbées ont été retrouvées dans les vaisseaux lymphatiques ? Sans parler des expériences de *Hunter*, et de *Flandrin*, on a de nombreux faits de ce genre. *Mascagni* a trouvé, sur des animaux morts d'hémorrhagies pulmonaires et abdominales, les vaisseaux lymphatiques du poumon et du péritoine pleins de sang ; ce même observateur a vu une autrefois tous les vaisseaux lymphatiques gorgés du fluide d'une hydropisie : M. *Desgenettes* a vu les lymphatiques du foie contenir une lymphe amère, et ceux des reins contenir une lymphe urineuse : *Sœmméring* a vu de même de la bile dans les lymphatiques du foie, et du lait dans ceux de l'aisselle : enfin M. *Dupuytren* a observé, chez une femme qui avait une tumeur énorme avec suppuration à la partie interne de la cuisse, les vaisseaux lymphatiques environnans et les ganglions de l'aine pleins d'un fluide qui avait l'opacité, la couleur blanche et la consistance du pus. Sans contredit, l'expérience de M. *Magendie* qui paraît la plus favorable à l'absorption veineuse est celle de l'anse intestinale qui ne communique plus avec le corps que par le moyen d'une artère et d'une veine, et dans l'intérieur de laquelle un poison a cependant été absorbé. M. *Magendie* l'a répétée sous une autre forme ; il a coupé la cuisse à un chien vivant, de manière à ce que ce membre ne tienne plus au corps que par l'artère et la veine crurales ; il a ensuite inséré de l'upas tieuté dans la pate de l'animal, et après quatre minutes il a vu se manifester les effets du poison. En coupant l'artère et la veine crurales, et remplaçant ces vaisseaux par des tuyaux de plume, le résultat de l'expérience était le même. Enfin, selon qu'on pressait ou non avec les doigts la veine crurale, on suspendait ou on laissait se développer les effets du poison, ce qui prouve bien qu'ici c'était le sang veineux qui était chargé du poison. Mais, ainsi que nous l'avons déjà dit en parlant de l'absorption des boissons, cette expérience prouve bien que les veines absorbent, mais non que les lymphatiques n'absorbent pas; il eût fallu pour cela faire la contre-épreuve, c'est-à-dire ne laisser de communication à la cuisse coupée que par l'intermède d'un vaisseau lymphatique. L'expérience de la cuisse prouve même moins pour l'absorption veineuse que celle de l'anse d'intestin, parce qu'en piquant la pate avec un instrument imprégné d'upas tieuté, on empoisonnait directement le sang veineux. 4° Les fauteurs de l'absorption veineuse ont dit que beaucoup de parties du corps humain ne paraissaient posséder aucun vaisseau lymphatique, qu'une grande moitié du règne animal, tous les animaux vertébrés, en paraissaient également dépourvus. Mais n'en peut-on pas dire autant des veines? Que de parties dans le corps humain où se font des absorptions et desquelles cependant il ne revient pas de veines!

En somme donc, tout nous paraît égal entre ces deux systèmes vasculaires, quand on veut leur rapporter l'office de l'absorption interne; ce qu'on peut dire de l'un peut certainement se dire de l'autre; il est absolument impossible de nier ou d'adopter l'une des deux absorptions, sans nier aussi ou adopter l'autre; et tous les argumens se bornent à établir par voie d'exclusion que ces deux systèmes vasculaires sont les agens des absorptions internes, et qu'ils le sont également et de concert.

Seulement il se présente ici la question de savoir s'ils effectuent l'absorption immédiatement ou médiatement. Mais pour y répondre, il faudrait pouvoir saisir quelle est la disposition des veines et des vaisseaux lymphatiques à leur origine première. La plupart des anatomistes, arguant de la transsudation des injections dans les parenchymes et sur les surfaces, croient que ces vaisseaux y ont des orifices libres et qu'ils y exercent une action d'aspiration. Telle leur a paru être surtout l'origine des chylifères dans les villosités de l'intestin; et ils pensent que cette disposition des absorbans externes doit être celle des absorbans internes. Dans cette manière de voir, les veines et les vaisseaux lymphatiques effectueraient immédiatement l'absorption. D'autres professent qu'aux lieux profonds où se font les absorptions internes existe une sorte de spongiosité, une espèce de substance gélatineuse qui effectue immédiatement l'absorption, mais qui communiquant aux parois des veines et des lymphatiques, en transmet le produit dans l'intérieur de ces vaisseaux. Dans cette autre hypothèse, l'absorption dans l'homme et les animaux supérieurs se rapprocherait de ce qu'elle est dans les êtres vivans les plus simples, où c'est le tissu même des parties, et non un appareil vasculaire, qui effectue cette action. On conçoit du reste que cette controverse ne change rien au fond de la question principale, l'indication des agens de l'absorption interne; et nous la terminons en présentant comme tels les vaisseaux lymphatiques et les veines.

Maintenant arrivons au mécanisme de cette absorption. D'abord l'action, quelle qu'elle soit, à laquelle se livrent les radicules des veines et des vaisseaux lymphatiques, et de laquelle résulte cette absorption, est trop moléculaire pour être saisissable par aucun sens; on ne peut ni la voir ni la toucher; son résultat seul, c'est-à-dire, l'absorption elle-même, nous annonce qu'elle a eu lieu. Conséquemment on ne peut la décrire. On a dit, d'après ce qu'on a cru apercevoir dans le jeu des points lacrymaux qu'on a regardé comme une image grossie des radicules absorbans, que ces radicules éprouvaient une sorte d'érection, offraient des mouvemens alternatifs de contraction et de dilatation; mais tout cela a été plutôt inspiré par l'imagination, qu'observé réellement. En second lieu, cette action, quelle qu'elle soit, ne consiste pas en un simple pompement des matières, mais est de plus une action d'élaboration; les matériaux divers qu'elle recueille sont en effet changés au moment de leur absorption en lymphe et en sang veineux; ils ne sont pas retrouvés séparement dans ces fluides; ils forment masse homogène avec eux; on peut assurer que ces fluides en sont les produits, dérivent d'eux, sont formés avec eux. Il est bien étrange que, parmi les physiologistes qui ont dit les veines les agens et même les agens exclusifs de l'absorption interne, aucun n'ait considéré le sang veineux comme fourni par les matériaux de cette absorption, ainsi qu'ils ont dit le chyle dérivé du chyme. Enfin l'essence de cette action d'absorption n'est pas plus pénétrable que celle de toute autre, et on ne peut dire d'elle que les deux mêmes propositions que nous avons dites de l'absorption considérée dans son état le plus simple, savoir, qu'elle exige l'intervention des veines et des vaisseaux lymphatiques; que ces vaisseaux ne sont pas passifs pour la produire; et que n'étant assimilable à aucune action physique, mécanique ou chimique, elle doit être dite une action organique et vitale. La première proposition ne souffre aucune difficulté : l'absorption interne n'exige-t-elle pas l'état de vie? ne diffère-t-elle pas selon les âges, l'état de santé, de maladie, les diverses conditions organiques dans lesquelles on peut être? Quant à la seconde, elle a donné lieu à plus de débats, mais qui ne font que la confirmer davantage.

Quelle action physique, mécanique, pourrait en effet être présentée comme l'essence de l'absorption? On a parlé d'une imbibition passive entre les pores des vaisseaux; on a avancé l'influence d'une pression analogue à celle en vertu de laquelle l'intestin était supposé avoir introduit le chyle dans les chylifères; on a surtout invoqué le phénomène des tubes capillaires. Mais toutes ces actions ne supposent pas une altération dans la matière absorbée, et nous avons vu que celle-ci, en même temps qu'elle est saisie, est changée en lymphe et en sang veineux : la lymphe et le sang veineux existent-ils avant l'action d'absorbtion?

L'action d'absorption n'est pas davantage une action chimique; car il n'y a nul rapport chimique entre les matériaux des absorptions internes et les fluides lymphe et sang veineux qui en sont les produits; de la composition chimique des unes, on ne peut, à l'aide des lois chimiques générales, conclure à la formation des autres; ces absorptions enfin ont pour résultat de créer des matières organisées, et la vie seule, comme on le sait, a cette puissance.

Cette action d'absorption est donc une de ces fonctions exclusives aux corps vivans, et qu'on appelle, à cause de cela, *organiques* et *vitales*. En vain, dans un mémoire qu'a présenté, au mois d'octobre 1820, M. *Magendie*, à l'Académie des Sciences, ce physiologiste a voulu rattacher cette action à l'attraction capillaire des parois vasculaires; nous ne pouvons déduire cette conséquence des expériences qui y sont rapportées. Ces expériences sont de deux sortes : 1° un litre d'eau chaude à 40 degrés du therm. centig. est injecté dans les veines d'un chien de moyenne taille; une légère dose d'un poison connu est ensuite déposée dans sa plèvre, et les effets du poison se montrent plus tard que si l'injection dans les veines n'avait pas été faite : quand ils sont aussi prompts à se déclarer, ils sont au moins plus faibles et partant plus prolongés. Si on injecte dans les veines du chien autant d'eau qu'il peut en supporter sans mourir, deux litres par exemple, les effets du poison ne sont plus obtenus. Pour s'assurer si dans ce dernier cas c'est la distension des vaisseaux qui empêche l'action d'absorption, M. *Magendie*, une demi-heure après le commencement de l'expérience, saigne l'animal et voit les effets du poison se manifester à mesure que le sang coule. S'il n'a pratiqué l'injection dans les veines qu'après avoir saigné l'animal, lui avoir retiré une demi-livre de sang, par exemple, les effets du poison qui ne se manifestaient qu'après 2 minutes, éclatent après 30 secondes seulement. Enfin, si pendant qu'il tire du sang d'un côté, il injecte une quantité égale d'eau de l'autre, les effets du poison se montrent aussi prompts et aussi intenses que sur un animal non préparé. De cette première série d'expériences M. *Magendie* conclut d'abord, que quand le poison manifeste ses effets, c'est que l'absorption s'en est faite; en second lieu, que cette absorption s'est faite en raison inverse du degré de distention des vaisseaux; enfin que cette circonstance toute physique doit faire accorder à l'action d'absorption une essence toute physique aussi, doit la faire consister simplement dans l'attraction capillaire des parois vasculaires. Mais avant d'aller plus loin, si le poison agit plus tardivement ou plus faiblement quand de l'eau est injectée dans les veines, ne peut-on pas dire que c'est parce qu'il est étendu alors dans plus de véhicule? S'il agit plus promptement et plus fortement au contraire dans l'animal qu'on a amplement saigné, n'est-ce pas parce qu'il est étendu en moins de véhicule, ou parce qu'il frappe sur un animal que la saignée a affaibli? Qui peut assurer M. *Magendie* que quand le poison n'a pas manifesté ses effets, il n'a pas été absorbé? Ne peut-il pas avoir été neutralisé, par suite du véhicule abondant porté dans le sang? Enfin, sans nier que la circonstance d'une forte distension des vaisseaux ait quelque influence sur l'action d'absorption, la facilite ou y mette obstacle, peut-on arguer de ces absorptions insolites à celles qui se font naturellement dans l'économie, et dans lesquelles la matière subit une élaboration? Il faudrait admettre que les parois vasculaires, en exerçant une attraction sur ces matières absorbées, en modifiassent la combinaison; or nous avons vu plus haut qu'il était impossible de rapporter aux actions chimiques générales cette action d'élaboration. Nous ne pouvons donc pas croire à la conclusion de M. *Magendie* d'après ces premières expériences. Passons aux suivantes. 2° Ce physiologiste, ayant fait de l'absorption un phénomène purement physique, devait supposer que cette absorption se ferait après la mort comme pendant la vie; et il imagina les expériences suivantes pour le vérifier: il isola sur le cadavre la veine jugulaire externe dans une longueur de trois centimètres; il attacha à chacune de ses extrémités un tube, plongea la veine dans une liqueur acide, et, établissant dans son intérieur un courant d'eau tiède, il vit qu'après cinq ou six minutes cette eau tiède était chargée d'un peu de la liqueur acide extérieure. Répétant cette expérience sur d'autres veines, sur la carotide, et sur l'homme comme sur des chiens, il remarqua toujours le même résultat. Ce résultat s'observa d'autant plus promptement, que la liqueur extérieure était plus acide, et sa température plus élevée. Sur un chien vivant, âgé de six semaines, la veine jugulaire fut également mise à nu, et pendant que le sang circulait de même en son intérieur, une goutte de dissolution d'extrait alcoholique de noix vomique fut déposée sur ses parois; ce poison pénétra dans la veine, car après quatre minutes ses effets se manifestèrent. Sur un chien plus âgé, l'expérience réussit également, mais au bout de dix minutes. Il en fut de même quand on opèra sur la carotide, mais les effets furent encore plus tardifs, parce que ce vaisseau est moins spongieux. On ne pouvait douter que le poison eût passé directement à travers les parois du vaisseau et non par les veinules voisines, puisqu'on en trouvait des traces dans le sang du vaisseau qui était soumis à l'expérience. Le résultat fut encore le même quand on opéra sur de petits vaisseaux. Enfin, une eau acide remplissant le péricarde, M. *Magendie* injecta de l'eau tiède dans l'artère coronaire, et cette eau, étant ramenée par la veine coronaire dans l'oreillette droite, se montra au bout de six minutes chargée de la liqueur acide du péricarde. Or tous ces faits sont regardés par M. *Magendie* comme des résultats de l'absorption; et comme ils paraissent être des phénomènes de simple imbibition, il assigne ce caractère à l'action d'absorption. Mais tous ces faits relatés dans cette seconde série d'expériences sont-ils bien véritablement des phénomènes d'absorption? M. *Magendie* ne s'est-il pas trompé sur leur nature? Où est l'action élaboratrice qui est l'attribut caractéristique de toute absorption? A ce compte, tout vaisseau serait absorbant, le lymphatique comme le veineux, et cependant M. *Magendie* nie l'absorption lymphatique, comme nous l'avons vu. A la vérité, il dit bien que la matière absorbée pénètre dans les lymphatiques comme dans les veines, et que, si elle ne manifeste pas ses effets, c'est qu'il ne se fait aucune circulation dans ces vaisseaux, et que le poison n'est pas transmis aux centres nerveux. Mais dans les analyses chimiques il aurait au moins retrouvé la matière dans la lymphe, et il ne l'a pas pu. L'absorption aurait dû se faire aussi par les artères. Il nous semble qu'ici M. *Magendie* a pris pour des actes d'absorption des phénomènes de simple imbibition, et il n'est pas étonnant dès lors qu'il leur ait trouvé une essence toute physique.

Encore une fois, cette action d'absorption qu'on ne peut voir, puisqu'elle se passe aux extrémités capillaires d'un système vasculaire, est évidemment une action vitale : certainement elle a ce caractère dans les derniers animaux, chez lesquels elle effectue à elle seule, comme nous l'avons dit, toute la nutrition; et c'est une grande présomption jointe à toutes les raisons précédentes pour qu'elle l'ait aussi dans les animaux supérieurs. Ses produits sont ici la lymphe et le sang veineux; chacun de ces deux systèmes de vaisseaux, vaisseaux lymphatiques et veines, ont le pouvoir de faire à leur origine ces fluides, comme les chylifères ont celui de faire à la leur le chyle. Il s'agirait maintenant de suivre le cours de l'un et de l'autre de ces fluides dans leur appareil vasculaire propre, de débattre si, à l'instar du chyle, ils éprouvent pendant leur trajet une élaboration continuelle, ou s'ils restent tels à la fin du système qu'ils étaient au commencement, et enfin de les conduire jusqu'à ce que, mêlés au chyle, ils parviennent au centre de la circulation; mais tous ces détails seront mieux placés aux mots *lymphatique*, *lymphe*, *lymphose* et *veine*. Il doit nous suffire d'avoir donné ici l'histoire générale de l'absorption.

Telles sont toutes les absorptions nutritives qui se produisent chez l'homme; et leur histoire justifie l'idée générale que nous avons donnée de la fonction d'absorption en lui. On voit que les produits de cette fonction ont été trois fluides, le chyle, la lymphe et le sang veineux, qui confluent l'un dans l'autre, et qui, représentant tous les élémens, tant externes qu'internes, que les absorbans ont saisis, vont dans le poumon se changer en sang artériel, et sont les matériaux constitutifs de ce fluide.

Quant aux absorptions éventuelles, de la seconde classe, il est certain que ce sont les vaisseaux lymphatiques et les veines qui en sont également les agens, puisqu'on retrouve dans leur intérieur les matières qu'elles ont saisies. L'action qui les constitue est du même ordre, c'est-à-dire vitale, avec cette différence cependant que généralement l'action altérante est nulle, ou plus faible au moins. Tour à tour elles sont utiles ou nuisibles, comme quand elles font pénétrer les liquides que réclame la soif, les médicamens par lesquels on veut modifier l'économie malade, ou enfin les diverses contagions. Enfin, dans l'état normal, il n'y a que deux surfaces par lesquelles elles peuvent se faire, la peau et les membranes muqueuses; et à chacun de ces deux mots, *peau* et *muqueuses*, on traitera des absorptions qui s'y produisent, et des avantages et des dangers qui suivent ces absorptions. (ADELON.)

ABSTÈME, adj. de *abs*, préposition privative, et de *temetum*, vin. On a donné ce nom à celui qui s'abstient de boire du vin ou toute autre liqueur fermentée. Comme, pour apprécier l'effet que la privation d'une substance produit sur l'économie, il est nécessaire de connaître quelle est sur elle l'influence de son usage, nous renvoyons le lecteur aux mots *Boisson*, *vin*, *liqueurs alcoholiques*, où il sera traité de l'usage, de l'abus et de la privation de ces liquides. (ROSTAN.)

ABSTERGENS, adj., *abstergentia*, de *abstergere*, nettoyer, essuyer; médicamens auxquels on attribuait autrefois la propriété de dissoudre les corps résineux, gras ou visqueux, qui altéraient et salissaient la surface des organes, et retardaient la cicatrisation des ulcères intérieurs et extérieurs. Les abstergens intérieurs, d'après les hypothèses admises alors, étaient ordinairement des liquides résineux ou alcalins. Ces médicamens jouissent sans doute de propriétés actives qui ne doivent pas être négligées en thérapeutique, mais qui ne peuvent être rapportées à la théorie de l'abstersion, maintenant abandonnée avec les prétendus abstergens. Les abstergens externes sont plus particulièrement désignés sous le nom de détersifs; *Voyez* ce mot. (GUERSENT.)

ABSTERSIF, adj. *Voyez* ABSTERGENT.

ABSTERSION, s. f., *abstersio*, effet des remèdes abstergens. *Voyez* ABSTERGENS.

ABSTINENCE, s. f. *abstinentia*, de *abstinere*, s'abstenir, se priver. Dans toute l'étendue du terme, abstinence peut s'appliquer à beaucoup de privations; mais on entend plus particulièrement par ce mot la privation totale ou partielle des alimens ou des boissons. L'abstinence peut être complète ou incomplète; elle arrive dans l'état sain ou dans l'état de maladie. Complète et dans l'état sain, elle ne saurait être de longue durée. Le principal moyen de réparation, on pourrait même dire le seul, (car l'absorption cutanée et pulmonaire sont de faibles moyens réparateurs) c'est sans contredit l'alimentation. Lorsque la déperdition est plus active, c'est-à-dire, que les secrétions et les excrétions sont dans le plus haut degré d'activité, le besoin de réparer se fait sentir avec plus d'énergie. Les pertes occasionées par la perspiration cutanée et pulmonaire, par l'excrétion de l'urine, des matières fécales, du sperme, par les dépenses de l'agent nerveux déterminées par les travaux du cabinet, etc. nécessitent une prompte réparation. On sait que ces pertes sont d'autant plus grandes, que les divers organes sont plus actifs et plus exercés. Un exercice violent et continu, les plaisirs de l'amour, les travaux du corps et de l'esprit, exigent donc que les individus qui y sont soumis suivent un régime plus abondant et plus nutritif. La jeunesse est de tous les âges celui où toutes les fonctions s'exécutent avec plus d'énergie, et la force de la constitution, la condition la plus heureuse à leur libre exercice. Il est donc facile de concevoir que l'abstinence aura des effets d'autant plus promptement pernicieux, que l'individu sera plus robuste et plus jeune. L'horrible tourment de la faim et de la soif, si cruellement éprouvé et si éloquemment décrit par les naufragés de *la Méduse*, s'empare des malheureux privés d'alimens. Leur face pâle et cadavéreuse atteste que leur sang, appauvri des matériaux réparateurs, circule incolore, séreux et peu abondant, dans des vaisseaux affaissés sur eux-mêmes; l'épigastre est très-douloureux ; les saillies et les dépressions des os se prononcent, les yeux sont hagards et brillans, l'haleine brûlante, la peau sèche et aride; un délire féroce s'empare du malheureux désespéré, que l'excès des tourmens, la faiblesse que fait naître la privation, jettent bientôt dans l'abattement le plus complet ; trop heureux lorsqu'une insensibilité totale lui sert de seuil au tombeau ! trois jours d'abstinence complète suffisent pour occasioner cette affreuse série de douleurs. Dans la vieillesse la peau est moins perspirable, plusieurs organes sécréteurs sont tombés dans l'inaction, les autres sont doués de peu d'activité; aussi, dans cet âge, les accidens dont nous parlons sont-ils plus lents et plus modérés. Nous nous abstiendrons de citer ici la fiction déchirante que le Dante nous a transmise : elle est connue, sans doute, de tous nos lecteurs. L'expression de ces vérités se trouve dans l'aphorisme 13e du liv 1er d'Hippocrate. *Senes facillimè jejunium tolerant, secundum eos qui constantem ætatem degunt, minimùm adolescentes, ex omnibus verò præcipuè pueri, atque inter ipsos qui ad actiones obeundas promptiores existunt.* Mais l'explication qu'il en donne dans l'aphorisme suivant, n'est pas en rapport avec la physiologie de nos jours; il attribue ces phénomènes à la somme plus grande de chaleur naturelle.

Lorsque l'abstinence n'est que partielle, et dans l'état sain, elle a des effets différens sur l'économie, suivant l'espèce d'aliment ou de boisson dont on est privé. On sent que nous ne pouvons parler ici que d'une manière générale, les détails ne devant être exposés que lorsqu'il s'agira des alimens. L'usage ou l'abstinence de certaines substances a sur l'économie une influence extrême. Ce n'est pas avancer un paradoxe que de dire qu'on pourrait modifier, changer même la constitution par un régime exclusif long-temps soutenu. L'abstinence de la diète végétale, le régime animal exclusif, les boissons fermentées, les excitans, augmentent la force physique, la tonicité, la fermeté des chairs, la contractilité des tissus; rendent les passions plus véhémentes; disposent à l'amour, à la colère, etc.; et sans invoquer ici le témoignage fabuleux du centaure Chiron, qui, dit-on, nourrissait le fils de Thétis et de Pélée avec des cervelles de lions, ne sait-on pas que les animaux carnassiers sont plus forts et plus féroces que les animaux herbivores, auxquels on a donné le nom de *pacifiques* qu'ils justifient à tous égards? C'est conduits par cette observation que les chefs de sectes ont conseillé le jeûne ou simplement l'abstinence de certaines substances à leurs prosélytes. La religion chrétienne impose à cet égard des lois rigoureuses; mais celle de certains peuples des Indes orientales et celle du pythagorisme, étaient encore plus sévères. Les unes et les autres ont eu pour but en affaiblissant le physique d'influer principalement sur le moral, de rendre les hommes plus doux, plus indulgens, plus *humains*. Et il est hors de doute qu'une abstinence médiocrement prolongée, qu'une diète végétale, lactée, que la privation des liqueurs fermentées éteignent l'aiguillon des passions.

Peut-être ces législateurs, en prescrivant l'abstinence du régime animal, ont-ils eu encore d'autres intentions. Ainsi il n'est pas douteux que la continuité du même régime ne prédispose à certaines maladies; il est donc fort avantageux pour la santé d'interrompre et de changer quelquefois son régime habituel. Une seconde raison, d'une utilité non moins générale, qui peut avoir dirigé ces grands politiques, est celle-ci: ils ont établi le carême à la fin de l'hiver : l'on sait que dans ce moment les animaux s'accouplent ou portent ; c'eût donc été s'exposer à une destruction rapide des espèces que d'en permettre la consommation à cette époque. La civilisation n'avait pas encore trouvé, dans ces temps, le moyen de multiplier les races pour ainsi dire à volonté.

Nous ne citerons pas d'histoire détaillée d'abstinence forcée dans l'état de santé. Les descriptions de siégés prolongés, qu'on peut lire dans tous les historiens, en fournissent assez d'exemples. Il n'est personne qui ne connaisse les affreux détails de celui de Paris par Henri IV, et le trait si touchant auquel il donna lieu de la part de ce véritable père du peuple. Un des effets les plus constans de ces abstinences prolongées, c'est de traîner à leur suite d'horribles épidémies. Il est vrai d'ajouter qu'une foule d'autres causes concourrent à leur développement.

Dans l'état de maladie l'abstinence a d'autres effets; c'est dans cet état qu'on en trouve les exemples les plus extraordinaires. Dans les maladies aiguës le dégoût des alimens est un état naturel, et la privation des substances nourrissantes porte plus spécialement le nom de *diète*. (*Voyez* ce mot.) Dans les maladies chroniques, dans les cancers de l'œsophage, de l'estomac et des intestins, on a observé des abstinences très-prolongées. J'ai eu dernièrement sous les yeux, à la division des incurables, à la Salpétrière, une femme dont l'œsophage était comprimé et entièrement oblitéré par des glandes cervicales engorgées, consécutives à un cancer du sein amputé, chez laquelle il fut impossible d'introduire le moindre aliment solide ou liquide par les voies supérieures, pendant près de deux mois avant sa mort. Cette malheureuse était assez bien portante et assez fraîche au moment où cet accident se manifesta. Le tourment de la soif s'empara bientôt d'elle, et c'est surtout ce qui excitait ses plaintes; des bains généraux et des lavemens furent les seuls moyens de soulagement que je pus employer. Cette infortunée se vit périr, dans toute la rigueur de l'expression, par le supplice de Tantale. Dans certaines névroses on a observé des abstinences plus ou moins complètes pendant plusieurs jours, plusieurs mois, et même, ce qui n'est pas vraisemblable, pendant plusieurs années. C'est ainsi que des femmes hystériques vivent pendant un temps infini, en ne prenant presque aucun aliment. Cela se conçoit facilement, si l'on remarque que ces personnes, presque continuellement assises, ne se livrent à aucune espèce d'exercice du corps ou de l'esprit, et que, dans cet état d'inaction, les pertes étant presque nulles, n'exigent pour ainsi dire aucune réparation. C'est une raison à peu près semblable qui explique l'existence, prolongée dans une abstinence complète, de ces mineurs qui se trouvent enfouis sous quelque éboulement de terrain. Ces individus, ordinairement renfermés dans un espace étroit, où ils ne peuvent exécuter aucun mouvement, gisant au milieu d'une atmosphère basse, qui favorise peu la perspiration, respirant à peine, peuvent supporter une longue abstinence : aussi parvient-on souvent à les retirer vivans de leur tombeau, après plusieurs jours de cette espèce de sépulture. On lit dans l'*Encyclopédie* l'histoire singulière d'un anatomiste célèbre qui, vers la fin de ses jours, fut pris d'un sommeil insurmontable. Il ne s'éveillait que tous les huit jours, et ne mangeait par conséquent que le jour de son réveil; c'était tous les vendredis, et comme il était fort pieux et qu'il savait quel était ce jour, il refusait tout aliment gras. Enfin il dormit pendant un an, au bout duquel il mourut, sans doute d'inanition. L'état de sommeil peut donc aussi permettre une longue abstinence; en effet, dans cet état d'immobilité, les pertes sont presque nulles, le besoin de réparation doit être peu impérieux, ce qui explique pourquoi les animaux dormeurs, tels que la marmote, etc., restent une saison toute entière sans manger. *Voyez* pour complément les articles ALIMENT, DIÈTE, JEUNE, RÉGIME, etc. (ROSTAN.)

ABSUS, s. m. C'est une petite espèce de casse, *cassia absus* (Légumineuses, JUSS.; Décand. monogynie, LIN.), qui est annuelle et croît en Égypte et à Ceylan.

Ses graines sont, au rapport de quelques voyageurs, employées en Égypte dans le traitement de l'ophthalmie au moment de l'invasion. Pour cela on les réduit en poudre, on les mélange avec partie égale de sucre pulvérisé, et l'on en introduit une petite pincée entre les paupières. Cette plante est totalement inusitée en France. Prosper Alpin dans son livre sur les plantes d'Égypte en donne (*pag.* 37, *chap.* XXXI) une bonne figure, mais ne dit pas un mot de ses propriétés ni de ses usages. (A. R.)

ACACIA VRAI, *succus Acaciæ veræ*; suc concret que l'on retire des gousses non mûres du *mimosa nilotica* LIN. ou *acacia vera*, WILLD. Cet arbrisseau, qui fournit également la gomme arabique, croît en Égypte et appartient à la famille des Légumineuses de JUSS., à la polygamie monœcie de LIN.

Le suc d'Acacia est en petits pains d'environ quatre à huit onces, ordinairement enveloppés dans des morceaux de vessie; il est solide, d'une couleur brune rougeâtre, d'une saveur styptique un peu douceâtre et mucilagineuse. Il contient une grande quantité d'acide gallique et du tannin. Il est sans odeur marquée, et se dissout dans l'eau froide.

Ce médicament est aujourd'hui fort peu usité; les anciens, au contraire, en faisaient fréquemment usage. Les Égyptiens, au rapport de Prosper Alpin, l'employaient dans les ophthalmies chroniques si fréquentes en Égypte, pour redonner du ton aux plaies suppurantes, dans les différens flux muqueux trop abondans, etc. Pendant long-temps on l'a administré, à la dose d'un scrupule à un gros, dans la dyssenterie chronique et les différentes hémorrhagies asthéniques, mais aujourd'hui les médecins n'en font plus usage.

ACACIA NOSTRAS, *succus Acaciæ nostratis*; suc concret retiré des fruits du prunellier, *prunus spinosa* LIN. avant leur maturité. Cet arbrisseau, très-commun dans nos bois et nos haies, appartient à la famille des Rosacées, JUSS.; icosandrie, monoginie LIN. On le rencontre beaucoup plus fréquemment dans le commerce que le précédent, qui aujourd'hui y est fort rare. Il nous vient principalement d'Allemagne. Il est plus âpre, plus brun que l'acacia vrai; il renferme beaucoup d'acide malique. On peut l'employer aux mêmes usages que l'acacia vrai.

(A. RICHARD.)

ACANTHABOLE, s. m. *acanthabolus*, de ἄκανθα, épine, et de βάλλειν, jeter dehors, expulser. Paul d'Ægine a donné ce nom à un instrument de chirurgie, en forme de pince à disséquer, et destiné à retirer les petits corps étrangers des plaies, etc. Fabrice d'Aquapendente décrit, sous le même nom et sous celui de bec de grue, deux longues pinces à branches croisées, l'une coudée et l'autre courbe, toutes deux propres à extraire les corps étrangers des endroits profonds, et particulièrement du pharynx.

ACANTHACÉES, s. f. pl. JUSS.—Famille de plantes dicotylédones monopétales, à étamines insérées à la corolle hypogyne. Elle ne renferme qu'une seule plante qui soit encore de quelque usage de nos jours, c'est l'*acanthus mollis*, l'acanthe ou *branche ursina*.

Les propriétés médicales des végétaux qui se rapportent à cette famille ne sont pas bien marquées; mais elle ne paraît point renfermer de plantes vénéneuses.

(A. RICHARD.)

ACANTHE, s. f., *brancursine* ou *branche ursine*, *acanthus mollis*, LIN. (Acanthacées, JUSS.; didynamie angiospermie. LIN.). Très-belle plante, dont les feuilles élégamment sinueuses ont été imitées par Callimachus pour orner les chapiteaux des colonnes corinthiennes.

Toutes ses parties, mais ses feuilles surtout, sont émollientes. On les emploie à l'extérieur, principalement en lavement. Peu usitée. (A. RICHARD.)

ACARUS, s. m. de ἀκαρής, indivisible, très-petit. *Voyez* CIRON.

ACATAPOSE, s. f. *acataposis*, de α privatif et de κατάποσις, déglutition; abolition de la déglutition. Dans la classification de Vogel, ce mot est employé pour désigner une déglutition douloureuse. *Voyez* DÉGLUTITION, DYSPHAGIE. (R. DEL.)

ACCABLEMENT, s. m., chute subite et considérable des forces jointe à un sentiment particulier de pesanteur générale. Le corps semble être accablé sous son propre poids. *Voyez* ABATTEMENT. (CH.)

ACCÉLÉRATEUR (muscle), adj. pris subt.. *accelerator*, *Voyez* BULBO-CAVERNEUX.

ACCÉLÉRATION, s. f. *acceleratio*, de *accelerare*, hâter; augmentation de vitesse dans le mouvement des corps en général. Ce mot, en physiologie et en pathologie, exprime l'accroissement que certains organes éprouvent dans leur action. Il s'applique surtout aux mouvemens de la circulation et de la respiration. Ainsi l'on dit *accélération du pouls*, *accélération de la repiration*. *Voyez* les articles CIRCULATION, POULS, RESPIRATION. (R. DEL.)

ACCÈS, s. m., *accessus*. Ce mot est employé en pathologie dans des acceptions un peu différentes; la réapparition des symptômes hystériques et épileptiques constitue, dans le langage de la plupart des auteurs, un accès d'hystérie ou d'hypocondrie; le paroxysme de certaines affections dont la marche est exacerbante, est aussi pour plusieurs un véritable accès. Nous pensons qu'il vaut mieux réserver exclusivement ce nom à chacun des mouvemens fébriles dont la réunion constitue une fièvre intermittente; désigner sous le nom de *paroxysme* l'exacerbation des maladies dont la marche est continue, et sous celui d'*attaque* le retour des symptômes de l'hystérie ou de la goutte. *Voyez* PAROXYSME, ATTAQUE.

Les accès ne doivent pas être considérés comme des affections isolées : une même cause les produit tous; ils ne forment qu'une seule maladie, bien que leurs phénomènes se montrent et disparaissent alternativement. Ils diffèrent en cela de certaines fièvres éphémères qui se reproduisent à de courts intervalles, mais qui sont dues chaque fois à des causes nouvelles.

Les accès présentent en général, au milieu des phénomènes variables, un *frisson* suivi de *chaleur*, puis de *sueur*. Ces trois phénomènes, qui se succèdent dans chaque accès, le partagent en quelque sorte en trois périodes auxquelles on donne le nom de *stades*. Chacun de ces stades est désigné soit par le nom du phénomène principal qui le constitue, soit par son ordre numérique. On peut distinguer les accès en complets et en incomplets, en anomaux, en réguliers et en irréguliers. Ils sont *complets* lorsqu'ils présentent les trois stades indiqués; *incomplets*, lorsqu'un ou deux de ces stades viennent à manquer; *anomaux*, lorsque les stades sont renversés ou confondus, ou qu'ils n'offrent ni froid, ni chaleur, ni sueur; *réguliers*, lorsqu'ils se correspondent exactement pour la forme, la durée et l'époque; *irréguliers*, dans les conditions opposées.

L'intervalle qui sépare les accès est désigné sous le nom d'*apyrexie* ou d'*intermission*. *Voyez* ces mots.

De l'ordre et de la ressemblance des accès naît le *type* des fièvres intermittentes. *Voyez* FIÈVRES INTERMITTENTES.

Il y a aussi des accès dans les fièvres rémittentes; ils offrent les mêmes phénomènes, mais ils sont séparés par une simple *rémission*. *Voyez* ce mot.

ACCESSOIRE, adj. pris quelquefois substantivement, *accessorius*; ce qui suit ou accompagne quelque chose de principal. Dans le langage médical, ce mot a en général le même sens que dans le langage commun. On en fait cependant aussi quelques applications particulières. On appelle sciences accessoires à la médecine celles qui ont des rapports plus ou moins nécessaires avec elle. Il n'est presque pas une des connaissances humaines qui ne soit dans ce cas. Le domaine scientifique de la médecine embrasse la connaissance de l'homme sain et malade, et de toutes les choses qui peuvent agir sur lui d'une manière favorable ou nuisible, et l'art de la médecine consiste à savoir employer à propos ou éviter ces choses. On voit par là que ce sont les sciences naturelles qui ont surtout un rapport très-immédiat avec la médecine. En anatomie on donne le nom d'accessoires à certaines parties jointes à d'autres qui paraissent plus importantes. Ainsi on appelle quelquefois accessoires ou dépendances les enveloppes d'un organe, etc. On a donné particulièrement ce nom à des apophyses, à des ligamens, à des muscles, à des nerfs, à des artères, à des parties de glandes, etc. En physiologie on donne ce nom à certains phénomènes qui s'associent à ceux qui sont essentiels : il n'est pas un organe peut-être qui en remplissant ses fonctions ne présente quelques phénomènes de ce genre; ainsi le diaphragme et les muscles abdominaux dans leurs contractions alternatives, soit pour la respiration, soit pour les efforts, soit pour les excrétions, servent à la circulation de la veine porte, etc. En pathologie on donne ce nom à des causes morbifiques peu actives, à des symptômes secondaires ou peu importans, à des signes d'une faible valeur; enfin en hygiène et en thérapeutique à des moyens peu énergiques et qui servent d'auxiliaires à d'autres agens plus puissans.

ACCESSOIRES (*apophyses*). Ce sont des apophyses des vertèbres des lombes.

ACCESSOIRES (*artères*). On a donné ce nom en général aux petites artères, qui se distribuent à une partie qui en reçoit aussi de plus grosses. On l'a donné en particulier à une artère méningienne moyenne, et à une vertébrale.

ACCESSOIRES (*glandes*). On a appelé parotide accessoire un lobe de la parotide; et testicule accessoire, l'épididyme.

ACCESSOIRES (*ligamens*). C'est le nom qu'on a donné à des ligamens des côtes, du radius, du carpe, du sacrum, etc.

ACCESSOIRES (*muscles*). On a donné ce nom à plusieurs muscles : tels sont entre autres l'accessoire du long fléchisseur des orteils, et l'accessoire du sacro-lombaire. (*Voyez* ces mots.)

ACCESSOIRES (*nerfs*). On a donné le nom de nerf accessoire du crural, ou accessoire de Winslow, à une branche du troisième nerf lombaire; et celui de spinal accessoire du pneumogastrique, ou accessoire de Willis, au nerf spinal. (A. BÉCLARD.)

ACCIDENT, s. m. *accidens*, de *accidere*, arriver par hasard. Ce mot pris dans son acception la plus étendue s'applique à tout événement fâcheux et fortuit. Dans le langage ordinaire, une maladie qui arrive inopinément est un accident. En pathologie, on désigne sous le nom général d'accidens les symptômes fâcheux qui surviennent pendant le cours d'une maladie à laquelle ils ne sont pas nécessairement liés; soit que ces symptômes puissent être prévus comme étant la conséquence possible ou fréquente de la maladie, soit qu'ils se manifestent d'une manière imprévue, en vertu d'une prédisposition peu apparente ou cachée, ou sous l'influence de causes qui ont agi postérieurement à l'invasion de la maladie. Tels sont les signes de compression du cerveau par un épanchement sanguin ou purulent, à la suite d'une fracture du crâne; le tétanos, l'hémorrhagie après une blessure ou une opération, l'étranglement d'une hernie, etc.

Le mot accident ne désigne pas toujours un symptôme *fâcheux* accidentel. On l'applique encore quelquefois à tous les phénomènes qui se manifestent accidentellement dans les maladies, lors même que leur apparition n'ajoute que peu ou même nullement à la gravité de l'affection; dans cette acception on se sert plus généralement des expressions, symptômes *accidentels*, *épiphénomènes*. (*Voyez* ces mots.)

Enfin on prend, dans quelques cas, *accident* comme synonyme de symptôme primitif, essentiel. C'est dans ce sens qu'on a dit: accidens résultant de l'usage de telle ou telle substance, accidens de la fièvre, de l'inflammation, etc. Cette signification est probablement empruntée à quelques auteurs anciens qui distinguaient les *accidentia* des *supervenientia*. (RAIGE-DELORME.)

ACCIDENTEL, adj., *adventitius*, qui arrive fortuitement, par accident. On a joint ce mot à une cause ou à un effet qui peuvent arriver, comme ne pas arriver. Symptômes *accidentels*. *Voyez* ÉPIPHÉNOMÈNES.

ACCLIMATÉ. Celui qui a éprouvé l'acclimatement.

ACCLIMATEMENT, s. m. Changement profond produit dans l'organisme par un séjour prolongé dans un lieu dont le climat est notablement différent de celui auquel on est accoutumé, et qui a pour effet de rendre le sujet qui l'a subi semblable, sous beaucoup de rapports, aux naturels du pays qu'il est venu habiter.

Quelle que soit la flexibilité de l'organisation humaine, ce changement ne s'opère presque jamais sans quelques dangers. Ils deviennent même très-graves lorsque l'on se transporte dans des climats fort différens de celui où l'on est né. Par exemple il est d'observation qu'un grand nombre des hommes habitués à vivre entre les tropiques sont enlevés, dans les deux premières années de leur séjour en France, par des inflammations aiguës de poitrine, ou périssent par la suite d'affections chroniques des organes contenus dans cette cavité, s'ils échappent au premier genre de maladie; de sorte qu'à tout prendre, le climat de la France n'est peut-être guère plus supportable pour eux que le leur ne l'est pour nous. Lorsqu'au contraire la différence du climat est peu considérable, il n'y a pas de danger appréciable à en changer. Nous ne nous arrêterons pas, à cause de cela, à parler des incommodités légères qu'éprouve un habitant du Languedoc quand il vient demeurer à Paris, ou de celles qui attendent le Parisien qui se rend à Nîmes : il suffit d'avertir de leur existence. D'ailleurs ces faits généraux, assez négligemment observés pour la plupart, trouveront place à l'article *Climat.* (*Voyez* ce mot.) Nous espérons néanmoins contribuer à éclairer leur histoire en faisant connaître avec quelques détails un des acclimatemens auxquels l'organisation des Européens a le plus de peine à se prêter, qui par cela même mérite de notre part une attention particulière; c'est celui qu'on obtient dans les Antilles. L'exposé suivant montrera quelle est son importance, et combien il influe sur toute l'économie.

Le Français qui débarque pour la première fois dans une des îles de l'Archipel américain est frappé du ton de pâleur fiévreuse qui règne sur tous les visages des blancs, du calme ou plutôt de l'expression de froideur qui les caractérise, et de l'admirable lenteur des mouvemens de tout le monde. L'image d'une souffrance maladive l'affecte plus désagréablement encore que celui de l'indifférence qu'il croit voir sur tous les traits. Rien de gai; pas une seule physionomie épanouie. Les plus belles figures, quand il s'en trouve, perdent tout à cette fâcheuse disposition. Bientôt le temps le familiarise avec ces impressions. Il change peu à peu lui-même; il perd cette vivacité, cette alacrité qui nous est si familière; déjà ses traits ne sont plus ce qu'ils étaient, et il ne tardera pas à produire sur ceux qui le verront l'effet qu'il a éprouvé. On dit alors que l'on est acclimaté, et que le sang s'est appauvri.

Cette altération du sang, très-réelle sans doute quoique exprimée d'une manière assez impropre, n'est pas la seule qui se soit effectuée dans l'économie. Les autres liquides ont également subi de grandes modifications dans leur composition intime. De là, en partie, la décoloration de la peau qui n'est pas entièrement due au changement éprouvé par le sang; la lenteur, la langueur dans laquelle on tombe inévitablement. Incapable d'un travail régulier et soutenu, on ne fait plus rien que par saccades. De l'apathie à l'extrême activité, de l'indolence à l'emportement il n'y a qu'un pas. On court après les émotions fortes, et c'est sans doute du besoin d'en éprouver que naît le caractère ambitieux, entreprenant, hasardeux, que Pouppé des Portes, dans son *Histoire des maladies de Saint-Domingue*, avait déjà signalé, et qui généralement domine dans les colonies. La modération, l'égalité dans les goûts, les plaisirs simples ne sauraient être de mise et ne se conçoivent même pas dans ces pays; il y faut du piment partout. Cet état est évidemment une dégradation réelle, un affaiblissement physique et moral, si la force gît plus dans la permanence et la constance d'action que dans une fougue emportée qui bientôt se relâche. Quoi qu'il en soit, on n'est vraiment acclimaté que quand la fusion dont je parle s'est effectuée.

Quelquefois elle s'opère sans secousse, sans maladie, ce qui est extrêmement rare : le plus souvent elle a lieu par des affections plus ou moins graves que l'on nomme maladie d'acclimatement; mais bien plus ordinairement encore la mort en arrête les progrès. De quelque manière qu'elle s'obtienne, elle a besoin au moins de deux années révolues pour être complète. L'arrivant rentre alors dans la classe des indigènes ou acclimatés de naissance, qui, pour le dire par anticipation, ne sont pas sujets à la fièvre jaune; mais en même temps il devient susceptible d'être atteint de leurs maladies habituelles, qu'il avait jusque-là évitées pour la plupart.

L'acclimatement s'acquiert; il doit par conséquent se perdre. Ainsi des créoles, partis jeunes de leur pays, et élevés en France, d'anciens colons, après une absence de douze ou quinze ans, peuvent être atteints de la fièvre jaune à leur retour dans les Antilles, et l'éprouver une seconde fois. Hors les cas de ce genre on en est à l'abri, si après l'avoir eue, on ne quitte plus les lieux où elle règne habituellement.

Malgré ses nombreux inconvéniens, l'acclimatement présente un avantage qui les compense tous avantageusement, celui d'assurer l'existence. Sous ce rapport il est à désirer; et les efforts du médecin doivent incessamment tendre à l'amener sans maladie grave. Les moyens d'y réussir constituent la partie principale du traitement préservatif de la fièvre-jaune : nous les renvoyons à cet article. *Voyez* FIÈVRE JAUNE. (ROCHOUX.)

ACCOMPAGNEMENT DE LA CATARACTE. On appelle ainsi des matières blanchâtres et visqueuses qu'on observe quelquefois autour du cristallin et qui restent après l'extraction ou l'abaissement de ce corps. Des portions de la membrane cristalline devenue opaque peuvent également former des accompagnemens de la cataracte, dont le déplacement est nécessaire au succès complet de l'opération. *Voyez* CATARACTE. (R. DEL.)

ACCOUCHÉE, adj., *puerpera;* se dit de la femme qui vient d'accoucher, de mettre au monde un enfant. Il convient d'étudier les phénomènes qui se manifestent chez elle, les maladies qui peuvent l'attaquer, les soins particuliers que demande l'état où elle se trouve. Toutes ces choses seront plus convenablement exposées au mot *couches*. (*Voyez* ce mot.)

ACCOUCHEMENT, s. m., en latin *partus*, et plus anciennement *partio*, est une fonction qui consiste dans l'expulsion du fœtus hors de la matrice où il s'est développé pendant tout le temps de la gestation. La plupart des accoucheurs, jusqu'à ces derniers temps, n'ont considéré dans cette fonction que son résultat, et ont défini l'accouchement, *la sortie d'un ou de plusieurs fœtus hors du sein de la mère;* ce qui les a conduits à le regarder, avec Levret, comme une opération mécanique et susceptible de démonstration géométrique. Astruc, développant cette idée, réduisit l'art d'accoucher au problème de mécanique suivant : « Une cavité extensible d'une certaine capacité étant « donnée, en tirer un corps flexible d'une longueur et d'une « grosseur donnée par une ouverture dilatable jusqu'à un certain « point, » problème qu'on pourrait, dit-il, résoudre géométriquement, si les différens degrés d'inertie ou de ressort dans la matrice et de force et de faiblesse dans l'enfant, si la qualité du sang plus ou moins inflammatoire, la disposition des nerfs de la matrice plus ou moins irritable, etc. n'y mettaient pas l'incertitude que les faits physiques mettent toujours dans toutes les questions physico-mathématiques.

Ces dernières réflexions si justes détruisent absolument la première proposition, et auraient dû éloigner pour toujours cette prétention de soumettre au calcul un objet qui, de sa nature, échappe entièrement à ses lois. Cependant ces idées se perpétuèrent, et Baudelocque dit encore que l'accouchement est une opération purement mécanique, et soumise aux lois du mouvement. D'après cette manière de voir, on a admis diverses classes d'accouchemens suivant l'époque où la sortie de l'enfant a lieu, et la difficulté plus ou moins grande avec laquelle elle s'exécute. Ainsi, en raison du temps, l'accouchement est *précoce* ou *prématuré*, *à terme* ou *tempestif*, *tardif* ou *retardé;* en raison de son issue, il est *possible* ou *impossible;* celui qui se termine par les seules forces de la nature est appelé *naturel*, et est *facile*, *difficile* ou *laborieux*, *prompt* ou *lent*; celui qui exige l'emploi de la main seule de l'accoucheur est dit *non naturel*, *contre nature*, *difficile*, *laborieux*, *manuel*, *artificiel*; celui enfin pour la terminaison duquel cette main doit être armée d'instrumens qui agissent ou sur la mère ou sur l'enfant, est assez généralement désigné sous le nom de *contre nature*. M. Capuron le nomme *mécanique*, et M. Gardien, *mixte* en certains cas, parce que les forces de la nature ne sont pas alors totalement étrangères à son exécution. Il est facile de voir par ce que je viens de dire que les auteurs n'ont pas tous attaché le même sens aux mêmes mots; ils ont aussi donné une extension différente aux classes sous lesquelles ils ont rangé la grande variété de cas que présente la pratique de l'art des accouchemens. Solayrès, dans l'excellente dissertation *De partu viribus maternis absoluto*, qu'il devait soutenir pour sa réception au collége de chirurgie, a établi une classification méthodique de tous ces cas, et les a partagés en trois classes subdivisées en ordres, genres, espèces et variétés. Cette classification, qui a le grand défaut d'offrir des divisions trop multipliées, a l'avantage inappréciable de présenter un ordre régulier pour l'exposition des faits et des préceptes de l'art. Elle a été adoptée en entier par Baudelocque, et avec des modifications plus ou moins grandes par la plupart des accoucheurs de notre temps. C'est aussi celle que je suivrai dans la série des articles qui contiendront l'exposition de la doctrine des accouchemens, en restreignant toutefois beaucoup le nombre des genres.

La définition que j'ai donnée de l'accouchement, indique assez que je considérerai cette fonction sous un point de vue plus philosophique et plus convenable à l'état actuel de la physiologie et de la médecine. Dans cet article je traiterai de l'accouchement considéré comme fonction naturelle, non que me reportant par des suppositions à l'état des habitans d'un monde primitif, je me fasse une image fictive de ce que devrait être cette fonction; mais je la décrirai telle qu'elle est réellement chez les femmes, modifiées qu'elles sont par la civilisation. Ailleurs j'exposerai les circonstances qui peuvent entraver la marche de la nature ou lui opposer un obstacle insurmontable, et les accidens qui peuvent venir la traverser et réclamer les secours de l'art, enfin les causes essentielles et accidentelles des accouchemens laborieux ou contre nature, pour me servir du langage scolastique, et les moyens de remédier aux effets de ces causes ou de les éloigner elles-mêmes.

L'étude de l'accouchement comprend celle des phénomènes dont cette fonction s'accompagne, des agens qui l'exécutent, et des causes qui font entrer ces agens en action, ou de ses *causes efficientes* et *déterminantes*, et celle de son mécanisme, c'est-à-dire de la marche que suit l'enfant en parcourant le canal courbe qui de l'utérus le transmet au dehors. Mais ces connaissances théoriques ne nous deviennent utiles qu'autant qu'elles sont appliquées à la pratique; aussi traiterai-je avec toute l'étendue convenable des soins que l'accoucheur (et j'avertis une fois pour toutes que ce mot sera pour moi une expression générale destinée à désigner la personne de quelque sexe qu'elle soit qui exerce l'art des accouchemens) doit donner à la femme pendant cette pénible fonction, soit pour en faciliter l'accomplissement, soit pour alléger les douleurs qui en sont inséparables ou diminuer la fatigue qui en est la suite, soit pour écarter tout ce qui pourrait nuire à la mère ou à l'enfant, ou devenir la cause de quelque maladie qui se développerait par la suite chez l'une ou l'autre.

L'accouchement exige une suite d'efforts plus ou moins violens, plus ou moins prolongés, que l'on appelle *le travail, le travail de l'accouchement ou de l'enfantement*. Pour mettre plus d'ordre dans l'exposition des phénomènes de ce *travail*, et les graver plus facilement dans la mémoire, on a divisé leur série en plusieurs temps. Antoine Petit, dans son *Mémoire sur la cause et le mécanisme de l'accouchement*, en admet trois; d'autres en admettent cinq, mais sans établir cette division sur une base bien fixe. Pour moi, je reconnais seulement deux temps; le premier qui s'étend jusqu'à la dilatation entière de l'orifice de l'utérus, et le second, depuis cette époque jusqu'à l'expulsion complète du fœtus. On peut en joindre un troisième, qui comprend l'expulsion des annexes du fœtus ou la délivrance.

Phénomènes du premier temps. Lorsque le terme de la grossesse approche, huit, dix, douze et quelquefois quinze jours avant l'accouchement la matrice s'abaisse, la région épigastrique devient libre, la respiration est plus facile, les digestions se font moins laborieusement; la femme se sent plus légère, plus allègre, plus disposée au mouvement; en même temps les parties de la génération commencent à s'humecter. Quelquefois à ces symptômes précurseurs, qui se remarquent chez la plupart des femmes, se joignent un sentiment de pesanteur vers la partie inférieure du bassin, une sorte d'engourdissement dans l'utérus, et de fréquentes envies d'uriner; les mouvemens de l'enfant se font ressentir plus bas qu'auparavant.

Enfin le terme de la grossesse est arrivé; le travail de l'enfantement se déclare; la femme éprouve dans la portion inférieure de l'abdomen des douleurs courtes, légères, éloignées les unes des autres. Pendant ces douleurs l'abdomen se resserre, le globe de l'utérus se durcit; son orifice, qui commence à être dilaté, se resserre, et sa circonférence se roidit d'une manière remarquable. Les parties de la génération deviennent plus humides, la vulve laisse écouler quelques glaires. Les douleurs deviennent de plus en plus vives, plus rapprochées, plus longues, elles ne cessent plus d'une manière aussi franche, et laissent après elles une impression qui quelquefois remplit tout l'intervalle qui les sépare; elles affectent davantage la sensibilité, déterminent un agacement considérable, et les femmes les supportent avec beaucoup d'impatience; chaque douleur s'annonce par une sorte de frémissement intérieur, quelquefois par un frisson assez marqué et en général proportionné à la douleur qui va suivre. Pendant ces douleurs le pouls devient dur, fréquent, élevé; la chaleur du corps augmente; le visage s'anime, se colore; les lèvres, la langue se sèchent; la patiente éprouve de la soif; il y a une agitation universelle et très-grande. Souvent il survient des nausées, et même des vomissemens; des glaires s'écoulent en plus grande abondance et se teignent de sang; l'orifice de la matrice s'ouvre, se dilate, ses bords sont tendus et amincis; les membranes se tendent et viennent appuyer sur cet orifice, puis elles s'y engagent de plus en plus sous forme d'un segment sphérique, dont les dimensions augmentent à chaque douleur; les muscles des parois abdominales se contractent; la matrice plonge dans l'excavation, tandis que le corps du fœtus s'éloigne du cercle de l'orifice et de la surface des membranes, et semble remonter dans la cavité de l'organe; la douleur cessant, tous ces symptômes disparaissent, tout rentre dans l'état naturel; la matrice reprend sa situation; le fœtus semble retomber sur l'orifice qui se rétrécit, mais non pas au même point qu'avant la douleur, et dont les bords redeviennent lâches; les membranes deviennent flasques et se rident; pendant tout ce temps l'orifice de la matrice se dilate de plus en plus, jusqu'à ce qu'il soit presque totalement effacé, et que la cavité de la matrice ne forme plus qu'un canal non interrompu avec la cavité du vagin, dont la partie supérieure se dilate en suivant la même progression que l'orifice utérin.

Second temps. On y remarque les mêmes phénomènes; mais ils sont portés à un degré beaucoup plus haut. La chaleur du corps est beaucoup plus considérable; une sueur abondante coule de la surface de la peau, surtout vers les parties supérieures, car quelquefois les pieds sont froids; l'agitation est extrême; dans certains cas même les fonctions intellectuelles sont troublées, il y a du délire. Les douleurs sont plus vives, et cependant les femmes les supportent avec plus de patience; elles sont plus rapprochées, mais suivies d'un calme plus marqué, pendant lequel les femmes éprouvent le plus souvent un penchant insurmontable au sommeil, doux repos qui bientôt est interrompu par une nouvelle douleur. A cette époque les douleurs présentent une sorte d'intermittence bien remarquable et plus sensible que pendant le premier temps (ce qui est sûrement dû à leur plus grande intensité); de sorte qu'on observe alternativement une douleur plus forte et plus longue, et une douleur plus faible et plus courte. Ces douleurs sont accompagnées d'un sentiment de pesanteur dans le bassin, d'une sorte de tenesme, que l'on pense être occasioné par la pression de la tête sur l'orifice de la matrice. Ce sentiment détermine la contraction des muscles abdominaux et du diaphragme, et synergiquement celle de tous les muscles du corps, qui deviennent congénères de ceux-ci ou leurs auxiliaires, en fixant le bassin d'une part, et les parois du thorax d'autre part. Bientôt le segment inférieur des membranes, privé de l'appui que lui prêtaient les parois du col de l'utérus, ne peut plus résister à l'effort de l'eau de l'amnios poussée par une contraction utérine violente; il se rompt, le liquide qu'il contenait s'échappe au dehors avec impétuosité, souvent même avec une sorte de bruissement, et la femme manifeste par un cri de surprise la perception qu'elle reçoit de cette rupture. Le corps du fœtus suit l'impulsion communiquée au liquide, la tête (car je suppose que c'est elle qui se présente à l'orifice de la matrice, comme cela a lieu le plus ordinairement) vient s'appliquer sur le limbe étroit qui reste encore de cet orifice, et comme une sorte de tampon s'oppose à l'issue ultérieure de l'eau : on dit alors que la tête est au *couronnement*. Bientôt la douleur cesse; la tête pressant moins sur le cercle de l'orifice, une petite quantité de liquide s'écoule encore. Chaque nouvelle douleur ramène par le même mécanisme un nouvel écoulement de liquide lorsqu'elle commence et lorsqu'elle finit. La tête du fœtus s'avance à chaque douleur, franchit le cercle de l'orifice de l'utérus et le détroit supérieur du bassin, et descend dans le vagin. Quelquefois la rupture des membranes et la descente de la tête se succèdent immédiatement pendant une seule douleur, par l'effet de la même contraction utérine. Le vagin pour recevoir la tête se dilate et s'allonge en même temps; ses rides transversales s'effacent. Cet allongement nécessaire du vagin nous explique l'utilité de ces rides transversales, dont la plupart des accoucheurs n'avaient pu concevoir l'usage, parce qu'ils ne faisaient attention qu'à l'ampliation en largeur de ce conduit. La tête vient, à chaque douleur, presser contre le plancher inférieur du bassin, le pousse de plus en plus devant elle; la vulve s'ouvre peu à peu; les grandes et les petites lèvres s'effacent; le mont de Vénus s'affaisse; la peau des environs est tiraillée pour concourir à l'agrandissement de la vulve; le périnée se distend et s'amincit; l'anus devient saillant, puis se dilate d'avant en arrière; les matières fécales, si le rectum en contenait, sont chassées au dehors; les urines sont aussi expulsées involontairement. Les efforts sont extrêmes et accompagnés d'un tremblement convulsif; les douleurs arrachent à la femme des cris perçans. Enfin une douleur plus vive, plus longue, et comme composée de deux douleurs successives, expulse la tête hors des parties de la génération. Après un calme plus ou moins long, une nouvelle douleur, mais peu forte, survient, le reste du corps de l'enfant est poussé au dehors, et avec lui le reste de l'eau de l'amnios.

L'accouchement est terminé. A cette agitation excessive, à ces efforts immodérés, à ces douleurs intolérables, succède instantanément un calme délicieux, plein de charme, qui n'est interrompu que par le bonheur de se savoir mère. Après que cet état a duré quelque temps, on voit se développer une autre série de phénomènes qui accompagnent l'expulsion du délivre ou la *délivrance*.

Cet ensemble de phénomènes, ce travail de l'enfantement, exige un espace de temps variable selon diverses circonstances, que je chercherai à apprécier plus loin, ainsi que les autres variétés que présente le travail. De Haller estime que sa durée moyenne et la plus générale est de quatre-vingt-dix à cent minutes; j'ignore s'il en est ainsi dans les lieux où il a pu observer, mais je pense qu'en France elle est au moins de cinq à six heures.

Causes efficientes. La première idée qui a dû se présenter aux observateurs encore peu attentifs, a dû être d'attribuer aux efforts du fœtus la cause de l'accouchement; et c'est celle que l'on trouve exposée dans le Traité d'Hippocrate sur la nature de l'enfant. Mais dès qu'on observa et étudia avec plus de soin les phénomènes de l'accouchement, on dut adopter une manière de voir plus conforme à la vérité. Aussi Galien dit-il que par l'action de la faculté expultrice de l'utérus son orifice s'ouvre; que son fond se rapproche autant que possible de l'orifice, poussant le fœtus au dehors; qu'en même temps les parties continues au fond, qui sont comme les côtés de tout l'organe, venant à son aide, poussent et chassent le fœtus au dehors; mais que ce n'est pas seulement l'ouvrage de l'utérus, que c'est encore celui des muscles abdominaux, qui nous servent aussi pour l'expulsion des matières fécales et l'émission des urines. Cette opinion fut aussi celle de Fabrice d'Aquapendente et d'Harvée. Celui-ci admit en outre comme cause concomitante l'action de tous les muscles du corps. Cependant il attribue beaucoup aussi aux efforts du fœtus; et il s'appuie sur ce que les petits des animaux ovipares rompent eux-mêmes la coque qui les renferme, et sur ce qui se passa chez une femme qui, étant morte le soir, fut laissée seule dans sa chambre : le lendemain matin on trouva son enfant entre ses cuisses. Ces exemples d'enfans nés spontanément après la mort de leur mère se sont multipliés dans la suite, et on a cru ne pouvoir les expliquer qu'en admettant que le fœtus, par des efforts vigoureux, parvenait à ouvrir la prison qui le renfermait. La plupart de ces fœtus étaient morts; mais on pensait qu'ils n'avaient perdu la vie que faute de soins et par suite de la fatigue qu'ils avaient éprouvée. Ainsi l'on vit se renouveler et s'accréditer de plus en plus l'idée que le fœtus est lui-même le principal agent de sa sortie, et quelques physiologistes perdirent même de vue l'action de la matrice et des muscles abdominaux. Cependant les meilleurs accoucheurs regardaient la matrice comme le seul agent de l'expulsion du fœtus. De Haller en douta, et attribua la plus grande part au diaphragme et aux muscles abdominaux. Enfin Antoine Petit démontra d'une manière irréfragable que l'accouchement reconnait pour cause efficiente l'action de la matrice, aidée de la contraction du diaphragme et des muscles abdominaux.

Les preuves en faveur de cette opinion se présentent en foule. La nature de cet ouvrage ne permet pas de les développer avec tous les détails qu'exigerait peut-être un point de théorie si important; je me contenterai de les exposer succinctement. Il est d'abord à remarquer qu'à toute époque de la grossesse le fœtus est expulsé avec des phénomènes qui ne diffèrent de ceux de l'accouchement que par leur intensité moindre; que dans la plupart des cas l'enfant est trop faible pour produire le moindre effort, tandis que le col de l'utérus, qui est encore presque tout entier, oppose la plus grande résistance, et que souvent même l'œuf sort tout entier; qu'il en est de même pour les corps étrangers qui se sont développés dans la cavité de l'utérus; que l'accouchement d'un enfant mort ne diffère en rien de l'accouchement d'un enfant bien portant, et que s'il offre plus de difficultés dans quelques cas, cela paraît provenir en grande partie de ce que le corps du fœtus, ramolli par une longue macération et un commencement de décomposition, ne présente plus de résistance et se laisse affaisser sous l'effort des contractions utérines; que d'ailleurs le fœtus le mieux portant, le plus vigoureux, ne pourrait faire des efforts suffisans pour opérer la dilatation de l'orifice de l'utérus, et vaincre la résistance que lui opposent souvent les détroits du bassin, résistance qui est quelquefois telle, que la tête est tout aplatie et tout allongée, que les os du crâne sont déprimés, fracturés, et que la compression qu'éprouve le cerveau amène la mort du fœtus avant son entière expulsion. Ajoutez à cela que le fœtus est dans ces cas tellement resserré par la matrice, que ses membres ne peuvent exécuter le moindre mouvement. Dans d'autres cas, le fœtus même à terme sort enveloppé de ses membranes et du liquide qu'elles contiennent. Il est évident qu'il n'aurait pu, sans les rompre, faire effort pour sortir de la matrice et des parties génitales de sa mère. Il faut donc reconnaître que non-seulement le fœtus n'est pas l'agent unique de l'accouchement, mais encore qu'il n'y contribue en rien, qu'il y est absolument passif. On ne doit pourtant pas rejeter entièrement l'opinion de Galien, suivie par la plupart des médecins, que la vigueur et la bonne santé du fœtus sont une des conditions nécessaires pour la prompte et facile terminaison de l'accouchement; car ce serait se mettre en contradiction avec l'expérience journalière, qui nous apprend que dans beaucoup de cas la vitalité de l'utérus est en rapport avec celle du fœtus, de sorte que celui-ci semble être pour l'organe qui le contient un stimulus nécessaire; et en effet, nous voyons souvent que les mouvemens du fœtus excitent immédiatement le développement des contractions utérines pendant le travail. Lorsque le fœtus est mort depuis long-temps, les contractions utérines ont moins d'énergie, l'utérus est frappé d'atonie, soit par le manque de ce stimulus, soit parce que le sang n'y aborde plus en aussi grande abondance, soit par l'influence de la matière, qui résulte de l'espèce de décomposition lente qu'éprouvent le fœtus et ses annexes tant qu'ils ne sont pas exposés au contact de l'air : autre cause qui contribue, avec celle qui a été énoncée plus haut, à rendre l'expulsion d'un enfant mort plus lente et plus pénible.

Le rôle actif que remplit l'utérus dans l'accouchement, est bien prouvé par cette simple observation, qu'en portant la main sur l'abdomen pendant une douleur et lorsque le fœtus presse avec force par en bas, on sent évidemment que cet organe se resserre; on le sent encore bien mieux quand, pour une cause quelconque, on est obligé de porter la main dans l'intérieur de la matrice. Mais ce resserrement est-il une des causes efficientes de l'accouchement, ou bien ne sert-il, comme le pensait de Haller, qu'à soutenir le corps du fœtus, à le tenir droit, semblable à un cylindre, et à empêcher que la grande pression du diaphragme ne l'affaisse trop, tandis que la contraction des muscles abdominaux et l'effort de l'inspiration le chasseraient au dehors? L'accoucheur qui aura eu l'occasion de porter plusieurs fois la main dans la matrice pour terminer des accouchemens difficiles, qui aura éprouvé l'action énergique des contractions de cet organe, action qui, dans quelques cas, engourdit, paralyse momentanément la main de l'homme le plus fort par la pression violente qu'elle exerce, ne se laissera jamais persuader que le rôle de la matrice soit aussi subalterne, et qu'elle ne soit pas capable de pousser le fœtus à travers toutes les résistances qu'il rencontre pourvu qu'elles ne soient pas insurmontables. S'il fallait d'autres preuves de l'action de la matrice dans l'accouchement, ne pourrait-on pas citer ces cas, rares à la vérité, dans lesquels la matrice dans un état de prolapsus complet, pendante entre les cuisses et soustraite par conséquent à l'action des muscles abdominaux, s'est débarrassée du produit de la conception bien manifestement par ses seules contractions; ceux d'accouchemens qui se sont opérés naturellement pendant que les femmes étaient dans un état d'évanouissement ou de léthargie qui suspendait l'action des muscles soumis à la volonté, ou d'aliénation d'esprit qui les empêchait de faire les efforts convenables pour aider l'action des contractions utérines; ceux de femmes qui, craignant par pusillanimité d'augmenter les douleurs inséparables de cette fonction, ou redoutant d'exaspérer celles qui résultent d'une phlegmasie des viscères thoraciques ou abdominaux ou de toute autre affection, emploient toute l'énergie de leur volonté pour modérer ou arrêter la contraction du diaphragme et des muscles de l'abdomen. Enfin ces exemples, que j'ai déjà cités, d'enfans nés par les voies naturelles et spontanément après la mort de leur mère, ne viennent-ils pas encore à l'appui de cette assertion? En effet nous avons vu qu'on ne peut les attribuer aux efforts des enfans, qui la plupart du temps étaient morts avant leur mère ou en même temps qu'elle. On ne peut pas admettre non plus, avec quelques auteurs, que le dégagement de gaz dans la cavité abdominale, résultat d'une putréfaction commençante, ait pu produire une pression suffisante pour expulser le fœtus, quoiqu'on puisse peut-être lui attribuer la sortie de quelques liquides et même celle des excrémens contenus dans le rectum. Mais il est bien plus naturel de reconnaître que ces accouchemens sont dus à l'action contractile de la matrice, qui, de même que celle des autres muscles creux, se conserve encore quelque temps après la mort, sans oublier que dans plusieurs de ces cas la mort réelle a bien pu être précédée par une mort apparente, et ne survenir qu'après l'accouchement ou à l'instant où il s'est effectué.

Il est donc impossible de douter que les contractions de la matrice ne tiennent le premier rang parmi les causes efficientes de l'accouchement. Ce sont elles qui produisent, comme nous le verrons par la suite, la dilatation de l'orifice; elles poussent ensuite le fœtus à travers cette ouverture, et font entrer synergiquement en contraction les muscles abdominaux et le diaphragme, et même tous les muscles du corps dont la contraction convulsive contribue aussi à l'accouchement, comme l'a très-bien remarqué Harvée. Le sentiment obscur de tenesme que fait naître la pression de la poche des eaux d'abord, puis de la tête du fœtus sur le cercle de l'orifice de l'utérus, et ensuite la sensation vive de pesanteur et de tenesme que produit la tête, lorsque descendue dans l'excavation du bassin elle appuie sur le plancher de cette cavité et sur l'extrémité inférieure du rectum, excitent la femme par une détermination instinctive à faire les plus grands efforts pour se débarrasser de ce poids insupportable. Après une forte inspiration elle retient l'air dans ses poumons, et contracte avec une énergie convulsive les muscles qui entourent la cavité abdominale; ceux-ci, soit immédiatement, soit par l'intermédiaire des viscères abdominaux, pressent la matrice de toutes parts et, agissant de concert avec elle, chassent au dehors le corps qu'elle contient. Cette action est visible et n'a pas besoin d'être prouvée; mais, pour déterminer jusqu'à quel point elle concourt à l'accouchement, il convient de remarquer que dans les cas cités plus haut, où cette coopération vient à manquer ou est très-affaiblie, l'accouchement est toujours plus long. D'un autre côté, il est des cas où l'action de la matrice est très-faible, comme cela arrive chez les femmes d'une constitution éminemment lymphatique, dans les cas où la matrice a été très-distendue pendant la grossesse; dans ceux où elle est fatiguée par des contractions trop long-temps et vainement réitérées, et dans lesquelles la femme, par le seul effet de sa volonté, contracte fortement le diaphragme et les autres muscles des parois abdominales, et achève de se délivrer presque uniquement par le seul secours de ces forces, qui ne devraient être qu'auxiliaires.

Ainsi donc, dans les cas les plus fréquens et les plus naturels, le concours de ces deux espèces de forces est nécessaire pour l'accomplissement de cette pénible fonction; mais dans quelques cas, néanmoins, l'une des deux peut suffire. Il est à remarquer cependant que, si les contractions de la matrice peuvent opérer seules l'expulsion du fœtus, les contractions des muscles abdominaux ne peuvent produire le même effet qu'autant que l'orifice de la matrice aura déjà acquis une dilatation considérable.

Causes déterminantes. On appelle ainsi tout ce qui peut déterminer l'action des causes efficientes; et on les distingue en *naturelles* et *non naturelles*. Les premières sont celles qui amènent l'expulsion du fœtus au terme naturel de la gestation; les secondes, celles qui provoquent cette expulsion avant cette époque; ce sont à proprement parler des causes d'*avortement*. Je ne dois m'occuper ici que des causes déterminantes naturelles. L'idée que les physiologistes s'en sont faite a suivi en général le système qu'ils avaient adopté sur la nature des causes efficientes. On peut ranger les diverses opinions adoptées à cet égard sous deux chefs principaux, selon qu'elles se rapportent au fœtus et à ses annexes, ou à la matrice. Ainsi on a pensé que le fœtus en agitant ses membres rompt les membranes; qu'il se détache comme un fruit mûr; que son poids décolle le placenta ou irrite la matrice; que la gêne qu'il éprouve dans la cavité de l'utérus devenue trop peu spacieuse par rapport à son volume, le besoin d'alimens plus appropriés à son développement, la nécessité de trouver dans la respiration le moyen de rafraîchir son sang, l'irritation produite sur le canal intestinal par l'accumulation du méconium, sur la vessie par les urines, sur la peau par l'eau de l'amnios devenue âcre, le déterminent à faire effort pour sortir. Du côté de la matrice, on a admis son changement de forme, son irritation par la trop grande distension de ses fibres, par l'accumulation du sang qui ne peut plus passer dans les vaisseaux du placenta rétrécis ou obstrués, et suivant un auteur plus moderne, par l'accumulation du fluide électrique. De Haller, outre quelques-unes de ces causes, attribuait aussi beaucoup à l'empire de la volonté. Il faut remarquer que quelques physiologistes regardaient la réunion de plusieurs de ces causes comme nécessaire pour déterminer le commencement du travail de l'enfantement. La considération des phénomènes de ce travail, de la nature des causes efficientes, et du mode d'existence du fœtus dans l'utérus, fera apprécier à leur juste valeur celles de ces causes que la raison ne fait pas rejeter au premier aperçu, et il serait inutile de les soumettre ici à un examen approfondi. Fabrice d'Aquapendente, et après lui Antoine Petit, ont donné de la cause déterminante de l'accouchement une explication qui a été adoptée par la plupart des physiologistes et des accoucheurs modernes, et ils l'ont trouvée dans le mode de développement de la matrice pendant la grossesse. L'observation montre que le fond et le corps de l'utérus sont les premières parties qui se laissent distendre pour former la cavité qui contient le produit de la conception. La cavité du col ne participe que plus tard à la dilatation, et d'abord dans sa partie supérieure, puis de proche en proche en descendant, de sorte qu'à l'approche de l'accouchement l'anneau seul de l'orifice utérin n'a encore subi que peu de dilatation. Les parois du col, dont le tissu est plus dense, plus résistant que celui des parois du corps, éprouvent des changemens qui suivent la même progression que la dilatation de la cavité. Leur tissu s'abreuve de sucs plus abondans, se ramollit, s'assouplit, ses fibres se déplissent pour ainsi dire, s'allongent, se développent. Ainsi la résistance qu'il oppose à la sortie de l'œuf va continuellement en diminuant jusqu'à la fin de la grossesse. D'après cette observation, les fibres du col sont considérées comme les antagonistes de celles du corps, dont la contraction se réduit à une simple action tonique tant que la résistance du col est supérieure à leur puissance. Mais dès que cette résistance s'est affaiblie par la dilatation successive du col, et se trouve réduite à celle qu'oppose le cercle de l'orifice, les fibres du corps commencent alors à se contracter plus évidemment, et leurs contractions deviennent de plus en plus énergiques. Lorsque par une cause quelconque cet équilibre est rompu dans le cours de la grossesse, l'expulsion du fœtus a lieu prématurément, comme je le montrerai en traitant des causes de l'avortement.

Il est à remarquer que, tandis que par l'effet de son mode de développement l'utérus est arrivé au point qu'il ne peut plus conserver le fœtus et qu'il doit entrer en contraction pour l'expulser, celui-ci de son côté est parvenu à une sorte de *maturité*, qu'il a toutes les conditions nécessaires pour sa vie extra-utérine, et que le mode d'existence qu'il a eu jusque-là ne peut plus lui convenir. Ainsi, en même temps que ses organes ont acquis tout leur développement, son volume s'est accru au point qu'il est gêné dans la cavité qui le renferme; le placenta se trouve relativement trop peu volumineux, son tissu est devenu trop perméable pour fournir au fœtus la quantité de sang dont il aurait besoin si son séjour dans l'utérus était prolongé; la vessie commence à se remplir d'urine, les gros intestins sont surchargés de méconium. Cependant dans bien des cas le fœtus ne réunit pas toutes ces conditions lorsque l'accouchement a lieu.

Explication des phénomènes de l'accouchement. Parmi les phénomènes dont j'ai présenté le tableau, il en est quatre principaux qu'il est essentiel d'étudier plus attentivement; ce sont les douleurs, la dilatation de l'orifice utérin, l'écoulement des glaires, la formation et la rupture de la poche des eaux.

Dans les douleurs il faut considérer leur progression et leur cause. La douleur est tellement liée à la contraction de l'utérus, commençant, croissant, décroissant et cessant avec elle, que l'on ne peut guère se refuser de la regarder comme produite par cette contraction. Aussi observe-t-on que les douleurs sont en général proportionnées à l'énergie des contractions, et qu'elles suivent la même progression. Il faut cependant remarquer que la sensibilité de la femme influe sur l'intensité du sentiment douloureux qu'elle éprouve, et doit par cela même rendre variable l'effet de la contraction sur la production de ce sentiment. En outre nous ne pouvons juger du degré de douleur qu'un autre individu éprouve que par les signes qu'il en donne, et l'agitation et les cris qui en sont l'expression varient suivant le courage ou la pusillanimité des sujets. Si l'on est d'accord sur la cause de la douleur envisagée ainsi d'une manière générale, il s'en faut de beaucoup qu'on le soit sur la manière dont cette cause agit et sur le siége précis de la douleur. La plupart des physiologistes pensent que le siége de la douleur est au cercle de l'orifice, et qu'elle est immédiatement produite par le tiraillement des fibres qui le composent. D'autres personnes, dont l'autorité est d'un grand poids, ajoutent que la pression que l'enfant, poussé par la matrice, exerce sur les parties voisines, contribue aussi beaucoup à la produire. On a pensé aussi que cette douleur réside dans toute l'étendue de la matrice, et qu'elle est due à la compression des nerfs qui se distribuent à la surface interne de cet organe, et qui se trouvent interposés entre le plan de ses fibres charnues et la surface des membranes ou du fœtus. On peut se faire une idée de ce qui se passe alors, d'après cette manière de voir, si après avoir entouré l'avant-bras d'un lien médiocrement serré on contracte les muscles de cette partie; car l'effet sera le même sur les nerfs, que le corps comprimant activement soit placé en dedans ou en dehors. Cette dernière opinion est assez vraisemblable; mais peut-être les deux autres ne sont elles pas moins fondées, et le dissentiment ne vient-il que de ce que chacun n'a considéré que ce qui se passe dans un temps donné du travail sans en embrasser l'ensemble. Pour moi je crois que toutes ces causes concourent à la production de la sensation douloureuse, mais à un degré différent, suivant l'époque du travail où l'on observe. En effet la douleur ne peut dépendre exclusivement du tiraillement des bords de l'orifice, car elle n'est pas moins forte lorsque cet orifice est completement dilaté. On ne peut guère croire non plus que ce tiraillement ait lieu sans douleur tant que l'orifice oppose encore de la résistance. D'un autre côté, lorsque l'enfant est placé transversalement et qu'il n'appuie ni sur l'orifice de la matrice ni sur le détroit supérieur, les douleurs ont encore lieu : il est vrai que lorsque la tête appuie dans l'excavation du bassin, et surtout lorsqu'elle vient presser sur le plancher inférieur de cette cavité et distendre la vulve, les douleurs deviennent plus vives, mais en même temps elles prennent un caractère différent de celui qu'elles avaient jusqu'alors. Si la contraction utérine est douloureuse lors même que l'orifice est complétement dilaté et que l'enfant placé transversalement ne presse pas sur les parties contenues dans le bassin, reste donc pour l'expliquer la compression des nerfs de l'utérus entre le plan des fibres charnues et le corps contenu dans la cavité de l'organe.

Une autre circonstance à expliquer, dont les auteurs se sont peu occupés et dont ils n'ont en général donné que la cause finale, est l'interruption des douleurs. Si la femme, a-t-on dit, n'eût éprouvé qu'une douleur ou contraction (car dans le langage ordinaire, confondant l'effet avec la cause, on emploie un de ces mots pour l'autre), elle n'aurait pu supporter sa violence et sa longueur. Raisonner ainsi, c'est indiquer l'utilité de cette interruption sans rien expliquer. Entrant davantage dans la question, de Buffon l'attribue à la séparation partielle du placenta, et Antoine Petit à la résistance du corps contenu qui interrompt et suspend l'effort; mais il est évident que la séparation du placenta n'est pour rien dans la production de ce phénomène, car dans certains cas cette séparation et la sortie même du placenta ont lieu avant l'expulsion du fœtus, et les douleurs n'en suivent pas moins leur marche ordinaire; il en est de même dans d'autres cas où le placenta est encore entièrement adhérent après la sortie du fœtus. On ne peut guère comprendre comment la résistance suspend la contraction utérine, si ce n'est en admettant que pendant cette contraction les nerfs comprimés entre les fibres musculaires éprouvent un engourdissement, une sorte de paralysie momentanée qui empêche la continuation de l'action musculaire. Cette supposition ne serait pas sans difficultés, et il resterait encore à expliquer comment les premières contractions, qui sont les plus faibles, sont en même temps les plus courtes et les plus éloignées, tandis que, à mesure qu'elles prennent plus d'intensité, elles deviennent et plus longues et plus rapprochées.

Nous venons de voir que la douleur dépend de la contraction de l'utérus, et qu'elle est en général proportionnée au degré de cette contraction. Ainsi ce que je vais dire de la douleur doit s'entendre également de la contraction utérine. Au commencement du travail les douleurs sont faibles, courtes, séparées l'une de l'autre par une longue intermission; on les appelle vulgairement des *mouches*, par comparaison avec la sensation que produit la piqûre des insectes de ce nom : elles deviennent ensuite plus longues, plus rapprochées et de plus en plus violentes; mais elles ne sont encore accompagnées d'aucun sentiment de pesanteur et de tenesme, ni de la contraction des muscles abdominaux; on les nomme *préparantes;* elles durent jusqu'à l'entière dilatation de l'orifice de l'utérus. Alors les douleurs, qui gardent à peu près le même intervalle que dans le temps précédent, sont encore plus aiguës, plus longues; elles commencent à s'accompagner de tenesme, et la femme unit aux contractions utérines les efforts qui résultent de celle du diaphragme et des muscles abdominaux, efforts semblables à ceux que l'on fait pour expulser les matières fécales. On leur donne le nom de *douleurs expulsives* ou *expultrices*. Enfin lorsque la tête de l'enfant vient appuyer sur le plancher du bassin, le sentiment de pesanteur et de tenesme est poussé à l'extrême, les douleurs ont un degré de violence excessif, elles arrachent à la femme des cris aigus; il s'y joint des efforts convulsifs auxquels tous les muscles participent, et qui agitent tout le corps; on a voulu les désigner sous le nom un peu barbare de *conquassantes*.

Ces douleurs se font sentir dans la partie inférieure de l'abdomen et suivent ordinairement, dans le premier temps du travail, la direction d'une ligne qui de l'ombilic se rendrait vers la seconde pièce du sacrum, et dans le dernier temps elles se portent du même point vers le coccyx. Quelquefois elles se font seulement sentir dans les régions lombaires et sacrées; c'est ce qu'on remarque surtout dans les cas d'obliquité antérieure de l'utérus. Les femmes les appellent alors *douleurs de reins*, et elles ont l'idée, qui n'est pas dénuée de fondement, qu'avec de pareilles douleurs l'accouchement est plus long et plus pénible. Toujours est-il que ces douleurs les fatiguent et les tourmentent plus que celles qui ont la direction que j'ai précédemment indiquée. Vers la fin du travail elles perdent le plus ordinairement ce caractère.

Le second phénomène dont nous ayons à nous occuper est la dilatation de l'orifice de l'utérus. Les physiologistes qui admettaient pour cause de l'accouchement les efforts du fœtus, pensaient aussi qu'il était la cause efficiente de cette dilatation, en poussant sa tête à la manière d'un coin entre les parois du col. On pourrait accumuler beaucoup de raisonnemens pour combattre avec succès cette opinion; mais une seule observation suffit pour la renverser, c'est que le plus souvent cette dilatation se complète avant la rupture de la poche des eaux, et que tant que les membranes sont intactes, la tête du fœtus, au lieu de presser contre l'orifice pendant la douleur, seul temps où les bords de cet orifice sont tendus et où s'opère la dilatation, s'en éloigne au contraire. Il est bien vrai qu'après la rupture des membranes la tête appuie directement sur l'orifice et contribue à sa dilatation; mais c'est d'une manière toute passive, comme nous le verrons plus bas. La contraction des fibres de l'utérus est encore la cause de ce phénomène. Pour concevoir comment cela a lieu, il faut se rappeler que les parois de l'utérus sont appliquées sur la surface des membranes qui offre une forme régulièrement ovoïde, ou après la rupture des membranes sur le corps du fœtus qui, replié sur lui-même, en présente une à peu près semblables; que des fibres de l'utérus les longitudinales sont les plus nombreuses; qu'enfin les fibres circulaires du col sont affaiblies par la distension excessive qu'elles ont subie, et que celles qui forment le cercle de l'orifice peuvent seules opposer une résistance d'abord assez forte, mais qui s'affaiblit de plus en plus à mesure qu'elles sont obligées de céder à l'action des fibres longitudinales. Si l'on se représente actuellement que ces fibres entrent en contraction, on verra facilement que, ne pouvant rétrécir la cavité de l'utérus qui se trouve remplie, toute leur action doit être employée à tirailler chacun des points du cercle de l'orifice auquel elles viennent aboutir, et à les éloigner du centre; ce qu'elles font d'autant plus efficacement et régulièrement, qu'en se raccourcissant elles glissent sur la surface du corps ovoïde contenu dans l'utérus comme sur la gorge d'une poulie. Aussi chaque point des bords de l'orifice se trouvant tiré également, l'ouverture qu'il présente offre une figure circulaire. Mais si le fœtus est placé transversalement, et la matrice dilatée dans ce sens, la rétractation des fibres étant également plus grande dans le même sens, l'ouverture de l'orifice est elliptique. Si, la matrice étant oblique, un des côtés de l'orifice appuie sur le point correspondant du bassin, cette pression nuisant de ce côté à la dilatation de l'orifice, sa figure circulaire est déprimée de ce côté.

A cette cause déjà si puissante, que nous devons regarder comme la principale, et qui, dans les cas où les membranes sont rompues prématurément et où l'enfant est placé transversalement, suffit seule, il vient bientôt s'en joindre une autre qui, pour n'être qu'accessoire, aide cependant singulièrement l'action de la première. Dès qu'il y a un commencement de dilatation suffisant, l'extrémité inférieure des membranes s'engage à la manière d'un coin entre les bords de l'orifice; et comme elles sont remplies d'un liquide, elles pressent uniformément sur tous les points de cet orifice, et avec toute la force de l'impulsion communiquée au fluide par la contraction des parois de l'utérus.

La dilatation de l'orifice de l'utérus s'opère d'abord avec beaucoup de lenteur, et même pendant les premiers temps du travail cet orifice se rétrécit, ses bords sont agités d'une sorte de vibration pendant la contraction, ce qui tient sans doute à l'énergie que conserve encore la faculté contractile des fibres circulaires; et ce n'est qu'après que la contraction a cessé que l'on s'aperçoit de l'effet qu'elle a produit pour la dilatation. Peu à peu cette énergie est surmontée par l'action des fibres longitudinales, et elle diminue à proportion de l'extension que ces fibres circulaires éprouvent. Aussi la dilatation de l'orifice devient sensible pendant la contraction, et se fait avec d'autant plus de rapidité, que le travail avance davantage. En même temps que l'orifice se dilate ses parois s'amincissent. La dilatation s'exécute avec facilité quand l'orifice correspond au centre de l'excavation du bassin, que ses bords sont minces et souples, et que les membranes sont entières. Elle est difficile au contraire quand l'une de ces conditions manque, surtout quand après la rupture des membranes ce n'est pas la tête qui se présente, et plus encore quand l'enfant est situé de telle manière, qu'aucune de ses parties n'appuie sur l'orifice. Il est facile de se rendre raison de ces différences, après ce que je viens de dire sur la cause et le mécanisme de cette dilatation.

Dès les derniers temps de la grossesse les parties génitales de la femme commencent à devenir plus humides. Lorsque le travail est déclaré, cette sécrétion devient plus abondante, et bientôt il s'écoule de la matrice et du vagin des mucosités visqueuses semblables à du blanc d'œuf qui aurait subi un commencement de coction. C'est ce que l'on connaît sous le nom de *glaires*, dont la quantité va en augmentant à mesure que le travail avance. Ces glaires, à une époque plus ou moins avancée, sont marquées de quelques stries de sang, ou même sont totalement colorées par ce fluide. On dit alors que les femmes *marquent*, et quelques personnes regardent cette circonstance comme indiquant le commencement du travail, d'autres comme le présage de sa prompte terminaison; mais il n'y a rien de si variable que l'instant où ce sang commence à paraître. C'est quelquefois plusieurs jours même avant le commencement du travail; d'autres fois l'accouchement se termine sans que l'on ait aperçu la moindre tache de sang dans les glaires. Dans d'autres cas, après que quelques stries de sang ont teint les glaires, on cesse d'en voir paraître pendant le reste du travail. Il est des cas où l'accouchement se fait *à sec*, comme l'on dit, c'est-à-dire où ces glaires manquent totalement; alors le vagin et les parties génitales externes sont dans un grand état de sécheresse, de tension et de chaleur.

Le toucher prouve que ces glaires viennent non du vagin, mais de l'intérieur de l'utérus. Antoine Petit les regardait comme produites par les lacunes muqueuses du col de l'utérus, et de plus par la transsudation de l'eau de l'amnios à travers les membranes. Quant à cette seconde source, on ne peut guère l'admettre, car toutes les expériences que l'on peut faire sur les membranes prouvent qu'elles n'ont point la porosité physique qui serait nécessaire pour permettre cette transsudation : d'ailleurs l'eau de l'amnios n'a pas la viscosité de ces glaires; et encore ne serait-ce que sa portion la plus tenue qui pourrait ainsi se faire jour à travers des pores si étroits. Cette transsudation devrait avoir lieu pendant la contraction utérine, et alors la surface des membranes, au lieu d'être humectée, semble au contraire sèche lorsqu'on la palpe dans le *toucher*. D'autres personnes pensent que ces glaires sont la partie la plus épaisse des liquides destinés à former l'eau de l'amnios, et qui, n'ayant pas pu pénétrer jusque dans l'intérieur des membranes à cause de la ténuité des vaisseaux, se serait accumulée dans les vaisseaux d'un plus grand calibre qui charrient ces liquides, jusqu'à ce que les contractions utérines exprimassent enfin cet amas de viscosités. Une telle accumulation de liquides inertes est loin d'être démontrée par les recherches anatomiques, et elle répugne tellement aux idées les plus saines de la physiologie, qu'il est inutile de la combattre. Il est bien plus naturel de regarder ces glaires comme le produit de la sécrétion des cryptes muqueux du col de la matrice développés pendant la grossesse, sécrétion qui est augmentée et modifiée par l'état d'irritation que le travail cause nécessairement dans toutes ces parties. Cette sécrétion, comme toutes les analogues, devient plus abondante à mesure que l'irritation augmente, tant que celle-ci ne dépasse pas de certaines limites; car alors elle est supprimée; c'est ce qui a lieu dans les cas d'accouchemens *secs*. Dans certains états pathologiques la surface interne de l'utérus devient le siége d'une sécrétion semblable, et les femmes laissent échapper du vagin des paquets assez volumineux de glaires absolument de même apparence que ceux qui sortent pendant l'accouchement. Ces glaires servent à humecter, ramollir et lubréfier les parois du vagin, et à faciliter d'une part la dilatation de cette partie, et d'autre part le glissement de la surface du fœtus sur celle des parties de la mère.

Le sang qui se mêle aux glaires vient, suivant quelques physiologistes, des vaisseaux utérins dont les orifices sont découverts par suite du décollement d'une partie du placenta. Suivant d'autres il s'écoule des petites déchirures qui se font aux bords de l'orifice de l'utérus. Probablement aussi il se passe ici la même chose que sur les autres surfaces muqueuses : le sang, sous l'influence d'un certain degré d'irritation, est versé par les bouches exhalantes des capillaires sans qu'il y ait de rupture. Je pense qu'il ne faut adopter exclusivement aucune de ces explications, et que ces trois causes peuvent, soit isolément, soit concurremment, selon les cas, produire cet effet.

On désigne sous le nom de *poche des eaux* la saillie que les membranes remplies du liquide amniotique, et poussées par les contractions utérines, font à travers l'orifice de l'utérus. Cette saillie affecte en général la forme d'un segment de sphère; mais cette forme varie suivant diverses circonstanees. Elle suit celle que prend l'orifice utérin en se dilatant. Le plus souvent hémisphérique, elle est quelquefois ellipsoïde transversalement; d'autres fois elle est déprimée sur un de ses côtés. La partie de l'enfant qui se présente a aussi quelque influence sur elle; ainsi, lorsque c'est une partie peu volumineuse, comme le pied ou la main, la poche des eaux est le plus souvent allongée en forme de boudin; ce qui a lieu aussi, indépendamment de cette circonstance, quand les membranes sont d'une texture peu serrée. Lorsque l'orifice de la matrice commence à se dilater, les membranes sont poussées pendant la douleur contre sa face supérieure; à mesure que la dilatation augmente, elles s'engagent dans l'orifice, affleurent bientôt sa face vaginale, et forment ensuite une saillie dont la surface est fortement tendue, et qui se prolonge plus ou moins dans le vagin, selon qu'elles sont plus ou moins résistantes et qu'elles contiennent une plus ou moins grande quantité de liquide; quelquefois même elles viennent paraître entre les lèvres de la vulve. Dès que la douleur a cessé, cette saillie disparaît, le fluide qui la formait rentre dans la cavité de la matrice, et les membranes flasques et relâchées se laissent facilement plisser. Pour expliquer ce phénomène, Antoine Petit pense que par suite de l'exsudation de l'eau de l'amnios les membranes, moins exactement remplies, ont pris du lâche, ce qui leur permet de faire saillie à travers l'orifice de l'utérus. Nous avons déjà vu qu'on ne peut guère admettre cette exsudation de l'eau de l'amnios. Quoique les membranes aient peu d'élasticité, peu d'extensibilité, cet auteur va certainement trop loin quand il leur refuse absolument cette propriété. Il me semble qu'on peut facilement se rendre raison de la formation de la poche des eaux sans avoir recours à l'explication proposée par Antoine Petit. D'abord il paraît bien évident que les membranes, qui ne céderaient pas sans se rompre à un effort un peu violent et subit, se laissent distendre par l'action lente, graduée et soutenue des contractions utérines qui poussent l'eau de l'amnios vers le vide de l'orifice de l'utérus; mais elles ne reviennent pas sur elles-mêmes, et restent par conséquent dans un état de laxité qui va continuellement en augmentant. Cette cause n'est pas la seule. Pendant la contraction utérine, les parois du col sont tirées en haut vers le fond, tandis que la partie libre des membranes est poussée vers l'orifice; de sorte que par ce mouvement en sens inverse l'union de la membrane avec la face interne du col est rompue d'abord au voisinage de l'orifice, et de proche en proche jusque vers la partie supérieure, et même jusqu'au bord du placenta dans certains cas. C'est cette partie libre des membranes qui descend dans le vagin et reçoit la portion d'eau de l'amnios qui ne peut plus être contenue dans la cavité de l'utérus rétrécie par la contraction de ses parois.

Quand les membranes se trouvent à découvert et privées de soutien dans une étendue plus ou moins grande, elles ne peuvent plus supporter l'effort du liquide poussé par la contraction utérine; elles se rompent au moment où cette contraction est plus forte, et il s'écoule une certaine quantité d'eau de l'amnios. Le reste de ce liquide ne sort que successivement; car ce n'est pas en obéissant aux lois de la pesanteur qu'il s'écoule, mais bien parce qu'il est expulsé par l'action de la matrice. En effet une portion de ce liquide ne sort qu'avec le fœtus ou immédiatement après lui, parce que logée entre les membres du fœtus elle s'est trouvée soustraite à cette action. La rupture des membranes ne s'opère pas toujours à cette époque et au même endroit. Elle peut avoir lieu au commencement du travail, quelques jours et même un mois et six semaines avant qu'il ne commence, comme j'aurai occasion de le dire en parlant des causes de l'avortement. Dans d'autres cas, au contraire, cette rupture ne se fait qu'au moment où la tête de l'enfant franchit la vulve; quelquefois alors elle a lieu circulairement, et la tête entraîne avec elle une espèce de calotte membraneuse. Le vulgaire dit que l'enfant est né *coiffé*, et regardait autrefois cette circonstance comme un présage de bonheur pour lui. Depuis, on a voulu regarder cette coiffe comme pouvant lui être funeste, en couvrant le nez et la bouche, et s'opposant à l'établissement de la respiration. Elle n'est que bien rarement assez prolongée jusque-là, et il faudrait que l'enfant tombât dans les mains des personnes bien inattentives pour qu'on ne reconnût pas cet obstacle. Un autre inconvénient plus réel de cette rupture tardive des membranes, c'est de rendre la marche de l'accouchement un peu plus lente. Outre cela le tiraillement que les membranes éprouvent dans ce cas, se prolongeant jusqu'au placenta, peut, surtout lorsque ce corps n'est pas implanté directement au fond de l'utérus, donner lieu à sa séparation prématurée et à une hémorrhagie utérine. Mais c'est surtout lorsqu'une première déchirure s'est faite vers un point plus ou moins élevé des membranes, et a permis la sortie de la plus grande portion de l'eau de l'amnios, que l'on remarque l'effet que je viens de décrire. En effet il arrive assez souvent à la suite d'un effort, et quelquefois aussi sans cause connue, que les membranes se rompent dans un point assez éloigné de l'orifice de l'utérus. Alors, non-seulement la quantité de liquide qui est au-dessus de la déchirure, mais encore une portion de celle qui est au-dessous, et qui reflue jusque-là pendant la contraction utérine, ou plutôt toute la portion qui n'est pas soustraite à l'action des contractions utérines, sort peu à peu par cet endroit. Il m'est absolument impossible d'expliquer d'une manière exacte pourquoi les membranes se déchirent ainsi dans un lieu où elles sont soutenues par les parois de l'utérus. Quant à leur rupture plus ou moins tardive vers le centre de l'orifice, on l'explique aisément par le plus ou moins de fermeté de leur texture.

Les autres phénomènes tiennent à l'intensité des efforts auxquels la femme se livre, et s'expliquent d'eux-mêmes. Les vomissemens dépendent de la connexion sympathique qui unit l'estomac et l'utérus. On les regarde en général comme favorables à l'accouchement, et sous ce point de vue quelques accoucheurs ont recommandé de les exciter artificiellement pour hâter la terminaison d'un accouchement trop lent. Il est vrai que le plus souvent leur apparition annonce une prompte terminaison; mais cela vient de ce qu'ils n'ont lieu que lorsque les contractions utérines sont énergiques, et non de ce qu'ils ont quelque influence sur la marche du travail.

Mécanisme de l'accouchement.—Pour que l'accouchement se termine naturellement, il faut la réunion de certaines conditions tant du côté de la mère que du côté du fœtus. Du côté de la mère, il faut que le bassin ait des dimensions suffisantes pour livrer passage à l'enfant, que les parties génitales soient bien conformées, que les forces soient capables de fournir aux efforts du travail, et qu'aucun accident ne vienne troubler la marche de la nature. Pour le fœtus, il faut qu'il soit bien conformé, c'est-à-dire qu'il ne soit affecté d'aucun vice de conformation qui augmenterait son volume au point de former un obstacle à sa sortie, et de plus qu'il se présente convenablement à l'orifice de l'utérus et aux détroits du bassin. Or il n'est dans une situation convenable relativement à l'accouchement que lorsque c'est une des extrémités de l'ovoïde, qu'il représente tant qu'il est contenu dans l'utérus, qui répond à ces ouvertures. Hippocrate avait déjà bien exprimé cette idée en comparant le fœtus à une amande renfermée dans une fiole, et qui n'en peut sortir si elle se présente en travers.

Ces conditions se trouvent le plus souvent réunies, de sorte que les accouchemens dont la terminaison exige les secours de l'art sont dans une proportion très-faible relativement à ceux qui se terminent par les seuls forces de la nature. Il est impossible d'établir cette proportion d'une manière exacte, parce que tel accouchement qui se serait terminé heureusement et naturellement si sa direction eût été confiée à une personne expérimentée et patiente, semblera à une autre, moins confiante dans le pouvoir de la nature ou mue par d'autres motifs, exiger l'intervention de secours actifs. Outre cela la diversité du climat influe évidemment sur la terminaison plus ou moins facile de l'accouchement, et il est de plus à remarquer que ces relevés ne se font guère que dans les hôpitaux où le nombre des accouchemens laborieux ou difficiles est plus grand pour deux causes principalement : parce qu'ils ne reçoivent que des personnes chez qui les causes de déformation du bassin, de mauvaise position et de maladies du fœtus sont plus fréquentes, et parce que l'on y porte beaucoup de femmes dont l'accouchement a été reconnu d'avance devoir être difficile ou a été tenté sans succès par des praticiens du dehors.

Le tableau suivant offre les résultats des observations faites à l'hospice de la Maternité à Paris; à Londres, sous la direction du dispensaire de Westminster, par les soins du docteur Bland, et à l'école d'accouchemens de Vienne, dirigée par M. le professeur Boër.

A l'hospice de la Maternité, dans l'espace de quinze années, 20,357 accouchemens ont produit 20,517 enfans ; sur ce nombre d'accouchemens 20,183 ont été naturels et 334 contre nature ou laborieux. Proportion :: $61\frac{2}{5}$: 1.

A l'école de Vienne, de 1790 à 1793, trois ans, 2923 accouchemens, 2952 enfans, 53 cas de dystocie. Proportion :: $55\frac{2}{3}$: 1.

De 1801 à 1806, six ans, 6696 enfans nés, 50 cas de dystocie. :: $131\frac{1}{3}$: 1.

Au dispensaire de Westminster, 1897 accouchemens, 1923 enfans, 32 cas de dystocie. :: 60 : 1.

Les relevés de ces observations sont tirés du *Mémorial de l'art des accouchemens*, par madame Boivin; de l'*Abrégé des Transactions philosophiques*, et de l'ouvrage du professeur Boër, intitulé *Naturalis medicinæ obstetriciæ*, lib. 7.

Les observations de ce dernier offrent deux périodes dont les résultats sont bien différens, soit que cela tienne à l'expérience acquise par ce professeur et au perfectionnement de sa pratique, soit que les notes qu'il nous a transmises aient été moins fidèles, ce qui n'est guère probable.

Une des conditions de l'accouchement naturel est, comme je viens de le dire, que le fœtus présente à l'orifice de l'utérus une des extrémités du corps ovoïde qu'il représente tant qu'il est renfermé dans l'utérus, ou du grand diamètre de son corps, c'est-à-dire la tête, les pieds, les genoux ou les fesses. Par la posture qu'affecte le fœtus dans l'utérus, la partie de la tête qui correspond à l'orifice est l'ovale supérieur. Aussi n'a-t-on admis généralement la possibilité de l'accouchement naturel que dans cette situation de la tête. Cependant le professeur Boër, à Vienne, a encore regardé comme naturel, et a confié aux seules forces de la nature l'accouchement dans lequel la face se présente à l'orifice de la matrice. C'est la manière de voir adoptée à l'hospice de la Maternité à Paris; c'était celle de Mauriceau, et dans ma pratique je n'ai jamais eu à me repentir de l'avoir suivie. Je vais examiner successivement quel est le mécanisme de l'accouchement dans ces différens cas.

1° *Lorsque l'ovale supérieur se présente à l'orifice de l'utérus.* — Cette situation du fœtus est la plus ordinaire, et a été avec juste raison regardée comme la plus naturelle et la plus favorable pour l'heureuse issue de l'accouchement. Sur les 20,157 enfans nés à l'hospice de la Maternité, 19,730 présentaient le sommet de la tête. Le sommet de la tête ou l'ovale supérieur peut être placé de manière que son grand diamètre soit dirigé diversement relativement aux diamètres du détroit supérieur du bassin. Les extrémités de ce grand diamètre, le front et l'occiput, peuvent par cela même correspondre aux différens points de la circonférence du détroit; mais la forme de ce détroit fait que certaines positions sont plus fréquentes et presque obligées. L'on ne s'occupe que de celles-là, ce que l'on en dit pouvant facilement s'appliquer aux autres positions qu'une conformation particulière du bassin rendrait possibles.

Ces positions sont au nombre de six : dans la première, que M. Gardien appelle *occipito-cotiloïdienne gauche*, l'occiput répond à la partie postérieure de la cavité cotyloïde gauche, le front regarde la symphyse sacro-iliaque droite; dans la seconde, l'occiput est derrière la cavité cotyloïde droite, et le front au-devant de la symphyse sacro-iliaque gauche; elle est nommée *occipito-cotyloïdienne droite*; dans la troisième, *occipito-pubienne*, l'occiput est derrière la symphyse des pubis, et le front répond soit à l'angle sacro-vertébral, soit à une des symphyses sacro-iliaques; dans la quatrième, *fronto-cotyloïdienne gauche*, le front est placé au-dessus de la partie postérieure de la cavité cotyloïde gauche, l'occiput au-devant de la symphyse sacro-iliaque droite; dans la cinquième, *fronto-cotyloïdienne droite*, le front est au-dessus de la partie postérieure de la cavité cotyloïde droite, et l'occiput au-devant de la symphyse sacro-iliaque gauche; dans la sixième enfin, *fronto-pubienne*, le front est au-dessus de la symphyse des pubis, et l'occiput devant le sacrum, ou l'une des symphyses sacro-iliaques.

Il est facile de se représenter quelle est la situation de l'enfant dans la matrice pour chacune de ces positions; dans toutes les pieds du fœtus, rapprochés de ses fesses, occupent le fond de la cavité utérine, ordinairement inclinés du côté opposé à celui vers lequel l'occiput est tourné. Dans les trois premières, la surface postérieure du fœtus regarde plus ou moins directement ou obliquement la partie antérieure de la mère. C'est le contraire dans les trois dernières. Il s'en faut de beaucoup que ces diverses positions se rencontrent aussi fréquemment. Sur les 19,730 cas mentionnés plus haut, dans lesquels le sommet de la tête répondait à l'orifice de l'utérus, la première position s'est rencontrée 15,715 fois; la deuxième, 3,701; la troisième, 6; la quatrième, 109; la cinquième, 92; la sixième, 2. Dans deux cas l'occiput répondait vers le bord de la fosse iliaque gauche, et dans cent trois autres la position particulière ne put être déterminée. On voit que cette disposition particulière, d'après laquelle ces positions rangées dans un ordre numérique offrent l'occiput de l'enfant, répondant successivement aux six principaux points de la circonférence du détroit supérieur, exprime assez exactement la fréquence plus ou moins grande de ces positions; la troisième et la sixième forment exception, non entre elles, mais relativement aux quatre autres. Les causes qui déterminent la tête à prendre telle ou telle direction expliquent en même temps la diversité de fréquence avec laquelle elles se rencontrent. Ainsi il est bien évident que les quatre positions occipito-cotyloïdiennes ou fronto-cotyloïdiennes ont lieu, parce que le grand diamètre de l'ovale supérieur a plus de facilité à se loger suivant les diamètres obliques du détroit supérieur, qui sont les plus longs, sur le bassin garni de ses parties molles, tel que nous devons le considérer relativement à l'accouchement, et parce que le front ou l'occiput, étant arrondis, ne peuvent s'arrêter d'une manière fixe sur l'angle sacro-vertébral qui est également arrondi, et doivent glisser vers une des échancrures du détroit qui répondent à la partie antérieure des symphyses sacro-iliaques, tandis que la partie diamétralement opposée de cet ovale se portera vers la partie postérieure de la cavité cotyloïde opposée. Comme l'échancrure du côté gauche est occupée par la partie supérieure de l'intestin rectum, et que cet intestin est souvent, chez les femmes enceintes, rempli de matières fécales endurcies, la matrice déjà développée, et dans la suite la partie correspondante de la tête du fœtus, peuvent difficilement s'arrêter de ce côté, et glissent vers le côté droit. Ainsi, si l'on voit clairement comment ont lieu les positions obliques de la tête, et pourquoi elles sont si fréquentes, on conçoit aussi facilement pourquoi les première et quatrième positions se rencontrent beaucoup plus souvent que les autres. Il n'est pas aussi aisé de rendre raison de la très-grande fréquence des cas dans lesquels l'occiput est placé en avant : cela dépend des causes qui déterminent la situation du fœtus dans la matrice, causes qui seront examinées au mot *fœtus*.

Les mêmes causes qui rendent si fréquentes les positions obliques rendent également très-rares celles qui suivent le diamètre antéro-postérieur; elles ne peuvent même avoir lieu que lorsque le bassin est conformé de telle sorte, que l'articulation sacro-vertébrale, au lieu de former une saillie, est déjetée en arrière, et forme une concavité qui peut recevoir le front ou l'occiput, ou lorsque la symphyse des pubis est fortement portée en avant, tandis que la partie correspondante à la cavité cotyloïde rentre vers le centre du détroit; ce qui force le front ou l'occiput à se porter directement derrière cette symphyse, la partie opposée de la tête restant vis-à-vis une des symphyses sacro-iliaques, si la saillie sacro-vertébrale existe comme à l'ordinaire. Ces positions directes d'avant en arrière de la tête étaient naguère regardées par les accoucheurs comme les plus fréquentes et les plus naturelles, surtout la troisième dans laquelle la face est en dessous, comme ils disaient. Cela venait de ce qu'ils n'avaient examiné attentivement la direction de la tête que lorsqu'elle est descendue dans l'excavation. Dans ces derniers temps, au contraire, on a été presque jusqu'à nier leur possibilité, parce qu'on ne concevait pas comment une partie arrondie comme le front pouvait rester fixée sur la saillie sacro-vertébrale. On commettait ici la même erreur que dans presque tous les raisonnemens que l'on a faits sur les cas rares et difficiles que présentent les accouchemens. On raisonnait d'après l'état de bonne conformation du bassin, sans faire assez d'attention à l'influence que telle ou telle conformation particulière exerce sur la situation du fœtus. J'examinerai cette influence en parlant des vices de conformation du bassin, et j'expliquerai alors d'une manière plus précise les causes spéciales qui donnent lieu aux seconde et cinquième positions du sommet de la tête. Ce que je viens de dire des causes qui déterminent les diverses positions de la tête peut servir à résoudre une question qui a été élevée par quelques accoucheurs : savoir si ce n'est qu'à l'instant du travail et par l'effet des contractions utérines que la tête prend une position déterminée au-dessus du détroit supérieur, ou si elle a déjà cette position avant le travail et dans les derniers mois de la grossesse. Le raisonnement, d'accord avec l'expérience, me semble prouver cette dernière proposition, quoique la situation de la tête ne devienne fixe qu'après la rupture des membranes et lorsqu'elle est poussée par l'action de la matrice, et quoique la première proposition puisse bien aussi être admise dans certains cas d'exceptions.

Première position. — Occipito-cotyloïdienne gauche. Le premier effet des contractions utérines sur le fœtus, après la rupture des membranes, est de le presser dans toute sa périphérie, de rapprocher toutes ses parties les unes des autres, et d'augmenter leur flexion, tout en le poussant à travers l'orifice de l'utérus et le détroit supérieur. Le menton se trouve rapproché du thorax, et en même temps l'occiput s'abaisse, plonge dans l'excavation, et se rapproche du centre du bassin. La situation de l'articulation occipito-vertébrale en arrière du centre de gravité de la tête, et la direction oblique de la colonne vertébrale par rapport à la tête, à laquelle elle transmet l'impulsion qui lui est communiquée par la contraction utérine, contribuent à faire exécuter à la tête ce mouvement de bascule par suite duquel ses rapports avec les divers points du détroit supérieur se trouvent changés. Ainsi, au commencement du travail, les diamètres occipito-frontal et bipariétal étaient disposés suivant la direction des diamètres obliques du détroit. Après ce mouvement de flexion de la tête, ce sont les diamètres occipito-bregmatique et bipariétal qui répondent aux diamètres obliques, et le diamètre occipito-mentonnier, le plus long de la tête, suit presque la direction de l'axe du détroit supérieur. On voit que cette disposition est la plus favorable possible pour que la tête puisse franchir le cercle du détroit. La tête ainsi placée descend jusque dans la partie la plus basse de l'excavation, et vient appuyer sur le plancher du bassin : alors elle exécute un mouvement de rotation sur son axe vertical, au moyen duquel l'occiput est ramené sous l'arcade des pubis, et le front se glisse dans la concavité du sacrum ; ce mouvement a lieu par la simple torsion du col; les épaules n'y participant pas, elles se trouvent au détroit supérieur placées de manière que la droite est derrière la cavité cotyloïde droite, et la gauche au-devant de la symphyse sacro-iliaque gauche. La flexion de la tête est alors portée au plus haut point : son diamètre bipariétal répond au diamètre transversal du détroit inférieur, le diamètre occipito-bregmatique au diamètre coccy-pubien, et l'occipito-mentonnier suit la direction de l'axe de ce détroit. La tête appuie alors avec force sur le plancher du bassin, et le pousse au-devant d'elle; il cède peu à peu en s'amincissant; la vulve s'ouvre de plus en plus, les grandes lèvres perdent leur épaisseur; les nymphes se déploient, s'effacent; la peau du voisinage est tiraillée pour faciliter l'agrandissement de la vulve; le mont de Vénus s'affaisse; le périnée se distend, ses dimensions augmentent dans tous les sens, mais en même temps il devient extrêmement mince. Par cet allongement du périnée, le canal courbe que parcourt l'enfant, et qui est formé par le col de l'utérus et le vagin qui, en se distendant, s'applique exactement contre les parois de l'excavation, se trouve allongé dans sa partie postérieure de tout l'excès d'étendue qu'a acquis le périnée. La direction de la vulve est changée, et elle devient presque parallèle au plan antérieur du corps. Ces changemens ne s'opèrent que peu à peu, la tête s'avançant de plus en plus à chaque douleur, et rentrant après dans l'intérieur du vagin; mais dès que les bosses pariétales ont franchi le détroit inférieur, une douleur ordinairement suffit pour dégager la tête, et on la voit surgir vers la partie antérieure, en suivant la direction de l'axe du détroit inférieur. L'occiput se relève au-devant de la symphyse des pubis, et on voit successivement paraître au bord du périnée la fontanelle antérieure, les bosses pariétales, les orbites; alors le périnée, glissant sur le plan incliné que présente la face, se retire en arrière, et la tête se trouve entièrement dégagée. Libre alors, elle obéit à la force d'élasticité du col qui se restitue dans sa rectitude naturelle, et elle reprend la situation qu'elle avait au détroit supérieur; l'occiput se dirige vers l'aine gauche de la mère, et la face vers la partie postérieure de la cuisse droite. Les épaules ont en même temps franchi le détroit supérieur, en conservant leur situation oblique. Arrivées au détroit inférieur, l'épaule droite se porte dans l'arcade des pubis, la gauche dans la courbure du sacrum. Le tronc suit ce mouvement de rotation, la tête lui obéit aussi, et son grand diamètre devient transversal.

Le corps du fœtus se courbe sur son côté droit pour s'accommoder à la forme du canal qui le contient. Les épaules franchissent le détroit inférieur et la vulve, la droite se dégageant la première sous l'arcade des pubis, et la gauche ensuite sur le bord antérieur du périnée. Le reste du corps, obéissant à l'impulsion qu'il a reçue, sort entièrement. La forme conique qu'il présente, l'enduit cérumineux qui le couvre, les glaires et les eaux de l'amnios qui lubréfient toutes les parties, et le ressort du canal qu'il traverse, facilitent son glissement.

Nous devons remarquer dans cette série de phénomènes que la tête exécute dans l'intérieur du bassin deux mouvemens, l'un de flexion ou de rotation suivant son diamètre transversal qui lui fait présenter sa petite circonférence selon le plan des détroits qu'elle doit traverser, de telle sorte que les grands diamètres de cette petite circonférence répondent aux grands diamètres de ces détroits, et que l'axe de la tête, ou diamètre occipito-mentonnier, suit les axes du bassin ; et l'autre de rotation suivant son diamètre vertical qui la met en rapport avec la direction des diamètres du détroit inférieur. Par l'effet de ces mouvemens, la tête se trouve disposée de la manière la plus favorable pour son passage à travers les détroits du bassin ; il en est de même des épaules. Dès qu'elle est sortie, elle exécute de nouveau deux mouvemens, mais en sens inverse des précédens, et qu'on a appelés mouvemens de *restitution*, parce qu'ils la rétablissent dans sa rectitude naturelle. On a attribué le mouvement de rotation que la tête exécute dans l'excavation du bassin à la direction des plans inclinés de cette excavation, dont l'antérieur dirige l'occiput sous la symphyse des pubis, et le postérieur force le front à se porter dans la concavité du sacrum. D'autres ont ajouté à cette disposition mécanique une force active qu'ils ont trouvée dans la contraction des muscles obturateur interne et pyramidal. Ces deux muscles me semblent bien minces et bien faibles pour produire cet effet autrement qu'en rendant, par leur tension, plus égale la surface sur laquelle roulent les deux points opposés de la tête ; encore faut-il remarquer que le mouvement de rotation ne s'exécute que lorsque la tête appuie sur le plancher du bassin ; que l'occiput est alors placé trop bas pour être soumis à l'action du muscle obturateur interne, qu'il se trouve au niveau de la tubérosité de l'ischion, et qu'il ne semble déterminé à se porter en avant dans l'ouverture de l'arcade des pubis que parce qu'il n'y trouve pas de résistance; enfin que le front, après avoir franchi le détroit supérieur, trouve une grande facilité à se diriger dans la concavité du sacrum. J'ai dit plus haut que la cause efficiente de l'accouchement résidait dans la contraction de l'utérus et dans celle des muscles qui forment les parois abdominales; il est temps d'expliquer la manière d'agir de cette cause. On s'est en général contenté de dire que le fœtus pressé de toutes parts s'échappe par le lieu qui lui offre le moins de résistance; mais cette explication est loin d'être satisfaisante. En effet la résistance que le fœtus éprouve à son passage à travers le bassin et les parties génitales est souvent très-grande, et ne peut être surmontée que par une force très-énergique, qui peut seule préserver de rupture les parois de la matrice, et qui agit dans une direction déterminée. Les fibres longitudinales de l'utérus sont plus longues et plus nombreuses que les autres; le plus grand effet de la contraction doit donc avoir lieu suivant le diamètre longitudinal de l'organe. Le fond doit tendre à se rapprocher de l'orifice, et réciproquement; mais la partie inférieure de l'utérus est fixée par ses connexions avec les parties voisines. Il résulte de là que le fond pousse le fœtus vers l'orifice, tandis que le col tend à glisser sur lui, en se retirant vers la partie supérieure. La contraction très-efficace des muscles abdominaux et du diaphragme, en pressant de toutes parts médiatement ou immédiatement sur l'utérus, chasse aussi le fœtus vers les ouvertures du bassin, et non dans aucun autre sens. Mais le corps du fœtus, ainsi pressé de haut en bas, ne ferait que se fléchir de plus en plus sur lui-même, si la contraction des fibres circulaires ne s'opposait à cet excès de flexion, ne le soutenait et ne le maintenait dans la direction convenable.

Après avoir exposé en détail le mécanisme de l'accouchement lorsque l'ovale supérieur se présente dans la première position, pour éviter les répétitions, je ne ferai plus qu'exposer les différences que ce mécanisme présente suivant les autres positions de la tête. Je ferai de même lorsque je parlerai de l'accouchement dans lequel d'autres régions du fœtus répondent à l'orifice de l'utérus.

Deuxième position. — Occipito-cotyloïdienne droite. — Le mécanisme de l'accouchement dans cette position ne présente d'autre différence essentielle avec celui que je viens d'exposer, si ce n'est que le mouvement de rotation de la tête qui ramène l'occiput sous la symphyse des pubis se fait de droite à gauche, au lieu de se faire de gauche à droite. Mais une différence plus importante pour la pratique dépend de la présence de l'intestin rectum vers l'extrémité postérieure du diamètre oblique, suivant lequel se trouve dirigé le grand diamètre de l'ovale supérieur, d'où résulte la moindre longueur de ce diamètre oblique et plus de difficulté à la descente de la tête. Cette difficulté est encore augmentée, parce que le front, déprimant les parois épaisses de l'intestin et les matières qu'il contient souvent, se loge comme dans une fosse dont le rebord inférieur forme une résistance sans cesse renouvelée. Cette situation du front gêne aussi son transport dans la concavité du sacrum. Il est bien reconnu par tous les praticiens que dans cette position l'accouchement est plus long et plus difficile que dans le cas précédent.

Troisième position. — Occipito-pubienne. — Dans cette position la tête du fœtus affecte au détroit supérieur la situation qui est en même temps la plus favorable pour son passage au détroit inférieur; elle n'a pas de mouvement de rotation à exécuter dans l'intérieur de l'excavation. Les épaules se présentent au détroit supérieur suivant le diamètre tranversal. Arrivées au détroit inférieur, elles suivent un mouvement de rotation d'un quart de cercle d'étendue, pour offrir leur grand diamètre suivant le diamètre antéro-postérieur de ce détroit. La situation plus ou moins oblique du fœtus, certaines circonstances de conformation du bassin, déterminent le sens dans lequel se fait ce mouvement, de droite à gauche ou de gauche à droite. Le reste du corps à l'intérieur, et la tête au dehors, suivent le mouvement imprimé aux épaules.

Quatrième position. — Fronto-cotyloïdienne gauche. — Dans cette position de la tête, l'occiput descend en glissant devant la symphyse sacro-iliaque droite, et vient appuyer sur le ligament sacro-ischiatique de ce côté, le front fort relevé s'engage au détroit supérieur en descendant derrière la cavité cotyloïde gauche. Parvenue au fond de l'excavation, la tête exécute un mouvement de rotation qui fait passer l'occiput vers le sacrum, et le front derrière la symphyse des pubis. Le menton appuie de plus en plus contre le thorax; l'occiput parcourt la partie inférieure de la face antérieure du sacrum, la face supérieure du coccyx, et tout le périnée, qu'il fait saillir en dehors plus que cela n'a lieu dans les trois premières positions, et qui à cause de cela est plus exposé à se rompre. Le front remonte derrière la symphyse des pubis, à laquelle répond le sommet de la tête. Ce mouvement ne peut se faire sans qu'une partie de la poitrine s'engage avec la tête dans l'excavation, ce qui est une des causes de la difficulté plus grande avec laquelle ces trois dernières espèces d'accouchemens se terminent.

L'occiput franchit enfin la vulve, et se renverse au-devant du périnée, qui se retire en arrière, la tête exécutant alors un mouvement de rotation sur son axe transversal, en vertu duquel le menton s'éloigne du thorax. Dans ce mouvement la partie postérieur du col appuie sur le bord antérieur du périnée, comme dans les trois premières positions elle appuie sur le bord inférieur de la symphyse des pubis. Le sommet de la tête se dégage sous le bord inférieur de la symphyse, où l'on voit paraître successivement la fontanelle antérieure, les bosses frontales, et les diverses parties de la face. Ainsi une série de diamètres, qui partant de la partie postérieure du trou occipital viendraient aboutir à ces différens points, se trouvent successivement en rapport avec le diamètre antéro-postérieur du détroit inférieur. Mais les parties qui passent sous le bord de la symphyse sont trop volumineuses pour se loger dans la partie la plus élevée de l'arcade des pubis, comme le font, dans les trois premières espèces d'accouchemens, l'occiput d'abord, et ensuite la nuque du cou, de sorte que cette partie de l'arcade se trouve inutile pour la sortie de la tête, et que la portion du détroit inférieur qui lui livre passage est rétrécie d'autant dans le sens de ce diamètre. Ajoutez à cela que, dans les positions où l'occiput est en devant, le périnée et le coccyx, qui sont mobiles cèdent et sont repoussés en dehors à mesure que le front s'avance, tandis que dans les autres cette partie répond à des os immobiles. De ces deux circonstances naît une nouvelle difficulté à la marche de la tête et à la terminaison de l'accouchement. Mais la principale cause de difficulté dans ce cas vient de la longueur différente de l'espace que l'occiput, qui doit toujours sortir le premier, parcourt pour arriver du détroit supérieur au dehors de la vulve. En effet en devant la distance n'est que d'environ dix-huit lignes, et en arrière, si on mesure le trajet que fait l'occiput en descendant le long de la symphyse sacro-iliaque, de la partie inférieure du sacrum, du coccyx et de la face interne du périnée, on trouve au moins six pouces. Cette différence fait que dans le premier cas l'occiput, après être descendu au niveau de la tubérosité de l'ischion, et avoir exécuté son mouvement de rotation, se trouve déjà dans l'arcade des pubis hors du détroit inférieur, les épaules étant encore au-dessus du détroit supérieur, tandis que nous avons déjà vu qu'il n'en est pas ainsi dans le second. Outre cela la direction de la colonne vertébrale, par laquelle l'impulsion des contractions utérines se communique à la tête, très-favorable pour faire descendre l'occiput suivant l'axe du détroit supérieur, devient extrêmement défavorable lorsqu'au détroit inférieur il doit s'avancer suivant l'axe de ce détroit. Je pense qu'en y réfléchissant on restera convaincu que les causes que j'assigne ici à la difficulté plus grande avec laquelle se terminent les accouchemens dans lesquels la face est en devant sont les véritables, et que cette difficulté ne peut être attribuée au frottement que la face éprouve derrière la symphyse des pubis. En effet, tant que la tête reste fléchie sur le thorax, ce frottement est impossible, et il n'a lieu que lorsque l'occiput se renverse en arrière, et que le front et la face passent successivement sous la symphyse. Or, alors la terminaison de l'accouchement n'éprouve plus de difficulté. Dès qu'une fois la tête est libre, elle se restitue à sa rectitude naturelle, la face se tourne vers l'aine gauche de la mère, et le reste de l'accouchement se termine comme dans les cas précédens.

Il arrive quelquefois que l'occiput, après avoir franchi le détroit supérieur, se tourne de gauche à droite, passe au-dessous de la fosse iliaque droite, et se place enfin vers la partie postérieure de la cavité cotyloïde du même côté. Par l'effet de ce mouvement de rotation que la tête exécute dans l'excavation, mouvement que le corps du fœtus doit nécessairement exécuter aussi dans l'utérus, cette quatrième position de la tête se change en une seconde, ou occipito-cotyloïdienne droite, et l'accouchement s'accomplit par le même mécanisme que dans cette dernière position. Solayrès avait déjà dit quelques mots de cette manière dont l'accouchement peut se terminer dans ces cas. Baudeloque en a parlé avec plus de précision, et leurs observations ont été confirmées par celles que l'on a recueillies à l'hospice de la Maternité. M. Nœgèle, professeur à Heidelberg, vient d'émettre sur ce point, dans un Mémoire inséré dans le *Journal complémentaire des sciences médicales*, une opinion qui mérite d'être examinée. Il assure avoir appris, par un grand nombre d'observations exactes, que cette quatrième position, qu'il appelle la troisième, est, après la première, celle que l'on rencontre le plus fréquemment; que dans la plus grande partie des cas elle se réduit à la seconde de la manière que je viens de décrire, et que ce n'est que dans quelques cas rares, et par suite de circonstances particulières, que l'occiput se porte vers le sacrum, et que la face se dégage en devant. Si nous n'avons pas reconnu ces particularités, c'est, suivant lui, que nous avons observé inattentivement et l'esprit préoccupé par les idées reçues de nos maîtres. Cependant les observations recueillies à l'hospice de la Maternité, et citées par madame Boivin, portent tout le caractère de l'exactitude et de la vérité, même pour les personnes qui ne connaissent pas les chefs de cet établissement; je croyais aussi avoir toujours apporté la plus scrupuleuse attention dans la pratique des accouchemens. Il est possible que de son côté M. Nœgèle se soit laissé entraîner à l'influence d'une opinion préconçue; mais il est possible aussi qu'il ait raison, et il me semble que, sans adopter ni rejeter absolument sa manière de voir, il faut apporter une nouvelle attention à étudier le mécanisme de l'accouchement depuis le commencement du travail jusqu'à la fin. Quant à ce qu'il avance relativement à la disposition de la tête aux détroits supérieur et inférieur dans les deux premières positions, je pense qu'il a observé un peu légèrement, et qu'il a pris des cas particuliers pour ce qui se passe le plus ordinairement; mais ce n'est pas ici le lieu d'entrer dans cet examen, qui demanderait beaucoup de détails. Si ses opinions sont vraies, le temps les confirmera; sinon il en fera justice.

Il arrive encore quelquefois, mais fort rarement, que, dans un bassin vaste et dont le sacrum offre une concavité profonde, la tête du fœtus, arrivée dans l'excavation, se renverse en arrière, et que le front s'avance sous la symphyse des pubis. Alors la tête franchit le détroit inférieur et la vulve de front, en présentant à ces deux ouvertures son diamètre occipito-frontal; ou, l'occiput restant dans la courbure du sacrum, la face se dégage sous le bord inférieur de la symphyse; et ce n'est qu'après que le menton a remonté au-devant de la symphyse que le reste de la tête achève de sortir.

Cinquième position. — Fronto-cotyloïdienne droite. Le mécanisme est le même que dans la précédente; les mêmes variétés dans la marche de la tête s'y rencontrent. La seule différence est que le mouvement de rotation a lieu de gauche à droite, et que lorsqu'elle revient à une position occipito-cotyloïdienne, c'est à la première position qu'elle se réduit.

Sixième position. — Fronto-pubienne. Ce que j'ait dit des quatrième et troisième positions s'applique à celle-ci, et suffit pour expliquer son mécanisme.

Outre ces six positions, on pourrait, comme je l'ai déjà dit, en admettre d'intermédiaires, et surtout deux dans lesquelles le grand diamètre de la tête serait placé suivant la direction du diamètre transversal du détroit supérieur; position que l'on remarque quelquefois, principalement quand ce détroit est fort rétréci d'avant en arrière. Mais ce qui a été dit jusqu'à présent sur le mécanisme de l'accouchement me semble suffire pour faire comprendre ce qui se passe dans ce cas.

2° *L'enfant présentant la face.* — La face est, après le sommet de la tête, la région de cette partie que l'on rencontre le plus souvent à l'orifice de la matrice. Il est assez difficile de se rendre raison des causes qui déterminent cette situation dans laquelle, la tête étant dans une extension forcée, sa région antérieure se développe à l'entrée du détroit supérieur. On ne peut guère concevoir comment cette disposition existerait avant la rupture des membranes, et sans l'action immédiate des contractions utérines sur le corps du fœtus. Cependant une observation fort curieuse, rapportée par madame Boivin, prouve qu'il en est quelquefois ainsi. Il est probable que dans un grand nombre de cas au moins, un état d'obliquité de la matrice aura disposé la tête dans une direction telle, que le vertex portant sur un des points de la circonférence du bassin, les contractions utérines forceront le front et la face à s'engager dans le détroit au vide duquel ils répondent. Ce que l'on voit se passer dans certains cas dans lesquels le sommet de la tête se présente d'abord à l'orifice de l'utérus, et le front s'abaisse ensuite de manière que bientôt toute la face se développe, vient à l'appui de cette explication. On a aussi demandé si une abondance excessive de l'eau de l'amnios ne pourrait pas produire cette disposition de la tête. Mais on manque d'observations précises pour apprécier l'influence de cette cause.

On admet quatre positions de la face. Dans la première, ou *mento-sacrale*, le sommet de la tête est au-dessus des os pubis, le menton est placé en arrière; le corps de l'enfant, appuyant sur la paroi postérieure de l'utérus, doit être porté à droite ou à gauche, sur les parties latérales de la colonne vertébrale, et par conséquent la direction de la tête doit être un peu oblique. La deuxième, *mento-pubienne*, est l'opposée de la première; le sommet de la tête est en arrière, et le menton au-dessus de la symphyse des pubis. Ces deux positions s'observent très-rarement. L'accouchement, dans la seconde, se termine par un mécanisme analogue à celui suivant lequel se terminent les deux dernières. Mais pour la première, ce ne serait que dans le cas où le fœtus serait très-petit et le bassin très-vaste, que les contractions utérines pourraient produire l'expulsion du fœtus, comme je l'ai vu arriver une fois; encore la région occipitale était-elle déprimée par l'effet de la forte pression qu'elle avait éprouvée contre les épaules. Il n'y a pas de doute qu'à moins de circonstances aussi favorables on ne devrait jamais abandonner un semblable accouchement aux seules forces de la nature; et même il vaudrait mieux ne pas le faire, si l'on était appelé assez tôt pour pouvoir changer la position du fœtus avant que la tête soit engagée dans le petit bassin.

Dans les deux dernières positions, l'enfant est situé transversalement. Ce sont celles que l'on rencontre le plus ordinairement, et dans lesquelles l'accouchement se termine avec le plus de facilité par les seules forces de la nature. Dans la troisième, le vertex répond à la fosse iliaque gauche, le menton regarde le bas de la fosse iliaque droite qui est occupée par le corps de l'enfant. Cette position, *mento-iliaque droite*, peut être considérée comme l'effet de la déviation de la tête placée originairement dans la première ou la cinquième position du sommet, ou dans une position intermédiaire. La quatrième position, *mento-iliaque gauche*, plus rare que la précédente, peut être considérée de même comme l'effet de la déviation de la deuxième ou de la quatrième position du sommet; elle nous présente le fœtus placé de manière que son front appuie sur le bord de la fosse iliaque droite, que son menton est situé vers le bas de la fosse iliaque gauche, et que son corps est logé dans cette fosse.

La tête, en descendant dans l'excavation à travers le détroit supérieur, conserve sa situation; seulement elle se renverse de plus en plus en arrière. Le vertex glisse au-devant de la symphyse sacro-iliaque à laquelle il répond, vient se placer vis-à-vis l'échancrure sacro-ischiatique; et dès que l'occiput a totalement dépassé le cercle du détroit supérieur, la tête exécute un mouvement de rotation qui ramène le vertex dans la courbure du sacrum, et le menton dans l'arcade des pubis; le devant du cou est placé derrière la symphyse de ces os. La face appuie sur le plancher du bassin, et le distend. Le menton proémine à travers la vulve, qui se dilate peu à peu, et laisse enfin à découvert toute la face; bientôt il se relève au devant de la symphyse, pendant que le vertex glisse sur la face antérieure du sacrum et la face interne du coccyx et du périnée, et se dégage insensiblement au devant du bord de cette cloison. La tête, de l'état d'extension forcée où elle était, est revenue à son état de rectitude sur le cou, et même à un certain degré de flexion; elle reprend la situation transversale qu'elle avait au détroit supérieur, et le reste de l'accouchement se termine comme l'accouchement analogue dans lequel le sommet de la tête se serait présenté au détroit supérieur.

3° *L'enfant présentant les pieds.* — Il a été reconnu de tout temps que dans ces cas l'accouchement peut se terminer sans le secours de l'art. Les pieds sont, après le sommet de la tête et les fesses, la région que l'on rencontre le plus souvent à l'orifice de la matrice. Sur les 20,517 enfans nés à l'hospice de la Maternité en 14 ans, 234 présentaient cette région : 135 dans la première position, 86 dans la deuxième, 7 dans la troisième, et 6 dans la quatrième. Ces quatre positions principales dans lesquelles les pieds se présentent, sont, comme celles des autres régions, distinguées selon les points du détroit supérieur auxquels répondent les deux extrémités de leur grand diamètre, dans l'ordre suivant : 1ère, les talons à gauche et un peu en devant, les orteils à droite et un peu en arrière, presque vis-à-vis la symphyse sacro-iliaque droite; 2e, les talons à droite et un peu en devant, les orteils à gauche presque vis-à-vis la symphyse sacro-iliaque gauche; 3e, les talons vers les pubis, les orteils vers le sacrum; 4e, les orteils derrière les pubis, les talons au devant du sacrum.

La posture de l'enfant dans l'utérus est telle, que les fesses se trouvent au voisinage de l'orifice immédiatement après les pieds, et que, selon que les pieds, portés vers un des points du cercle de l'orifice ou du détroit supérieur, s'y trouveront arrêtés lorsque la matrice commencera à agir sur le fœtus, on verra se développer à la place de cette région les genoux ou les fesses. Il est cependant à remarquer que dans beaucoup de cas, avant l'ouverture des membranes, on sent immédiatement les fesses au-dessus de l'orifice de l'utérus, soit que les pieds se soient arrêtés trop haut pour être accessibles au doigt, soit que par une cause que l'on ne peut déterminer les membres inférieurs se soient déjà développés au-devant de l'abdomen. Il est également impossible de donner une explication satisfaisante de la cause pour laquelle le fœtus se trouve ainsi placé de manière que l'extrémité inférieure de son corps pose sur le col de l'utérus. Pendant long-temps on a cru que telle était sa situation pendant la plus grande partie du cours de la grossesse, et que la tête ne se portait en bas qu'à une certaine époque, par un mouvement de *culbute :* alors tout ce qui pouvait s'opposer à cette *culbute* était regardé comme cause d'accouchement par les pieds ; mais il est à présent bien reconnu que ces idées ne sont nullement fondées.

Première position. — Lorsque l'orifice est suffisamment dilaté, que les membranes sont rompues, ou qu'elles forment une poche très-prolongée dans le vagin, les pieds n'étant plus retenus, la moindre impulsion qui leur est communiquée par les fesses, ou même la seule action des muscles extenseurs des cuisses et des jambes, suffit pour les faire descendre à travers l'orifice de l'utérus, le vagin et la vulve, en conservant leur position oblique. La contraction utérine, transmettant son effort de la tête à l'extrémité inférieure du tronc, a pour effet d'abord d'augmenter la flexion de la tête sur le thorax, et en même temps d'appliquer plus exactement les membres supérieurs contre les parois de cette cavité, et ensuite de faire franchir aux hanches l'ouverture du détroit supérieur. La hanche gauche descend derrière la cavité cotyloïde droite, la hanche droite devant la symphyse sacro-iliaque gauche. Lorsqu'elles sont arrivées au détroit inférieur, si elles ne sont pas fort volumineuses relativement aux dimensions de ce détroit, elles le traversent en suivant la même direction, la hanche gauche passant sous la branche droite de l'arcade des pubis, et la hanche droite au-devant du ligament sacro-ischiatique gauche. Mais quand elles éprouvent une résistance considérable, celle qui regarde en avant se porte directement sous la symphyse des pubis, sort la première, et remonte au-devant de la symphyse ; l'autre passe dans la courbure du sacrum et du coccyx, le tronc subissant dans sa portion lombaire une torsion correspondante à ce mouvement. A mesure que le corps avance, il se courbe pour s'accommoder à la forme du canal qu'il traverse, et la partie qui est au dehors, soutenue par le bord du périnée, se dirige vers le plan antérieur de la mère. Les épaules, qui se sont avancées au détroit supérieur, y sont placées comme les hanches selon le diamètre oblique, qui de la cavité cotyloïde droite se porte à la symphyse sacro-iliaque gauche. Déja les bras, placés comme ils le sont dans l'utérus sur les parties latérales du tronc, sont descendus dans l'excavation, et les coudes commencent à se présenter à la vulve. La tête présente son ovale inférieur au plan du détroit, de sorte que; le menton plongeant bien avant l'occiput, le diamètre occipito-mentonnier suit à peu près la direction de l'axe de ce détroit; et comme dans la première position du vertex, c'est encore la petite circonférence de la tête qui répond à son ouverture, le diamètre occipito-bregmatique étant dans la direction du diamètre du détroit qui de la cavité cotyloïde gauche se rend à la symphyse sacro-iliaque droite, et le diamètre bipariétal dans la direction de l'autre diamètre oblique. Les épaules, arrivées au détroit inférieur, viennent se placer, la gauche sous l'arcade des pubis, et la droite vers le périnée. A mesure que les épaules descendaient dans l'excavation, les bras, pressés par les parties environnantes et maintenus sur les côtés de la poitrine, se dégageaient peu à peu au dehors. Les épaules franchissent aussi bientôt le détroit inférieur et la vulve : celle qui est en arrière se dégage la première, et le bord du périnée, se retirant sur le col, ne soutient plus le corps, qui, entraîné par son poids, s'abaisse en arrière, et laisse plus de liberté à l'épaule gauche pour se dégager du bord inférieur de la symphyse. Weidmann est le premier qui ait bien saisi et décrit cette disposition des bras; et dans tous les accouchemens par les pieds auxquels j'ai assisté, j'ai vu se vérifier la justesse de ses observations. Avant lui on croyait que les bras, arrêtés par le bord du détroit supérieur, s'étendaient sur les parties latérales de la tête à mesure que le corps descend : c'est en effet ce qui a lieu lorsque la sortie du fœtus est due aux tractions opérées sur lui, parce qu'alors la matrice se trouve vidée avant de s'être contractée sur le corps du fœtus. Comme l'on attendait rarement que son expulsion fût le résultat des seules contractions utérines, on observait inexactement, et on raisonnait d'après les cas où l'art vient suppléer la nature. La tête se trouve alors dans l'excavation et dans la cavité du vagin. La matrice ne peut plus agir sur elle par ses contractions; mais, poussée par les contractions des muscles abdominaux, elle presse sur elle, et la chasse vers l'extérieur. La tête roule dans l'excavation; le front passe dans la courbure du sacrum, l'occiput se porte de gauche à droite jusque derrière la symphyse des pubis; la petite circonférence se trouve en rapport avec le plan du détroit inférieur, ses grands diamètres répondant l'un au diamètre coccy-pubien, l'autre au diamètre bis-ischiatique; le diamètre occipito-mentonnier suit la direction de l'axe de ce détroit. Les épaules, qui sont libres au dehors, suivent ce mouvement de rotation; le dos vient regarder le pénil. L'occiput reste arrêté derrière les pubis; le menton paraît à la vulve, et, s'appliquant avec force contre la partie antérieure du thorax, il soulève le corps en avant. On voit se dégager successivement, sur le bord antérieur du périnée, le nez, les yeux et les bosses frontales. Un dernier effort a bientôt procuré l'expulsion du reste de la tête.

On doit remarquer que dans cet accouchement, comme dans ceux où le sommet de la tête se présente, les parties les plus volumineuses du fœtus sont disposées aux deux détroits du bassin et à la vulve de la manière la plus favorable pour qu'elles puissent franchir ces ouvertures avec facilité. Les mouvemens de rotation sont aussi déterminés par le même mécanisme.

Deuxième et troisième positions. — Dans ces deux cas, comme dans le précédent, la surface postérieure du fœtus répond obliquement ou directement à la partie antérieure de la mère, et l'accouchement se termine par un mécanisme semblable à celui que je viens de décrire, sauf la direction différente suivant laquelle s'opère le mouvement de rotation dans l'excavation.

Quatrième position. — La surface antérieure du fœtus est tournée en avant. Cette différence dans la situation en produit une telle dans le mécanisme de l'accouchement, que l'expulsion du fœtus, toujours difficile, devient souvent impossible par les seules forces de la nature, à moins qu'il ne soit peu volumineux relativement à la capacité du bassin. On a attribué la cause de cette difficulté au frottement des inégalités de la face contre la face postérieure des pubis, ou à ce que le menton s'accrochait au-dessus de ces os. Mais la flexion très-grande de la tête, produite par l'effet des contractions utérines qui ont fait avancer le corps, empêche que ces deux choses ne puissent avoir lieu. Baudeloque pense avec raison qu'elle résulte de ce que la face ne trouve pas au-dessous du pubis, dans le dernier temps du travail, autant d'espace pour se dégager qu'elle en rencontre vers le sacrum dans les autres cas. Il peut bien arriver que, le front restant appuyé au-dessus des pubis, l'occiput s'arrête vers l'angle sacro-vertébral, et que la tête se trouve ainsi retenue; mais cette espèce d'enclavement est une cause d'accouchement difficile, et ce n'est pas ici le lieu d'en traiter. Dans cette position les hanches traversent les détroits supérieur et inférieur dans une situation presque transversale, le dos et l'occiput se détournant nécessairement sur les parties latérales de la colonne vertébrale. Le tronc est courbé en devant. Les épaules se présentent au détroit supérieur dans la même direction que les hanches, et à mesure qu'elles descendent dans l'excavation elles deviennent de plus en plus obliques; direction que prend aussi la tête en s'engageant au détroit, parce que l'angle sacro-vertébral force l'occiput à se porter de ce côté. Elles arrivent au détroit inférieur, et s'y disposent dans la direction du diamètre antéro-postérieur. Dès qu'elles sont dégagées, elles reprennent leur position transversale, et se contournent sur le bord du périnée pour se porter en arrière, tandis que la face se développe à la vulve, offrant son diamètre occipito-frontal dans la direction du diamètre coccy-pubien. En effet la tête, descendue dans l'excavation, y a repris la situation directe qu'elle avait primitivement. La longueur de l'espace que les épaules doivent parcourir pour parvenir du détroit supérieur à l'inférieur en suivant la paroi postérieure de l'excavation, la présence du sommet de la tête sous l'arcade des pubis dont il ne peut occuper la partie la plus relevée, sont encore des causes qui rendent plus difficile la terminaison de l'accouchement dans ce cas.

4° *L'enfant présentant les genoux.* — Ce que j'ai dit précédemment suffit pour expliquer la cause qui détermine cette région à se présenter à l'orifice de l'utérus, et la rareté des cas où on l'observe. Il est évident qu'elle n'offre pas un volume assez considérable pour influer sur le mécanisme de l'accouchement. Aussi, soit que les deux genoux se présentent de front, soit qu'un seul des deux descende, tandis que l'autre reste retenu au-dessus du détroit ou dans l'excavation, ce mécanisme est absolument le même que dans les positions des pieds. On admet aussi quatre positions de cette région, dans lesquelles la situation de l'enfant est la même que dans chacune des positions des pieds.

5° *L'enfant présentant le siége ou les fesses.* — Dans le nombre de 20,517 enfans, nés à l'hospice de la Maternité, dont j'ai déjà parlé, 373 étaient dans cette situation ; et 32 de ces cas seulement ont exigé l'intervention de l'art. Les quatre positions de cette partie sont en tout analogues à celles des genoux et des pieds, et le mécanisme de l'accouchement est le même que dans ces positions à partir du moment où, les pieds étant descendus, les hanches, ou la région pelvienne du fœtus, viennent traverser le détroit supérieur. La seule différence est la difficulté plus grande que cette région rencontre à traverser les ouvertures du bassin et la vulve, à raison de l'augmentation de volume que produit la présence des cuisses fléchies au-devant du bassin. En effet les fesses présentent alors un volume qu'on peut comparer à celui de la tête ; et si, étant composées en grande partie de parties molles, elles sont susceptibles de se laisser déprimer, cet avantage est plus que compensé par l'inconvénient de ne point offrir une surface uniformément arrondie et résistante, qui facilite la dilatation des parties qu'elle traverse.

De quelques variétés qui se remarquent dans le travail de l'enfantement. — Ces variétés sont relatives aux phénomènes, à la durée du travail et au mécanisme de l'accouchement.

1° Le développement des douleurs n'est pas toujours aussi régulier que je l'ai décrit. Quelquefois elles acquièrent très-promptement un grand degré de vivacité ; elles se succèdent rapidement, et l'accouchement se termine en peu de temps. D'autres fois elles sont lentes, éloignées, faibles et presque sans action pour opérer la dilatation de l'orifice et l'expulsion du fœtus. Le travail de l'enfantement se prolonge alors pendant un temps considérable. Ces différences sont en général en rapport avec le tempérament de la femme, l'énergie plus ou moins grande avec laquelle les fonctions s'exécutent chez elle, la vivacité et la vigueur des mouvemens musculaires. Mais d'autres causes y influent aussi, telles sont les passions de l'âme, la constitution atmosphérique. Ainsi on remarque généralement que des contrariétés vives, la présence d'une personne dont la vue gêne ou déplait, l'abattement d'esprit, rendent les contractions utérines lentes et irrégulières, et que le courage, la confiance et une certaine alacrité produisent un effet contraire. Fort souvent l'arrivée de l'accoucheur, en faisant cesser l'inquiétude de la patiente, amène un calme plus ou moins prolongé, et une diminution notable des douleurs qui pourraient en imposer, si on ne savait que bientôt elles reprendront une nouvelle énergie. Une observation, que j'ai eu plusieurs fois occasion de faire, et qui n'aura sûrement pas échappée aux accoucheurs attentifs, c'est qu'il est des temps où la plupart des accouchemens se terminent avec une promptitude remarquable, et d'autres où le contraire a lieu. Un effet aussi général ne peut dépendre que d'une cause générale; et on ne peut guère trouver cette cause que dans l'influence de la constitution atmosphérique. Les auteurs qui ont traité de la fièvre puerpérale ont aussi remarqué que, lors de certaines épidémies de cette maladie, les accouchemens étaient plus prompts et plus faciles, et que cette facilité était, chez les femmes qui la présentaient, une annonce de l'invasion de la maladie. Dans certains cas les douleurs, après avoir suivi une progression régulière, se ralentissent, s'affaiblissent et conservent ce caractère plus ou moins long-temps, et même jusqu'à la fin du travail. Quelquefois aussi elles s'interrompent, se suspendent pendant un temps plus ou moins considérable, et se réveillent ensuite sans que le plus souvent on puisse déterminer la cause de ce phénomène. Quelquefois cependant on peut l'attribuer à la fatigue et au besoin d'un repos qui répare les forces épuisées. J'ai vu une semblable interruption se répéter deux fois dans le cours d'un travail qui se termina naturellement, et dont les suites furent heureuses pour la mère et pour l'enfant qui était un garçon. Je fais cette dernière remarque pour qu'elle puisse concourir avec une foule d'autres observations à montrer l'absurdité d'un préjugé qui attribue au sexe de l'enfant une grande influence sur la promptitude et la régularité du travail. J'ai dit qu'en général le sentiment de la douleur est en rapport avec l'intensité de la contraction utérine, mais que la sensibilité plus ou moins exquise de la femme modifie singulièrement ce rapport. Outre cette cause générale, deux états différens produisent le même effet et d'une manière encore plus remarquable : l'un est la pléthore générale, ou une pléthore locale dans les vaisseaux utérins et pelviens, qui rend les contractions utérines fort douloureuses et peu efficaces pour l'accouchement. Les signes généraux de la pléthore, une sorte de lenteur et d'embarras dans le développement de la contraction utérine, un sentiment de plénitude et de pesanteur dans la région hypogastrique caractérisent cet état qui demande l'emploi de la saignée, après laquelle les contractions utérines deviennent plus franches et plus énergiques. L'autre état est une disposition spasmodique de l'utérus qui a lieu surtout chez les femmes d'un tempérament éminemment nerveux, et se reconnaît à la roideur particulière des bords de l'orifice, à la tension extrême du corps de l'organe, et à l'agacement nerveux général qui a lieu pendant des contractions qui sont presque sans résultat, et déterminent les douleurs les plus vives. Les bains, les antispasmodiques, et principalement l'opium, sont alors spécialement indiqués, et réussissent très-bien à régulariser et à abréger le travail de l'enfantement.

2° La durée de ce travail et la facilité avec laquelle il se termine ne présentent pas moins de variété; elles diffèrent non-seulement chez les divers individus, mais encore chez la même femme à ses différens accouchemens, quoique en général, dans ce dernier cas, les variations soient moins fréquentes et moins marquées. On voit souvent l'accouchement se terminer presque instantanément et en une seule douleur; d'autres fois ce n'est qu'après plusieurs jours de souffrances que la femme est délivrée; et cette longueur du travail n'est pas toujours due au peu d'énergie des contractions. La longueur et la difficulté de l'accouchement dépendent le plus souvent du volume du fœtus et de la résistance qu'il éprouve en traversant le bassin et les parties génitales. Ainsi le premier accouchement est ordinairement plus long et plus difficile que ceux qui suivent, et d'autant plus que la femme est plus avancée en âge. Une certaine mollesse des tissus, qui n'exclut pas totalement l'énergie des contractions musculaires, rend l'accouchement plus facile chez des femmes d'une constitution faible que chez celles qui, plus robustes, ont les solides plus consistans. C'est peut-être cette même cause qui fait que les femmes qui habitent des climats chauds accouchent avec plus de facilité que celles qui habitent les climats froids.

3° Outre les variétés dont j'ai parlé en faisant la description générale du mécanisme de l'accouchement, il en est une que je n'ai fait qu'indiquer, et une autre que j'ai omise entièrement pour éviter des longueurs qui eussent jeté de la confusion dans le tableau que j'avais à tracer. La première a pour objet l'apparition de la tête à la vulve dont elle écarte les lèvres pendant la contraction utérine, et sa rentrée dans le vagin dès que la contraction a cessé : mouvement alternatif qui se renouvelle quelquefois pendant un certain temps, et même pendant des heures entières lorsque la tête est volumineuse, la vulve étroite, et ses bords roides et résistans. La brièveté du cordon ombilical, soit naturelle, soit produite par son entortillement autour du col, sa tension lors de la contraction utérine, et sa rétraction ensuite, ont été regardées comme les causes de ce phénomène. Il est bien vrai que, dans les cas où cette brièveté existe, on observe quelque chose d'analogue; mais bien plus souvent ce mouvement a lieu sans que cette cause se rencontre. La disposition respective des parties donne une explication bien plus satisfaisante de ce phénomène: Pendant la contraction, la tête, poussée à travers la vulve, distend les bords de cette ouverture, déprime le périnée, et subit elle-même une compression notable de la part de ces parties. La contraction cesse-t-elle? les bords de la vulve et le périnée reviennent sur eux-mêmes, la tête reprend son volume, et éprouve une réaction qui la reporte en arrière, avec d'autant plus de facilité qu'elle offre une forme conoïde, dont la base, formée par les bosses pariétales, est tournée de ce côté. Cela se répète jusqu'à ce qu'enfin la résistance des parties génitales ait été surmontée, et que les bosses pariétales aient franchi le détroit inférieur. La seconde de ces variétés est une anomalie dans le mouvement de rotation que la tête exécute après s'être dégagée hors de la vulve, et qui a lieu dans les positions obliques de l'ovale supérieur. Ainsi, par exemple, dans la première position, l'occiput, au lieu de se porter vers l'aine gauche de la mère, se dirige, comme dans la seconde position, de manière à regarder d'abord l'aine droite, et ensuite la partie interne de la cuisse du même côté. Les premières fois que j'observai ce mouvement, je crus m'être trompé sur la détermination de la position de la tête au détroit supérieur, n'ayant pas alors présentes à la mémoire les observations de Baudeloque, dont l'autorité était bien propre à dissiper mes doutes; mais dans la suite j'eus occasion de vérifier plusieurs fois ces observations, et il n'est pas d'accoucheur qui n'en ait pu faire de semblables. Cet habile praticien donne pour cause de ce mouvement, que le tronc, traversant rapidement l'excavation, suit l'impulsion qui a été imprimée à la tête lorsqu'elle s'est présentée au détroit inférieur. Je ne saurais admettre cette explication, car j'ai vu plusieurs fois ce phénomène avoir lieu dans des cas où la descente du tronc dans l'excavation et à travers le détroit inférieur se faisait avec lenteur; mais je ne saurais en proposer une autre.

Dans quelques cas j'ai vu la tête commencer à prendre cette direction anomale, et reprendre ensuite celle qui était en rapport avec la situation qu'elle avait au détroit supérieur.

Soins que réclame l'état de la femme pendant le travail de l'enfantement. — J'ai déjà dit les principales raisons qui nécessitent la présence d'un accoucheur auprès d'une femme en travail, quoique l'accouchement soit une fonction naturelle, et que souvent il se termine de la manière la plus heureuse, sans aucune intervention de l'art, non-seulement chez les femmes robustes et endurcies par le travail, qui habitent les campagnes ou suivent les armées, mais encore chez des femmes habituées à la vie la plus molle au milieu de nos grandes villes. Sauf quelques soins très-simples que l'accoucheur doit administrer, son rôle doit se borner à celui d'un spectateur, dont la présence inspire la confiance et le courage, et éloigne toute idée de crainte sur l'avenir; mais il faut qu'il sache prévoir les accidens qui peuvent survenir, les reconnaître quand ils arrivent, et y porter le remède convenable. Il sortira d'autant moins de son rôle de spectateur qu'il aura plus de connaissances et d'expérience, car alors il sera meilleur appréciateur des efforts et des ressources de la nature.

La première chose qu'il doit faire en arrivant auprès de la femme est d'établir son *diagnostic*, de reconnaître premièrement si la femme est réellement en travail, et quand le travail n'est pas encore commencé, s'il tardera ou ne tardera pas à se déclarer; secondement, si les conditions nécessaires pour la terminaison de l'accouchement se rencontrent dans le cas présent. Les signes qui annoncent un accouchement prochain se tirent de l'existence des phénomènes que j'ai dit se manifester un peu avant le commencement du travail, et surtout de l'état du col de la matrice. En effet, à moins de causes qui puissent déterminer un accouchement prématuré, le travail ne commencera que lorsque le col sera entièrement effacé, quoique souvent l'orifice ait déjà un certain degré de dilatation; j'entends parler du col proprement dit, et non des lèvres du museau de tanche, dont l'épaisseur peut rester fort considérable pendant presque toute la durée du travail. Il est encore à remarquer que, même dans le cas d'accouchement prématuré, le col s'efface complétement avant que le travail ne commence, quoique l'achèvement de sa dilatation s'opère alors plus vite et moins régulièrement que dans les cas naturels. Les signes qui font reconnaître que le travail est déclaré sont la série des douleurs qui s'accroissent dans une succession régulière, la dilatation progressive de l'orifice de l'utérus, la tension des membranes pendant la douleur, l'écoulement des glaires, et les autres phénomènes que j'ai décrits plus haut. On doit principalement faire attention à la nature des douleurs. Sous ce rapport, on les a distinguées en *vraies* et *fausses*. On appelle *vraies douleurs* celles qui dépendent de la contraction utérine ; ce que j'en ai dit, en parlant des phénomènes de l'accouchement, me dispense de traiter ici de leur caractère spécial. Sous le nom de *fausses douleurs*, on désigne des douleurs étrangères au travail de l'enfantement, qui ont ordinairement leur siége dans un organe voisin de l'utérus, et que les femmes confondent avec celles qui reconnaissent pour cause la contraction utérine. L'accoucheur, averti par l'irrégularité des retours et de la progression de ces douleurs, quand elles sont périodiques, et par l'impression douloureuse qu'elles laissent toujours pendant leur intermission, ou par leur continuité, fera des recherches au moyen desquelles il parviendra, avec un peu d'attention, à déterminer leur siége et leur nature. Souvent ce sont des coliques intestinales, soit inflammatoires, soit spasmodiques. Il est aussi des douleurs qui ont leur siége dans l'utérus, affectent une certaine régularité, et simulent le travail de l'enfantement; mais l'absence des autres phénomènes du travail, et spécialement l'état du col de l'utérus, serviront à lever les doutes que l'on pourrait avoir. Un état de pléthore locale est la plupart du temps la cause de ces douleurs, que l'on calme par le repos, la diète et la saignée. J'ai vu plusieurs fois des femmes se croire sur le point d'accoucher, s'y disposer, faire des efforts pour pousser l'enfant, comme elles disent, et n'accoucher que cinq ou six semaines après. Leur erreur était même quelquefois partagée par les personnes appelées pour leur donner des soins. Ce qui est plus singulier, c'est que la même chose est arrivée à des femmes qui n'étaient pas enceintes, et à qui on prédisait un accouchement prochain.

Il serait superflu de revenir sur les conditions de l'accouchement naturel; il suffira d'établir les signes des positions du fœtus qui forment une de ces conditions. L'ovale supérieur se reconnaît à sa convexité uniforme, et à la présence des fontanelles antérieure et postérieure, et des sutures ou commissures membraneuses qui s'y remarquent. La disposition des deux fontanelles, bien distinctes par leur grandeur et leur forme différentes, à l'égard des divers points de la circonférence du bassin, et la direction de la suture sagittale relativement à celle des diamètres, fournissent des signes évidens de ses diverses positions. La moindre réflexion fera facilement l'application de cette donnée générale à chacune de ces positions en particulier. Les caractères qui distinguent la face sont faciles à saisir, quand cette partie est dans son état naturel; mais il s'en faut bien qu'il en soit de même quand elle est tuméfiée, ce qui arrive infailliblement lorsque les membranes sont percées et les eaux écoulées depuis quelque temps. Alors la forme et la mobilité de la mâchoire inférieure, la disposition du bord alvéolaire à l'égard des lèvres, celle du bord des orbites, et ensuite les lèvres, le nez et les paupières, quoique déformés par la tuméfaction, feront éviter toute erreur quand on apportera à l'examen l'attention suffisante, et serviront aussi à établir le diagnostic des quatre positions dans lesquelles elle peut se présenter. Il est inutile de parler des signes qui font reconnaître la présence et les diverses positions des pieds à l'orifice de l'utérus. La seule partie avec laquelle on pourrait les confondre est la main; mais il faudrait être bien inattentif pour commettre cette erreur. La forme arrondie des genoux, celle des cuisses et des jambes, la présence des parties génitales un peu plus haut dans l'utérus, et leur situation à l'égard des divers points du bassin, caractérisent cette région et ses positions à l'orifice. Les fesses se font reconnaître par leur proéminence arrondie et molle, au centre de laquelle on sent la tubérosité de l'ischion, et par l'intervalle qui les sépare, et qui aboutit en arrière au sacrum, en devant aux organes sexuels, offrant dans son milieu l'anus qui devient saillant et laisse échapper le méconium pour peu que l'abdomen soit comprimé par l'effet des contractions utérines. Ces caractères semblent ne devoir laisser aucun doute; cependant, lorsque les fesses sont tuméfiées, on pourrait, si l'on n'apportait pas assez de soin, les confondre avec la face également tuméfiée, et même avec l'ovale supérieur, l'intervalle qui sépare les tubérosités de l'ischion simulant la suture sagittale quand l'ossification imparfaite de la tête lui laisse beaucoup de largeur. La direction du sacrum et des organes sexuels établit la distinction des diverses positions.

Le diagnostic étant éclairci autant qu'il peut l'être, il faut porter son *pronostic* sur la durée probable du travail et la facilité plus ou moins grande avec laquelle il se terminera. Ce pronostic a pour base des données que je ne ferai qu'énoncer ici, parce que toutes ces choses ont été suffisamment développées précédemment, ou le seront en parlant du bassin. Les élémens de ces données sont la constitution de la femme, l'état de ses forces, la grandeur et la forme particulière du bassin, l'état de l'orifice qui est mou ou dur, mince ou épais, plus ou moins dilaté ou dilatable, celui des membranes qui sont entières ou rompues, celui d'humidité ou de sécheresse, de flexibilité ou de roideur des parties génitales, le volume présumé de l'enfant, la position dans laquelle il se présente, l'intensité, la distance des contractions utérines, et leur effet soit sur la dilatation de l'orifice, soit sur la progression du fœtus, enfin le nombre et le mode des accouchemens précédens. Avec de l'habitude, on établit sur la considération de tous ces points des données assez positives. On ne doit cependant pas perdre de vue les sages avertissemens de Delamotte relativement à l'issue favorable de certains accouchemens qui s'annonçaient sous les plus fâcheux auspices, et à la terminaison pénible et même funeste d'autres accouchemens dont les commencemens présageaient la fin la plus heureuse. En général il convient d'être très-réservé dans le pronostic que l'on porte, et les promesses que l'on fait à la patiente et aux assistans, car l'espérance déçue amène facilement l'impatience et le découragement; mais il faut aussi faire en sorte de ne pas faire naître l'effroi par un pronostic peu rassurant que la femme est toujours disposée à interpréter en mal. C'est au moyen du *toucher* que l'on acquiert le plus grand nombre et les plus importans de ces signes diagnostiques et pronostiques. On doit le pratiquer, dès que par l'examen des phénomènes extérieurs du travail on a pris une première connaissance de l'état de la femme. Il faut ensuite le réitérer plus ou moins souvent, pour être constamment au courant de la progression du travail et de la marche du fœtus, et surtout quand on veut s'en faire un moyen d'étude et d'instruction. Cela n'a aucun inconvénient quand les parties génitales sont suffisamment humectées par des glaires; mais, quand elles sont sèches, et que l'entrée du vagin est étroite, la réitération du toucher détermine une irritation nuisible : c'est surtout ce que l'on observe dans les salles d'accouchement, où un grand nombre d'élèves touchent successivement la même femme. A l'instant de la rupture des membranes, il est toujours utile de pratiquer le toucher pour reconnaître exactement quelle est la position du fœtus.

Les *indications* à remplir sont 1° de mettre la femme dans des conditions hygiéniques propres à diminuer la fatigue et les incommodités qui résultent des phénomènes du travail, et à prévenir l'influence fâcheuse que pourrait avoir sur elle l'action des agens extérieurs dans l'état particulier où elle se trouve; 2° de surveiller les efforts de la nature pour les maintenir ou les ramener au degré convenable; 3° d'éloigner toutes les causes qui pourraient déranger sa marche.

1° L'air que la femme respire doit être pur et d'une température modérée; s'il était vicié ou chargé d'odeurs bonnes ou mauvaises, outre les inconvéniens généraux d'un tel air, il en aurait ici de particuliers; il rendrait plus pénible l'état de malaise où elle se trouve, et agirait plus que dans toute autre circonstance sur sa sensibilité déjà très-exaltée. Une température trop élevée augmenterait l'agitation, la chaleur, la sueur, la vélocité de la circulation, la disposition aux congestions cérébrales qui sont le résultat de la contraction utérine; elle pourrait aussi faire naître diverses hémorrhagies. L'impression du froid, lorsque la femme, après l'excitation produite par la douleur, tombe dans une sorte de collapsus qui la laisse sans défense contre l'action des agens extérieurs, peut avoir les suites les plus fâcheuses, produire diverses inflammations, ou donner lieu à ces engorgemens qu'on a désignés sous le nom de *laiteux*, à ces douleurs rhumatismales qu'on a attribuées au *lait répandu*. On doit chercher à obtenir ces qualités de l'air par tous les moyens connus; le principal de ces moyens est de placer la femme dans une chambre suffisamment vaste.

L'habillement de la femme sera disposé d'après les mêmes principes, et de manière à lui éviter toute gêne qui lui serait désagréable, et pourrait nuire à la liberté de la respiration et du cours du sang.

Lorsque la durée du travail est courte, il ne faut pas donner de nourriture; mais s'il se prolonge, la femme doit soutenir ses forces par des alimens de facile digestion pris en petite quantité. Dans leur prescription on aura égard à l'état de l'estomac et à cette disposition aux vomissemens, qui accompagne souvent le travail, et dont l'influence est telle que, lorsqu'il commence peu après un repas, la digestion est troublée. La femme alors se trompe presque toujours sur ce qu'elle éprouve, et l'attribue à une simple indigestion. Le choix des boissons est aussi de quelque importance : celles qui sont sucrées ou chaudes déplaisent généralement et n'apaisent pas la soif; le vin étendu d'eau s'aigrit facilement dans l'estomac et augmente les vomissemens. Le vin pur, les boissons excitantes ou la glace auraient tous les inconvéniens que j'ai reprochés aux excès de température de l'air. L'eau pure et l'eau sucrée légèrement aromatisée sont les boissons dont j'ai vu les femmes s'accommoder le mieux. Il est superflu, d'après ce que je viens de dire, d'exposer les raisons qui doivent faire rejeter ces teintures spiritueuses, ces mélanges de vin chaud et d'aromates dont le peuple fait encore usage dans quelques pays. Si l'état de langueur et de faiblesse de la femme exige l'usage de quelques moyens restaurans, de bons bouillons, des consommés, un peu de vin vieux, de vin de liqueur, sont les meilleurs analeptiques qu'on puisse employer.

Les excrétions qu'il importe surtout de surveiller sont celles des matières fécales et des urines. La constipation est une incommodité assez ordinaire chez les femmes enceintes; aussi arrive-t-il souvent qu'à l'instant de l'accouchement l'intestin rectum est rempli de matières fécales endurcies. La présence de ces matières gêne la marche de la tête à travers l'excavation; et leur expulsion, dans le dernier temps de l'accouchement, est douloureuse, et irrite l'extrémité inférieure du rectum. C'est une des causes du développement des tumeurs hémorrhoïdales qu'on observe si souvent chez les nouvelles accouchées. Un clystère simple suffit pour procurer l'évacuation de ces matières, et on ne doit pas négliger d'en faire administrer un au commencement du travail, si la femme n'a pas évacué naturellement. De graves accidens peuvent être la suite de l'accumulation des urines dans la vessie portée à l'extrême, soit que la compression exercée par la tête de l'enfant sur le méat urinaire s'oppose à leur émission, soit que la femme, dont l'attention est toute absorbée par les douleurs qu'elle ressent, oublie de les rendre. Le moindre est que la sensation douloureuse produite par la distension de la vessie, augmentée lorsque les muscles abdominaux entrent en contraction, engage la femme à suspendre autant qu'elle le peut ces contractions, et que l'accouchement en soit retardé. En outre l'action de ces muscles, ne se transmettant alors au fœtus que par l'intermédiaire de cette masse de liquide, en est diminuée et a moins d'efficacité. La paralysie de la vessie peut aussi être la suite de la rétention trop prolongée des urines; mais l'accident le plus redoutable est la rupture des parois de ce réservoir à l'instant où la femme se livre aux efforts les plus violens. Le cathétérisme peut quelquefois devenir utile dans ce cas; le plus souvent il suffit d'engager la femme à rendre ses urines avant que leur accumulation ne soit parvenue à un point considérable.

L'influence manifeste que les passions de l'âme exercent sur le travail de l'enfantement, et l'exaltation de la sensibilité produite par les phénomènes de ce travail, qui dispose singulièrement les femmes aux diverses névroses et rend leurs perceptions plus fines et plus faciles, montrent assez quelle attention l'accoucheur doit mettre à écarter tout ce qui peut affecter désagréablement le moral ou les sens. J'ai déjà parlé des odeurs; il serait superflu de dire, plus que je ne l'ai fait ailleurs, tout ce que la contenance et les discours de l'accoucheur doivent avoir d'affectueux, de prévenant, de rassurant, combien il doit chercher à entretenir le courage de la patiente, à la distraire du sentiment de ses maux. Il me reste à parler des assistans. L'accoucheur, la garde et une ou deux personnes sincèrement attachées à la femme, suffisent. Un plus grand nombre peut être nuisible, soit en augmentant la chaleur ou en viciant l'air de l'appartement, soit par leurs mouvemens, leur bavardage qui fatiguent, soit par leurs discours indiscrets, soit par l'expression de leur physionomie qui réfléchit la tristesse et l'inquiétude qu'ils ressentent réellement, ou qu'ils feignent pour preuve de leur amitié. Toute personne qui déplait à la femme ou dont la présence peut être pour elle un sujet de contrainte, toutes celles qui ne se sentiront pas la force de conserver un front calme et serein à l'aspect des souffrances qu'elle ressent et des dangers qu'elle peut courir, ne doivent pas être admises auprès d'elle. Il faut aussi éloigner celles qui se font de ses douleurs un spectacle de curiosité, une occasion de causerie.

Dans un accouchement naturel et régulier, la situation que la femme garde pendant le travail ne peut avoir aucune influence sur la marche et l'issue du travail. Les Françaises accouchent en général sur un lit préparé exprès, que l'on appelle *petit lit*, *lit de misère*, *de travail*, *lit de secours*, et elles sont couchées sur le dos. Les Anglaises se placent sur le bord de leur lit ordinaire et sont couchées sur le côté, les cuisses fléchies et les genoux écartés par un coussin. Dans une grande partie de l'Allemagne on se sert encore de *chaises*, ou *siéges* plus ou moins perfectionnés et modifiés, et ressemblans à ceux dont on se servait autrefois chez toutes les nations. Autrefois aussi on plaçait souvent la femme sur les genoux d'une personne vigoureuse, dans la posture que Celse veut que l'on donne aux personnes qui doivent subir l'opération de la lithotomie. Dans quelques provinces les femmes accouchent debout, le corps penché en avant et les coudes appuyés sur un corps solide. J'ai assisté à l'accouchement d'une dame tellement contrefaite, qu'elle ne pouvait prendre une autre situation que celle-là sans être menacée de suffocation. Cette situation verticale a l'inconvénient que, pour la garder, la femme est obligée de maintenir tous les muscles en contraction, ce qui augmente la fatigue, suite inséparable des efforts de la parturition. Outre cela l'accoucheur est placé mal commodément; et s'il n'apporte pas la plus grande attention, lors du passage de l'enfant au détroit inférieur, celui-ci peut échapper, et par son poids déchirer le cordon ombilical, ou entraîner le placenta et même le fond de la matrice. Les femmes ne conservent pour la plupart cette situation que par l'idée que la pesanteur du fœtus facilitera sa sortie; idée absolument dénuée de fondement. Le lit sur lequel la femme doit accoucher sera d'une hauteur telle, qu'elle puisse s'y placer facilement, et d'une largeur peu considérable, pour que l'on puisse lui donner tous les soins dont elle a besoin sans éprouver de gêne. Il faut qu'il soit placé de manière qu'on puisse librement circuler autour. On se sert ordinairement d'un lit de sangle, sur lequel on étend des matelas qu'on dispose diversement. Quelques accoucheurs recommandent d'en placer deux, dont l'un est étendu dans toute sa longueur; le second, qui pose sur celui-là, est plié en double, de sorte à former une élévation sur laquelle repose le corps de la femme, et à laisser au milieu du lit un ressaut sur le bord duquel appuie le sacrum. Par ce moyen les parties génitales sont totalement à découvert, et le coccyx peut facilement se porter en arrière. Mais si le travail est long, que la femme veuille étendre les membres inférieurs, se placer sur le côté pour se délasser de la fatigue que cause une attitude long-temps gardée, ou se livrer au sommeil pendant quelque temps, elle est couchée bien mal commodément. Je préfère faire disposer ce lit comme ceux dont on se sert communément, en ayant soin d'y employer des matelas un peu durs, et même de faire placer à l'endroit du siége un coussin un peu ferme pour empêcher que la région pelvienne ne s'enfonce dans l'épaisseur des matelas, et que le rebord de la cavité qui se formerait ne soit un obstacle à la rétropulsion du coccyx et à la sortie de la tête. Ce lit n'offre aucun inconvénient et présente tous les avantages qu'on peut désirer. La femme y est à l'aise, elle peut y prendre les attitudes qui lui semblent les plus commodes et y goûter les charmes d'un sommeil réparateur dans les intervalles de calme que lui laissent les douleurs; après l'accouchement elle peut s'y reposer pendant quelque temps avant qu'on ne la transporte dans un autre lit. On attache souvent vers la partie inférieure du lit une barre solide contre laquelle la patiente arcboute ses pieds dans les efforts auxquels elle se livre. Cette précaution est bonne, mais elle peut être fort avantageusement suppléée par les mains d'aides, qui maintiendraient, suivant le besoin, les pieds et les genoux, et leur prêteraient un point d'appui plus convenable. Ce lit doit être suffisamment garni de linges pour recevoir le sang et les autres liquides qui sortent de la vulve, et muni de couvertures proportionnées à la rigueur de la saison. Ce n'est que lorsque l'orifice de l'utérus est complétement dilaté qu'il faut faire placer la femme sur ce lit : encore, lorsque l'accouchement marche avec lenteur et difficulté, peut-on attendre jusqu'à ce que la tête soit arrivée au détroit inférieur et près de franchir la vulve. Jusque-là on doit lui permettre de garder telle attitude qui lui convient, et d'en changer à son gré. En effet chacun sait par expérience combien il est pénible de demeurer immobile quand on souffre, et quelle sorte de soulagement on éprouve en changeant de place. Quand bien même cela se réduirait à l'espoir, incessamment déçu, de trouver une position où l'on souffrît moins, on devrait permettre à la femme ce léger adoucissement. Mais lorsqu'une fois les douleurs expultrices sont bien déclarées, il faut que la femme se place sur son lit, et que pendant la douleur elle y soit en supination, les épaules et la tête suffisamment élevées par des coussins, les cuisses fléchies sur le bassin et les jambes sur les cuisses, les genoux médiocrement écartés. L'élévation des épaules a pour objet la commodité de la femme, et sert à faciliter la respiration; la disposition des membres inférieurs laisse la vulve à découvert pour la libre sortie de l'enfant, et met dans le relâchement les muscles psoas et iliaques, qui, sans cela, tendus comme deux cordes sur les côtés du détroit supérieur, feraient obstacle au passage de la tête et des épaules.

L'accoucheur se place sur un siége d'une hauteur convenable, au côté droit du lit et au niveau du bassin de la femme. Dans cette situation, passant la main sous les couvertures du lit, et la portant dans l'espace que laissent la cuisse et la jambe droites, il peut facilement pratiquer le toucher et administrer à la femme les soins dont elle a besoin, sans la découvrir. Ces soins se bornent en général à soutenir le périnée, lorsque, poussé par la tête du fœtus, il se dilate, s'amincit excessivement et menace de se rompre. Pour cela on appuie également, et avec un degré de force modéré, sur toute sa surface avec la face palmaire de la main, disposée de sorte que le bord radial du doigt indicateur couvre le bord du périnée, que l'extrémité des doigts réponde au côté gauche et le talon de la main au côté droit de cette cloison, le pouce écarté de la grande lèvre de ce côté. La pression que l'on exerce doit être plus forte vers l'anus, pour diriger en avant la tête du fœtus et faciliter le mouvement, qui, de la courbure du sacrum, la fait passer à travers la vulve, en se contournant sur le bord inférieur de la symphyse des pubis. Quelques personnes recommandent de presser avec l'extrémité des doigts et le talon de la main sur les deux côtés du périnée, pour, en fléchissant les doigts, rapprocher ces deux côtés, relâcher le centre de cette cloison, faciliter sa dilatation et obvier à sa déchirure. Je ne crois pas cette manœuvre possible dans les cas où le périnée et la vulve sont excessivement distendus; et je suis persuadé que si dans ce cas on voulait la tenter, la pression inégale que l'on exercerait sur des parties si distendues ne pourrait que faciliter leur déchirure. Dans quelques cas il est nécessaire de rompre les membranes, dont l'intégrité trop prolongée retarderait la terminaison de l'accouchement et pourrait entraîner d'autres inconvéniens. J'examinerai tout ce qui a rapport à ce point de doctrine à l'article MEMBRANES. Quelques personnes font aussi des *préparations* aux parties génitales, pour les dilater et faciliter le passage du fœtus, ce qu'elles appellent encore *faire leur travail*. Ces préparations consistent dans l'introduction des doigts dans la partie inférieure du vagin pour en faire la diduction, repousser en arrière le périnée et le coccyx. L'effet le plus ordinaire de ces manœuvres très-douloureuses, et que j'ai eu quelquefois beaucoup de peine à faire cesser, est de contondre les parties de la génération et d'y déterminer des ecchymoses considérables, et souvent une inflammation suivie de suppuration et d'eschares gangréneuses. Il est cependant des préparations qui peuvent être utiles. Ainsi, quand les parties génitales présentent beaucoup de rigidité, de chaleur, de sécheresse, des injections émollientes, des onctions avec des corps gras, sont fort avantageuses. Des fumigations de vapeur aqueuse, émolliente, dirigées vers la vulve, employées avec ménagement et à un degré de chaleur modéré, sont aussi fort convenables. Des bains entiers d'eau tiède sont encore d'une utilité marquée dans ce cas et dans ceux où l'abdomen est tendu et douloureux, où la femme est menacée de convulsions par excès de sensibilité, où elle est d'une constitution sèche, où ses solides sont d'une texture très-ferme et consistante. Dans les mêmes circonstances, et lorsque la femme est menacée de quelque congestions sanguines ou d'hémorrhagie par une voie quelconque, on retire beaucoup d'avantages de l'emploi de la saignée; mais lorsqu'on met ces moyens en usage indistinctement dans tous les accouchemens longs et pénibles, la plus grande utilité qu'on en retire dans la plupart des cas est d'amuser la femme et de faire passer le temps, en attendant que la nature ait préparé et achevé son œuvre. Si la lenteur avec laquelle l'accouchement s'avance est due à la faiblesse de la femme et à la langueur de ses mouvemens, ces moyens sont évidemment nuisibles. C'est en faire un abus encore plus étrange que de vouloir saigner ou plonger dans le bain toutes les femmes qui accouchent. Il est vrai que c'est moins une erreur médicale qu'une ruse de charlatanisme. On espère capter la confiance des femmes en se donnant pour un homme à procédés particuliers.

2° Les efforts auxquels la femme se livre sont ordinairement proportionnés à ses forces et à la résistance que le fœtus éprouve. Elle y est excitée naturellement par le sentiment de tenesme qu'occasionne la pression de la tête sur le cercle de l'orifice de l'utérus, et surtout sur l'orifice du vagin et l'extrémité inférieure du rectum. Les avis de l'accoucheur seraient alors superflus; la femme *pousse* (c'est l'expression vulgaire) sans avoir besoin d'instructions, et comme malgré soi. Les efforts qu'on lui ferait faire avant cette époque de l'accouchement non-seulement seraient inutiles, mais encore ils la fatigueraient, épuiseraient ses forces dont l'emploi peut dans la suite devenir nécessaire, et pourraient, en poussant la matrice dans l'excavation, produire un prolapsus de cet organe. C'est parce qu'elles ne connaissent pas la marche de la nature dans l'accouchement qu'on voit tant de personnes engager la femme à *pousser*, à faire des efforts dès les premières douleurs.

Les efforts sont quelquefois excessifs dans les derniers temps du travail; ils peuvent alors déterminer de graves accidens. Ainsi on voit souvent survenir dans ces cas un gonflement subit du corps thyroïde. Vanhelmont et d'autres observateurs rapportent des exemples de hernies du poumon produits par cette cause. Il n'est pas très-rare qu'elle donne lieu à un empysème plus ou moins considérable. Des hémorrhagies, la rupture de l'utérus et d'autres désordres peuvent encore en être la suite. A l'instant où la tête de l'enfant distend excessivement la vulve et les parties environnantes, si le périnée est fort résistant et les efforts de la femme immodérés, il n'est pas toujours au pouvoir de l'accoucheur d'empêcher la rupture de cette cloison, même par les soins les mieux entendus. Tout ce qu'il peut faire alors est d'employer les exhortations les plus pressantes, les menaces même, pour obtenir de la femme de modérer autant qu'elle le peut ses efforts.

D'autres fois, au contraire, les contractions utérines sont lentes et faibles, se sont ralenties ou sont suspendues. On a recommandé et mis en usage divers moyens pour les aiguillonner ou les réveiller. Dans les cas les plus simples, on se borne à faire promener la femme dans son appartement. On remarque en effet que le mouvement semble souvent donner plus d'activité aux contractions de l'utérus. Cependant j'ai vu quelquefois cette espèce d'exercice les assoupir, tandis qu'elles se réveillaient avec une nouvelle force quand la femme était couchée; mais ces cas sont des exceptions. Ces promenades, qu'elle fait en s'appuyant sur le bras de quelque assistant, peuvent être employées sans inconvéniens et souvent avec avantage. Mais il ne faut pas, comme le font quelques personnes, forcer toutes les femmes à marcher continuellement dans la vue d'accélérer la terminaison de leur accouchement, et sans avoir égard à l'état de leurs forces, à la fatigue qu'elles ressentent, et à celle qui sera la suite et du travail de l'accouchement et de cet exercice immodéré. Il faut aussi tenir dans le repos et dans une situation horizontale les femmes qui sont affectées de hernies, ou menacées de prolapsus, de renversement, d'hémorrhagie de l'utérus. L'usage de clystères purgatifs est assez généralement répandu, dans l'espérance que les contractions excitées dans les intestins se communiqueront sympathiquement à l'utérus. Les mêmes vues ont aussi porté à mettre en usage les purgatifs administrés par la bouche; Mauriceau employait une potion purgative ordinaire, à laquelle il mêlait le jus d'une orange aigre. Ces remèdes sont le plus souvent inutiles; cependant on peut, sans y attacher une grande confiance, et pour ne pas paraître rester inactif, employer quelque clystère légèrement excitant. Mais il faudrait bien s'en garder, de même que de tout autre remède irritant, si le ventre était douloureux, s'il régnait des péritonites épidémiques, s'il y avait quelque disposition à la diarrhée ou à une hémorrhagie utérine. On a aussi recommandé les sternutatoires d'après un aphorisme d'Hippocrate; Harvée rapporte une observation qu'il croit concluante en leur faveur, mais qui est absolument sans valeur à cet égard. Presque tous les accoucheurs pensent actuellement avec raison comme L. Mercado, qu'il faut s'abstenir avec beaucoup de soin de ces moyens violens. En effet des hémorrhagies utérines, le prolapsus et même la rupture de l'utérus peuvent être le résultat des secousses trop fortes qu'ils produisent. J'en dirai autant des vomitifs quels qu'ils soient, doux ou énergiques : leur action violente et convulsive ne peut être comparée aux secousses des vomissemens qui surviennent spontanément dans le travail, et j'ai déjà fait voir ce qu'on doit penser de l'utilité du vomissement dans l'accouchement. Ce qui a été dit du danger des boissons excitantes s'applique aux médicamens aromatiques et âcres, connus sous le nom d'aristolochiques, dont l'usage était si fréquent autrefois, mais est tombé en désuétude à mesure que l'on a mieux étudié la marche de la nature, les causes qui l'entravent, et les moyens de remédier à ces causes. Au nombre de ces médicamens était le borax, dont l'emploi a été renouvelé à plusieurs époques, et que M. le professeur Lobstein vient de recommander de nouveau. L'autorité d'un nom si avantageusement connu doit engager à faire des expériences pour fixer ce qu'on doit penser de ce moyen. Le docteur Prescop, des États-Unis, a publié il y a quelques années des observations qui tendent à établir l'action énergique du seigle ergoté sur l'utérus, et son utilité pour déterminer les contractions de cet organe. Depuis qu'elles ont été connues en France, on a fait des recherches et des expériences. Il est résulté des recherches que depuis long-temps cette substance est employée dans quelques provinces pour faciliter et abréger le part des vaches, et que même on l'employait quelquefois chez les femmes. Le résultat des expériences a été varié; et quoique en général il ne soit pas favorable, il ne faut pas se hâter de prononcer. L'opinion est également incertaine sur un moyen mécanique qui a été proposé vers le milieu du dernier siècle : c'est un *toucher* particulier qui consiste dans la titillation des bords de l'orifice et de la partie inférieure du col de l'utérus, faite avec l'extrémité du doigt dans la vue d'exciter la matrice à se contracter. J'ai essayé quelquefois ce moyen, mais sans aucun effet ni en bien ni en mal. Je crois pourtant qu'il ne faudrait pas le tenter, si les bords de l'orifice étaient durs, épais et peu humectés. En général je pense que dans ce cas le plus sûr et le mieux est de laisser à la nature le temps d'agir selon ses forces et sa disposition, en se bornant à donner à la femme une nourriture suffisante, et à calmer son impatience et son inquiétude par tous les moyens possibles. Si elle peut goûter quelques instans de sommeil, on doit le respecter avec soin, car souvent on voit les contractions se renouveler avec énergie lorsqu'il a cessé, et l'accouchement se terminer avec promptitude.

Il serait inutile de faire la moindre mention de la pierre d'aigle attachée aux cuisses ou aux jambes, de l'aimant tenu dans la main droite, du corail, de l'émeraude, du jaspe suspendus au cou, des pennes d'aigle mises sous les pieds, du safran appliqué aux hanches, de la peau de serpent ou de lièvre placée chaude sur le ventre, des onctions sur l'ombilic avec l'axonge de serpent et le fiel d'anguille, etc., si quelques femmes n'attachaient encore de l'importance à quelques-unes de ces niaiseries, et si par respect humain nous n'étions par fois obligés de répondre à des gens qui les tiennent pour de grands secrets. Dans certains cas même, il est bon d'avoir, à l'exemple de Van Swieten, quelque condescendance pour les faiblesses des femmes à cet égard.

3° La troisième indication ayant pour objet des déviations de l'utérus, de la tête ou des membres, qui à un degré modéré peuvent être corrigées par des moyens simples, mais qui portées à un plus haut degré peuvent devenir des causes d'accouchement difficile ou laborieux, je renvoie son examen à l'article *Dystocie*, où j'exposerai ces causes et leurs effets divers, et où j'indiquerai les moyens d'y remédier. (DESORMEAUX.)

ACCOUCHEMENT (Méd. lég.). — Quoique dans le langage vulgaire le mot accouchement ne s'applique qu'à l'expulsion d'un fœtus à terme, on peut en médecine légale lui accorder une acception plus étendue, et le considérer comme exprimant la sortie d'un fœtus, quel que soit d'ailleurs l'état de la grossesse. Dans ce sens, toutes les questions relatives à la suppression et à la supposition de part, y compris l'*avortement réel ou simulé*, ne sauraient être décidées sans qu'on établisse si la femme a présenté ou non des traces d'un accouchement plus ou moins récent. Une pareille recherche devient d'autant plus difficile et exige d'autant plus de réserve, que la grossesse était moins avancée, et que l'instant de l'examen est plus éloigné de l'époque présumée de l'accouchement. Voici une énumération succincte des signes d'un accouchement, et des restrictions auxquelles il faut les soumettre.

1° Les parois du bas-ventre sont plus flasques et plus aplaties que dans l'état ordinaire ; elles sont ridées, sillonnées, surtout à la région hypogastrique, par des lignes livides, qui deviennent ensuite blanchâtres, et qui ressemblent à de petites cicatrices ; la ligne blanche présente un écartement plus ou moins distinct.

Ces signes toutefois peuvent ne pas se rencontrer lorsqu'une femme est jeune et robuste, que le fœtus était peu volumineux, ou qu'il n'a pas été porté à terme ; ils peuvent d'ailleurs être également le résultat d'une distention des parois abdominales produite à une époque plus ou moins éloignée par une intumescence pathologique quelconque et tout-à-fait indépendante d'une grossesse. Enfin ces mêmes signes peuvent encore dépendre d'accouchemens antérieurs, sans être la suite d'un accouchement récent.

2° En plaçant la main sur l'hypogastre, et en soutenant, en repoussant la matrice à l'aide du doigt indicateur de l'autre main porté au fond du vagin, on sent pendant quelques jours encore après l'accouchement le corps de l'utérus au-dessus du pubis.

Ce signe n'est de quelque valeur que lorsqu'on est appelé assez tôt pour pouvoir l'apprécier d'une manière certaine. Il est d'ailleurs beaucoup moins distinct chez les personnes grasses que chez les personnes maigres, et devient d'autant moins perceptible que la grossesse était moins avancée.

3° Les organes externes de la génération présentent des changemens d'autant plus appréciables que l'accouchement est plus récent. Ainsi immédiatement après il y a quelquefois rougeur et gonflement des grandes lèvres et des nymphes, surtout chez les primipares, ou lorsque la sortie du fœtus a été laborieuse. Le plus souvent les grandes lèvres et les nymphes sont flasques, allongées, le vagin est dilaté, et le frein de la vulve déchiré.

Ces signes peuvent varier d'intensité selon les difficultés qu'a offertes l'accouchement. Ils sont dans la règle plus prononcés sous le rapport de l'état de gonflement inflammatoire chez les primipares que chez les femmes qui ont déjà enfanté. Le relâchement des grandes lèvres et des nymphes, ainsi que la dilatation du vagin, peuvent se rencontrer sans qu'il y ait eu grossesse ni accouchement, chez des personnes dont la fibre est peu stricte, qui sont sujettes aux flueurs blanches ou au relâchement de la matrice. Quant à la déchirure du frein de la vulve, elle ne peut pas non plus être considérée comme appartenant exclusivement aux suites de l'accouchement, puisqu'on a des exemples de femmes devenues mères sans avoir éprouvé cette déchirure, qui d'ailleurs peut aussi être le résultat d'une violence étrangère à l'acte de l'enfantement.

4° L'écoulement des lochies. — Il faut bien se garder de confondre ce signe avec le flux menstruel, qui chez certaines femmes peut d'ailleurs se prolonger au delà de sa durée ordinaire. Les lochies ont une odeur spécifique que, selon la remarque de *Loder*, on ne peut mieux comparer qu'à celle de l'huile de poisson.

5° La tuméfaction, la souplesse et l'ouverture irrégulière du col de l'utérus. — Bien que ce signe soit un des plus importans, surtout lorsqu'on le constate peu de temps après l'accouchement, il peut néanmoins être aussi la conséquence d'autres causes que de l'expulsion d'un fœtus. Il est possible, par exemple, de le rencontrer comme suite d'une accumulation de sang menstruel ou de la présence dans la matrice de tout autre corps étranger.

6° Le gonflement des mamelles et l'existence de la sécrétion laiteuse. — Ce signe peut se rencontrer chez des femmes qui n'ont jamais enfanté, puisqu'il a même été observé dans quelques cas, très-rares à la vérité, chez des individus de sexe mâle.

7° La paleur de la face, l'abattement des yeux, la diminution des forces. — Ces signes peuvent ne pas exister après l'accouchement chez des femmes robustes, et se rencontrer chez celles qui seraient dans un état habituel de faiblesse ou de maladie, quoiqu'elles n'aient jamais procréé.

De cet exposé résulte : 1° Que pour constater la réalité d'un accouchement, il ne faut pas considérer isolément chacun des signes de cet acte, mais qu'il est nécessaire d'interroger leur ensemble et les rapports qui les lient entre eux. 2o Qu'on ne peut constater un accouchement avec quelque certitude, que lorsque l'enfant est venu à terme ou presque à terme. 3o Qu'il est plus aisé de constater l'accouchement chez une primipare que chez une femme qui a déjà procréé. 4o Que l'on constatera l'accouchement avec d'autant plus de certitude qu'il est plus récent. Les meilleurs accoucheurs et médecins légistes s'accordent à dire que les signes dont il vient d'être parlé s'affaiblissent et disparaissent en très-peu de temps, de sorte qu'après dix à quinze jours il devient impossible de statuer sur la réalité et l'époque d'un accouchement.

Cependant le cas peut se présenter où le médecin légiste sera consulté sur la question de savoir si une femme n'est jamais accouchée, et alors il peut du consentement de la femme procéder à une visite, quelle que puisse être d'ailleurs l'époque présumée de l'accouchement *imputé;* car dans cette circonstance l'opinion négative peut être établie par l'absence des signes d'un d'accouchement récent ou ancien. Tel est entre autres l'exemple nouvellement rapporté par M. le docteur Capuron (*Médecine légale relative à l'art des accouchemens*, page 111). Une jeune personne simule la grossesse et l'accouchement dans l'intention d'obtenir de son amant l'exécution d'une promesse de mariage. Celui-ci réclame l'enfant, qui comme de raison ne peut être présenté; d'où une accusation d'infanticide, et nécessité de la part de la prétendue mère de prouver qu'elle n'est jamais accouchée. Cette preuve fut en effet établie par le rapport des gens de l'art.

Une femme peut-elle accoucher sans douleur? Il suffit de se rappeler les causes et le mécanisme de l'accouchement pour répondre négativement à cette question. Une femme peut-elle accoucher sans le savoir? Cette question ne peut être résolue affirmativement que pour les cas où la femme serait pendant l'enfantement dans une situation qui exclurait la sensibilité de perception, au point d'abolir la conscience du *moi*. Ainsi une profonde ivresse, un état d'apoplexie, de délire, d'idiotisme, n'empêcheraient pas la possibilité de l'expulsion d'un fœtus, sans que la mère revenue à elle en conservât le souvenir. Ces conditions exceptées, la question ne peut être résolue que négativement. *Voyez* INFANTICIDE, SUPPRESSION DE PART et SUBSTITUTION

DE PART. *Voyez* aussi, pour les autres considérations médico-légales relatives à l'Accouchement, AVORTEMENT; pour l'*Accouchement simulé*, le mot DÉCEPTION. (MARC.).

ACCOUCHER, v. a. et v. n.; mot dérivé de *ad* et de *cubare*, coucher auprès, a dû d'abord exprimer l'action de la personne qui assiste la femme dans le travail de l'enfantement; et c'est pour rendre cette idée que les anciens Latins ont appelés les sages-femmes *obstetrices*, *d'obstare*, qui, à cette époque, était employé pour *adstàre*, *adsistere*, assister. Ensuite on aura appliqué le mot *accoucher* à l'état lui-même qui réclame les soins de la personne assistante, et il est devenu un synonyme du mot *enfanter*, et plus en usage que ce dernier mot lui-même. Dans quelques provinces on dit encore *s'accoucher*.

ACCOUCHEUR, s. m. On appelle ainsi le médecin qui se destine spécialement à donner des soins aux femmes pendant la fonction pénible de l'enfantement. L'usage d'admettre habituellement les hommes à exercer ce ministère ne remonte pas plus loin que le dix-septième siècle. Il s'est d'abord introduit en France, puis en Angleterre, et s'est ensuite établi plus ou moins généralement dans les autres pays. Astruc attribue l'origine de cet usage à ce qui se passa aux premières couches de mademoiselle de la Vallière en 1663; mais il aurait douté avec raison de la vérité de ce fait, s'il se fût rappelé que Mauriceau, Viardel et Peu, qui pratiquaient à cette époque l'art des accouchemens à Paris, parlent, dans leurs observations, comme des gens qui étaient fréquemment appelés dans les cas les plus ordinaires, et qu'on ne trouve dans leurs ouvrages rien qui puisse faire croire que cet usage et le nom de *chirurgien-accoucheur* fussent bien nouveaux. Avant cette époque on n'avait recours aux chirurgiens que dans les cas les plus difficiles; l'exercice ordinaire de l'art était confié à des femmes connues sous le nom de *sages-femmes*, de *matrones*, d'*accoucheuses*. Ces deux derniers mots étaient tombés en désuétude; mais depuis plusieurs années quelques personnes semblent vouloir les faire revivre, comme pour établir des catégories de sages-femmes, se réservant le titre d'*accoucheuses*, qui désignerait la classe la plus relevée, et donnant avec une sorte de dédain le nom de *matrones* à la classe la plus infime et la plus ignorante.

La profession d'accoucheur demande des connaissances et des qualités particulières. Comme il faut qu'il sache non-seulement donner à la femme tous les secours dont elle a besoin dans les cas où les forces de la nature suffisent pour la terminaison de l'accouchement, et dans ceux où ces forces sont insuffisantes, mais encore soigner sa santé pendant le cours de la gestation, et éloigner d'elle les causes qui pourraient nuire au développement du fruit qu'elle porte dans son sein, ou produire son expulsion anticipée; il doit, à l'étude approfondie du bassin et des organes génitaux de la femme, joindre celle du fœtus et des lois de son développement, des phénomènes de la grossesse, des phénomènes et du mécanisme de l'accouchement, des causes qui peuvent troubler le cours de la grossesse, rendre l'accouchement difficile ou s'opposer à son accomplissement, et des moyens que l'art enseigne pour combattre ces causes ou remédier aux fâcheux effets qu'elles ont produits. Ce n'est pas seulement dans les bons ouvrages et dans les leçons des professeurs habiles qu'il faut puiser ces connaissances, l'étude de la nature et la pratique y sont encore plus absolument nécessaires que dans les autres parties de la médecine. La réunion de ces connaissances en un système régulier forme ce qu'on appelle *la science des accouchemens*, et l'ensemble des règles de leur application à la pratique constitue *l'art d'accoucher*.

Parmi les qualités qui distinguent le vrai médecin, il en est quelques-unes que l'accoucheur doit posséder au plus haut degré. L'importance des secrets dont il est souvent le dépositaire, la condition des personnes confiées à ses soins, la nature même de ses fonctions, exigent qu'il ait une discrétion à toute épreuve, beaucoup de gravité dans les mœurs, de circonspection et de prudence dans la conduite, de décence et en même temps d'aménité dans les manières. Il faut qu'il soit doué de cette sensibilité affectueuse qui sait compâtir aux maux de nos semblables, écouter avec intérêt leurs plaintes, et alléger au moins de cette manière des souffrances que le plus souvent il n'est pas en notre pouvoir de diminuer ou d'abréger; qu'il ait une patience sans autres bornes que celles que le savoir et l'expérience lui imposent, car la précipitation entraîne souvent les suites les plus funestes, tandis que la temporisation est couronnée des plus heureux succès. Il lui faut aussi une fermeté inébranlable dans certaines occasions, pour résister aux prières, aux larmes, aux promesses, aux obsessions, aux séductions de toute espèce dont on cherche à l'entourer, aux piéges qu'on lui tend pour obtenir de lui des choses que le devoir et l'honneur lui défendent d'accorder; en d'autres occasions, pour conserver tout son sang-froid et le calme nécessaire à l'aspect des douleurs excessives qui accablent un être faible et si digne de compassion, du péril qui vient assaillir inopinément une mère de famille et l'enfant qu'elle porte en son sein, de la désolation et de l'effroi qui se sont emparés des assistans, et des difficultés qu'il doit éprouver pour remédier à ces maux, difficultés que souvent il n'a pu prévoir, et qu'il ne surmontera que par l'application la plus habile des procédés les plus savans de son art. (DESORMEAUX.)

ACCROISSEMENT, s. m. *Incrementum*, *accretio*. L'accroissement s'entend dans les corps organisés vivans de l'augmentation successive et nécessaire de masse et de volume qu'ils présentent depuis le moment de leur conception jusqu'à une époque assez avancée de leur vie. L'accroissement partage en effet celle-ci en trois coupes bien distinctes : dans la première l'être vivant continue à croître; dans la seconde il conserve sans augmentation ses dimensions acquises; et dans la troisième enfin, il dépérit ou semble décroître d'une manière marquée. Nous exposerons au mot *âge* quelle est pour l'homme en particulier la durée de ces trois phases de l'accroissement, et au mot *nutrition* comment il est permis de concevoir ces diverses modifications de l'état de la crue. *Voyez* AGE et NUTRITION.

§ I. *Considérations générales sur l'accroissement.* — Si l'on envisage comparativement l'accroissement dans les corps organisés vivans et dans les corps bruts, on observe bientôt que plusieurs caractères servent à les différencier.

1° La *nécessité* de l'accroissement chez les premiers peut être opposée à son indifférence, si l'on peut s'exprimer ainsi, chez les autres. N'est-ce pas l'accroissement en effet qui, constituant par le développement successif de leurs parties les corps organisés ce qu'ils sont, parvient à les rendre capables de remplir leur destination? Ils sortent si petits des mains de la nature, qu'en l'état de graine d'œuf ou d'embryon, première ébauche de l'organisation, faibles jouets des élémens ou de l'influence des corps ambians, ils ne seraient rien à jamais sans le principe de développement ou d'expansion qui les pénètre. Toute leur importance naît donc réellement de l'accroissement qu'il leur est donné d'atteindre. Les corps inorganiques, petits ou grands, sont au contraire identiquement les mêmes : quelle que soit l'étendue que leur ait donné l'accroissement, on les trouve pénétrés des mêmes forces, doués des mêmes propriétés, et capables des mêmes résultats.

2° *Le mode.* — Les corps bruts, dont des circonstances fortuites ou éventuelles accroissent le volume ou la masse, doivent cette augmentation à une simple agrégation de matière homogène; les parties intégrantes de celle-ci, sans autre liaison entre elles que l'attraction, sont superposées les unes aux autres sous forme de couches concentriques ou de cristaux plus ou moins réguliers. Ce mode d'accroissement, qui se fait constamment du dehors au dedans, est celui que les naturalistes ont nommé, par cette raison, accroissement par *juxta-position.* Mais les corps vivans, en s'appliquant les corps ambians, les altèrent ou les modifient constamment dans leur composition intime; et ce n'est qu'après les avoir assimilés (*voyez* ASSIMILATION) qu'ils les admettent dans les mailles de leurs tissus pour accroître leur masse. Ces élémens nouveaux, portés d'ailleurs vers ceux-ci par des vaisseaux, ou bien de proche en proche à l'aide d'une sorte d'imbibition immédiate, y parviennent constamment; dans les deux cas, par ce mouvement nommé d'*intus-susception.* Ainsi l'accroissement des corps vivans diffère de celui des corps bruts et par l'altération préliminaire de la matière composante et par le sens du mouvement par lequel celle-ci y parvient et s'y incorpore.

3° *Les limites.* — Le hasard seul borne l'accroissement des corps inorganiques, et ce dernier, qui fait varier leur étendue depuis le grain de sable jusqu'à l'énormité d'une montagne, n'a point de limites précises. L'étendue de l'accroissement est au contraire fixe et déterminée d'une manière plus ou moins précise dans chaque espèce du règne organisé. L'homme, l'insecte et le cèdre du Liban acquièrent partout, en effet, à peu près le même degré de développement respectif; et dans chaque espèce les plus grands extrêmes forment les nains et les géans, entre lesquels la différence disparaît en comparaison de celle qui sépare, par exemple, tel bloc de marbre de la carrière qui l'a produit. Dans les corps vivans le temps borne la crue, dans les corps bruts elle se montre continuelle, aucun calcul n'en saurait fixer la durée.

4° *La direction.* L'accroissement développe les corps organisés dans le double sens de la longueur et de l'épaisseur, laissant généralement entre ceux-ci une proportion donnée, dans laquelle l'étendue en hauteur dépasse celle en épaisseur. Le plus grand nombre s'allongent constamment d'ailleurs dans une direction verticale, comme on le voit, par exemple, dans la classe entière des végétaux. L'accroissement des corps bruts ne présente, au contraire, aucun sens déterminé; des circonstances purement accidentelles les développent indifféremment vers tel ou tel point de leur surface; de là l'extrême variété de figures ou de formes qu'ils peuvent affecter, et sous lesquelles ils se montrent en effet.

Différence de l'accroissement entre les animaux et les végétaux. — L'accroissement par intus-susception, qui offre le caractère commun de tout ce qui a vie, envisagé particulièrement entre les animaux et les végétaux, présente entre eux quelques nuances différentielles. C'est ainsi que dans les premiers l'étendue que prend le corps s'y montre plus fixe, le volume des individus de chaque espèce y présente plus de constance. L'éducation, le climat, les soins apportés dans le régime de vie, et plus spécialement ceux qui concernent l'alimentation, ne font guère en effet varier dans l'animal les dimensions auxquelles le corps est destiné à parvenir, tandis que l'on sait, au contraire, à l'égard des végétaux, que les conditions extérieures de chaleur, d'humidité, de masse et de renouvellement d'air, qui les entourent, ainsi que les soins de la culture, ont sur leur développement une influence comparativement beaucoup plus étendue : celle-ci est telle, qu'elle se montre capable de transformer un faible arbrisseau en un arbre robuste. Dans l'animal, l'accroissement, parvenu à son terme, produit une forme et une étendue données, invariables pendant le reste de la vie; de nouvelles pousses, au contraire, changent périodiquement, presque jusqu'à la mort, la forme et le nombre des parties du végétal. La taille et la culture exercent sur la forme une telle influence, qu'elles peuvent augmenter indifféremment la hauteur du végétal aux dépens de son épaisseur, et *vice versâ*, disposition que jamais les soins de l'éducation ne sont capables de produire dans l'accroissement des animaux; aucune circonstance extérieure ne peut en effet les étaler en espalier ou les allonger en quenouille. Rappelons encore que l'usage peu fixe d'un grand nombre d'organes des végétaux rend l'accroissement artificiel qu'on y suscite capable de transformer la plupart de ceux-ci les uns dans les autres : or rien de semblable n'existe dans l'organisation des animaux un peu élevés dans l'échelle.

§ II. *Phénomènes généraux de l'accroissement.* — Après la génération qui féconde et crée, l'accroissement, qui développe et qui constitue l'être vivant, a paru avec raison un des faits les plus remarquables de l'organisation; aussi les physiologistes et les naturalistes ont-ils mis le plus grand soin à en étudier le mode, à en marquer les phases ou les périodes, à en indiquer les directions, ainsi qu'à observer les variétés de ce phénomène sous les différens rapports de sa vitesse, de sa durée et de sa latitude.

Sans vouloir envisager ici l'histoire de l'accroissement dans les végétaux, nous noterons toutefois que le *mode* de leur développement différencie particulièrement les végétaux ordinaires des plantes monocotylédones : on sait en effet que dans les premiers la plumule, sortie de l'embryon de la graine, produit successivement toute la partie des végétaux située hors du sol. On voit celle-ci, s'élevant verticalement, s'accroître en tous sens par une succession de couches coniques, concentriques, emboîtées les unes dans les autres. Examinées dans le tronc d'un arbre, par exemple, on observe que la dernière formée est la plus tendre et la plus extérieure, et que celles qui la suivent se concentrant de plus en plus, montrent successivement le liber remplaçant la partie interne de l'écorce, l'aubier, le liber, et le bois enfin, ou le tissu ligneux, le liber lui-même. C'est par les couches du bois, qui ne varient plus, et dont la formation est annuelle, qu'on peut juger de l'âge des végétaux ordinaires. Quant aux plantes monocotylédones leur accroissement s'opère en sens inverse, leurs troncs cylindriques acquièrent chaque année plus de longueur par leur seule tête exclusivement, et leur épaisseur augmente par l'addition successive de couches déposées à l'intérieur, de manière à ce que les dernières formées sont les plus éloignées de la circonférence.

Pour ce qui est des animaux et de l'homme que nous devons envisager plus particulièrement dans cet ouvrage, dès que le germe est fécondé les progrès de son accroissement sont très-marqués. Malpighi, de Graaf, Haller, Sœmmerring, et plus récemment d'autres encore, appelés à rectifier les erreurs de ces premiers observateurs; ont fait connaître la forme, la figure, les dimensions de l'embryon et du fœtus, ainsi que l'ordre de succession de leurs diverses parties. *Voyez* pour les détails EMBRYON et FOETUS. Nous nous contenterons d'indiquer ici que durant l'incubation, l'accroissement général du corps, très-rapide dans le premier mois de l'existence, l'est un peu moins dans le second, et qu'il prend une grande activité à trois mois et demi; qu'il se ralentit au quatrième mois pour s'accélérer de nouveau dès cinquième et sixième mois jusqu'au septième; et qu'enfin arrivé à cette époque, il se montre presque nul ou seulement borné à augmenter la consistance du fœtus jusqu'à la naissance. Remarquons en passant que ces divers états de la crue coïncident d'ailleurs avec ce que l'on observe de la fréquence des avortemens aux diverses époques de son accélération. *Voyez* AVORTEMENT et GROSSESSE.

A sa naissance l'enfant a acquis la taille de seize à vingt-deux pouces; depuis lors son accroissement lent se montre uniforme jusqu'à sept mois, époque marquée par le développement des cavités de la face, l'activité de l'ossification, et surtout par le travail de la dentition, qui commençant alors dure presque sans interruption jusqu'à deux ans environ. *Voyez* DENTITION.

L'accroissement augmente insensiblement, mais d'une manière continue dans les âges suivans; égal alors entre les diverses parties, il cesse de prédominer vers la tête et les membres supérieurs; ce qui diminue de plus en plus la petitesse relative du bassin et des membres inférieurs encore très-prononcée, comme on sait, au moment de la naissance.

A sept ans la pousse des secondes dents, la consistance plus marquée qu'acquiert le système osseux, et l'élancement ordinaire de la taille, décèlent une nouvelle activité de l'accroissement.

Aux approches du deuxième septenaire de la vie, on voit communément encore la crue générale revêtir une nouvelle activité, et cette époque est assez souvent marquée, comme on sait, par cet accroissement énorme et subit qui se fait exclusivement dans le sens de la hauteur, au préjudice du développement suivant l'épaisseur, et qu'on a par cette raison nommé *élongation*, état sur les dangers duquel nous reviendrons bientôt.

L'accroissement général dont l'activité coïncide alors avec l'époque de la puberté, et auquel celle-ci imprime des directions toutes spéciales vers les agens de la reproduction, ceux de la respiration et de la voie (*voyez* AGE et PUBERTÉ), se continue graduellement et d'une manière uniforme jusqu'à l'âge de vingt et un ans à vingt-cinq ans. Alors la crue est terminée, et la hauteur de la taille désormais invariable se balance communément, comme terme moyen, entre cinq pieds et cinq pieds et demi.

Quant à l'accroissement en épaisseur, il se continue chez la plupart des hommes presque jusqu'à la décrépitude. Si l'on envisage les rapports ordinaires dans lesquels se trouvent entre eux l'accroissement en hauteur et l'accroissement en épaisseur, on voit qu'il est rare que l'un et l'autre jouissent ensemble de la même étendue chez les mêmes individus. On sait en effet que les très-grands hommes sont presque toujours minces, tandis que les petits hommes ou ceux d'une taille moyenne ont le plus ordinairement une stature épaisse et carrée; d'où il résulte que compensation faite, les différences réelles d'accroissement qui existent entre les hommes sont assez rares, puisqu'en effet ceux-ci ont souvent, avec une stature inégale, la même masse ou la même somme de parties matérielles ou pondérables : celle-ci s'élève comme terme moyen entre les différens hommes à cent quarante livres environ.

Remarquons encore que les limites de l'accroissement en hauteur sont bien plus fixes que celles de l'accroissement en épaisseur; ce qui paraît tenir à la part différente que le squelette prend à l'un et à l'autre sens du développement. La longueur de l'assemblage des os est tout en effet dans l'élévation de la taille, tandis que les dimensions transversales du squelette ne forment que l'un seulement des divers élémens qui concourent à produire l'épaisseur du corps. Plusieurs circonstances, notamment le sexe, le tempérament, le régime de vie modifient singulièrement, comme on sait, l'accroissement en épaisseur, tandis qu'elles n'ont le plus communément aucune influence appréciable sur la hauteur de la taille.

Quel que soit le sens dans lequel on envisage l'accroissement, ce phénomène arrivé à un certain terme s'arrête enfin. Cette *période* coïncide avec la maturité de l'âge. C'est alors en effet que les organes, doués d'une moindre activité, ne font plus que se nourrir, et cela dans la mesure même de leurs pertes journalières. L'état stationnaire de l'accroissement embrasse dans l'homme bien organisé la virilité confirmée, et même la première partie de la virilité décroissante. *Voyez* AGE.

Cependant la période stationnaire de l'accroissement finit elle-même après une durée assez peu prolongée. Le corps se rapetisse alors, se courbe de plus en plus, la plupart des tissus se condensent ou se flétrissent, et le décroissement sensible de masse et de volume qui s'empare d'une organisation languissante et sur le point de s'éteindre, se prolonge jusqu'à ce que le corps émacié atteigne enfin au dernier degré de la décrépitude. On observe en effet que les hommes qui parviennent à une vieillesse très-avancée offrent la pénible image d'une véritable atrophie universelle. *Voyez* ATROPHIE.

D'après ce que nous venons d'exposer des phénomènes sensibles de l'accroissement, on voit 1° sa première phase qui correspond à l'intervalle qui sépare la fécondation de l'âge viril, et dans laquelle les individus s'accroissant en tous sens, parviennent aux bornes de leur crue en hauteur et de leurs dimensions en épaisseur; 2° celle dans laquelle tout accroissement cessant, le corps conserve ses dimensions acquises par suite du rapport exact qui s'établit entre le mouvement de composition et celui de décomposition nutritive, 3° enfin la période de décroissance ou de dépérissement qui marque l'âge extrême de la vie, et qui résulte de la prédominance du mouvement de décomposition sur celui d'assimilation. *Voyez* NUTRITION.

Les *variétés* de l'accroissemeut qui nous restent à examiner pour compléter l'étude de ses phénomènes se rapportent à sa vitesse, à sa durée et à ses limites.

1° La *vitesse* ou la *rapidité* de la crue devient surtout sensible dans les premiers temps de la formation des êtres vivans, et cette remarque est commune aux animaux et aux végétaux. Les herbes s'accroissent en quelque sorte à vue d'œil, et les arbres adultes ne se développent plus qu'avec lenteur. Il en est encore ainsi, dans les animaux, de l'embryon, du fœtus, et des petits, comparés aux mêmes individus dans un âge plus avancé; de sorte que l'on peut généralement dire à cet égard que la rapidité de l'accroissement est dans le cours de celui-ci en raison inverse de l'âge acquis.

L'organisation particulière des êtres vivans influe beaucoup encore sur la vitesse de leur accroissement. On connaît à cet égard, dans les végétaux, l'extrême différence qui existe entre les bois tendres, comme le peuplier d'Italie par exemple, qui croissent si vite, et les bois durs, tels que l'orme et le chêne, qui grandissent si lentement. Dans les animaux, et dans l'homme en particulier, la mollesse de la texture y coïncide souvent encore avec la rapidité de l'accroissement : c'est ainsi que les femmes, les personnes lymphatiques, les habitans des pays humides, à tempérament mou et lâche, parviennent d'ordinaire fort vite à un accroissement plus ou moins grand. Les climats chauds hâtent encore singulièrement la crue, et paraissent produire l'étonnante *précocité* du développement observée parmi leurs habitans. Quelques maladies, parmi lesquelles on a cru devoir noter celles qui portent une atteinte plus ou moins profonde dans l'ensemble du système nerveux, donnent encore une grande activité à l'accroissement; ce sont celles que le peuple, auquel les phénomènes de cette nature n'ont point échappé, nomme si souvent dans son langage *fièvre* ou *maladie de croissance*. Il n'est pas rare en effet que dans le cours de celles-ci la taille augmente de plusieurs pouces en quelques semaines seulement. Van-Swieten dit avoir observé*, dans les cas de cette espèce, que la quantité de l'accroissement qui survient pendant une maladie aiguë dépasse celle que le corps acquiert d'ordinaire durant toute une année. Cet auteur étend particulièrement cette remarque à l'état de convalescence de la petite vérole. Buchner, auquel nous renvoyons, offre encore une foule d'exemples analogues dans le traité *ex professo* qu'il a publié sur la rapidité de l'accroissement à la suite des fièvres. On sait enfin que quelques circonstances difficiles à apprécier, mais réelles, donnent à l'accroissement une si grande accélération que le corps a achevé sa crue dans le court intervalle de l'enfance. Buffon a réuni plusieurs exemples de cette espèce, et les bulletins de la société de l'École offrent encore différens faits très-curieux sur l'extrême rapidité que peut offrir dans quelques cas l'entier développement du corps.

2° *La durée* de l'accroissement ou le temps pendant lequel il s'achève répond en général dans chaque espèce à la durée même de la vie. On voit en effet, pour tous les végétaux sans exception, que plus ils vieillissent, plus leur accroissement se prolonge, et *vice versâ*. C'est en effet, ainsi que la moisissure qui croît comme instantanément, dure quelques heures seulement, que le peuplier sitôt venu meurt vite, que l'orme qui met tant d'années à s'accroître vit si long-temps, et que ces énormes *baobabs* observés par Anson, qui s'accroissent pendant tant de siècles, semblent avoir une durée qui effraye l'imagination, et que d'ingénieux calculs évaluent jusqu'à six mille ans.

Le même rapport que nous signalons s'étend à la classe des animaux mammifères et au genre humain en particulier*; de sorte qu'il est à leur égard généralement vrai de dire que la connaissance de la durée de leur accroissement fait préjuger la durée même de leur vie. Les naturalistes ont remarqué que la première était généralement à la seconde comme 1 est à 6 ou à 7.

D'autres animaux confirment encore le principe que la durée de leur crue est dans un rapport direct avec le temps qu'ils ont à vivre; c'est ainsi que l'agneau atteint beaucoup plus jeune le terme de son développement, que le petit de la vache et de la jument; que le poulet n'a que trois semaines d'incubation, quand le cygne, qui vit beaucoup plus long-temps, ne naît pas à beaucoup près aussitôt, et que le ver à soie enfin, qui grossit à la vue, ne comptant qu'un mois depuis qu'il sort de l'œuf jusqu'à sa première métamorphose, ne vit d'ailleurs que quelques jours dans l'état de papillon. Mais il convient de remarquer que la règle confirmée par tous ces exemples n'est vraie qu'autant qu'on l'applique aux animaux d'une même classe. Entre des animaux de classes différentes la vie peut-être plus longue, quoique l'accroissement soit plus rapide : rappelons à cet égard que les oiseaux, par exemple, qui produisent plus tôt et qui croissent plus vite que les quadrupèdes, vivent cependant proportionnellement plus long-temps. On ne pourrait pas non plus leur appliquer sans erreur la proportion établie plus haut pour les mammifères, attendu que le coq et le perroquet, par exemple, qui cessent de croître à un an, vivent cependant bien plus de six ou sept ans. On a vu en effet des coqs de vingt ans et des perroquets de plus de trente.

3° Pour ce qui est de la *latitude* de l'accroissement ou de l'*étendue* qu'il lui est donné d'atteindre, nous avons déjà dit à l'égard des végétaux combien les différences de température, et la culture la peuvent modifier. Mais on ne voit pas, à l'égard des animaux et de l'homme en particulier, que l'éducation, les habitudes, et les divers climats augmentent ou diminuent l'étendue de son développement. Les peuples méridionaux ne l'emportent pas en effet sur ceux du nord, comme quelques-uns l'ont avancé, par la grandeur de leur taille. Les Suédois, les Russes et les Patagons du cap de Horn deviennent également très-grands dans les régions très-froides des deux hémisphères; et ce que l'on connait de la petitesse des hommes de la race hyperboréenne ou lapone ne saurait à la rigueur être attribué à l'influence du froid qu'ils endurent. La petitesse des Lapons est un caractère propre de leur race, comme l'allongement en avant des cavités de la face et la petitesse relative de la cavité du crâne sont un attribut constant de la race nègre. L'un et l'autre de ces faits sont inexplicables, ils tiennent à la disposition originelle et primordiale que chaque race a reçue de la nature. C'est au reste dans les climats modérés que l'homme parvient généralement au plus grand développement de son espèce.

Les tempéramens font varier encore l'étendue de l'accroissement, ou plutôt du volume et de la masse générale du corps : ils ont plus d'influence en effet sur ses dimensions transversales que sur sa hauteur. Les différences si tranchées qui séparent, sous le point de vue qui nous occupe, les personnes délicates, sèches et nerveuses de celles dont la constitution est molle, lymphatique ou bien encore éminemment musculaire, tiennent bien plus en effet aux inégalités de leurs poids et de leurs dimensions en épaisseur qu'à celles qu'on observe dans l'élévation de leur taille. Aussi cette influence qui agit moins sur la crue proprement dite que sur les dimensions de l'accroissement en épaisseur, ne se manifeste-t-elle le plus sensiblement que chez les hommes d'un âge fait, et plus ou moins de temps après qu'ils ont cessé de grandir.

C'est à l'idiosyncrasie qu'il faut rapporter la cause inconnue de ces tailles extraordinaires si remarquables par leurs extrêmes de grandeur et de petitesse, et qui constituent les *géans* et les *nains*. (*Voyez* ces deux mots.) On tenterait vainement de pénétrer dans les causes immédiates de ce phénomène. C'est une sorte d'écart ou d'aberration des lois ordinaires de la nature : celle-ci borne en effet l'accroissement d'une manière presque invariable pour tous les individus d'une même espèce : aussi les nains et les géans sont-ils assez rares pour devenir partout un objet de curiosité publique.

L'action et le mouvement, le repos et l'inaction exercent une influence non moins marquée que la plupart des causes précédentes sur l'accroissement : on se rappelle, à l'occasion des organes en particulier, que si le repos prolongé les conduit à l'atrophie, leur exercice fréquent et soutenu en accroît les dimensions. Il suffit à cet égard, pour se convaincre de cette vérité, de remarquer quelle est la grandeur des dimensions acquises par les bras des boulangers, par les jambes des danseurs, l'estomac des gourmands, les poumons et le larynx des chantres et des orateurs, le cerveau des profonds penseurs, les organes reproducteurs des hommes fortement livrés aux plaisirs vénériens, etc. etc. Or, ce que peuvent ici l'activité et l'inaction sur chacun de ces organes s'étend manifestement encore à l'état général de force et d'accroissement que le corps entier reçoit des mêmes influences. Ne sait-on pas en effet qu'une vie oisive et molle le maigrit et le rapetisse, tandis que la marche, la course, les jeux et tous les exercices de la gymnastique, en activent et en étendent l'accroissement naturel? Combien ne voit-on pas de jeunes gens petits et trapus acquérir avec rapidité une grandeur inespérée par le fait d'un voyage long ou d'exercices soutenus et prolongés! Remarquons toutefois que si l'action et le mouvement favorisent l'accroissement du corps, ces moyens, pour être efficaces, doivent être pris dans la mesure naturelle des forces de l'économie. Qui ne sait, à ce sujet, que le travail excessif ou forcé qu'on peut exiger de l'enfant ou du jeune homme, avant le complément de la crue, l'énerve, et qu'il nuit et s'oppose à son entier développement?

De l'exposition des phénomènes et de la marche suivie par l'accroissement, on peut déduire comme une conséquence rigoureuse et comme une sorte de loi de cet ordre de mouvement, qu'il est inégal; qu'accéléré ou retardé il ne l'est jamais d'une manière uniforme, et qu'enfin il est comme assujetti à des alternatives de repos et d'action qui sont mesurées par des intervalles de temps sensiblement inégaux.

De ces remarques on peut déjà conclure, suivant Grimaud, qu'ainsi que Sthal l'avance, cet ordre de mouvement qui n'a rien de semblable avec les mouvemens physiques, et qui est coordonné avec l'ensemble des phénomènes organiques est par là même un mouvement vital, et qu'il échappe ainsi à toutes les explications mécaniques auxquelles on a pu le croire assujetti. Essayons donc de soulever le voile encore répandu sur sa théorie.

§ III. *Théorie de l'accroissement.* — Arrivés dans l'histoire de l'accroissement, à la question de savoir comment s'opère cet important phénomène ou quelle est sa cause immédiate, nous remarquerons d'abord que ce fait qui suppose la nutrition, fonction bornée à l'entretien et à la réparation des organes, suppose et nécessite quelque chose de plus que cette dernière; savoir, le premier développement des organes, puis la continuation successive de leur extension en tout sens, jusqu'à ce que le corps ait acquis sa grandeur naturelle.

Le premier développement de l'organisation résulte de l'acte même de la fécondation. La vivification du germe suffit pour animer les instrumens essentiels de l'existence. Mais quels sont-ils?

quel est alors précisément leur nombre primitif? existent-ils simultanément, ou procèdent-ils les uns des autres? Quelle place occupent-ils dans l'embryon, premier résultat observable de la fécondation? Toutes ces questions, que l'intuition ne peut éclairer, sont insolubles. Nous n'essayerons donc pas de les résoudre : nous regardons toutefois comme une conjecture très-probable que la fécondation ne développe dans l'origine que les agens les plus essentiels de la vie, ceux-ci ne devant former que d'une manière successive l'entier complément de l'organisation.

Mais quoi qu'il puisse être de la vérité d'une pareille hypothèse, toujours est-il vrai que certaines parties, regardées comme génératrices, sont primitivement formées; que l'on suit les artères et les veines pullulant du cœur, les nerfs poussant du cerveau, les membres entiers du tronc qui les précède.

Quelques-uns, et notamment Bichat, étendant et particularisant plus ou moins une idée analogue à celle que nous émettons, ont créé l'hypothèse d'un parenchyme de nutrition, à l'aide duquel ils trouvent la raison non-seulement de la nutrition, mais encore de l'accroissement. Ce parenchyme, formé des systèmes générateurs ou communs de l'organisation, c'est-à-dire celluleux, exhalant, absorbant, artériel, veineux et nerveux, offrirait la trame commune de tous les organes indistinctement, et ceux-ci seraient ainsi simultanément constitués dans leur première ébauche dès le moment de la conception : doué pour chaque partie d'une forme particulière due aux différens modes de contexture et d'enlacement de ses élémens il jouirait d'ailleurs de forces organiques spéciales. Ainsi conçu ce canevas puiserait dans le torrent de la circulation, à la manière d'un organe particulier de sécrétion, par exemple, la matière propre gélatineuse, albumineuse, calcaire, fibrineuse, etc., qui le constitue spécialement ce qu'il est, puis il se l'appliquerait en la retenant dans les mailles de son tissu : voilà pour la nutrition. Quant à l'accroissement, celui-ci exigerait une activité plus grande dans le travail assimilateur ordinaire, et, de plus, l'extension successive et l'allongement en tous sens de ce même parenchyme, dont les interstices, de plus en plus larges, deviendraient dès lors propres à admettre une plus grande masse de molécules constituantes.

Afin d'éviter des répétitions, nous renverrons à l'article *nutrition* les diverses objections qu'on peut faire contre l'idée d'un parenchyme nutritif qu'on suppose simultanément tout venu, sans chercher à expliquer comment il s'est lui-même formé. Nous ne l'envisagerons donc ici que sous le seul rapport de la part qu'il pourrait prendre à l'accroissement. Or il est évident que ce parenchyme, pour la trame propre duquel on n'admet aucun moyen de réparation, ne saurait s'accroître qu'autant qu'on le revêtirait tout exprès d'une force particulière d'expansion : aussi Bichat et Grimaud, d'accord sur ce point, ne balancent-ils pas à avancer l'existence de celle-ci. Mais indépendamment de l'inconvénient d'augmenter sans mesure le nombre de ces causes premières auxquelles la théorie rattache en physiologie, comme dans les autres sciences, les faits secondaires, et de recourir à une pareille ressource pour l'explication d'un seul phénomène, on se convainc, par une seule réflexion, que cette prétendue force ne saurait exister; car toute force organique ne cesse qu'avec la vie même, dont elle est un attribut inséparable et caractéristique : et lorsque l'accroissement est arrivé à son dernier terme, cette force inutile, perdant ce caractère, deviendrait sans objet, et l'on serait alors sans doute fort embarrassé d'imaginer quel rôle on pourrait vouloir lui faire jouer.

On objecterait d'ailleurs, contre l'admission de l'expansion spontanée du parenchyme de nutrition des organes pendant l'accroissement, que cette trame, en doublant, triplant, quadruplant, et ainsi de suite, ses dimensions primitives, arriverait nécessairement de la sorte au plus haut degré de faiblesse, d'amincissement et de ténuité; mais on se convainc bientôt, quelle que soit la partie que l'on prenne pour exemple, que les systèmes regardés comme générateurs, qui entrent dans sa composition, ont acquis non-seulement une grandeur plus considérable, mais encore une augmentation proportionnelle de force et de consistance. Ils auraient donc en eux-mêmes, indépendamment de leur force d'extension, quelque moyen particulier et de se nourrir et d'accroître leur masse; de là dès lors la nécessité d'admettre un parenchyme nutritif secondaire pour l'accroissement ultérieur duquel la même difficulté se reproduirait encore : or ce progrès infini, impossible à concevoir, renverse à la fois, à notre avis, et l'hypothèse de la trame nutritive des organes et celle de la force propre d'expansibilité qui l'animerait pour produire le phénomène général de l'accroissement.

L'idée que nous combattons suppose d'ailleurs que dès les premiers momens de la conception toutes les parties de l'économie vivante seraient simultanément constituées, et qu'elles n'auraient plus dès lors, dans la suite, qu'à s'accroître ou à se développer par l'interposition de nouvelles molécules dans les mailles de leur tissu. Mais en réfléchissant combien il est difficile de concevoir que toutes les fibres constituantes d'un homme de six pieds, par exemple, se puissent retrouver dans un fœtus de six pouces, et à plus forte raison encore dans un embryon de six lignes, nous sommes portés à penser avec quelques-uns que l'accroissement ne suppose point une simple dilatation des fibres ou des lames qui entrent dans la structure des organes, mais qu'il consiste dans une véritable formation successive de ces dernières, c'est-à-dire dans un développement de nouvelles parties graduellement surajoutées ou réunies à celles qui dans l'origine ont constitué les premiers linéamens de chaque organe.

Cette manière d'envisager l'accroissement est d'ailleurs conforme avec ce qu'on sait du mode de développement suivi par les os en particulier. Les faits d'ostéogénie connus (*voyez* OSTÉOGIÈNE et PÉRIOSTE) montrent en effet que ces organes s'accroissent successivement par des couches de nouvelles formation, ainsi que Duhamel l'avait déjà vu pour les os longs, et comme M. Dutrochet vient de le prouver récemment dans un Mémoire adressé à l'Institut, à l'égard des autres os, et spécialement des vertèbres. La manière dont se développent d'ailleurs ces os particuliers recouverts de peau, connus dans les cerfs, les daims, etc., sous le nom de *bois*, qui s'accroissent par des couches successives dont les dernières emboitent successivement les premières formées, et la constance de la reproduction de ces mêmes organes qui surgent chaque année, suivant le même mode, de la cicatrice de l'os frontal qui suit leur chute; les faits qui constatent dans certains animaux, tels que le homar, la salamandre, le lézard, etc., l'entier rétablissement par une nouvelle pousse de la totalité d'un membre, de la queue toute entière et de parties d'une structure plus ou moins complexe; tous ces faits, disons-nous, offrent autant d'analogies qui semblent propres à confirmer que dans l'accroissement du corps de l'homme et des animaux supérieurs chaque partie se développe par degrés, en s'assimilant et en s'appliquant successivement par couches, par lames ou par fibres des parties de formation nouvelle qui enviennent augmenter la masse et l'étendue.

Si en se reportant aux exemples particuliers de reproduction que nous venons d'indiquer, et qui se font très-probablement à l'égard de chaque partie reproduite de la même manière que dans l'accroissement primitif ordinaire, on réfléchit qu'il serait impossible, ainsi que le remarque M. Virey, d'assigner quel serait alors le moule capable de donner la forme à la queue du lézard, à la pince de l'écrevisse, à la nageoire du poisson, à toutes ces parties enfin capables de repulluler de la base même de la cicatrice causée par leur oblation, on se convainc davantage encore qu'elles ne sont point une extension, un allongement d'autres organes, mais bien une génération nouvelle et successive en tout semblable à celle qui existait déjà; c'est donc sans doute aussi de la même manière que s'accroissent les membres supérieurs et inférieurs du fœtus humain qu'on voit poindre à l'origine de leur développement des parties du tronc auquel elles sont implantées. Les artères, les veines progressivement issues du cœur, les nerfs émanant du cerveau, les os et les muscles, etc., poussent encore ou s'allongent en augmentant d'épaisseur à mesure que les nouvelles parties qui leur sont sur-ajoutées s'éloignent de plus en plus de leurs centres respectifs.

Plusieurs questions dignes d'intérêt se rapportent naturellement à la théorie de l'accroissement. Parmi celles-ci on s'est demandé comment on pouvait se rendre raison des inégalités de ce phénomène tour à tour dominant dans telle ou telle région, et recevant vers certains organes une activité supérieure et marquée de l'action, du mouvement et généralement de toutes les causes locales et persévérantes d'excitation auxquelles ils sont soumis. Haller, qui, dans le développement des parties, voulait tout accorder à l'influence de la force impulsive du cœur, avoue que ces sortes d'accroissemens lui paraissent fort difficiles à expliquer: *difficiliùs fortè fuerit incrementum explicare quod fit à perpetuo alicujus partis motu*, dit-il en effet de l'augmentation d'accroissement spécialement produite par le mouvement; aussi Haller admet-il, mais comme une simple hypothèse qui s'accommoderait avec les faits, une force de dérivation du sang et des humeurs qui produirait une plus grande affluence des sucs nutritifs vers tel ou tel lieu donné. Mais il nous semble qu'indépendamment d'une pareille force, le seul principe de l'inégalité de répartition de la sensibilité et de l'irritabilité entre les divers organes, suffit pour y rendre raison de l'énergie plus ou moins grande apportée dans le double phénomène de leur nutrition et de leur accroissement : placés en effet alors par des causes diverses, telles que l'âge, le mouvement, etc., sous l'influence d'une sorte d'irritation qu'on peut appeler nutritive, et qui devient comparable, par exemple, à l'irritation sécrétoire des appareils glanduleux, ils s'accroissent avec une nouvelle énergie pendant toute la durée de celle-ci. Vient-elle à cesser, l'accroissement diminue et se nivelle aussitôt. C'est ainsi que les organes des trois cavités splanchniques, tour à tour le siége de cette prédominance d'excitabilité et d'énergie d'action, y jouissent aussi successivement de l'activité nutritive ou de la dominance d'accroissement qu'on leur connaît. *Ubi fit stimulus, ibi fit affluxus.*

D'autres circonstances de l'accroissement permettent de se demander encore quelle cause peut invariablement déterminer le sens ou la direction dans lequel se produit ce phénomène? Comment dans les végétaux en particulier la crue se fait-elle constamment dans une ligne verticale, supérieure pour la tige, inférieure pour la racine? Quel motif vient arrêter dans tous les êtres organisés les progrès de l'accroissement à un terme fixe et qui assigne à chaque individu les dimensions ordinaires et presque invariables de son espèce? Quelle circonstance de l'organisation peut faire que l'accroissement, qui a lieu d'abord en tous sens, cesse à une époque donnée de se faire en longueur pour se continuer isolément encore dans le sens de l'épaisseur pendant un temps plus ou moins long? Mais on sent d'avance que toutes ces questions, et quelques autres encore de la même nature, sont évidemment insolubles. Elles se rattachent toutes comme celles qui tiennent à la durée de l'existence, à la longueur variable du part dans chaque espèce, etc. etc., aux lois primordiales de l'économie des êtres vivans. Nous avons rapporté, dans un autre dictionnaire, au mot *économie* un grand nombre de phénomènes du même ordre dont l'essence nous échappe, et qu'il faut se contenter de signaler, sans prétendre soulever le voile qui les dérobe à nos moyens d'investigation.

Les différences tranchées de stature qu'on observe entre les hommes ont paru à quelques-uns se pouvoir expliquer soit par l'hérédité ou l'analogie de ressemblance avec les parens, soit par l'influence du climat. On voit fréquemment en effet, sous le premier point de vue, que les enfans tiennent souvent de leurs pères pour la taille ou le degré de développement auquel ils parviennent, et plusieurs familles semblent en effet se maintenir héréditairement, parmi nous, grandes et petites; mais les exemples contraires sont trop communs, et l'on rencontre trop souvent de grands enfans issus de petits hommes, et *vice versâ*, les enfans des mêmes pères alternativement grands ou petits, pour que l'on doive regarder comme un principe déduit d'une observation constante et tant soit peu rigoureuse, que l'hérédité puisse expliquer l'étendue du développement ou la grandeur de la taille. On voit toutefois certains peuples remarquables entre leurs voisins par la petitesse ou l'élévation de leur taille; et il paraît assez évident alors que c'est la génération qui leur transmet cette disposition.

Quant à l'influence attribuée au climat et aux diverses latitudes sous lesquelles l'homme se développe, nous avons déjà dit plus haut qu'il nous paraissait qu'on ne pouvait admettre comme un fait avéré que la petitesse et la grandeur de la taille dussent être respectivement regardées comme un résultat opposé de la chaleur et du froid. Nous ajouterons seulement ici que si les végétaux parviennent, en effet, dans les régions chaudes et humides, à un développement beaucoup plus grand que dans les climats froids, l'homme et les animaux ne suivent pas la même loi. Le seul exemple de l'extrême petitessede la race hyperboréenne, nous le répétons encore, ne suffit pas du tout pour prouver que le froid puisse rendre les hommes petits. En Europe, les Russes sont généralement beaucoup plus grands que les Portugais et les Italiens; et dans l'Amérique on voit, par exemple, encore que les Indiens de la Nouvelle-Écosse, ou de la partie la plus septentrionale du Canada, qui vivent sous un climat extrêmement froid, sont cependant très-grands, tandis que ceux de la Louisiane, qui s'accroissent sous l'influence d'un ciel dont la température est à la fois très-chaude et très-humide, sont d'une stature sensiblement moins grande et moins forte.

§ IV. *Accroissement particulier des parties inorganiques.* — L'accroissement envisagé jusqu'ici a pour but d'augmenter la masse et le volume des parties vivantes auxquelles il donne ainsi le complément de leur organisation, ou l'état qu'elles doivent conserver jusqu'à la mort; il a des limites fixes; il se fait dans tous les sens, et il partage le caractère variable des phénomènes de l'économie. Mais celui dont il nous reste à parler forme des parties d'un usage varié, réellement étrangères à l'organisation, adhérentes seulement aux organes vivants d'une manière fixe ou temporaire, s'en détachant par une chute naturelle ou par des lésions physiques qui ne causent jamais aucun tort à la santé de l'animal, et le plus souvent alors capables de reproduction. Ces divers produits, dont les uns, tels que l'épiderme, les ongles, les cheveux, les poils et les dents sont communs aux hommes et aux animaux, tandis que d'autres, comme les cornes, les défenses, les plumes, les coquilles, le test, les écailles, etc., sont particuliers aux animaux, ont tous encore pour caractère général de se développer à la surface du corps seulement, et de ne tenir aux organes vivans auxquels ils sont annexés, que par une de leurs faces ou de leurs extrémités seulement.

Simples productions de l'organisation, toutes ces parties étrangères à la vie trouvent leur source dans la solidification ou la concrétion de fluides séparés par une sorte de sécrétion particulière à chacune des différentes parties dont ils procèdent; aussi leur accroissement est-il subordonné en tout point à la vie et aux périodes d'activité de ces dernières : il a lieu, du reste, par une succession de molécules nouvelles graduellement ajoutées à leur base ou à leur racine, et qui est telle, que les dernières formées seules, adhérentes au corps, poussent en avant celles qui les précèdent immédiatement. Ces parties s'accroissent d'ailleurs encore continuellement pendant tout le temps qu'elles existent, mais sans subir aucun renouvellement dans leur matière composante : l'usure mécanique par les frottemens, la coupe qu'on en fait, des circonstances éventuelles variées mettent seules enfin des bornes à la grandeur qu'elles paraissent destinées à recevoir d'une crue sans aucune limite.

Tels sont en effet tous les caractères communs qui distinguent chez l'homme l'accroissement de l'épiderme, des ongles, des cheveux, de la barbe, des poils et des dents, parties diverses qui ne participent point en effet à la vie commune, et qui ne sont que de véritables sécrétions excrémentitielles, diversement solidifiées et configurées, du lascis vasculaire de la surface du derme, des bulbes des cheveux et des poils, et des follicules des dents. *Voyez* ÉPIDERME, CHEVEUX, DENT, ONGLE et POIL.

Nous ferons toutefois remarquer ici que parmi ces parties les unes persévèrent et continuent de s'accroître jusqu'à la mort, tels sont l'épiderme, les ongles et les poils, tandis que les dents et les cheveux tombent d'ordinaire avant le terme de la vie générale. Une circonstance mécanique qui tient chez l'homme et les carnivores à l'oblitération des conduits qui portent au follicule dentaire les élémens de sa sécrétion et de sa sensibilité arrêtent à une époque donnée, tout accroissement ultérieur de la dent, et en déterminent bientôt la chute, en frappant de mort, dans le follicule, sa partie génératrice. Remarquerons-nous encore, touchant la pousse des dents, qu'il n'est pas rare que leur chute accidentelle ou maladive survenue chez les jeunes sujets, même après l'époque de la première dentition, soit suivie du développement d'une nouvelle dent; mais ce fait n'est pas constant; et l'on voit, non-seulement chez d'autres sujets du même âge, mais encore chez une même personne, que la dent une fois tombée est à jamais perdue; or, n'est-il pas présumable que la cause de cette différence, dans des circonstances d'apparence analogue, tient à ce que, dans le premier cas, le follicule dentaire qui ne serait qu'imparfaitement altéré recommencerait son action sécrétoire, tandis que dans le second ce même organe lui-même aurait été dès le principe entièrement détruit?

Des considérations d'anatomie comparée fort curieuses, sans doute, mais dans lesquelles il n'est pas dans l'esprit de cet ouvrage que nous puissions entrer, s'étendent encore aux phénomènes de l'accroissement des cornes de plusieurs mammifères, du sabot des ruminans et des solipèdes, des plumes, du bec et de l'ergot des oiseaux, des écailles des poissons, des défenses de quelques animaux particuliers, des dents composées des herbivores, des coquilles des mollusques, du test des crustacées, de l'enveloppe cornée des insectes; et parmi les lithophytes enfin, du développement des coraux et des madrépores. Tous ces faits, si dignes de l'attention des naturalistes, prouvent tous également le caractère inorganique de ces productions, et le mode particulier suivi par la nature dans leur développement, qui se fait toujours en effet à la manière de celui des corps étrangers à la vie.

§ V. *Considérations pathologiques et thérapeutiques sur l'accroissement.* — L'observation des phénomènes de l'accroissement d'accord avec la théorie de cet état montre qu'en rapport nécessaire et constant avec les autres actes de la vie, il présente, comme ces derniers, des prédominances vicieuses, des retardemens et des défauts fâcheux, des directions irrégulières et contraires à l'harmonie de l'ensemble.

C'est ainsi que l'accroissement en hauteur plus ou moins subit et comme instantané, que prend le corps des jeunes gens à l'époque de l'adolescence, dans des circonstances difficiles à apprécier, mais malheureusement trop fréquentes, jette en eux, suivant la remarque de Grimaud, les fondemens d'une faiblesse radicale, dont l'influence fâcheuse s'étend d'ordinaire sur le reste de leur vie. Cette crue rapide, nommée *élongation*, qui, comme nous l'avons dit précédemment signale assez souvent la convalescence et le cours de quelques maladies aiguës, développant le corps en hauteur aux dépens de son épaisseur, laisse les membres grêles, le bassin et la poitrine extrêmement étroits, et le rachis sans consistance. La faiblesse de ce dernier produit la courbure du corps en avant et l'inclinaison de la tête dans le même sens ou de côté. On sait que la phthisie pulmonaire complique comme une de ses coïncidences les plus fréquentes l'accroissement extraordinaire que nous signalons. Quelques-uns ont cru trouver la cause du développement de cette maladie dans la gêne que les poumons éprouvent à s'étendre dans la cavité resserrée que leur offre alors la poitrine, ainsi que dans la diminution de la quantité de respiration due à l'inclinaison vicieuse du tronc et du cou, mais cette idée, fondée sur une raison toute mécanique, ne nous semble pas la véritable, car les poumons gagnent, sous le rapport du volume, en hauteur ce qu'ils perdent en épaisseur : aussi la prédisposition à cette maladie nous paraît-elle se rencontrer plus naturellement alors, soit dans la coïncidence de l'*élongation* avec l'époque marquée pour l'évolution particulière des poumons qu'appelle la puberté, soit dans la part que prennent ces organes à l'état général d'excitation qu'un pareil développement jette indistinctement dans l'ensemble de l'économie. Quoiqu'il puisse être, au reste, de cette étiologie, cette sorte de crue extraordinaire et insolite réclame impérieusement, tant par l'extrême faiblesse, la grande irritabilité générale qui lui sont inhérentes, que par les diverses maladies auxquelles elle expose, qu'on entoure les personnes qui en sont affectées et des soins assidus du régime, et de tous ceux qu'on peut spécialement regarder comme les plus propres à prévenir la phthisie pulmonaire. *Voyez* RÉGIME et PHTHISIE.

L'état opposé à la grandeur et à la précocité du développement consiste dans la lenteur et l'imperfection de la crue, phénomène regardé comme plus rare que le précédent, mais qu'on voit cependant survenir assez souvent. Rappelons à ce sujet que les rachitiques demeurent fort petits et comme rabougris; que les crétins, soumis à certaines influences locales connues, ne s'accroissent qu'imparfaitement, avec lenteur et d'une manière inégale; que les scrofules, la cachexie vénérienne native, la débilité générale qui provient de la conception par les vieillards, l'exercice trop hâtif de l'acte reproducteur, l'habitude funeste de la masturbation sont encore autant de causes qui tiennent, comme on sait, le premier rang parmi celles qui sont le plus propres à nuire à l'accroissement et à l'arrêter dans son cours. Suivant M. Virey, la force et la grande activité de l'esprit sont contraires à l'accroissemeut, tandis que sa faiblesse lui paraît le favoriser; il avance à cet égard, comme un fait d'observation, que les animaux les plus stupides sont ceux qui pour l'ordinaire s'accroissent le plus promptement.

On voit, par la connaissance de ces diverses causes, qu'ici comme précédemment les meilleurs moyens de régulariser le phénomème de l'accroissement consistent dans la sévère application des règles de l'hygiène auxquelles il peut devenir utile d'ajouter, comme auxiliaire, l'emploi des médicamens particuliers que peuvent indiquer la siphilis, les scrofules, le crétinisme, etc.

On observe, au milieu de l'accroissement général du corps, combien l'augmentation de volume et de masse que prend irrégulièrement un organe ou un appareil particulier de fonction nuit à la fois à la santé et au développement de l'ensemble. Un cerveau, un système nerveux trop volumineux, un cœur trop gros et trop fort, des membres exagérément développés, un appareil génital énorme, un foie prédominant, etc. etc., sont en effet plus ou moins incompatibles avec le développement convenable et ordinaire de la crue : or, il suit naturellement de cette remarque qu'il importe beaucoup que l'éducation physique des organes, l'appel qu'on fait à leurs fonctions les dispose le moins possible à cette prédominance vicieuse. Aussi convient-il de ne les exercer qu'à temps opportun, et suivant le but de la nature dans l'ordre naturel de leur développement. Ils ne sauraient l'être exclusivement et d'une manière soutenue, sans produire bientôt l'inconvénient que nous indiquons. L'enfant qui s'accroît a-t-il en effet l'esprit continuellement tendu? Ses sens sont-ils incessamment appliqués à des objets nouveaux, et ses sentimens sans cesse exaltés, en même temps que ses membres et son corps languissent dans un repos plus ou moins absolu? L'adolescent adonné à ses plaisirs fatigue-t-il prématurémunt et sans mesure les organes de la reproduction? Cet autre consomme-t-il sa vie dans le seul travail de ses bras, les mouvemens de ses jambes, etc.? Dans tous ces exemples l'accroissement général du corps sera vicié, l'équilibre sera rompu par la prédominance respective d'étendue acquise alors aux dépens de l'ensemble, soit par le système nerveux, soit par l'appareil locomoteur, soit enfin par les organes génitaux.

Si l'on se rappelle ce que nous avons dit précédemment des progrès particuliers de l'accroissement des organes renfermés dans les diverses cavités splanchniques aux trois principales époques de la vie, progrès qui montrent que chacun de ces principaux centres d'action jouit à son tour d'une véritable irritation nutritive qui, en faisant prédominer la masse et l'étendue, étend encore le domaine de ses fonctions spéciales en même temps qu'il rend ses connexions sympathiques avec le reste de l'économie plus constantes et plus énergiques; si l'on se rappelle, disons-nous, ces prédominances physiologiques, on y trouvera la source de la disposition la plus marquée à éprouver en même temps les fâcheux effets de toutes les causes capables de produire les maladies : c'est en effet ainsi que durant le premier âge et l'enfance plus ou moins avancée, l'accroissement hâtif et prédominant du cerveau et de la tête en général, montre cette époque si féconde en maladies de ces parties, telles que l'hydrocéphale aigu et chronique, la céphalite, la fièvre cérébrale, les convulsions, les orages de la dentition, les éruptions du cuir chevelu, les oreillons, les engorgemens glandulaires du cou, le corysa, l'épistaxis, les aphthes, etc.; que dans la jeunesse et la force de l'âge l'activité du cœur et de la circulation, l'amplitude marquée de la poitrine et des poumons coïncident avec la fréquence des maladies de ces parties, comme l'hémoptysie, la péripneumonie, la pleurésie, la péricardite et la phthisie pulmonaire, et qu'on voit enfin dans l'âge mûr l'énergie nutritive des viscères abdominaux, en rendant l'estomac robuste, les intestins larges, le système veineux capace, le mésentère plus épais, devenir comme le signal des affections spéciales qui s'en emparent, ainsi que le constate la fréquence des affections gastriques, de l'hépatite, du flux hémorrhoïdal, et des engorgemens chroniques de la plupart des viscères abdominaux, qui affligent si communément l'homme dans l'âge avancé.

L'accroissement, envisagé sous le rapport pathologique s'étend encore au développement plus ou moins lent ou rapide, soit des diverses tumeurs, comme les loupes, les sarcomes, les polypes, les corps fibreux, osseux, graisseux, soit des dégénérations organiques tuberculeuse, squirreuse et carcinomateuse. On sait que tous les soins de la médecine tendent le plus souvent alors à prévenir cet accroissement, ou à en borner les progrès, attendu que ce dernier devient, dans les tumeurs de bonne nature, une source de dérivation plus ou moins fâcheuse de la part des fluides nourriciers, et que dans les dégénérescences il est comme le signal de l'explosion funeste d'un mal auquel il n'est plus de remède. *Voyez* ANATOMIE PATHOLOGIQUE.

Nous pensons devoir borner à ces considérations tout-à-fait générales l'histoire de l'accroissement, attendu que c'est à l'exposition anatomique de chaque tissu et de chaque organe en particulier qu'il convient d'indiquer pour celui-ci quels sont les divers états sous lesquels il se montre suivant les phases de son développement. (RULLIER.)

ACCROISSEMENT, s. m., *incrementum*, *augmentum*. On désigne par ce mot la première période des maladies durant laquelle les symptômes vont ordinairement en augmentant. Il y a cependant des maladies dans lesquelles on n'observe pas la même marche, et qui se manifestent tout de suite avec la plus grande violence, telles sont la plupart des apoplexies, des épilepsies, des hémorrhagies, etc. Il est d'autres maladies dans lesquelles les symptômes, après avoir duré long-temps avec une médiocre intensité, n'augmentent beaucoup que vers leurs terminaisons, et dont l'accroissement, après avoir été fort lent, ne devient rapide que dans la dernière période, et lorsqu'une terminaison fâcheuse se prépare.

Quoiqu'on puisse faire remonter l'accroissement au temps où se sont formés les premiers élémens ou principes des maladies, il ne commence réellement qu'à l'instant de l'invasion. C'est lorsqu'une maladie se marque par des caractères sensibles qu'elle commence à exister pour le médecin; avant qu'ils paraissent, il n'y a aucune base sur laquelle il puisse établir son jugement. L'invasion des maladies est plus ou moins marquée: souvent il y a un frisson suivi de chaleur; c'est ce qu'on observe dans les phlegmasies, les hémorrhagies actives; d'autres fois l'invasion est lente et presque insensible; peu à peu les symptômes prennent de l'intensité et la maladie se déclare ; telle est la marche des affections muqueuses, de la plupart des maladies chroniques.

La durée de l'accroissement varie selon les maladies. Dans les affections très-aiguës, telles que le cholera morbus, les hémorrhagies, l'apoplexie, l'accroissement est quelquefois à peine marqué; il est assez court dans les inflammations essentielles qui attaquent les sujets jeunes et robustes. L'accroissement des maladies chroniques peut souvent être observé pendant plusieurs mois; il n'est même pas rare qu'on ne s'occupe d'une maladie chronique que lorsqu'elle a fait beaucoup de progrès. La période d'accroissement comprend ordinairement la plus grande partie de la durée des maladies aiguës dont la terminaison est fâcheuse. Il en est de même de beaucoup de maladies chroniques mortelles.

Durant l'accroissement des maladies, les fonctions se dérangent de plus en plus, les matières des sécrétions se dépravent et acquièrent de nouvelles qualités; les symptômes augmentent en nombre et en intensité; le pouls devient fréquent, dur et fort dans les affections inflammatoires; il se déprime lorsque l'adynamie survient; il est souvent faible et variable dans les maladies ataxiques. La respiration est fréquente, chaude et halitueuse dans les inflammations; les fonctions digestives sont presque toujours troublées pendant l'accroissement des maladies : la soif est très-vive dans les phlegmasies; quelquefois elle est nulle dans les ataxies avec fièvre.

C'est particulièrement durant la période d'accroissement des maladies que l'on peut observer la progression graduelle et successive d'action qui s'étend des parties supérieures aux parties inférieures. Les maladies éruptives paraissent d'abord sur la face et les membres supérieures; elles se portent ensuite sur le tronc et les membres inférieurs. Dans l'accroissement de quelques autres maladies, ce sont également les parties supérieures qui sont attaquées. Ainsi dans les affections muqueuses on voit quelquefois le nez, la langue, la gorge, les bronches attaqués dans le commencement; à une époque plus avancée, c'est la membrane muqueuse des intestins et celle des voies urinaires qui est particulièrement le siége de la maladie. Une circonstance bien remarquable dans l'histoire de la jaunisse, c'est qu'elle commence d'abord par les parties supérieures, comme le blanc des yeux, le visage, le cou, et se répand successivement sur les autres parties.

L'accroissement, ou première période des maladies, répond à ce qu'on a appelé temps d'irritation ou de crudité.

(LANDRÉ BEAUVAIS.)

ACÉPHALE, adj. pris subst., m., *acephalus*, ἀκέφαλος, de α privatif, et κεφαλή, *caput. Monstrum sine capite vel capite carens.* — On donne ce nom aux embryons et aux fœtus mal conformés, et chez lesquels il manque la tête et quelquefois le cou, le thorax et même la partie supérieure de l'abdomen. Pendant long-temps on n'a désigné par ce mot que les conformations congéniales vicieuses de l'extrémité céphalique du tronc, soit pour les os, soit pour l'encéphale lui-même. Nous appellerons, avec MM. Chaussier, Béclard, Tiedemann et Meckel, *encéphalie* la conformation défectueuse de l'encéphale et du crâne, et *acéphalie* la privation entière de la tête, et souvent même des parties situées au-dessous. *Voyez* ces mots. (G. BRESCHET.)

ACÉPHALIE, s. f., de α privatif et de κεφαλή, *caput*. — Je désigne par ce nom l'état des embryons ou des fœtus privés de tête et souvent aussi de quelques autres parties du corps. C'est le sens rigoureux que MM. Chaussier, Béclard, F. Meckel et Tiedemann ont attaché à ce mot, et c'est à leurs travaux que nous devons ce que nous savons de plus exact et de plus positif sur ce vice de conformation congénial. C'est dans les ouvrages de ces médecins que nous puiserons, et principalement dans ceux de MM. Meckel, Tiedemann et Béclard.

Si l'on examine les faits publiés sur l'acéphalie, on remarque que presque toujours les acéphales sont nés avec des fœtus bien conformés. Ils étaient ou jumeaux, tels que les cas rapportés par Aldrovande, Mappus, Éverhard, Lankisch, Schellammer, Poujol, Lecat, Dumonceau, Gourraigne, Méry, Vogli, Katzky, Kundmann, Winslow, Henkel, Buttner, Cooper, Odhelius, Clarke, Klein, Monro, Isenflamm, Busch, Treviranus, Atkinson, et ceux de la deuxième et de la quatrième observation de Tiedemann; ou trijumeaux, tels que ceux de Supperville de Kundmann; ou quadrijumeaux, comme celui de la quatrième observation de Tiedemann.

Les cas de Sulsmann, Doneaud et Vallisneri sont les seuls bien avérés où le fœtus acéphale appartint à une grossesse simple; encore dit-on que les femmes rendirent beaucoup d'hydatides. Si les autres observateurs n'ont pas parlé de cette circonstance, c'est qu'ils n'ont fait que disséquer des individus conservés dans des liqueurs.

MM. Éverard Home et Meckel disent que non-seulement les acéphales, mais que presque tous les fœtus monstrueux sont des jumeaux. Un jumeau n'est pas monstrueux parce que le germe était défectueux, mais parce que la coexistence d'un autre fœtus l'a empêché de se développer régulièrement.

Les mères des acéphales ont presque toujours été des femmes très-fécondes, et souvent elles avaient eu plusieurs fois des jumeaux, ainsi que le prouvent les faits rapportés par Lankisch, Kundmann, Lecat, Doneaud, Dumonceau et Busch.

On doit encore remarquer que les femmes qui portent dans leur sein des acéphales accouchent ordinairement avant le neuvième mois. Tiedemann ne cite que quatorze exemples de naissance à terme. Dans plusieurs cas de naissance de jumeaux le fœtus bien conformé était parvenu à sa maturité, tandis que l'acéphale avait été arrêté dans son développement, et souvent ces embryons n'ont offert que quelques pouces de longueur. Toutes ces circonstances tendent à prouver que les acéphales doivent être considérés comme des fœtus dont la formation des organes a été arrêtée sous le rapport du nombre et de la masse.

L'enfant bien conformé naît ordinairement le premier, et le fœtus monstrueux quelque temps après. Cependant, dans les observations de Lankisch et de Dumonceau, l'acéphale sortit de l'utérus avant l'enfant bien conformé; mais le plus souvent ils naissent à quelque intervalle l'un de l'autre. Dans le cas de trijumeaux rapporté par Katzky, l'acéphale vint au monde le second. L'accouchement est ordinairement facile; les cas de Gourraigne et d'Ohdelius sont les seuls qui fassent exception. Dans l'observation de Lecat, l'enfant bien conformé expira pendant le travail par les obstacles dépendans de la présence du fœtus monstrueux.

Les acéphales n'existent plus lorsqu'ils paraissent à la lumière, du moins, si ce n'est le fœtus monstrueux dont Vogli nous a transmis l'histoire, et chez lequel on crut apercevoir quelques mouvemens; tous les autres fœtus n'ont donné aucun signe de vie.

On a vu fréquemment, dans les grossesses doubles, un seul placenta et des enveloppes communes pour les deux fœtus. Dans la cinquième observation de M. Tiedemann, l'acéphale avait un placenta qu'il partageait avec trois fœtus bien conformés; mais dans un cas publié par Henkel, l'acéphale sortit dans une membrane propre avec le placenta et les enveloppes du fœtus bien conformé. L'embryon monstrueux n'avait que deux pouces de long, et son cordon s'insérait au placenta de son jumeau; ce qui démontre que cet acéphale avait été arrêté dans son accroissement, et qu'il n'appartenait point à une superfétation, comme l'a prétendu Henkel.

Si nous ajoutons à ces réflexions que les acéphales naissent avec d'autres enfans d'une bonne conformation, nous rendrons inadmissible l'opinion des personnes qui attribuent l'acéphalie à l'influence de l'imagination maternelle. Des embryons unis au même placenta, le plus souvent placés sous les mêmes enveloppes, ne devraient-ils pas être exposés d'une manière égale à l'influence des mêmes causes, et en être simultanément affectés?

Le cordon ombilical a fréquemment été trouvé très-court et très-grêle. Les observations de Cooper et de Dumonceau indiquent un cordon de deux pouces. Dans plusieurs autres cas il n'avait guère plus de longueur, et il se faisait remarquer par sa ténuité. De ces circonstances on peut encore inférer que les embryons avaient été arrêtés dans leur accroissement, et que cette cessation de développement arrivait bien plus tôt encore dans le cordon ombilical, la longueur de cet organe étant en raison directe de l'âge du fœtus.

§ Ier. *Fœtus acéphale.* — Quoique chez beaucoup d'acéphales la tête manque entièrement, cependant dans un grand nombre de ces fœtus on reconnaissait le lieu où la tête devait être placée, et souvent même il en restait des vestiges. Dans le deuxième et le troisième cas examinés par Tiedemann, on remarquait à la partie supérieure et antérieure du corps une éminence recouverte par des cheveux ressemblans à ceux d'un enfant nouveau-né, et sous la peau se trouvait une masse cellulaire où la colonne rachidienne venait se terminer en pointe.

L'auteur pense que cette extrémité du rachis était un rudiment de la tête qui ne s'était pas développé. Poujol vit, à l'extrémité supérieure du monstre qu'il décrit, une masse de chair arrondie où il ne lui fut permis de rien distinguer; seulement, sur la partie antérieure de cette masse, on apercevait un corps rond de la grosseur et de la forme d'une cerise. Cette tumeur charnue était couverte par une peau très-épaisse; sa substance avait peu de consistance, et beaucoup de vaisseaux la parcouraient. Sous le tubercule en forme de cerise on trouva une poche remplie d'un liquide limpide; on vit aussi d'autres kystes renfermant une liqueur aqueuse. Gourraigne parle d'une masse de chair couverte de cheveux et percée d'une ouverture conduisant dans un cul-de-sac. Kundmann remarqua au-dessus de l'ombilic une éminence ressemblant à un nombril, et Winslow fait mention d'un tubercule analogue garni de cheveux blanchâtres; l'ouverture de cette tumeur fit reconnaître beaucoup de cellules membraneuses remplies d'un fluide lymphatique. Buttner signale dans son observation une petite masse charnue pourvue de cheveux très-fins, et sur laquelle il ne put apercevoir ni la bouche ni les autres organes des sens. Doneaud vit, à la place de la tête et du cou qui manquaient, une masse charnue située entre les épaules, du volume d'une noix et sans ouverture. Dans le cas donné par Treviranus on distinguait, au lieu de tête, sur la face antérieure du thorax, une éminence semi-sphérique, et entre les épaules quelques cheveux. Le sommet du fœtus monstrueux de Busch portait quelques cheveux. Les histoires publiées par Prochaska et Hévermann contiennent des circonstances semblables. Lecat parle d'une masse osseuse enveloppée par un tissu cellulaire œdémateux. Isenflamm dit que sur son fœtus le rachis finissait en pointe; mais on pouvait y distinguer des pièces anguleuses, cartilagineuses ou osseuses qui paraissent être des os du crâne avortés.

M. Meckel signale pareillement un agrégat informe de petites pièces osseuses qui semblaient être des vertèbres cervicales et des os de la tête ébauchés. Tous ces faits me font dire, avec MM. Meckel et Tiedemann, qu'il est probable que la tête ne s'est pas formée chez les acéphales, mais qu'elle s'est arrêtée dans son premier développement, tandis que celui de beaucoup d'autres organes a pu continuer à se faire.

Ces rudimens de la tête sont au tronc des acéphales ce qu'à une époque antérieure de la formation du fœtus le commencement de la tête est au tronc lui-même. Que l'on considère, pour s'en convaincre, l'œuf humain dans les premiers jours de la formation, on verra que dans les embryons de deux lignes la tête n'est pas perceptible, et dans ceux de trois lignes elle n'est séparée du tronc que par une petite échancrure. M. F. Meckel dit, en parlant des acéphales, que la tête ne se détache du tronc que quelque temps après la formation de l'embryon, et que les diverses espèces d'acéphalies appartiennent à la période durant laquelle la tête n'est pas distinctedu tronc, ou, lorsqu'elle est encore avec lui, d'une petitesse très-disproportionnée. En examinant les embryons dans leurs premiers temps de formation, on reconnaît, avec tous les anatomistes qui se sont occupés du développement du fœtus, tels que Wrisberg, Sœmmerring, Authenrieth, etc., que la tête ne se sépare ou ne se distingue pas du tronc; elle forme avec lui une même masse jusqu'à la huitième semaine.

Pour faire mieux comprendre le mode de formation de l'acéphalie, supposons que l'éminence représentant la tête d'un embryon de la troisième ou quatrième semaine, et dont la longueur est d'une ligne (*voyez* Sœmmerring, ICONES EMBRYONUM), ou la tête des embryons dessinés par Meckel, sur laquelle on n'aperçoit ni bouche, ni yeux, ni oreilles, ni nez, soit restée stationnaire à ce degré de formation, pendant que le tronc continue à se développer et que les membres commencent à pousser, on aura des acéphales pareils à ceux que Poujol, Gouraigne, Winslow, Buttner, Cooper, Prochaska, etc. ont décrits.

On a trouvé ces éminences ou appendices membraneux remplis de sérosité, et ces poches paraissent être des organes qui n'ont pas atteint leur entière formation. Le premier état des organes est d'être globuleux et vésiculaire. C'est ainsi que s'offre à notre observation le cœur, l'encéphale et même les vertèbres. Les recherches microscopiques les plus estimées ont démontré cette disposition globuleuse. Harvey avait depuis long-temps signalé cette forme vésiculaire, et Haller, Wolff, Sœmmerring, Oken, Bojanus, Tiedemann, Dollinger et Pander l'ont constatée sur le fœtus de l'homme et des animaux.

La présence des cheveux sur les appendices, l'existence de l'extrémité de la moelle épinière, les rudimens des os du crâne trouvés dans ces tubercules, prouvent que ce sont des têtes incomplétement formées.

§ II. *Fœtus acéphalostome.* — Il est très-rare qu'on ait trouvé à la partie supérieure des acéphales une ouverture semblable à la bouche. Gourraigne parle d'une ouverture sur la petite masse de chair couverte de cheveux, mais elle se terminait en cul-de-sac. Monro dit qu'au-dessus du nombril de son fœtus monstrueux était une ouverture communiquant avec une poche. Busch cite un fait analogue. Quoique Kundmann ait vu sur une petite éminence située au-dessus de l'insertion du cordon ombilical une ouverture conduisant dans l'intestin, nous pouvons dire comme règle générale qu'il n'existe point d'ouverture analogue à celle de la bouche et communiquant avec le canal digestif dans la partie supérieure des acéphales. Cette circonstance doit être regardée comme un argument majeur contre l'opinion des physiologistes qui prétendent que les eaux de l'amnios s'introduisent dans les voies digestives et servent à la nutrition du fœtus. Déjà du temps d'Empédocle, de Démocrite et d'Épicure, on était de l'opinion que le fœtus recevait sa nourriture par la bouche, et cette idée a été reproduite et défendue par des anatomistes et des physiologistes célèbres, tels que Harvey, R. de Graaf, Vereheyen, Stalpart Vander wiel, Diemerbroek, Boerhaave, Heister, Bohn, Trew, Haller, et plus récemment par Hoogoveen, Vos, Caldani, Darwin, Osiander, Scheel, Herholdt, M. Béclard. Cependant il est notoire, par plusieurs faits, que les eaux de l'amnios, des poils, des matières grasses, etc. peuvent passer dans l'estomac.

Le fœtus, pour être nourri et formé, a-t-il absolument besoin d'absorber les eaux de l'amnios? Non, car les acéphales sont parvenus à un certain degré de formation, sans qu'il y ait eu de bouche ni d'autre ouverture pour établir une communication avec le canal intestinal. Les acéphales des animaux, ainsi que les fœtus humains nés sans bouche, démontrent cette vérité. Thémel décrit un fœtus de brebis *astome*, et Alix a fait connaître un fœtus humain *macrocéphale*, privé de bouche, de nez et d'yeux; ce qui réfute l'opinion de Scheel sur la pénétration des eaux de l'amnios dans le larynx pour aller servir à l'oxydation du sang.

§ III. *Fœtus acéphalothore.* — La tête n'est pas la seule partie dont l'absence totale ou l'existence rudimentaire constitue l'acéphalie. Des observations de fœtus monstrueux, publiées par Éverhard, Lankisch, Kundmann, Dumonceau, Gouraigne, Supperville, Vogli, Winslow, Sue, Clarke, Busch, l'un de ceux de Prochaska, les deuxième, troisième, quatrième cas rapportés par M. Tiedemann, plusieurs de ceux qu'a décrits M. Béclard, étaient dépourvus de poitrine, et nous nommons cette variété fœtus *acéphalothore*. Dans tous les autres exemples connus, les fœtus avaient un thorax plus ou moins formé. Chez les uns, on voyait dans la formation des vertèbres de la poitrine, dans celles des côtes et du sternum, ainsi que dans celle de la cavité thoracique, une véritable gradation de l'état peu développé à un degré plus avancé, et successivement jusqu'à l'état normal. Malacarne trouva dans deux fœtus monstrueux seulement quelques rudimens de côtes; Meckel parle d'une disposition analogue, mais pour les côtes inférieures sans sternum. Supperville aperçut au lieu des côtes des masses cartilagineuses et osseuses peu distinctes. Poujol trouva cinq à six petites côtes articulées avec le rachis, et dont deux seulement atteignaient une petite portion du sternum. Le monstre dont parle Monro avait six paires de côtes; celui de Lecat offrait sept côtes à gauche et huit à droite; un de ceux de Meckel présentait précisément le contraire. Quelques-uns de ces os se confondaient ensemble comme dans les oiseaux.

Tantôt ces côtes sont isolées et ne communiquent point avec celles du côté opposé, soit par des cartilages, soit par des portions de sternum. C'est le cas des fœtus décrits par Malacarne et par Méry.

Dans l'observation d'Isenflamm, il y avait onze côtes à gauche et douze à droite. L'inverse se faisait observer sur le monstre de Klein, mais des cartilages s'inséraient à un sternum difforme et circulaire. Le monstre de Schellhammer avait des côtes distinctes, mais point de sternum. Même état se montrait dans un fœtus de Meckel et dans un de ceux de Prochaska; les cartilages et le sternum étaient entièrement absens. Dans le cas décrit par M. Moreau, le sternum ne se trouvait lié qu'avec les deux premières côtes. Mappus trouva deux petites fentes sur le sternum. Katzby dit que la poitrine du monstre qu'il a observé présentait deux mamelons, entre lesquels on apercevait un petit trou qui donnait passage à une vessie flasque et transparente. Le sternum manquait, et la cavité de la poitrine était formée par des masses cartilagineuses et osseuses. Dans le monstre d'Hevermann on voyait les douze paires de côtes ainsi que le sternum.

Les fœtus monstrueux, que nous nommons *acéphalothores*, doivent être considérés comme ayant été arrêtés dans leur développement, et la cavité de la poitrine, ainsi que ses parois, sont restées stationnaires après être arrivées à un certain degré de formation. En effet il y a une période de l'évolution du fœtus pendant laquelle il n'existe pas encore de cavité thoracique. Elle commence à se former sur les côtés du rachis, reste encore ouverte en avant et ne se complète que plus tard par l'apparition du sternum. C'est un fait qui a été reconnu par Harvey et Wolff. Il y a certainement une période dans la formation du fœtus humain où l'on ne voit pas encore de cavité thoracique complète. Le cœur n'est pas recouvert par les côtes et par le sternum, et il se montre presque à nu dans une cavité manquant de paroi antérieure. On peut quelquefois, quoique à travers une membrane mince, distinguer la partie inférieure des deux chambres du cœur, ainsi que l'oreillette droite. Des observations d'une grande importance sont l'existence de sillons sur les fœtus dont parle Meckel; sillons qui ont été observés sur les deux acéphales de Malacarne. Sur l'un de ces acéphales, il y avait à la face antérieure du thorax un sillon profond dans la partie supérieure du tronc et qui le séparait presqu'en deux parties égales. Chez l'autre acéphale, c'était la poitrine et la partie supérieure de l'abdomen qui étaient distinctes l'une de l'autre par une rainure profonde. N'est-ce pas encore ici un état stationnaire des acéphales à un des premiers degrés de la formation normale? Il est reconnu que le développement des côtes précède celui du sternum. Les côtes commencent à paraître vers la colonne vertébrale; l'ossification s'en opère à la fin du deuxième mois, et après la onzième semaine elles sont toutes pénétrées de substance osseuse. Le sternum ne commence à se montrer qu'au troisième mois; alors il est distinct, mais son ossification ne se fait pas avant le cinquième ou le sixième mois. Wolff appelle le sternum une cicatrice de l'ouverture du thorax. C'est sans doute pour cette cause que la plupart des acéphales étaient sans sternum, même lorsque les côtes étaient entièrement formées sous le rapport du nombre et de la figure, parce que le sternum n'existait pas encore, les embryons monstrueux s'étant arrêtés dans leur formation à un degré inférieur.

Le développement des acéphales et de leurs organes procède rigoureusement d'après les lois générales de la création des organes, lois d'après lesquelles il y a succession dans l'apparition des organes, ou une véritable gradation d'une structure simple à une structure composée, et où l'on voit l'existence des premiers organes déterminer l'apparition des subséquens. C'est ainsi que dans les acéphales on ne trouve dans aucun appareil des fonctions, un organe rentrant dans les périodes suivantes de formation, si ceux des périodes antérieures viennent à manquer. Par exemple, nous ne rencontrons jamais de sternum sur les acéphales dépourvus de côtes, et nous ne voyons jamais de côtes où manquent les vertèbres du dos. Cela tient évidemment à ce que la formation des vertèbres de la poitrine précède celle des côtes, et que celle des côtes précède la manifestation du sternum. Sur aucun acéphale on n'a remarqué les yeux, les oreilles, le nez ou la bouche, et cela par la raison que ces organes ne se développent qu'à la tête, et que celle-ci a été arrêtée dans sa formation. De la formation tardive du sternum résulte quelquefois les déplacemens du cœur, les hernies de cet organe et la fente antérieure du thorax s'étend parfois sur l'abdomen et les os pubis pour constituer plusieurs espèces de conformations vicieuses. (*Voyez* EXTROVERSION et EXTROPHIE.) L'union des deux parties qui forment le sternum se fait de haut en bas. Quelquefois cette réunion ne se fait pas, et cet os reste divisé ainsi qu'il en existe un exemple sur une infirmière de l'hôpital des Vénériens à Paris. Un degré moins grand d'imperfection du sternum est celui où cet os offre des trous sur sa ligne médiane et surtout dans son apophyse ensiforme, où on les rencontre le plus souvent et le plus tard. Nous savons tous que cette partie est encore cartilagineuse lorsque depuis long-temps les parties supérieures ou claviculaires sont ossifiées.

§ IV. *Fœtus acéphalogastre.* — L'abdomen est la partie qui manque le moins aux acéphales sans tête et sans poitrine. Le ventre, dans le sens le plus étendu du mot, est la région du corps dont les monstres ne peuvent pas être entièrement privés, parce que c'est la partie de l'embryon la première formée; c'est le point par lequel l'embryon sort des vaisseaux ombilicaux. Le ventre est donc la première partie de l'animal et celle qu'il faut considérer comme la principale, puisqu'elle correspond à l'insertion du cordon ombilical, lequel préexiste à l'embryon, sort du vitellus, étend ses racines vasculaires, les réunit pour former le tronc veineux de l'extrémité duquel l'animal doit être sécrété et se détacher lorsque le fruit sera parvenu à sa maturité.

Il existe donc une gradation dans la formation des organes de l'embryon d'après laquelle les premiers produisent les suivans, et d'après ce principe l'abdomen ne peut jamais manquer. Le même principe existe dans l'organisation des animaux des classes inférieures; tels que les polypes, les méduses, les hérissons de mer, les holothuries, et enfin dans la plupart des mollusques, qui doivent être considérées comme n'offrant qu'un ventre, mais duquel, dans les classes plus élevées, on voit sortir la poitrine, la tête et les membres. L'abdomen est la partie fondamentale de l'économie animale; il ne doit ni ne peut manquer en totalité, et c'est dans l'abdomen qu'on découvre le moins de vices principaux de conformation chez les acéphales. On ne connaît qu'un petit nombre d'exemples où cette partie du corps se soit arrêtée à un degré inférieur de sa formation.

Dans les organes abdominaux il faut faire une division en ceux qui sont diaphragmatiques ou gastriques, en ceux qui sont pelviens et en ceux qui sont placés entre ces deux régions. Les premiers manquent plus souvent que les seconds, dont le développement ne se fait qu'après celui des organes de la région ombilicale. Cette division, qui paraît d'abord arbitraire, est réelle, puisque dans les premiers temps le canal intestinal présente plusieurs portions séparées et distinctes.

Nous ne connaissons qu'un très-petit nombre de cas où le ventre s'est arrêté à un degré inférieur de formation. Sur un des monstres de Mappus il y avait une portion intestinale à circonvolutions, sortant du ventre et attachée à un mésentère. Le monstre d'Atkinson offrait dans la région ombilicale une espèce de poche contenant quelques circonvolutions de l'intestin grêle avec le commencement du colon, un appendice vermiforme. Un des acéphales de Meckel avait une portion d'intestin incarcérée dans le cordon ombilical. Sur trois des fœtus monstrueux de Tiedemann, on voyait le cordon ombilical former à l'endroit où il s'insère à l'abdomen, une tumeur longitudinale dans laquelle se trouvait le bout supérieur de l'intestin avec le cœcum et son appendice vermiforme. Il paraissait aussi exister ce qu'on nomme improprement une exomphale congéniale sur le quatrième monstre décrit par Tiedemann.

C'est un fait constaté par tous les anatomistes modernes, que la plus grande partie des intestins est renfermée dans le cordon ombilical depuis les premiers temps de l'existence du fœtus jusqu'à la dixième ou onzième semaine après la conception. Plusieurs anatomistes ont décrit et dessiné de ces fœtus des premières périodes, chez lesquels une partie des intestins se trouvait dans le cordon, et qui avaient ce qu'on nomme, mais fort improprement, une hernie ombilicale. Albinus, Wrisberg, Sandifort, G. Hunter, Prochaska, Authenrieth, F. Meckel, Oken, Scarpa, Tiedemann, ont décrit ou fait représenter des fœtus appartenans aux premiers mois de la grossesse, et chez lesquels une partie des intestins se trouvait dans le cordon ombilical. Il faut donc regarder comme ayant été arrêtés dans leur formation, les acéphales dont nous venons de parler et les enfans qui naissent avec des hernies ombilicales. Le plus fréquemment ces derniers ont d'autres vices d'organisation, et chez eux plusieurs organes sont restés à un degré inférieur de développement.

Le canal intestinal des acéphales démontre la réalité et l'exactitude des découvertes faites par Wolff, Oken et F. Meckel, sur la formation du canal intestinal. Nous avons déjà fait remarquer que ce conduit ne manque jamais dans les acéphales, et que, même dans les moins formés, il en existe toujours une portion. C'est une preuve en faveur de l'importance de ses fonctions et de sa prompte formation dans le fœtus. Le canal intestinal est un organe constant dans les monstruosités des animaux les plus composés, de même qu'il existe dans toutes les espèces depuis le polype.

On ne trouve le plus communément chez les acéphales que la portion inférieure du canal intestinal, portion qu'Oken appelle l'intestin anal. Dans tous les fœtus monstrueux possédant un ventre, un bassin et des membres pelviens, cette portion intestinale existait. Sur ces mêmes monstres on n'a jamais rencontré d'estomac ni la portion supérieure du tube digestif qu'Oken nomme l'intestin stomacal.

Ce dernier organe et la partie supérieure du canal alimentaire existaient dans les acéphales qui possédaient une poitrine, tels que ceux dont Schellhammer, Vallisneri, Vogli, Katzky et Klein nous ont transmis l'histoire.

La formation du rectum se fait un peu avant celle de la portion supérieure; et d'après cette loi de l'organisation, il est clair que la portion pelvienne des intestins doit toujours exister plus ou moins complétement développée, puisque le bassin ne manque dans aucun acéphale, tandis que la portion gastrique de l'intestin manque toujours chez les *acéphalothores*, et paraît même exiger pour son existence une poitrine formée à un haut degré.

La disposition du canal intestinal observée par Aubery, sur un fœtus monstrueux et nouveau-né, confirme l'opinion de Wolff sur le mode de formation du canal alimentaire. Aubery trouva le canal intestinal divisé en deux portions qui venaient s'unir au pancréas, mais sans offrir aucune ouverture de communication le bout supérieur se rétrécissait insensiblement, et se terminait en cul-de-sac. La même observation a été faite par Sulsmann; Winslow, Clarke, Monro, Malacarne, sur trois sujets disséqués par Meckel, et dans ceux qui forment la première, la quatrieme et la cinquième observations de Tiedemann.

Dans un monstre décrit par Malacarne, elle finissait par un renflement ou vessie. Dans le cas de Supperville, et dans la troisième observation de Tiedemann, le bout supérieur de l'intestin était oblitéré, et se terminait dans le cordon ombilical. La portion intestinale existante était composée par le gros intestin et par une petite portion de l'intestin grêle, comme dans les monstres de Lecat, Supperville, Monro, Isenflamm, Busch, Atkinson, Meckel, et dans la première, troisième, quatrième et cinquième des observations de Tiedemann. Cependant, dans quelques cas, on ne trouve que le gros intestin. Tels sont les exemples rapportés par Cooper, Méry, Gourraigne et Sue. Dans quelques circonstances on ne pouvait apercevoir sur la portion intestinale aucune différence entre le gros intestin et la partie grêle du canal digestif. C'est ce que démontrent les faits publiés par Buttner, Hevermann, Prochaska, Clarke, un de ceux de Malacarne et un de Meckel.

L'appendice vermiforme existe dans quelques cas, et il manque dans beaucoup d'autres. Mery, Supperville, Lecat, Monro, Isenflamm, Busch, Atkinson, Meckel, l'ont trouvé sur les fœtus qu'ils ont examinés, et Tiedemann l'a vu sur les embryons dont il donne l'histoire dans ses troisième, quatrième et cinquième observations; mais il manquait sur ceux de Buttner, Éverhard, Hevermann, Cooper, Meckel, Malacarne, Prochaska, et dans celui qui fait le sujet de la première observation de Tiedemann. L'absence de cet appendice ne doit pas étonner, car Fr. Meckel a reconnu qu'il n'apparaissait que vers la neuvième ou dixième semaine après la conception, et sous la forme d'un petit tubercule.

L'intestin de plusieurs fœtus acéphales a montré les appendices extraordinaires nommés diverticules. Sur le fœtus monstrueux examiné par Fr. Meckel, et dont la longueur était de six pouces et demi, le canal digestif avait onze pouces de longueur, dont trois appartenaient à l'intestin grêle et huit et demi au gros intestin. Le premier était oblitéré par en haut et se terminait en se bifurquant. L'une de ces extrémités, plus grosse que l'autre, était manifestement le bout de l'intestin, tandis que la seconde doit être considérée comme un diverticule distinct de l'appendice vermiforme qui existait au cœcum. M. F. Meckel considère ces diverticules intestinaux comme dépendans du séjour trop prolongé de l'intestin hors de la cavité abdominale.

M. Tiedemann paraît incliner en faveur de cette opinion, et il s'appuie sur ce que dans les sujets de sa troisième et cinquième observations la portion intestinale existante se trouvait, dans le cordon ombilical, sous la forme d'un diverticule allant en pointe. Suivant MM. Meckel et Tiedemann, les diverticules pourraient prendre leur source dans la liaison qui existe, dans l'origine, entre la vésicule ombilicale et le canal intestinal, et seraient les suites ou les restes de leur union. Les anatomistes que je viens de nommer regardent comme des organes plus qu'analogues la vésicule ombilicale de l'homme et des mammifères; la poche du vitellus des oiseaux et des amphibies, du moins du crocodile et du lézard, et la poche des poissons. Ils sont en communication avec l'intestin grêle du fœtus, et ils reçoivent des rameaux de l'artère du mésentère. Il est probable que le fluide contenu dans ces poches, chez l'homme et les mammifères, pénètre, comme chez les oiseaux, dans le canal intestinal, où il sert à la nutrition du fœtus. Chez tous ces animaux, la poche disparaît, tantôt plus tôt, tantôt plus tard, et laisse ces diverticules du canal intestinal, dont Tiedemann a reconnu l'existence dans les oiseaux aquatiques.

Le rectum a été trouvé oblitéré dans beaucoup d'acéphales; c'est ainsi que Éverhard, Lecat, Monro, Lankisch et Prochaska l'ont observé. Sur le fœtus monstrueux de Monro, le rectum s'ouvrait dans la vessie urinaire, et dans la première observation de M. Tiedemann, le vagin et le rectum avaient une terminaison commune dans une espèce de cloaque. L'*atrésie* du rectum doit être considérée comme un état stationnaire d'une des premières périodes de la formation, car on n'aperçoit sur l'embryon, jusqu'à la sixième ou septième semaine, aucun orifice constituant l'anus, et cette ouverture se forme plus tard. Les cas d'imperforations de l'anus sont trop communs pour qu'il soit nécessaire d'en citer; mais je pense que ce vice de conformation dépend de la cause que je viens d'indiquer.

Quelquefois le rectum, au lieu d'être oblitéré, communique avec le vagin, ainsi qu'il est démontré par les observations de Daubanton, Kirsten, Bousquet, Alix. Ces communications du rectum avec la vessie ou le vagin n'ont rien d'étonnant, puisque nous savons que les trois organes forment dans l'origine une cavité commune, un véritable cloaque.

Le canal intestinal est le plus communément retenu par un mésentère. Ce n'est que dans les observations de Gouraigne, de Supperville, dans la première de Prochaska, que cette duplicature du péritoine n'existait point. On a vu des vaisseaux et des glandes entre les deux lames du mésentère. Dans les observations de Méry, Katzky, Gouraigne, Hevermann, Winslow, Monro, Isenflamm, Malacarne, Prochaska et Tiedemann, l'épiploon manquait. Le foie n'a été observé que dans un très-petit nombre d'acéphales. Il n'existait pas chez tous ceux qui étaient privés de l'estomac et de la partie supérieure du canal intestinal; il n'a été vu que chez ceux où ces deux portions des voies digestives étaient conformées; ce qui porte à penser que le foie paraît en même temps que la partie supérieure du canal intestinal. Le foie était extrêmement petit dans l'acéphale de Katzky, et la vésicule biliaire manquait dans le cas d'Éverhard; la vésicule n'existait pas non plus. Atkinson parle d'un foie divisé en deux lobes renfermé dans une poche, mais sans vésicule biliaire. Fr. Meckel a vu le foie situé sur le nombril; il était petit, plat, triangulaire et sans vésicule.

Il paraît aussi que le développement du foie a été arrêté chez les acéphales, et le fait d'Atkinson, où l'on a trouvé le foie disposé comme une glande conglomérée et formée de plusieurs lobules, ainsi que cet organe existe dans les fœtus des premières périodes, vient étayer cette opinion. Cette disposition d'un grand nombre de lobes appartient au fœtus de l'homme et des animaux. Fr. Meckel a vu le foie dans les embryons de onze semaines. Il est lobulé comme celui de beaucoup de mollusques. Cette structure lobuleuse a été rencontrée par ce même anatomiste sur un enfant de sept mois, et elle existe quelquefois chez des adultes. Quant à l'absence de la vésicule biliaire, elle donne encore plus de force à l'opinion, que cette difformité appartient à une formation incomplète, parce que ce réservoir ne se développe que vers le quatrième mois de la grossesse.

L'observation de Schellhammer est la seule qui indique la présence de la rate dans l'encéphalie. Le développement de cet organe est très-tardif dans l'homme et dans les animaux. Nous en dirons autant pour le pancréas; Klein est le seul qui ait vu le duodénum adhérer à une masse qu'il a regardée comme le pancréas.

De la mucosité est tout ce qu'on trouve dans les voies digestives. Klein parle cependant d'une substance caillée. Jamais on n'a vu de méconium coloré; et le canal étant presque toujours oblitéré à ses deux extrémités, ces liquides muqueux ne pouvaient pas provenir de la déglutition de l'eau de l'amnios ; il faut les attribuer à une sécrétion produite par l'intestin.

Si nous examinons l'état des membres chez les acéphales, nous voyons que les supérieurs manquent bien plus fréquemment que les inférieurs. Ces membres n'existaient pas, même à l'état rudimentaire, sur tous les acéphales sans thorax. Ensuite on les voit à tous leurs degrés de formation, depuis un simple tubercule jusqu'à leur développement complet. Sur le monstre de Cooper on distinguait sur les côtés du thorax un petit mamelon de la grosseur et de la forme d'un tuyau de plume. Lecat ne vit à droite que le rudiment d'un pouce, et à gauche que des traces fort imparfaites de l'omoplate et de la clavicule. Henkel ne put en distinguer sur son acéphale que l'ébauche d'une main composée seulement du pouce et d'un autre doigt. Sur le monstre décrit par Klein, le bras droit était difforme et situé à la partie inférieure du tronc. Il offrait une courbure dans l'articulation du coude, et se terminait en pointe obtuse, portant deux petits mamelons en forme de doigts. Sur la face antérieure du corps on voyait un petit mamelon qu'on regarda comme le rudiment du membre supérieur gauche. De chaque côté, l'omoplate très-difforme était unie au sternum par un rudiment de clavicule.

Le cinquième monstre de Tiedemann n'avait pas de bras droit, mais une éminence membraneuse de dix lignes de long. Le membre gauche parut assez régulier, quoique la peau ne présentât que trois doigts. Le pouce manquait. Le deuxième et le troisième doigts s'étaient réunis et confondus; le quatrième manquait, mais le plus petit doigt existait. Dans les membres thoraciques de l'acéphale de Katzky, on ne put distinguer aucun os. Ces parties ne paraissaient être formées que de muscles et de tendons. Schellhammer trouva sur son acéphale des membres pectoraux très-courts. Le bras droit avait deux appendices digitiformes et celui du côté gauche en portait trois. Sulsmann a décrit pour son acéphale des bras très-courts qu'il compare aux pates antérieures d'une taupe. Une main avait quatre doigts et l'autre trois.

L'on concevra le mode de production de ces difformités des membres pectoraux, si l'on étudie le développement du fœtus.

Dans les premières périodes de l'embryon, chez tous les animaux le tronc existe avant les membres : c'est un fait constaté par Swammerdam pour les insectes, et par Cavollini pour les écrevisses. Chez les poissons, et d'après le même principe, le tronc et la tête se forment avant les nageoires ; la même loi est établie pour les reptiles. Ainsi, ne savons-nous pas que dans les batraciens, et particulièrement dans les larves des grenouilles, il n'y a pas de membres tant qu'elles conservent la forme vermiculaire? Telles sont les observations de Swammerdam, de Rœsel et de Spallanzani.

Emmert et Hachstoetter n'ont aperçu aucun membre dans les premières périodes de l'embryon chez les lézards. Des observations semblables ont été faites sur les oiseaux par Corter, Vesling, Harvey, Malpighi, Schrader, Langley, Haller, Wolff, Vicq-d'Azyr, Pander, etc. Il en est de même pour l'embryon des mammifères, comme l'affirment Harvey pour le daim, R. Degraaf pour le lapin, Haller et Kuhlemann pour la brebis, etc. Enfin, dans le fœtus humain, il y a une période où le tronc existe, tandis que les membres ne paraissent pas encore. C'est un fait qui ne laisse plus de doute depuis les travaux de Harvey, Ruisch, Wrisberg, Sœmmerring, Authenrieth, Fr. Meckel.

Les membres ne se montrent dans le fœtus humain que vers la cinquième ou la sixième semaine après la conception. On voit alors sur les parties latérales et supérieures du thorax de petits mamelons. Vers la huitième semaine les mamelons s'étant allongés, on peut déjà reconnaître le bras et la main; mais celle-ci est sans doigt et n'est pas séparée de l'avant-bras. J'ai observé dans les larves de plusieurs batraciens et dans les cordyles de la salamandre aquatique, que dans les premiers temps de leur formation les membres n'étaient pas brisés, et les articulations, n'existaient point, toutes les pièces se continuant de la partie supérieure jusqu'à l'extrémité qui doit être digitée, mais qui ne l'est pas encore. A cette époque les parties solides sont encore à l'état cartilagineux : Harvey, Authenrieth, Sœmmerring et Fr. Meckel ont fait des observations analogues sur l'embryon humain ; ils disent que les parties solides sont tellement cachées sous la peau, qu'on ne peut pas reconnaître d'articulation. Peu à peu le bord antérieur de la main, qui est large et qui a la forme d'une pelle, devient cannelée et les doigts se dessinent sous la forme de petits mamelons. Mais entre ces doigts il existe des membranes comme dans les animaux palmipèdes. Il est très-remarquable que tous les fœtus des mammifères, ainsi que ceux des lézards, ont les pates palmées. Ce qui porte à penser que les animaux nageurs doivent occuper une place assez basse dans l'échelle animale.

L'examen attentif des fœtus *acéphalomes*, *acéphalobraches*, *acéphalènes* et *acéphalochires*, nous fait voir que ces vices de conformation dépendent d'une cause qui a arrêté le développement de ces organes à une des premières époques de leur formation.

Les acéphales ont très-souvent les membres pelviens et toute la partie inférieure du tronc mieux formés que les membres supérieurs. Le fœtus monstrueux de Vallisneri, est le seul qu'on ait vu sans extrémités inférieures. Celui de Sue n'en avait qu'une ; et l'acéphale qui fait le sujet de la deuxième observation de M. Tiedemann, ne présentait que des moignons terminés en pointe, et l'on ne pouvait pas distinguer la cuisse de la jambe.

Les membres pelviens paraissent offrir plus de variétés dans leurs difformités que les membres thoraciques, sous le rapport de leur longueur, de leur grosseur, du nombre des pièces, de leur direction, etc. ; et toutes ces déviations des parties inférieures expriment pour la plupart un état stationnaire survenu à un degré inférieur de la formation du fœtus. Cette opinion, qui est celle de plusieurs anatomistes allemands, et particulièrement de M. Tiedemann, trouve des preuves dans le mode de développement des extrémités inférieures du fœtus aux premières époques.

Dans le principe, le fœtus n'a pas de membres abdominaux, et ils ne se montrent, suivant les observations de Sœmmerring et Fr. Meckel, que vers la cinquième semaine. Ces membres paraissent même un peu plus tard que les membres thoraciques.

Au commencement de la sixième semaine on trouve des mamelons sur les côtés de l'extrémité inférieure du tronc. Les cuisses se distinguent vers la septième semaine ; elles sont courtes et dirigées sur le bassin. Bientôt après se montrent les jambes et les pieds. Le bord antérieur des pieds n'est pas entaillé pour former les orteils. A cette époque les pieds sont très-étendus, et leur face inférieure est dirigée en dedans et le dos des pieds en dehors ; d'où il résulte que le bord interne est externe, et *vice versâ*.

Lorsqu'on compare ce mode de développement avec la disposition des membres pelviens des acéphales, on trouve une similitude vraiment surprenante. Les extrémités inférieures des acéphales ne paraissent que vers les septième, huitième ou neuvième semaines. Ce vice de conformation ne s'observe pas seulement chez les acéphales, il existe avec d'autres monstruosités.

Le système vasculaire a présenté dans les acéphales diverses déviations de l'état normal. Le cœur n'existait que dans le fœtus décrit par Vallisneri et dans celui de Katzky ; il manquait chez tous les autres. Dans le second fœtus monstrueux de Prochaska, on apercevait dans le médiastin un appendice mollasse duquel sortait un vaisseau qui se dirigeait d'abord en haut, puis descendait, mais qu'on ne put poursuivre bien loin, parce qu'il fut impossible de l'injecter. Vallisneri ne dit pas si le cœur de son acéphale avait une structure normale ; mais Katzky dit que le cœur du sien était musculeux, et qu'il avait deux oreillettes placées l'une sur l'autre. L'aorte et la veine cave existaient. Dans le monstre de Poujol, la veine ombilicale s'ouvrait dans la veine cave un peu au-dessous des reins, et la veine cave montait le long de la colonne vertébrale jusqu'à la poitrine, où elle se divisait en deux grandes branches qui pénétraient des deux côtés dans la masse de chair ronde, et se divisait ensuite en un grand nombre de petits rameaux. Poujol assure n'avoir vu aucune trace d'aorte, et il est porté à croire que cet acéphale se nourrissait à la manière des plantes, puisqu'il n'y avait pas d'artères et pas même d'artères ombilicales. Mery n'a trouvé aucun indice de cœur; mais seulement deux canaux sur le côté du corps des vertèbres, l'un situé à droite, paraissait être l'aorte, et l'autre, placé à gauche, représentait la veine cave. La veine ombilicale fournissait des rameaux aux intestins. Gouraigne découvrit dans le cordon ombilical la veine et les deux artères. La veine, après avoir pénétré à un demi-pouce dans la cavité abdominale, et après avoir fourni quelques petits vaisseaux, se partageait en deux branches principales, dont l'une allait à droite et l'autre à gauche. Dans la région lombaire elles se subdivisaient en plusieurs branches, dont quelques-unes se rendaient dans la partie supérieure du corps, et les autres dans la partie moyenne, dans le bassin ou vers la vessie : ces dernières donnaient des rameaux dans la cavité pelvienne dont trois sortaient de l'abdomen, placés à la partie antérieure de la cuisse, et ne se laissaient pas poursuivre au delà du genou. D'autres rameaux, plus gros, mais postérieurs, accompagnaient le nerf sciatique et s'étendaient dans les muscles de la cuisse, de la jambe et du pied. Les artères ombilicales se distribuaient à peu près comme la veine ombilicale, et en accompagnaient les branches et les rameaux. La circulation n'était donc faite dans cet acéphale privé du cœur, de l'artère aorte et de la veine cave, que par les vaisseaux ombilicaux.

Dans le fœtus acéphale de Cooper une grande artère descendait le long de la colonne vertébrale ; elle était analogue à l'aorte, fournissait beaucoup de rameaux; elle donnait surtout les deux artères ombilicales ainsi que celles des membres pelviens.

La veine ombilicale se partageait à son entrée dans le ventre en deux grandes branches, dont l'une montait et l'autre descendait. Clarke découvrit dans le cordon ombilical de son fœtus acéphale une seule artère et une seule veine. Ces vaisseaux se dirigeaient vers l'os coxal, et donnaient des rameaux aux parties voisines et principalement à la portion intestinale existante. Le cordon ombilical de l'enfant bien conformé fut injecté avec une matière rouge, et l'injection parvint facilement dans les deux placentas; ce qui démontre qu'il y avait communication entre le système circulatoire du fœtus bien conformé et celui de l'acéphale. Dans deux acéphales décrits par Fr. Meckel, il n'y avait aucune trace de cœur. Dans l'un d'eux la veine ombilicale très-large se ramifiait dans les reins, dans le canal intestinal et dans les membres pelviens. Il n'y avait aucune trace de l'existence de la veine porte. Le quatrième monstre acéphale observé par M. Tiedemann n'avait pour tout système vasculaire qu'une artère et qu'une veine ombilicales qui se ramifiaient dans la cavité abdominale et dans les divers organes.

Le système vasculaire des acéphales, et surtout la privation du cœur démontrent, contre le sentiment de Haller, que les vaisseaux peuvent se former sans la préexistence de l'organe central de la circulation; que le cours du sang peut s'opérer sans cœur et par la seule action des artères et des veines, et que la circulation du sang est indépendante de l'action du cœur, et peut s'exécuter sans cet organe. D'ailleurs n'est-il pas suffisamment reconnu que la circulation peut s'opérer dans beaucoup d'animaux privés du cœur? Tels sont les annélides, les sangsues, les néréides, les aphrodites, plusieurs radiaires, les holothuries, etc.

L'acéphale de Brera manquait aussi du cœur, et l'absence de cet organe, dont nous pourrions citer un bien plus grand nombre d'observations, me font dire, avec Tiedemann et Brera, que la théorie de l'évolution, défendue avec tant de chaleur par Bonnet et Haller, se trouve complétement renversée, et que conséquemment on ne peut plus admettre les propositions par lesquelles Haller prétendait que toute l'évolution du fœtus dépendait des pulsations du cœur. Selon ce grand physiologiste, avant l'évolution, le cœur recevait les sucs nourriciers dans toutes les parties du germe. Il effectue la séparation de l'œuf de l'ovaire et le porte dans les trompes utérines. Dans l'évolution, suivant Haller, la partie la plus subtile du sperme, l'*aura seminalis*, vient exciter le cœur du germe et le faire mouvoir. D'après cette théorie, le cœur se formerait entièrement avant toutes les autres parties de l'embryon, et aucun organe ne vivrait avant lui. *Cor in rudimentis ex primis perficitur, ante cor, pars nulla vivit.* (Opera min. t. 2, p. 155). La vie ne commencerait que lorsque le cœur viendrait à battre, et tous les vaisseaux seraient produits et développés par les pulsations du cœur. L'épigénèse serait conséquemment impossible, l'animal ne pouvant jamais être sans cœur, puisque cet organe est le fondement de la vie et la cause de tous les mouvemens organiques. Suivant Haller, le cœur doit toujours exister et avec lui tous les vaisseaux, parce qu'il se fait par eux une circulation de sucs nourriciers. S'il est un temps où le cœur ne paraisse pas exister, c'est une erreur d'optique qui tient à la transparence de cet organe, mais son existence est réelle. Cependant Haller cite quelques exemples d'embryons dépourvus de cœur, et il explique cette défectuosité en disant que cette absence du cœur a été primitive, et qu'alors ils ont reçu du sang par les vaisseaux de l'utérus. Haller paraît ici avoir lui-même oublié sa théorie de l'évolution; car ces fœtus, comment ont-ils pu, d'après cette théorie, être produits et formés sans cœur? ou comment pouvaient-ils effectuer leur évolution, puisque d'après les idées de Haller, le cœur est un organe indispensable pour la formation et l'évolution du fœtus. D'après cette explication, les embryons ont dû pénétrer dans l'utérus avant de pouvoir s'unir au système vasculaire de cet organe, ce qui, selon la théorie de l'évolution admise par Haller, n'a pu s'effectuer.

Il serait maintenant très-important de connaître comment ou dans quelle direction la circulation s'opère chez les acéphales; les opinions varient sur ce point. Méry et Lecat ont admis que la circulation des acéphales était produite par l'action du cœur de la mère, l'absence du cœur chez ces fœtus monstrueux paraît, suivant Méry, confirmer son sentiment par la communication vasculaire entre le fœtus et la mère. Il faudrait, pour corroborer cette opinion, pouvoir démontrer une communication directe ou l'anastomose entre les vaisseaux du placenta et ceux de l'utérus, et c'est ce qui n'a pas encore été fait. Beaucoup d'essais et de recherches ont eu lieu; mais jusqu'ici nous ne possédons aucune pièce qui fasse voir ces anastomoses. J'ai moi-même plusieurs fois cherché à découvrir ces communications, soit en injectant par les veines, soit en injectant par les artères de l'utérus ou du placenta, et toujours inutilement. Cette opinion a contre elle la simple inspection des vaisseaux dans les fœtus des animaux ovipares, et qui n'ont aucune communication avec la mère : tels sont les fœtus des oiseaux, des chéloniens, des sauriens, de beaucoup d'ophidiens, des batraciens, des poissons, et qui pourtant ont une circulation sanguine. Ne sait-on pas d'ailleurs que les pulsations dans le cordon ombilical ne correspondent pas avec le pouls de la mère. Poujol, qui assure n'avoir trouvé que des veines sans aucune artère, et seulement une veine ombilicale sans artère dans le cordon, croit qu'il n'existait pas de véritable circulation dans son acéphale, mais que les sucs nourriciers avaient été amenés au fœtus par la veine ombilicale, et que ce fœtus s'était nourri à la manière des plantes. Si les observations de Poujol sont exactes, il n'y a rien à opposer contre ce mode de nutrition. Alors cette fonction s'exécute comme chez les méduses et les rhisostomes, chez lesquels tous les vaisseaux qui conduisent les sucs nourriciers, sortent de l'estomac sans y rentrer, et le suc nourricier est employé à la nutrition et aux diverses sécrétions des organes. La source de la nutrition est alors dans cette espèce d'acéphale, dans le placenta, où les radicules les plus déliées de la veine ombilicale puisent le sang que ce vaisseau va, d'autre part, distribuer dans toutes les parties du corps du fœtus monstrueux. Winslow, qui prétend n'avoir trouvé que des artères sans veines, et encore ne contenaient-elles point de sang, à proprement parler, mais un fluide lymphatique, explique la circulation de la manière suivante : au défaut du cœur, le cours des liqueurs nutritives doit être très-lent, et leur progression doit dépendre de l'élasticité des vaisseaux. Le sang parvient dans l'aorte par la veine ombilicale, et de là il parcourt les branches et les rameaux jusqu'aux vaisseaux capillaires; là, cette humeur lymphatique est versée, à défaut de veines, dans la trame celluleuse des organes dont elle distend et gonfle le tissu cellulaire; peut-être aussi une partie du fluide sort-elle par les pores de la peau.

Comme on a découvert et reconnu la présence des artères et des veines dans un très-grand nombre des acéphales disséqués par les observateurs que nous avons très-fréquemment cités, il n'y a pas de doute que ces vaisseaux n'aient été en communications dans les rameaux les plus fins et dans le système des vaisseaux capillaires, d'où résulte une véritable circulation. Les artères et la veine ombilicales communiquent fréquemment entre elles dans le système capillaire du placenta, et les veines et les artères capillaires ont de nombreuses anastomoses dans le corps du fœtus. Il reste un problème à résoudre : le sang a-t-il été porté aux acéphales par la veine ou par les artères ombilicales? Monro admet que le sang, venant du placenta, entre dans le corps du fœtus par la veine ombilicale, et que les rameaux de cette veine remplacent les artères, puisqu'ils distribuent le sang dans toutes les parties du fœtus; enfin, que les veines capillaires communiquent avec les rameaux artériels, et que le sang revient au placenta par les artères ombilicales. D'après cette explication, la veine ombilicale aurait fait dans le placenta les fonctions d'une veine, et dans le corps du fœtus les fonctions d'une artère, puisqu'elle se divisait en rameau et distribuait le sang dans tous les points de l'économie. Les artères auraient rempli dans le corps les fonctions des veines, et dans le cordon elles auraient conduit le sang à la manière des artères. L'existence des valvules dans les veines devant s'opposer au passage du sang circulant des troncs dans les branches et les rameaux, est une objection très-forte contre l'opinion de Monro, et suffit pour la rendre inadmissible.

M. Tiedemann explique la circulation sanguine dans les acéphales d'une manière différente de celle de Monro : il prétend que le sang, après avoir été oxydé dans le placenta, est conduit au fœtus par les artères ombilicales, et parvient dans l'aorte par les artères pelviennes, qui, chez les acéphales, sont les vaisseaux les plus gros. De l'aorte le sang est distribué dans les branches et les rameaux. Les vaisseaux capillaires des artères, communiquant avec ceux des veines, celles-ci ont pour tronc principal la veine cave inférieure ou une veine du bassin, et de là il est versé dans la veine ombilicale qui le ramène au placenta, où les radicules capillaires des artères et de la veine ont de nombreuses anastomoses.

Les artères ombilicales se comportent donc, jusqu'à leur embouchure dans un tronc vasculaire, à l'égard du placenta, comme des vaisseaux veineux, et la veine ombilicale fait pour le placenta les fonctions d'une artère ou vaisseau amenant du sang que des rameaux distribuent dans le placenta, comme le font ordinairement les artères dans le parenchyme des organes. D'après ce mode de distribution, les artères ombilicales étant des vaisseaux veineux à l'égard du placenta, communiquent avec les troncs artériels du corps qui se distribuent comme le font les artères. Le tronc des veines du corps du fœtus acéphale se termine, en se recourbant, dans la veine ombilicale, et celle-ci devient artère et se ramifie dans le placenta à la manière des artères. Le passage du tronc des veines dans la veine ombilicale, représente en quelque sorte le cœur droit, le cœur artériel des poumons, parce que c'était de lui que partait le sang pour aller au placenta, qui devient alors un véritable organe de la respiration.

Cette explication simple et ingénieuse donnée par M. Tiedemann peut être d'autant plus facilement admise que l'anatomie comparée nous fournit de nombreux exemples d'un pareil mode circulatoire. Il est assez fréquent de voir chez les animaux le tronc d'une veine s'anastomoser avec un tronc artériel qui continue à se diviser en rameaux à la manière des artères. On voit de même des ramifications veineuses se réunir dans un tronc commun. Chez les mollusques gastéropodes, par exemple, chez les doris, chez les tritons, les aplisies, les escargots, les limaces, etc., toutes les veines du corps se réunissent en deux veines caves, qui vont à l'organe de la respiration.

Dans les poissons qui n'ont que la poche des veines caves et l'oreillette droite du cœur, l'artère qui sort de l'oreillette du cœur et qui soutient le sang veineux, se partage en plusieurs branches qui vont se distribuer dans les feuillets des ouïes en réseaux vasculaires très-fins. Le sang oxygéné qui se trouve dans ces réseaux est ramené des rameaux aux branches qui forment enfin le corps principal de l'aorte, dont les divisions et subdivisions se répandent dans tous les organes.

Les veines des ouïes passent évidemment dans l'aorte sans qu'une oreillette du cœur, ni aucune poche ou cavité veineuse, vienne se placer entre les troncs vasculaires. Une semblable transition d'un tronc veineux dans un tronc artériel a lieu dans le foie de l'homme, des mammifères et des oiseaux. Les rameaux veineux de l'estomac, du canal intestinal, de la rate et du pancréas, se rendent à un tronc (la veine porte), qui va se ramifier dans le foie à la manière des artères, et y remplit les fonctions de ces vaisseaux, puisqu'elle sert à la sécrétion d'un liquide. Chez quelques oiseaux, et particulièrement dans l'autruche, il y a, selon Perrault, une grande et une petite veine cave. Dans la tortue scorpioïde se trouvent, d'après les observations de Munick, plusieurs branches auxquelles aboutissent les veines pour se ramifier dans le foie comme plusieurs veines portes. C'est à peu près de même dans les poissons, d'après les recherches de Hoelein.

Tous ces faits démontrent suffisamment qu'un tronc veineux peut passer dans un tronc artériel sans qu'il se forme de cœur au confluent. L'anatomie du fœtus dépose encore en faveur de cette opinion. Dans l'embryon des oiseaux, il se forme d'abord des veines; d'après les recherches de Harvey, de Wolff et de Pander, les premières veines et les premières traces de sang rouge se découvrent le deuxième jour de l'incubation, sur le bord de l'enveloppe du jaune. Au commencement il n'y a que des points qui peu à peu confluent, quoique disposés en sillons ou gouttières, qui se forment ensuite en véritables veines, se réunissent en un tronc principal, qui est la veine ombilicale. Vers la fin du deuxième jour, ou le commencement du troisième, paraît le cœur; selon Haller; il ressemble à un canal long, un peu flexueux, et se continue avec la veine ombilicale. Ce canal en se gonflant devient l'oreillette antérieure ou le bulbe de l'aorte, duquel sortent les branches et les rameaux artériels. Il résulte de là que le tronc veineux, qui se recourbe en quelque sorte pour former un tronc artériel, est disposé comme nous l'avons vu dans les acéphales.

De toutes ces considérations, on doit conclure que la formation du système vasculaire chez les acéphales a été arrêté dans son développement, et que la circulation a été produite seulement par des vaisseaux, d'après le mode indiqué par M. Tiedemann.

Les poumons, qui se forment très-tard dans le fœtus, manquent dans les acéphales, et nous ne citerons contre cette loi générale que les faits rapportés par Vallisneri, Sulsmann, Isenflamm et

Prochaska ; encore n'est-il pas bien certain que la masse que ces anatomistes ont indiquée, pour être le poumon fût véritablement cet organe. Sulsmann vit à la place du poumon une substance transparente vésiculaire, contenant un peu de fluide limpide. Cette masse adhérait aux côtes.

La plupart des observateurs signalent l'absence du thymus chez les acéphales. Malacarne dit en avoir trouvé dans la cavité du thorax, et Fr. Meckel rapporte que cette même cavité splanchnique était remplie d'une masse cellulaire.

L'absence du diaphragme est bien plus commune encore, car il n'y a que Schellhammer, Isenflamm et Sulsmann qui l'aient trouvé. Dans le fœtus d'Isenflamm, ce septum n'offrait aucune trace du passage de l'aorte ou de la veine cave inférieure.

Après cette nombreuse énumération d'organes manquant aux acéphales, il est curieux de dire qu'il est un appareil dont les fonctious paraissent moins importantes que celles du cœur, du foie, et qui cependant existe le plus souvent chez les acéphales. A la vérité il présente très-fréquemment une déviation de l'état normal. C'est l'appareil urinaire. Éverhard, Lecat, Hevermann, Buttner, Clarke, Prochaska et M. Moreau de la Sarthe, sont les seuls qui parlent de l'absence des reins. Assez souvent on a trouvé la réunion des deux reins, et M. Tiedemann pense que cette disposition indique que l'organe s'était arrêté à l'une de ses premières périodes de formation, puisque l'on sait que Wolff a vu sur le poulet dans l'œuf, les deux reins confondus en une masse qui devenait insensiblement plus mince vers le milieu, et finissait par se séparer en deux parties. Chez les acéphales de Lankisch et de Monro, les uretères n'atteignaient pas la vessie. Ce dernier organe manquait dans les acéphales décrits par Éverhard, Clarke et Prochaska, et ces fœtus monstrueux n'avaient pas non plus de reins.

Les observations de Lecat, Hevermann, Buttner, etc. indiquent la présence de la vessie et l'absence des reins. Enfin cette poche membraneuse n'a pas été aperçue dans les fœtus acéphales pourvus de glandes rénales. La vessie a offert communément la forme d'un simple canal, petit, longitudinal, étroit, se dirigeant vers l'ouraque et qu'on pouvait poursuivre jusqu'au nombril, ou même jusque dans le cordon ombilical. Tout ce que nous rapportons ici est déduit des faits publiés par Buttner, Gouffargne, Winslow, Lecat, Cooper, Klein, Malacarne, Busch, MM. Meckel et Tiedemann (observations première, troisième et quatrième). Ces faits divers tendent à montrer qu'il en est de la vessie urinaire des acéphales comme de la plupart de leurs autres organes; ces conformations vicieuses ou l'absence de ces organes doivent être regardées comme dépendant d'une formation qui est restée sans faire de progrès après avoir parcouru ses premières périodes. Nous savons que chez les embryons des premiers temps, la vessie a la forme d'un canal, et qu'elle ressemble à une dilatation de l'ouraque qui, dans l'origine, doit communiquer avec l'allantoïde. C'est ainsi que la vit Walter dans un embryon de vingt-deux jours. Meckel la trouva disposée de même sur un fœtus long d'un pouce et présumé avoir deux mois. Dans un autre fœtus, long de quinze lignes, la vessie urinaire était presque entièrement contenue dans le cordon. Sur le fœtus de Monro, et sur un autre de F. Meckel, elle communiquait avec le rectum.

Les capsules sus-rénales n'ont point été rencontrées dans la plupart des acéphales. Poujol, Méry, Cooper, Isenflamm, les ont vues, ainsi que Malacarne et F. Meckel, une seule fois. Elles consistaient en un petit kyste. Les acéphales confirment en général la loi établie par Hewson, que les capsules sus-rénales manquent bien souvent chez les anencéphales, ou qu'elles sont d'une petitesse extrême.

Les organes de la génération sont indiqués dans la plupart des acéphales; cependant les monstres que Clarke, MM. Moreau de la Sarthe et Meckel nous ont fait connaître, n'avaient pas de parties génitales assez formées pour qu'on pût déterminer le sexe. Prochaska a décrit un acéphale dépourvu d'organes sexuels ainsi que d'anus. Dans le fœtus de Clarke on voyait un petit appendice à la partie inférieure de l'abdomen, percé d'une ouverture étroite conduisant dans un cul-de-sac. Dans le fœtus *acéphalothore*, dont parle M. Meckel, on distinguait à la place des organes de la génération une éminence d'un demi-pouce, suspendue à un pédicule, et une cavité sans issue, profonde de quelques lignes. Cet appendice, de nature spongieuse, paraissait être le prépuce prolongé du clitoris ou du pénis. On ne trouva aucune trace d'existence des organes internes de la génération.

D'après tous les acéphales dont on a pu déterminer le sexe, on peut admettre la proposition établie par Morgagni, que la plupart des monstres sans tête sont du sexe féminin. Des dix acéphales décrits par Sœmmerring, il y en avait huit du sexe féminin ; des quatre monstres sans cerveau dont Otto nous a conservé l'histoire, trois appartenaient au sexe féminin ; et le même Otto rapporte en outre que de dix-neuf monstres sans cerveau, conservés dans le cabinet anatomique de Berlin, et dont le sexe est distinct, il n'y en a que sept chez lesquels on trouve les organes qui constituent le mâle. Tiedemann assure que des quarante-six monstres qui sont dans le muséum de Berlin, quinze seulement sont du sexe masculin, et dans un autre muséum, sur cinq monstres acéphales, quatre appartiennent au sexe féminin.

C'est un fait connu depuis bien long-temps et que Sœmmerring a confirmé par de nouvelles observations, que dans la plupart des avortemens, lors des premières périodes, les embryons sont du sexe féminin. Les embryons décrits et représentés par Ruisch étaient de ce même sexe ; des quinze embryons des premiers mois de la gestation dont Autenrieth nous a fourni l'histoire, neuf appartiennent au sexe féminin.

La cause de ce phénomène tient-elle à ce que tous les embryons de l'espèce humaine, examinés dans les premiers mois, n'ont que des parties génitales féminines ? Quelle que paradoxale que puisse paraître cette opinion, on peut l'appuyer sur une infinité de faits tirés de l'anatomie du fœtus, de celle des monstres et enfin de l'anatomie comparée. M. Tiedemann croit cette proposition admissible ; Ackermann et Autenrieth s'accordent pour dire que les embryons, dans leur premier temps, sont des organes générateurs ni masculins ni féminins, et qu'ils se trouvent en quelque sorte dans un état intermédiaire. M. Tiedemann soutient que les parties génitales appartiennent au sexe féminin lorsqu'elles apparaissent et que plus tard elles passent, par leur développement, à l'état où elles sont pour caractériser l'autre sexe. Il cherche à donner à son opinion la force d'une démonstration en décrivant une série d'embryons depuis la cinquième semaine de la grossesse jusqu'à la vingtième. D'après ces faits, il paraît s'ensuivre que depuis sa formation jusqu'à la cinquième semaine, l'embryon n'a point de parties génitales extérieures, et que même, lorsqu'il commence à les avoir, il est encore dépourvu d'orifice à l'intestin rectum, d'ouverture pour la bouche et les oreilles. Vers la fin de la cinquième semaine, ou au commencement de la sixième, il se forme une ouverture commune pour l'anus et les parties génitales, et il s'élève une petite tumeur au-devant de cet orifice. Vers la septième ou la huitième semaine, cette tumeur prend la forme du clitoris sur la face inférieure duquel existe un sillon venant de l'anus. A la neuvième semaine, le clitoris est mieux formé, il est pourvu d'un gland auquel se termine l'ouverture des parties génitales; les grosses lèvres commencent à se dessiner, et vers la dixième ou onzième semaine l'anus se sépare de la vulve par la naissance d'une bride transversale. Alors les grosses lèvres sont beaucoup plus développées, elles recouvrent le clitoris comme le font les nymphes. Pendant la quatorzième semaine la fente des parties génitales, représentant une vulve, se transforme en une ligne saillante qui forme le raphé, et les grosses lèvres par leur réunion produisent le scrotum dans lequel le testicule ne se trouve pas encore renfermé. A cette époque on aperçoit une fente à la face inférieure du clitoris, laquelle s'étend jusqu'au gland. De la quinzième semaine à la fin de la seizième, le raphé, dans les embryons mâles, ne réunit pas seulement les grosses lèvres, mais les bords gonflés de la fente qui est à la face inférieure du clitoris jusqu'au gland, se rapprochent et adhèrent entre elles pour se confondre ensuite, et c'est ainsi que les petites lèvres ou nymphes forment l'urètre; c'est pourquoi l'on voit le raphé arriver jusqu'au bout du clitoris transformé en pénis. A cette époque ce pénis perforé est pourvu d'un prépuce, et vers le huitième mois, tous ces organes se développant et se perfectionnant de plus en plus, les testicules parviennent dans le scrotum.

Pour le sexe feminin, les parties génitales restent à une de leurs premières périodes, et leurs changemens portent bien plus sur leur masse que sur leur forme. Si toutes ces observations sont bien exactes, il s'ensuit que les parties génitales paraissent primitivement appartenir toutes au sexe féminin, et que l'accroissement les change ensuite en organes mâles. On pourrait peut-être dire, si l'on ne craignait pas de paraître paradoxal, que les organes génitaux de la femelle sont les mêmes que ceux du mâle, qui ne sont pas parvenus au même degré de développement. Sous beaucoup d'autres rapports les sexes sont confondus, et les organes ne se perfectionnent, soit dans leur organisation, soit dans leurs actions, qu'à mesure qu'ils approchent du moment où ils doivent servir à multiplier l'espèce. Les androgynes, les épispades, les hypospades, les hermaphrodites et les aphrodites sont des monstres dépendans d'un arrêt ou d'un état stationnaire dans leur formation. Cet état des organes de la génération, dans les acéphales, est un phénomène semblable à l'acéphalie elle-même.

Il est très-probable que les parties intérieures de la génération appartiennent toutes au sexe féminin, dans le principe de leur formation. En effet, dans ces premières périodes de l'embryon, les testicules ressemblent tellement aux ovaires, qu'on peut à peine distinguer ces organes les uns des autres. Les testicules, comme les ovaires, sont renfermés dans l'abdomen et dans une direction presque perpendiculaire. Les testicules sont, comme les ovaires, attachés à une duplicature du péritoine, ainsi que l'a démontré M. le professeur Lobstein; et ce repli membraneux ressemble aux ligamens larges de l'utérus. Par ce lien les testicules tiennent à la prostate, comme les ovaires à la matrice. Le *gubernaculum* de Hunter ressemble au cordon sus-pubien, et, comme lui, sort du ventre par l'anneau inguinal. Les canaux déférens sont semblables aux trompes, et celles-ci paraissent même être liées primitivement à l'ovaire, comme le sont les canaux déférens au testicule. Cette analogie des canaux déférens avec les trompes utérines, se trouve encore dans les embryons, jusqu'au troisième ou quatrième mois; l'utérus est bicorne, comme celui de la plupart des mammifères. Cette observation, déjà faite par Harvey, l'a été de nouveau par M. Fr. Meckel. Les deux cornes de l'utérus se réunissent, dans les embryons de la huitième ou neuvième semaine, vers le fond du vagin, sans former de renflement semblable à l'utérus. C'est ainsi que se terminent dans l'urètre les canaux déférens. Les cornes et les trompes de l'utérus ressemblent donc aux canaux déférens, et l'urètre, dans le mâle, peut être comparé au vagin.

L'anatomie comparée nous donne aussi des moyens de défense pour cette proposition, que les embryons, dans les premières périodes de leur formation, sont des femelles.

Dans les animaux des classes inférieures, chez lesquels on aperçoit les premiers organes de la génération, ceux-ci sont toujours féminins. Dans les étoiles et les hérissons de mer, on trouve des ovaires et l'on ne rencontre pas d'organes pouvant constituer le mâle. Les mollusques acéphales n'ont que des organes génitaux féminins, lesquels sont des ovaires.

Le cerveau, avec tous ses nerfs, manque sur les acéphales. Clarke n'a rencontré ni cordon rachidien, ni nerfs naissant de ce cordon, dans un fœtus monstrueux privé de colonne vertébrale. Poujol n'a vu, dans le canal rachidien, qu'une très-petite portion cylindrique de substance médullaire. Vogli dit que son fœtus acéphale avait un prolongement rachidien renfermé dans des membranes, et produisant des nerfs comme d'ordinaire. Dans le fœtus observé par Winslow, il sortait des nerfs par les trous de conjugaisons des vertèbres dans les lombes et le sacrum, mais ils se perdaient à une petite distance dans un tissu cellulaire œdémateux. La moelle épinière de l'acéphale disséqué par Monro avait la forme d'un cône qui se terminait en queue de cheval. Ce cordon produisait dix-sept paires de nerfs d'un volume presque égal à celui qu'ils ont dans un fœtus à terme. Le fœtus *acéphalothore* disséqué par Sue possédait un cordon médullaire contenu dans le canal des vertèbres des lombes et du sacrum; et dans le fœtus d'Isenflamm, la moelle épinière existait, ainsi que les nerfs cruraux et sciatiques. F. Meckel trouva les nerfs d'un acéphale dans l'état normal, dans les membres abdominaux et sur un membre thoracique, tandis que sur l'autre, qui était difforme, il ne vit point de nerfs. Il n'aperçut pas de nerfs dans la poitrine, dont la cavité était remplie de tissu cellulaire. Le nerf trisplanchnique n'avait point de portion thoracique, mais la portion abdominale existait sur les côtés du rachis. On apercevait aussi des nerfs dans le mésentère. Sur un autre fœtus monstrueux, il put découvrir seulement les nerfs cruraux, sciatiques et sous-pubiens. Dans le monstre dont parle Hevermann, la moelle épinière renfermée dans le canal des vertèbres commençait par une éminence à l'extrémité supérieure du tronc. Ce renflement est regardé par Hevermann comme un rudiment de la tête. Cette moelle de l'épine fournissait plusieurs nerfs. Dans l'un des monstres de Prochaska, le prolongement rachidien existait, ainsi que sa partie lombaire et ses nerfs. L'extrémité supérieure de ce cordon se partageait en deux branches. Dans le premier des acéphales examinés par M. Tiedemann, le système nerveux consistait dans la portion inférieure du cordon rachidien et dans les nerfs qui en sortaient. Le nerf trisplanchnique existait dans sa portion inférieure, et formait des plexus sur les vaisseaux des reins; il y avait aussi dans le bassin une espèce de plexus hypogastrique; ce qui porte à croire que le système vasculaire est lié à un système nerveux particulier, et dont l'existence tient à celle des vaisseaux. Dans cet acéphale de M. Tiedemann, la portion inférieure du système nerveux ganglionnaire était, comme à l'ordinaire, en communication par des rameaux nerveux avec les nerfs lombaires et sacrés. Dans le fœtus acéphale qui fait le sujet de la quatrième observation de M. Tiedemann, l'extrémité supérieure de la moelle épinière formait une ampoule conique, contenant un liquide blanchâtre semblable à de la substance médullaire diffluente. Dans la troisième et quatrième observation du même auteur, la portion gastrique du nerf grand sympathique existait, et ses rameaux suivaient les branches du vaisseau.

D'après ces différens faits, on peut voir que le système nerveux cérébral des acéphales ne consiste que dans le cordon rachidien et ses nerfs, et que ces parties ne se développent qu'autant que la colonne rachidienne existe; ce qui démontre que la moelle épinière, ainsi que ses nerfs, peuvent se former indépendamment de l'encéphale, et que leur formation est distincte de celle du cerveau. Cette disposition des nerfs dans les acéphales parle en faveur de l'opinion du docteur Gall, qui croit que le cordon rachidien n'est pas une continuation du cerveau, que le cerveau serait plutôt une production de la moelle épinière. L'on n'a jamais observé de monstres qui eussent un encéphale et point de moelle épinière.

Il ne faut pas appliquer aux acéphales ce qu'on a dit des anencéphales, et ce qui a été soutenu, à diverses époques, par des hommes d'un très-grand mérite, tels que Morgagni, Haller, Sandifort et Ackermann, que le cerveau a été dissous et détruit par une hydropisie cranienne ou hydrocéphale, que l'eau a déchiré les tégumens du crâne et a filtré au dehors dans les eaux de l'amnios.

Lorsque les acéphales sont totalement dépourvus de la tête, du cou, du dos, de la poitrine et de presque toute la moelle épinière, il est impossible que les parties aient pu être détruites par une hydropisie qui d'ailleurs laisserait après elle les membranes de l'encéphale ou du cordon rachidien, et l'on n'en a jamais trouvé.

Dans presque tous les cas, le rachis était oblitéré à sa partie supérieure et enveloppé par des tégumens qui ne laissaient voir ni ouverture ni cicatrice d'ouverture par laquelle aurait pu s'écouler la substance encéphalique ou rachidienne.

L'état de la moelle épinière et du système nerveux des acéphales paraît tenir, comme tous les autres organes dans le même vice de conformation, à un état stationnaire dans l'organisation du fœtus. Nous citerons, à l'appui de cette opinion, quelques faits empruntés à l'histoire de la formation du cerveau dans les embryons : Harvey, Malpighi, Haller, etc., parlent de vésicules cérébrales naissant seulement après la formation du cœur, du bulbe de l'aorte et de celle des vaisseaux de la tête. Ces vésicules, dans les gallinacées, commencent à paraître vers la cinquante-neuvième ou soixantième heure de l'incubation; elles sont transparentes et contiennent un fluide aqueux et limpide qui peu à peu, dans ces vésicules cérébrales pourvues de vaisseaux, devient plus consistant et ressemble à de la mucosité. Ce n'est que vers le huitième jour de l'incubation que ce fluide commence à ressembler à de la substance cérébrale diffluente. Le cerveau des mammifères paraît se former de la même manière : ici paraissent également des vésicules remplies d'abord par un fluide. Harvey vit la tête d'un daim formée de trois vésicules qui, dans un fœtus plus âgé, avaient la grosseur d'une fève, et l'encéphale avait la consistance de l'albumen de l'œuf. R. de Graaf vit, sur le fœtus d'un lapin qu'il avait extrait de l'utérus quatorze jours après l'accouplement, que la tête était grosse et transparente; et Haller a vu également la tête transparente sur un fœtus de lapin.

Dans le fœtus humain, le cerveau présente, lors des premières périodes de sa formation, la figure d'une vessie. M. Fr. Meckel a vu, sur un fœtus humain long d'un demi-pouce, une vessie ronde représentant le cerveau; elle communiquait avec la moelle épinière par un pédicule qui descendait derrière le canal digestif.

Tous ces faits anatomiques et pathologiques démontrent que ces vésicules ne se forment que lorsque le système vasculaire existe, et que le fluide contenu dans ces vésicules, fluide d'abord transparent et aqueux, peut être considéré comme le produit de la sécrétion des vaisseaux. Ce fluide se transforme donc en cerveau dans lequel les rameaux vasculaires viennent s'étendre et se répandre. Tous les faits qui nous portent à embrasser cette opinion sont aussi très-favorables à l'idée de quelques anatomistes modernes qui regardent la substance grise du cerveau comme essentiellement formée de vaisseaux, et comme sécrétant la substance médullaire.

Ackermann prétend que le cerveau est produit par les nerfs; et, d'après cette idée, nous pourrions encore expliquer la présence des nerfs et de la moelle épinière, sans qu'il existât de cerveau. Cette explication pourrait paraître admissible si l'on trouvait des acéphales avec des nerfs et point de vaisseaux, et si l'on ne voyait pas toujours les vaisseaux apparaître les premiers et se développer avant les nerfs cérébraux, rachidien, l'encéphale et le rachis. Il paraît plus simple et plus naturel de penser que l'absence de cerveau chez les acéphales dépend d'une inactivité et d'une irrégularité du mouvement progressif de la *végétation animale;* circonstance qui se manifeste d'abord par la formation et l'accroissement des vaisseaux et des organes qui en dépendent.

Il paraît que le système nerveux cérébral des acéphales est sans influence sur la formation de ces fœtus. L'absence entière de ce système dans le fœtus de Clarke, et cependant un certain développement qui s'est opéré chez ce fœtus, semblent être favorables à cette idée.

Le fœtus acéphale décrit par M. Brera manquait de membres thoraciques et d'un tiers environ de la région pectorale; il n'avait non plus ni diaphragme, ni poumon, ni cœur, ni foie, ni estomac, ni rate, ni capsules rénales. Tous les viscères de l'abdomen se réduisaient à une portion de tube intestinal et à deux reins communiquant avec la vessie. La colonne dorsale avait treize vertèbres qui allaient en diminuant de bas en haut; elle contenait un cordon médullaire envoyant ou recevant des branches nerveuses par les trous intervertébraux. Le cerveau, le cervelet, la moelle allongée et la portion cervicale du cordon rachidien n'existaient pas. L'absence du cœur fait dire avec raison à M. Brera que Haller s'est trompé lorsqu'il a considéré cet organe comme le premier qui paraisse dans l'œuf fécondé, et que de lui dérive successivement la formation et le développement des autres systèmes organiques. Mais M. Brera va peut-être trop loin, lorsqu'il croit que le système nerveux est la première partie à s'organiser dans l'embryon, et qu'il règle la disposition et la texture des autres systèmes. Les objections tirées de son observation et de beaucoup d'autres semblables que nous avons signalées, sont très-fortes contre la doctrine de Haller sur le *punctum saliens* et son mode d'évolution des organes; mais ces preuves ne peuvent pas servir pour démontrer que les nerfs sont les premières parties à se développer dans le germe.

Les physiologistes modernes (*Jacopi, Elem. di fisiolog.*) ont justement opposé aux idées de Haller, lorsqu'il regarde le cœur comme le principal moteur du sang dans les artères, l'absence de cet organe dans les acéphales. Les grandes artères en font l'office, ainsi que nous le voyons dans plusieurs animaux. L'absence du cerveau, du cervelet, de la moelle allongée et d'une partie du cordon rachidien, prouvent aussi que l'existence de l'animal et son accroissement peuvent avoir lieu sans ces organes, et démontrent la justesse des idées de Legallois, qui considère les ganglions vertébraux et la moelle rachidienne comme remplissant leurs fonctions indépendamment du cerveau.

Nous pouvons maintenant opposer au sentiment de M. Brera, qui croit que les nerfs sont les premiers organes qui se développent et qui conséquemment doivent être les plus constans ou disparaître les derniers, soit dans ce qu'on appelle les monstruosités, soit dans les animaux dont l'organisation est la plus simple, qu'il existe des exemples bien constatés d'absence totale de système nerveux de cerveau et de moelle épinière, et que nous n'en avons aucun d'absence de vaisseaux. Ceux-ci doivent donc être considérés comme l'élément organisateur; et parmi eux, les plus importans et les premiers à paraître sont certainement les veines. C'est un fait que j'ai reconnu sur l'œuf des mammifères, des oiseaux et des reptiles.

Il est cependant un système nerveux lié intimement aux vaisseaux, se développant un peu après les veines, dont l'apparition ne précède pas celle des artères, mais dont l'existence est aussi constante que celle de ces dernières : c'est le système nerveux ganglionnaire ou nerf trisplanchnique.

Il existe des exemples de fœtus acéphales sans nerfs cérébraux et rachidiens, et conséquemment sans encéphale et sans rachis, tandis qu'on n'en connaît pas de bien avérés d'absence du nerf grand sympathique.

Je dirai avec M. Tiedemann qu'une loi physiologique bien réelle, bien constante, est que les nerfs et leur manifestation vitale ont une grande influence sur la marche progressive de la *végétation animale* et la déterminent. Il s'agit maintenant de savoir quels nerfs dans les acéphales ont pu déterminer la marche progressive de ce que j'appelle la *végétation animale*. M. Tiedemann répond à cette question de la manière suivante : Les nerfs des ganglions, ou la portion existante du nerf grand sympathique, ont probablement de l'influence sur cette végétation progressive; car les ganglions et leurs nerfs existaient manifestement dans les monstres acéphales disséqués par Busch, Fr. Meckel et Tiedemann; il n'y a que Isenflamm et Prochaska qui prétendent que ce nerf manquait : ce qui paraît plus que douteux aux observateurs rigoureux. Le nerf grand sympathique existe avec le système vasculaire; il en est le compagnon fidèle et lui appartient en propre : on voit tous les rameaux de ces nerfs ganglionnaires suivre les troncs, les branches, les rameaux artériels, et entrer avec ces vaisseaux dans les divers organes dont ils aident à former le parenchyme. Les seuls vaisseaux qui doivent manquer de rameaux du grand nerf sympathique, sont les artères purement conductrices du sang et qui ne portent point aux organes des matériaux pour leur alimentation ou leur sécrétion : ces artères sont celles du cordon ombilical ou, pour parler avec plus de rigueur, les artères ombilicales; car des filets du trisplanchnique peuvent suivre les vaisseaux omphalo-mésentériques. En vain j'ai cherché à découvrir des nerfs sur les artères ombilicales, jamais je n'ai pu en trouver au delà de l'ombilic; d'autres anatomistes, tels que MM. Durt et Riecke, ont fait les mêmes recherches et n'ont pas été plus heureux que moi. L'observation est donc venue démontrer ce que le raisonnement avait fait présumer. On peut admettre avec Reil, que le nerf grand sympathique forme le système nerveux de la *végétation animale*, qu'il donne à cette végétation sa vitalité, qu'il est le moyen par lequel les organes isolés de l'appareil de cette végétation se forment et finissent par se réunir pour former un tout. Il est évident que le système nerveux ganglionnaire n'a pas été chez les acéphales une production du cerveau, mais bien un système existant par lui et pour lui-même, d'une manière entièrement indépendante de l'encéphale. Le système des nerfs des ganglions peut être considéré comme le seul lien qui unisse les divers organes des acéphales en un tout formant un organisme jouissant d'une simple vie végétale.

Tous les organes de la vie animale qu'on a trouvés chez les acéphales, la portion de moelle épinière avec ses nerfs, les membres difformes, l'ébauche d'un squelette, etc., doivent être considérés comme de simples fragmens et comme des produits de la végétation progressive qui n'a pas atteint sa perfection. Il est donc probable que le système nerveux des ganglions se forme avec les vaisseaux et ne sort pas du cœur, comme Ackermann l'a pensé, puisque cet organe n'est pas la première partie du système vasculaire qui se forme dans l'embryon, et qu'il n'est pas indispensablement nécessaire à la vie du fœtus.

Il nous reste, pour achever l'histoire anatomique des fœtus acéphales, à donner quelques détails sur la colonne rachidienne, sur le bassin et sur les systèmes musculaire et fibreux. L'observation de Clarke est la seule où la colonne vertébrale ait manqué entièrement; chez tous les autres acéphales, cette tige osseuse existait plus ou moins bien formée. On trouvait le plus communément à sa partie supérieure des pièces osseuses qu'on doit regarder comme l'ébauche des os du crane ou de quelques autres vertèbres. Il existe une échelle graduelle du nombre des vertèbres existantes. Dans le monstre décrit par Gourraigne, on vit les quatre vertèbres inférieures et une portion de la première vertèbre lombaire. Cinq vertèbres lombaires et un sacrum formaient toute la tige rachidienne des acéphales de Sue et de Busch; dans le premier de ceux de M. Tiedemann, il y avait cinq vertèbres lombaires et des vestiges de la dernière dorsale. F. Meckel a compté dans un de ses acéphales cinq vertèbres des lombes, deux du dos et deux pièces osseuses très-irrégulières placées l'une sur l'autre. Sur un autre fœtus il rencontra treize vertèbres, huit appartenant au dos, et cinq aux lombes. Dans un troisième cas il vit quinze vertèbres, dont dix formaient la région du dos. M. Brera parle de treize vertèbres pour son fœtus. Monro énuméra seize pièces vertébrales; Isenflamm en découvrit dix-huit, séparées ou confondues en partie. Klein en a reconnu dix-neuf, et Buttner parle de vingt portions osseuses placées les unes sur les autres. Dans tous ces acéphales pourvus d'une tige rachidienne plus ou moins imparfaite, on a remarqué une courbure en avant de cette colonne; cette disposition a surtout été signalée dans les observations de Sulsmann, Malacarne, de MM. Prochaska, Tiedemann, Beclard, etc. C'est manifestement un signe d'un état stationnaire du développement de ces parties dans les premières périodes de l'organisation, puisque le rachis est courbé dans tous les fœtus jusqu'au cinquième ou sixième mois de la grossesse.

Le bassin a présenté moins de déviations du type normal, que la colonne vertébrale. Cependant, comme celle-ci, il a été vu ouvert en arrière dans le canal de l'os sacrum, la symphise des os pubis ne pas être formée, et quelquefois il manquait plusieurs pièces. Clarke dit n'avoir vu qu'un seul os coxal, l'autre manquant ainsi que le sacrum; Mappus parle d'un os ischion bien conformé, tandis que l'autre ainsi que le sacrum étaient difformes.

De grandes irrégularités, et souvent une absence entière ont été remarquées pour le système musculaire. Dans l'acéphale de Poujol, dans l'un de ceux de M. Meckel et de Prochaska, les muscles correspondans aux os existans étaient formés. Dans tous les autres cas observés, les muscles n'existaient nullement, ou n'offraient que de faibles traces de leur présence. Schellhammer dit que les muscles de son acéphale ne ressemblaient point à de la chaire musculaire, mais qu'il n'a pu apercevoir qu'une masse graisseuse infiltrée et fondant sous le doigt. Gourraigne indique, à la place d'un tissu musculaire, une masse de graisse aqueuse. Dans l'acéphale de Winslow, il n'y avait aucun muscle aux membres pelviens; le fœtus monstrueux de Clarke n'offrait qu'une masse homogène parcourue par quelques vaisseaux, mais sans fibres charnues prononcées. F. Meckel n'a rencontré que de faibles portions musculaires, soit aux membres pectoraux, soit aux membres pelviens. Odhélius et M. Tiedemann citent des exemples d'absence totale de chair musculaire. Ces derniers faits viennent corroborer l'opinion déjà précédemment émise que les acéphales sont des embryons ou des fœtus restés à un degré inférieur de leur formation. On sait en effet qu'on ne peut pas distinguer de fibre musculaire dans les embryons des trois premiers mois, et que les muscles ne sont encore qu'une gélatine transparente.

Le tissu cellulaire et le tissu fibreux ont été trouvés constamment, et en assez grande quantité, mais pénétrés d'une graisse diffluente ou formant une masse spongieuse et infiltrée de sérosité. Souvent la plupart des tissus offraient un œdème qui ne permettait de reconnaître ni la forme ni la nature des organes. Everhard, Lankisch, Méry, Kundmann, Winslow, Hevermann, Isenflamm, Prochaska, signalent ces divers états du tissu cellulaire.

De tous les détails tirés des diverses observations que nous possédons sur l'existence et la structure des acéphales, on peut en déduire les conséquences suivantes:

Le système vasculaire, sans y comprendre le cœur, les nerfs ganglionnaires, une portion du canal intestinal, la peau, le tissu cellulaire fibreux et séreux infiltrés doivent être considérés comme les organes les plus constans et les plus essentiels des acéphales. Tous les autres organes, tels que le cerveau, la moelle épinière, les nerfs de la vie animale, les organes des sens, le cœur, les muscles, le poumon, le foie, la rate, le pancréas, l'estomac, l'appareil urinaire et celui de la génération, sont des parties moins essentielles à la vie des acéphales, qui paraît être simplement végétative et produite par l'activité du système vasculaire et des nerfs ganglionnaires. Les molécules nutritives sont probablement prises dans le placenta, par les radicules vasculaires, et transportées au fœtus. C'est aussi dans le placenta que doit se faire une sorte de respiration, puisque le sang doit y être modifié et élaboré. Nous avons dit qu'on n'a point aperçu de mouvement à la naissance des acéphales; car les fœtus n'ont pu continuer à vivre du moment qu'ils ont été séparés du placenta, leur seul organe de respiration et de nutrition; leur vie ne pouvait s'entretenir que dans les eaux de l'amnios et par les communications du placenta avec l'utérus. Dépourvus d'organes pour un autre genre de vie, ils ont dû cesser d'être, du moment qu'ils ont changé de milieu. Nous démontrerons ailleurs que les fonctions des animaux changent suivant le milieu où ils se trouvent; que souvent des organes cessent d'agir, lorsque d'autres entrent en action, ou que les fonctions, la respiration, par exemple, sont exécutées par des appareils différens, suivant l'époque différente de la vie animale, et suivant le milieu où cette vie est en exercice. Nous renvoyons aux ouvrages de Prochaska, Otto, Malacarne, et à ceux de MM. Meckel, Tiedemann et Béclard, les personnes qui voudraient de plus grands détails sur les acéphales; et nous déclarons cependant avoir emprunté beaucoup à ces auteurs, et principalement à M. Tiedemann. Aux articles *anencéphale* et *monstres*, nous rapporterons et discuterons toutes les théories et explications qui ont été données sur la production de ces vices de conformation. *Voyez* ces mots. (G. BRESCHET.)

ACÉPHALOCYSTE, s. f., *acephalocystis*. Ce mot, tiré du grec ἀκεφαλή et κύστις, signifie *vessie sans tête*. M. Laënnec, le premier, s'en est servi pour désigner des vers vésiculaires assez communs chez l'homme, et qui paraissent dépourvus de corps et de tête, ce qui a fait que quelques auteurs, Goëze en particulier, les ont pris pour des animaux imparfaits ou même pour des êtres inanimés.

Les acéphalocystes se présentent sous la forme de vésicules arrondies ou ovoïdes, dont le volume varie depuis celui d'un grain de chenevis jusqu'à celui de la tête d'un fœtus à terme. Les parois de ces vésicules sont minces, homogènes, fragiles et sans fibres; elles sont le plus fréquemment incolores, par fois légèrement grises, verdâtres ou d'une teinte laiteuse. Leur cavité est remplie par un liquide parfaitement limpide, ayant toutes les propriétés de l'eau chargée d'un peu d'albumine. Assez souvent les acéphalocystes offrent, dans leurs parois, des épaississemens de diverses natures. Les uns sont blancs, irréguliers, plus ou moins étendus; d'autres sont de petits corps sphériques, blancs et opaques, et dont le volume varie depuis celui d'un grain de millet jusqu'à celui d'un petit pois. On pense assez généralement aujourd'hui que ces petites masses oviformes sont des acéphalocystes naissantes, qui, après avoir atteint un degré suffisant de développement, se détachent de leur mère, tombent dans sa cavité intérieure, et y prennent ensuite de l'accroissement.

Il n'est point rare de rencontrer des acéphalocystes qui en contiennent d'autres très-volumineuses, lesquelles en renferment elles-mêmes de nouvelles déjà assez grosses aussi. Il est présumable qu'à la longue les nouveaux vers, en acquérant de plus fortes dimensions, doivent finir par faire éclater leur mère, en la distendant outre mesure. Presque toujours, en effet, on trouve les plus grosses acéphalocystes rompues. Quelques acéphalocystes sont parsemées intérieurement de granulations transparentes de la grosseur d'un grain de millet; d'autres présentent à leur surface extérieure, ou à l'intérieur, de petits bourgeons d'une forme très-irrégulière et très-variée, alongés, cuboïdes, aplatis, pleins ou creux, à peine visibles, ou du volume d'un grain de chenevis. C'est en conséquence de ces considérations que les helminthologistes modernes admettent, avec le docteur Laënnec, trois espèces différentes d'acéphalocystes, savoir : l'*acephalocystis ovoïdea*, l'*acephalocystis granulosa* et l'*acephalocystis surculigera*. Chacune d'elles est caractérisée par la présence des corps oviformes, des granulations ou des bourgeons dont nous avons parlé.

Ce ne sont pourtant peut-être pas là les seuls vers vésiculaires acéphales qui se rencontrent dans le corps de l'homme. Au mois de février 1812, j'ai présenté à la Société de la Faculté de médecine de Paris, des corps hydatidiformes, lenticulaires, transparens, d'un diamètre variant d'une à trois lignes, recueillis au nombre de plus de cent cinquante dans la capsule muqueuse qui sert au glissement du tendon du muscle grand fessier sur le grand trochanter. Ces corps flottaient dans la synovie. Depuis lors, j'ai retrouvé la même disposition dans un kyste qui s'était développé accidentellement vers l'insertion cubitale du muscle triceps-brachial, et, sur un autre sujet, dans la gaîne synoviale du tendon du muscle grand palmaire. Quelques personnes, entre autres MM. Dubois et Laënnec, ont eu occasion de faire des observations analogues : malheureusement ça toujours été sur des cadavres ; aucun signe n'a pu montrer la présence de la vie chez ceux de ces êtres qu'on a découverts dans leur intérieur; et quoique je sois assez porté à penser que ce sont des vers vésiculaires, rien cependant ne me prouve d'une manière positive que mon opinion soit fondée. M. Laënnec, au reste, propose, pour désigner cette espèce de corps, le nom d'*acephalocystis plana*, si un jour on le reconnaît véritablement pour un être animé.

L'organisation des acéphalocystes est si simple, que l'on pourrait douter qu'elles fussent de véritables animaux, sans leur analogie avec les cysticerques. (*Voyez* ce mot.) Il ne paraît point non plus que jusqu'à présent on ait observé chez elles des mouvemens spontanés. Les kystes dans lesquels sont logées les acéphalocystes sont ordinairement composés de plusieurs tissus élémentaires; leur base paraît cependant de nature fibreuse; mais on remarque souvent aussi dans leurs parois des points fibro-cartilagineux et même osseux. L'intérieur de ces poches n'est jamais lisse, comme celui des kystes séreux; quelquefois il est tapissé d'une sorte de fausse membrane disposée en couche informe. Lorsque les kystes des acéphalocystes se sont développés dans une partie où le tissu cellulaire est abondant, ils sont enveloppés dans une couche plus ou moins épaisse de ce tissu, dont ils reçoivent des vaisseaux sanguins assez nombreux. Quand, au contraire, ils sont logés dans une partie d'un tissu ferme et serré, comme le foie ou le rein, ils n'ont point de gaîne cellulaire et adhèrent intimement aux parties voisines. Le plus communément, il y a beaucoup d'acéphalocystes réunies dans un même kyste, et elles présentent alors toutes les variétés de taille qui ont été indiquées ci-dessus. Toutes nagent dans un liquide par fois absolument semblable à de l'eau pure, mais souvent aussi jaunâtre, bourbeux et plus ou moins épais, ou bien chargé de bile, lorsque leur siége est dans le foie. Mais quelle que soit la nature du liquide contenu dans le kyste, celui de la cavité des acéphalocystes est presque toujours transparent et semblable à de l'eau. A mesure que ces animaux se reproduisent, le kyste qui les renferme augmente de volume ; on a vu une de ces poches acquérir d'assez grandes dimensions pour recevoir dix pintes de liquide.

Jamais, selon quelques auteurs, ces productions singulières n'ont paru se développer dans les cavités naturelles du corps ; le kyste où elles naissent est toujours plongé dans le tissu même des organes, et il est probable que lorsqu'on en a vu sortir des cavités, ce n'était que par suite de la rupture du kyste. Cependant M. le docteur Fréteau ayant pratiqué l'opération de l'empyème sur un jeune homme, a retiré, par l'incision, une quantité considérable d'acéphalocystes. Dans un voyage que je fis à Nantes, il y a quelques années déjà, j'ai eu occasion de voir, presque guéri, ce malade, dont l'histoire est consignée dans le Journal de médecine, chirurgie et pharmacie. M. Béclard a trouvé aussi des acéphalocystes dans la vessie, et M. Rostan dans la cavité de l'arachnoïde.

On a rencontré des acéphalocystes dans presque toutes les parties du corps humain, mais plus spécialement dans le foie, dans l'utérus, les reins, le tissu cellulaire. Il est rare pourtant qu'on observe, dans l'exercice des fonctions, des lésions correspondantes à celles des tissus qui logent ces vers vésiculaires. Quelquefois seulement il en résulte une sorte de leucophlegmatie universelle, surtout quand elles occupent le foie. Il est néanmoins vrai de dire que les kystes des acéphalocystes doivent assez fréquemment gêner des fonctions importantes, ne serait-ce, et c'est, à ce qu'il paraît, le plus ordinaire, qu'en agissant à la manière des corps étrangers. Ont-ils en effet leur siége dans les poumons, ils déterminent de la dyspnée ; est-ce dans le tissu cellulaire extérieur au péritoine ou dans celui qui unit entre elles les tuniques de l'estomac ou des intestins, ils occasionnent du trouble dans l'accomplissement de la digestion. Les acéphalocystes qui vivent dans le foie donnent naissance à divers accidens morbides qui sont communément d'autant plus marqués, que le volume du kyste est plus considérable. Ainsi, on peut observer un sentiment de pesanteur ou une douleur aiguë dans l'hypochondre droit ; quelquefois il y a tumeur visible, circonscrite ou diffuse, avec fluctuation, dyspnée et anxiété ; enfin, il peut survenir un ictère, des vomissemens, une épistaxis, une diarrhée ou une constipation opiniâtre. Par fois l'affection simule parfaitement une hernie de l'estomac, si l'on s'en rapporte à une observation publiée par M. le docteur Devilliers.

Il arrive assez souvent que les hydatides s'échappent au dehors par une ouverture des parois de l'abdomen ou par les selles et les vomissemens, lorsqu'elles se sont développées dans le foie. La malade dont M. Devilliers a donné l'histoire en rendit une quantité innombrable par une ouverture faite à l'épigastre, et fut entièrement guérie, quoiqu'âgée de soixante-treize ans. Plater et Guattani fournissent chacun un exemple semblable. Balme, Musgrave, Berthelot, Pascal, Frédéric Lossius, Lind et plusieurs autres, ont vu les acéphalocystes du foie être évacuées par l'anus ou par le vomissement. Les journaux de médecine nous ont conservé aussi plusieurs observations de ce genre. On a aussi vu des acéphalocystes nageant librement dans la cavité de la vessie; mais elles y étaient descendues du rein après la rupture de leur kyste. Assez fréquemment, en pareille occurence, elles déterminent des accidens analogues à ceux que produisent des calculs en traversant l'uretère. M. Béclard, ainsi que nous l'avons dit déjà, en a cependant vu qui s'étaient développées dans le réservoir de l'urine. Un phénomène plus remarquable encore est celui du développement des hydatides dans la cavité de l'utérus, et de leur expulsion par un mécanisme semblable à celui de l'accouchement. M. Percy, parmi le grand nombre d'auteurs qui nous ont transmis des observations à ce sujet, est celui qui a donné les détails les plus circonstanciés et les plus curieux sur le part d'hydatides.

Les maladies causées par les acéphalocystes peuvent se terminer heureusement de deux manières différentes; par l'expulsion des vers hors du corps; par leur mort et le resserrement consécutif du kyste qui les renferme. La première indication peut être aidée par l'art; plusieurs fois des incisions ont été pratiquées avec succès sur des kystes hydatifères, quoiqu'il paraisse que, dans certains cas cités par Lassus, l'incision ait hâté l'époque de la mort. Quant à la seconde, elle ne peut être remplie artificiellement que par l'emploi de quelque médicament qui, appliqué à la surface du corps par le moyen des frictions ou des bains, ou administré à l'intérieur, puisse faire périr les acéphalocystes. Ce médicament n'est point encore connu : néanmoins, M. Baumes, de Montpellier, croit que le mercure doux (*hydro-chlorate de mercure.*) possède la propriété de tuer les vers vésiculaires, ou au moins celle de favoriser leur expulsion. Peut-être aussi le sel commun est-il dans le même cas. M. Percy a fait rendre, en effet, au moyen de lavemens salés, des vers vésiculaires contenus dans l'utérus. *Voyez* VERS VÉSICULAIRES. (HIPP. CLOQUET.)

ACERBE, *acerbus*, adj. dérivé de *acer*, âcre. On se sert de cette expression pour désigner les substances qui déterminent sur l'organe du goût une astriction très-forte, mêlée d'un léger dégré d'amertume et d'acidité. Tous les fruits qui sont pourvus d'un sarcocarpe épais et succulent, sont toujours plus ou moins acerbes avant la maturation, époque à laquelle se développent les matériaux gommeux, acides, gélatineux, sucrés, qui sont le complément du travail de la végétation.

Toutes les substances végétales qui contiennent beaucoup de tannin et d'acide gallique, sont âcres, plus ou moins acerbes, tels que le cachou, la noix de galle, la gomme kino, les feuilles et les écorces de beaucoup de végétaux. Les propriétés immédiates de toutes ces substances sont comme celle du tannin et de l'acide gallique, et la médication qu'on provoque par leur usage est la médication astringente. *Voyez* pour les fruits acerbes l'article aliment. (GUERSENT.)

ACERINÉES ou ÉRABLES JUSS. Famille de plantes dicotyledones polypétales dont les étamines sont insérées sous l'ovaire : elle est principalement formée de deux groupes, celui des érables, et celui des hippocastanes ou maronniers d'Inde.

Le premier de ces groupes renferme en général des arbres dont la sève douce et agréable, contient une assez grande quantité de sucre pour qu'on l'en extraie dans certains pays, principalement dans l'amérique du nord. Le second n'intéresse la médecine qu'à cause de l'amertume et de l'astringence de l'écorce du maronnier d'Inde, que l'on place au rang des succédannées du quinquina. (A. RICHARD.)

ACERVULUS, *acervulus cereber;* nom latin que l'on a donné à l'amas de cancrétions saburriforme, que l'on trouve à-peu-près constamment dans la glande pinéale et quelquefois dans la glande pituitaire. *Voyez* CERVEAU.

ACESCENCE, s. f. *acescentia*, de *acescere*, devenir acide. Etat des substances végétales et animales qui commencent à éprouver la fermentation acide. *Voyez* FERMENTATION. (R. DEL.)

ACESCENT, adj., *acescens*. Nom donné aux substances végétales ou animales qui passent à l'aigre. Les liquides qui ont éprouvé ce genre d'altération, comme la bière et les décoctions végétales qu'on emploie souvent pour tisane, jouissent de propriétés toutes différentes de celles qu'elles avaient avant leur décomposition. Elles déterminent, en général, une espèce de gastrodynie, des aigreurs et des coliques. Elles doivent être soigneusement écartées comme très-nuisibles. Elles produisent principalement ces effets sur les estomacs faibles, et surtout chez les femmes et les enfans. *Voyez* l'article *aliment*. (GUERSENT.)

ACÉTABULE, s. m., *acetabulum*, mot latin. *Voyez* COTYLOÏDE.

ACÉTABULE de l'humérus, *acetabulum humeri*. *Voyez* GLÉNOÏDE.

ACÉTATES, s. m., sels résultant de la combinaison de l'acide acétique avec les bases salifiables. Les acétates réunissent aux propriétés dont ils doivent jouir comme sels végétaux, les caractères suivans qui leur sont propres. Ils sont généralement très-solubles; plusieurs même sont déliquescens. Les seuls acétates d'argent et de mercure font exception par leur peu de solubilité. Exposés au feu, ils se décomposent, les uns en fournissant une grande quantité d'acide acétique, comme les acétates d'argent, de cuivre; les autres, en n'en donnant qu'une très-petite quantité, qui dans ce cas est toujours empyreumatique, c'est-à-dire très-chargée d'huile pyrogénée. Les premiers sont en général ceux dont les bases tiennent peu à l'acide, ou consistent en un oxyde facilement réductible. Il se forme aussi par la distillation des acétates de l'esprit pyro-acétique, de l'eau, de l'huile, des gaz acide carbonique et hydrogène carboné. Ces produits, se formant aux dépens de l'acide acétique, sont d'autant plus abondans qu'il y a plus d'acide décomposé; l'acétate d'ammoniaque seul se volatilise sans décomposition. Tous les acétates sont décomposés par les acides sulfurique, nitrique, hydrochlorique, oxalique, etc. Cette décomposition est accompagnée du dégagement de l'acide acétique, qui se manifeste par son odeur. Les acétates ne forment de précipités dans aucune dissolution métallique, si l'on excepte celles de mercure et d'argent un peu concentrées.

La constitution chimique des acétates est bien connue, et le nombre équivalent de l'acide acétique dans ces sels est 6,41, d'après M. Berzélius, qui le déduit de l'analyse de plusieurs acétates. Il est probable que les sels analysés retenaient un peu d'eau, et que sans cela ce nombre serait 6,38, poids de la molécule d'acide acétique, selon l'analyse élémentaire de ce corps. Il sera donc toujours très-facile d'avoir les proportions d'un acétate neutre, puisque l'oxygène de la base est à l'acide comme 1 : 6,41.

On prépare généralement les acétates par union directe des bases avec l'acide acétique. Il est cependant des procédés particuliers pour quelques-uns de ces sels.

Les acétates employés en médecine seront décrits à l'article qui traitera de leurs bases. (PELLETIER.)

ACÉTEUX (acide). *Voyez* ACÉTIQUE.

ACÉTIQUE (acide). L'acide acétique peut être classé et parmi les acides que l'on rencontre tout formés dans le règne organique, et parmi ceux qui sont le produit de l'art. C'est un des acides les plus répandus dans la nature, on le rencontre dans un grand nombre de fruits. Libre ou combiné, il existe dans la sève des végétaux. Il se trouve dans la plupart des humeurs animales, dans le sang, le lait, l'urine. Par leur décomposition spontanée, les substances végétales et animales en fournissent; le vinaigre lui doit son acidité; c'est même dans cette liqueur qu'on a entrevu d'abord l'acide acétique, et c'est du nom latin du vinaigre qu'est dérivé celui de cet acide. Enfin presque toutes les fois qu'on trouble l'harmonie des élémens de la nature organique, on donne lieu à la formation d'une certaine quantité de cet acide.

L'acide acétique pur et concentré est un liquide d'une odeur forte et piquante; sa saveur est âcre et brûlante, mais devient aigrelette et agréable, lorsqu'on étend l'acide avec de l'eau. L'acide acétique pur n'est cependant liquide qu'à une température supérieure à celle qu'indique le 13e degré du thermomètre centigrade. Au-dessous de ce degré il se prend en masse cristalline. Il est du petit nombre des acides organiques susceptibles de se volatiliser sans éprouver d'altération. Son point d'ébullition est de quelques degrés supérieur à celui de l'eau, et varie suivant la concentration de l'acide, c'est-à-dire suivant la quantité d'eau qu'il peut contenir. Sa vapeur prend feu par le contact de la flamme. L'acide acétique exposé à l'air se volatilise en s'affaiblissant, parce que la partie encore liquide attire l'humidité de l'air; concentré, il pèse 1,062 à la température de 16 degrés centigrades; il s'unit à l'eau en toute proportion et en produisant une chaleur sensible ; dans cette union il y a pénétration des molécules. Mais puisque dans certains rapports seulement la pesanteur spécifique de l'acide n'est pas changée, il faut admettre que si le mélange se fait en toute proportion, la combinaison de ces deux liquides n'a lieu qu'en proportions fixes. L'acide acétique uni avec l'eau est moins susceptible de se solidifier par l'abaissement de température, et peut rester liquide à quelques degrés sous o. On peut même se servir de la gelée pour augmenter son degré de concentration, parce que les parties aqueuses se congèlent les premières.

L'acide acétique se combine à la plupart des bases salifiables, et forme des sels dont nous traiterons en particulier. Il s'unit aussi à l'alcohol et par certains procédés se combine avec ce corps en formant un éther. *Voyez* ÉTHER ACÉTIQUE.

L'acide acétique concentré dissout beaucoup de substances végétales et animales ; nous aurons par la suite occasion de citer plusieurs exemples de ces sortes de dissolutions. Etendu d'eau, il perd dans bien des cas cette propriété dissolvante ; cependant il ne cesse pas d'avoir une certaine action sur ces matières, dont il empêche ou retarde la décomposition spontanée.

La composition de l'acide acétique est maintenant bien connue. On sait qu'il est formé d'hydrogène, de carbone et d'oxygène ; mais on connaît encore le rapport de ses élémens. Suivant les analyses de MM. Gay-Lussac et Thenard et de M. Berzélius, analyses qui diffèrent très-peu entre elles, il est formé

(Suivant Gay-Lussac et Thenard.)		*(Suivant Berzelius.)*	
Carbone............	50,224	Carbone.........	46,830
Oxygène............	44,147	Oxygène.........	46,820
Hydrogène..........	5,629	Hydrogène.......	6,350
	100		100
ou			
Carbone............	50,224	*ou en volumes,*	
Oxygène et hydrogène, dans le rapport où ils existent dans l'eau......	46,911	3 volumes d'oxygène. 4 volumes de vapeurs de Carbone.	
Oxygène en excès....	2,865	6 volumes d'hydrogène.	

De cette dernière analyse on conclut aisément le poids de la *molécule* d'acide acétique, qui doit être égal à la somme des poids des molécules *composantes*, et par conséquent être de 638,6762 : la molécule d'oxygène pesant 100, celle de l'hydrogène 6,2177, et celle du carbone 75,33. (*Voyez* Berzélius. *Essai sur les proportions chimiques.*)

Il est divers moyens de se procurer l'acide acétique ; l'un des plus simples consiste à distiller le vinaigre ordinaire ; distillation qu'on doit faire dans des alambics étamés, ou mieux encore dans des cornues de verre, d'argent ou de platine. L'acide qu'on obtient par ce procédé est très-étendu d'eau ; lorsqu'on veut se procurer de l'acide concentré, comme il est difficile de dépouiller de la partie aqueuse l'acide saturé, quoique ce ne soit pas impossible, il vaut mieux avoir recours à la distillation de l'acétate de cuivre. A cet effet on introduit l'acétate de cuivre dans une cornue de grès, lutée et placée au centre d'un fourneau à reverbère ; au col de la cornue est adaptée une alonge à laquelle sont joints deux ou trois ballons de verre; on élève graduellement et lentement la température jusqu'au rouge obscur ; l'acide acétique ne tarde pas à paraître sous forme de vapeurs blanches qui se condensent dans les ballons, qu'on a d'ailleurs soin de rafraîchir. Dans cette opération, une partie de l'acide acétique de l'acétate de cuivre est décomposée, et sert, au moyen de ses élémens combustibles, l'hydrogène et le carbone, à reduire le cuivre à l'état métallique. Mais comme toute la quantité de l'acide acétique contenue dans l'acétate n'est pas nécessaire à la réduction de l'oxyde de cuivre, l'excès, et c'est la plus grande partie, se dégage combiné à la vapeur d'eau qui se forme ; il se produit aussi de l'acide carbonique, de l'hydrogène carboné, et une matière particulière nommée *esprit pyro-acétique*. Le cuivre réduit, mêlé à une certaine quantité de charbon très-divisé, reste dans la cornue : ce mélange est pyrophorique. L'acide acétique ainsi obtenu, entraînant toujours une certaine quantité d'oxyde de cuivre, a besoin d'être purifié ; à cet effet on le distille dans une cornue de verre à la chaleur du bain de sable. Si on fractionne les produits, on obtient sur la fin l'acide le plus fort et le plus concentré : le premier qui passe à la distillation est au contraire le plus aqueux ; il ne faut cependant pas pousser la distillation jusqu'à siccité lorsqu'on veut avoir un acide d'une odeur suave et exempte d'empyreume. L'acide acétique obtenu par ce procédé est connu depuis long-temps sous le nom de vinaigre radical. Les derniers produits de la distillation, qui en raison de leur degré de concentration devraient avoir une pesanteur spécifique plus forte, sont au contraire les plus légers ; la présence d'une certaine quantité d'esprit pyro-acétique rend raison de cette espèce d'anomalie. On peut obtenir de l'acide acétique concentré exempt d'esprit pyro-acétique, en distillant de l'acétate de cuivre ou de plomb avec de l'acide sulfurique ; mais le vinaigre radical qu'on obtient par ce moyen est moins suave, même après qu'il a été dépouillé de l'acide sulfureux qu'il contient presque toujours par ce procédé ; acide dont on peut le priver en le distillant sur du per-oxyde de manganèse. On peut aussi retirer un acide acétique très-concentré du vinaigre distillé, en employant l'ingénieux procédé indiqué par Lowetz. Après avoir fait une pâte avec du charbon bien brûlé et du vinaigre distillé, il expose ce mélange à une température qui ne dépasse pas le 100e degré du thermomètre centigrade. La partie aqueuse se volatilise, et le charbon retient l'acide. En élevant ensuite la température, on obtient de l'acide acétique très-concentré. Darracq a proposé d'employer, pour enlever l'eau au vinaigre distillé, la rectification sur le chlorure de calcium.

Par la distillation des matières végétales on obtient, comme nous l'avons déjà dit, une grande quantité d'acide acétique. Cet acide, très-aqueux et souillé d'une grande quantité d'huile pyrogénée, fut long-temps rejeté comme un produit inutile. On le désignait sous le nom d'*acide pyroligneux*, jusqu'à l'époque où Fourcroy et M. Vauquelin firent connaître sa nature ; depuis ce moment on s'est appliqué à le purifier et à le concentrer. On est enfin parvenu, par une suite d'opérations qui sont maintenant bien connues, à l'obtenir incolore et dépouillé de toute odeur empyreumatique, soit concentré comme le vinaigre radical, soit étendu au point de pouvoir remplacer avantageusement le vinaigre de table, ou être employé comme cosmétique. Voici en peu de mots la suite des opérations qu'on lui fait subir : On commence par le saturer avec de la craie (chaux carbonatée.) On forme ainsi un acétate de chaux soluble, et la plus grande partie de l'huile empyreumatique se sépare sous forme de goudron et vient nager à la surface du liquide. On l'enlève. On décompose ensuite l'acétate de chaux par du sulfate de soude ; il se fait du sulfate de chaux insoluble, qui entraîne encore du goudron. On fait alors cristalliser l'acétate de soude, qui se trouve néanmoins très-coloré. On prend ce sel, on le place dans des chaudières de fonte, et on lui fait subir une calcination qui a pour but de détruire l'huile empyreumatique, dont une partie se volatilise et l'autre se charbonne. C'est ici le moment critique de l'opération; une chaleur trop faible ne détruirait pas complétement la matière empyreumatique; une chaleur trop forte ou trop longtemps continuée décomposerait l'acide acétique, et au lieu d'acétate on n'aurait que du sous-carbonate de soude. Après sa calcination, l'acétate de soude, redissous dans l'eau, donne des cristaux très-blancs. C'est de ces cristaux qu'on peut retirer à volonté de l'acide acétique faible ou concentré. Dans le premier cas, on décompose l'acétate par de l'acide sulfurique étendu d'eau et en quantité suffisante pour s'emparer de la soude et mettre à nu l'acide acétique; on sépare le sulfate de soude par cristallisation; on doit ensuite distiller l'acide acétique pour l'avoir pur, mais aqueux. Si l'on veut au contraire de l'acide acétique concentré, on dessèche l'acétate de soude, on l'introduit dans une cornue de verre ou dans une tourille, et on le décompose par l'acide sulfurique concentré, en favorisant par la chaleur le dégagement de l'acide acétique. Lorsqu'on fait usage du vinaigre de bois, on doit s'assurer qu'il ne retient ni acide sulfurique ni sulfate de soude. Il ne doit donc pas donner de précipité avec l'acétate de baryte. (J. PELLETIER).

Propriétés médicales et usages de l'acide acétique concentré. — L'acide acétique pur et concentré, ou *vinaigre radical*, est trop irritant pour pouvoir être employé à l'intérieur. Son administration, à une dose un peu considérable, peut même causer la mort, en déterminant une inflammation violente de l'estomac et des intestins. Ce n'est donc qu'appliqué à l'extérieur qu'il peut être de quelque usage en médecine. Comme il est très-volatil, on en fait respirer la vapeur aux personnes tombées en défaillance, en syncope, etc. Appliqué sur la peau, il en détermine la rubéfaction et produit même le soulèvement de l'épiderme; on profite quelquefois de cette propriété pour l'employer à la formation de vésicatoires. M. le docteur Bonvoisin conseille, pour produire cet effet, d'appliquer sur la peau un morceau de taffetas d'Angleterre de la grandeur de l'ampoule que l'on veut former, après avoir humecté sa surface gommée avec de l'acide acétique concentré. Ce vésicatoire réussit principalement sur les femmes et les enfans, et en général sur les individus qui ont la peau mince et fine.

Le vinaigre radical pur ou étendu d'eau sert à la confection des acétates. On l'emploie également pour fortifier les vinaigres médicamenteux, et particulièrement le vinaigre antiseptique.

(A. RICHARD.)

ACÉTITES, s. f. Nom donné par quelques chimistes aux acétates. Il y a dix-huit ou vingt ans que l'on désignait ainsi un genre de sels formés d'une base et d'acide acéteux, acide que l'on regardait comme différent de l'acide acétique, parce qu'il contenait, disait-on, une plus forte proportion de carbone : mais il est parfaitement démontré aujourd'hui que ces acides ne diffèrent que par la quantité d'eau qu'ils renferment. Aussi devrait-on bannir du langage chimique les mots *acéteux* et *acétite*, auxquels on substituerait *acétique* et *acétate*. (ORFILA.)

ACHE, s. f. (*apium graveolens sylvestre*); ombellifères, JUSS., pentandrie digynie, LIN.; plante bisannuelle indigène, dont toutes les parties ont une odeur aromatique, une saveur âcre, chaude et légèrement amère. On employait autrefois la racine, les feuilles et les fruits ou *semences*; la première seule est encore usitée de nos jours.

Propriétés et usages. La racine d'ache a une odeur un peu vireuse, qui l'a rendue long-temps suspecte; cependant elle ne paraît point avoir de qualités nuisibles. On l'administre surtout comme diurétique. Les anciens la comptaient au nombre de leurs cinq *racines apéritives majeures*.

Doses et préparations. Demi-once à une once en infusion dans un litre d'eau.

La racine d'ache entre dans le sirop des cinq racines, dans le sirop de chicorée composé, etc. On en fait une conserve.

ACHE CÉLERI OU CÉLERI, S. m. (*apium graveolens sativum*, ou *apium dulce*, MILLER.) C'est la même plante que la précédente, mais cultivée, et ayant ainsi perdu la plus grande partie de son activité. Le céleri est employé comme aliment; il est légèrement stimulant. (A. RICHARD.)

ACHILLE (tendon d'), *Achillis tendo*. C'est le tendon commun des muscles jumeaux de la jambe et soléaire, qui s'attache inférieurement au calcaneum. Son nom vient du célèbre récit d'Homère, qui raconte que, pour rendre Achille invulnérable, Thétis, sa mère, le plongea dans les eaux du Styx en le tenant par le talon, seule partie de son corps qui resta accessive aux coups de Pâris. D'autres prétendent que ce tendon a été ainsi appelé à cause de sa force. La saillie qu'il forme en soulevant la peau est surtout un sujet d'études pour les peintres et les sculpteurs. Ce tendon si fort se rompt quelquefois. (BECLARD.)

ACHILLÉE, s. f. *Voyez* MILLE-FEUILLE.

ACHLYS, s. m. ἀχλύς, *caligo*, brouillard. Plusieurs auteurs ont donné ce nom à l'obscurcissement de la vue produit par un ulcère superficiel de la cornée transparente; d'autres ont appelé *achlys* cet ulcère lui-même. (J. CLOQUET.)

ACHORES, s. f. pl., *achores*, de ἀχώρ, ulcère de la tête, formé lui-même de la particule privative α, et de χῶρα, lieu, parce que chaque ulcère n'occupe qu'un petit espace. Le mot *achores* a été consacré, depuis Hippocrate jusqu'à nos jours, pour désigner une maladie de la peau dont le cuir chevelu et la face sont le siége le plus ordinaire; mais il existe une sorte d'obscurité dans les anciens, sur l'espèce qu'ils ont voulu indiquer sous ce nom. Selon quelques auteurs l'ἀχῶρες des Grecs serait la même maladie que le *favus* des Latins. Alexandre de Tralles assure, au contraire, que ces deux affections diffèrent l'une de l'autre, et il s'attache à démontrer ces différences. Galien regarde cette distinction comme peu utile. Lorry semble adopter la même opinion, puisqu'il embrasse dans un seul article la description des achores et celle du favus. Toutefois cette question intéressante de pathologie cutanée a été parfaitement éclaircie, dans ces derniers temps, par M. Alibert, dans ses belles recherches sur les teignes. D'après ce pathologiste célèbre, la dénomination d'achores doit être spécialement réservée à la teigne muqueuse, *tinea muciflua*; mais comme il est important de ne point isoler, dans des articles séparés, des points de doctrine qui se lient et s'enchaînent si intimement, nous réunirons et nous traiterons au mot *teigne*, toutes les espèces qui se rattachent à ce genre. *Voyez* TEIGNE.

(BIETT.)

ACIDE, adj. pris subst., *acidum*, du grec ἄκις, pointe. On donne le nom d'acide à tout corps composé, solide, liquide ou gazeux, doué d'une saveur aigre ou caustique, en général, soluble dans l'eau, rougissant l'*infusum* bleu de tournesol, jaunissant ou rougissant l'hématine, et se combinant avec la plupart des bases salifiables et particulièrement avec les alcalis pour former des sels.

Tous les acides, disons-nous, sont des corps composés : les uns contiennent deux élémens, tels sont les acides sulfurique et sulfureux; les autres sont constamment formés d'oxygène, d'hydrogène et de carbone; exemple : tous les acides tirés du règne végétal; il en est qui renferment, outre ces trois élémens, de l'azote, tel est l'acide urique. On a pensé, jusque dans ces derniers temps, que l'oxygène faisait partie constituante de tous les acides, ce qui a fait donner à ce corps le nom de principe *acidifiant :* dans cette manière de voir, l'acide était toujours formé du principe acidifiant et d'un radical qui pouvait être simple ou composé. Il est maintenant reconnu qu'il existe plusieurs acides sans oxygène. Engagé dans une fausse route par l'idée qu'il devait y avoir dans un acide un radical et un principe acidifiant, on n'a pas manqué de qualifier de ce dernier nom l'*hydrogène* qui entre dans la composition des acides privés d'oxygène, en sorte que l'on a rangé les acides en deux sections, dont le caractère essentiel était d'avoir l'oxygène ou l'hydrogène pour principe acidifiant. Il suffit de la plus légère attention pour sentir combien ces distinctions sont inexactes; car, lorsque deux, trois ou quatre corps simples se réunissent pour former un acide, celui-ci ne doit pas ses propriétés à un de ces élémens exclusivement; elles résultent de la réunion de tous et de la manière dont les molécules sont arrangées. La dénomination de *principe acidifiant* nous paraît donc devoir être bannie de la science.

Les acides peuvent être solides, comme les acides borique, tartarique et oxalique, ou liquides comme les acides sulfurique et nitrique, ou gazeux comme les acides carbonique, sulfureux, etc. Leur *saveur* est, en général, aigre ou caustique, ce qui dépend de leur nature et surtout de leur degré de concentration; en effet, l'acide dont la causticité est tellement forte qu'il est impossible de le supporter sur la langue acquiert une saveur aigre ayant, à la vérité, quelque chose d'acerbe lorsqu'on l'étend de beaucoup d'eau, tandis que les acides qui offrent une légère saveur aigre quand ils sont affaiblis acquièrent une saveur très-acide par la concentration. Les acides sont presque tous solubles dans l'eau, ce qui fait que l'on peut obtenir à l'état liquide tous ceux qui sont gazeux et la plupart de ceux qui sont solides. Ils rougissent tous l'*infusum* de tournesol, la plupart à la température ordinaire, quelques-uns à la température de l'ébullition; ce changement de couleur tient à ce que le tournesol est composé d'une matière rouge et de sous-carbonate de potasse dans lequel il y a un excès d'alcali, comme son nom l'indique : or, l'acide s'empare de l'alcali et met la couleur rouge à nu. Le caractère dont nous parlons est tellement constant, que le tournesol est regardé par les chimistes comme le réactif des acides. Enfin, les acides se combinent avec la plupart des *bases salifiables* pour former des *sels :* dans beaucoup de cas cette combinaison est de nature telle que les propriétés des acides et des bases sont réciproquement neutralisées ; il est des cas, au contraire, où ce nouveau composé jouit de propriétés acides ou des propriétés de la base : les premiers composés constituent les sels neutres, les autres portent le nom de sels acides ou de sels avec excès de base.

Nomenclature des acides. — *Acides composés d'oxygène et d'un autre corps,* appelés vulgairement *oxacides.*—Lorsque l'oxygène en se combinant avec un corps simple ne forme qu'un acide, celui-ci est désigné par le nom du corps simple auquel on ajoute la terminaison en *ique;* ainsi on donne le nom d'acide borique au seul acide que forment le bore et l'oxygène. Si le corps simple peut, en se combinant avec diverses proportions d'oxygène, donner naissance à plusieurs acides, le moins oxygéné porte le nom du corps simple auquel on ajoute la terminaison en *eux* et que l'on fait précéder du mot *hypo ;* celui qui contient une plus grande quantité d'oxigène est désigné de la même manière, si ce n'est que le mot *hypo* est supprimé ; enfin le plus oxygéné de tous porte le nom du corps simple, auquel on ajoute la terminaison en *ique :* ainsi on dit acides *hypophosphoreux*, *phosphoreux* et *phosphorique*. Les acides formés d'hydrogène et d'une autre substance simple sont généralement connus sous le nom d'*hydracides*. Chacun d'eux en particulier est désigné par le mot *hydro*, auquel on ajoute le nom de la substance simple et la terminaison en *ique :* on donne, par exemple, le nom d'acide hydro-sulfurique à l'acide formé d'hydrogène et de soufre. Cette dénomination est extrêmement vicieuse comme nous l'avons fait sentir page 78, de nos *Elémens de Chimie.* (2e édition.) Les acides composés de deux corps simples autres que l'oxygène et l'hydrogène, sont désignés par les noms de ces deux corps, dont le dernier est terminé en *ique :* ainsi on donne le nom d'acide phtoro-borique à l'acide formé de phtore et de bore. Les acides composés de trois ou de quatre élémens, reçoivent en général leurs noms des substances qui les fournissent ou avec lesquelles on les prépare : on dit, par exemple, acides formique, quinique, urique, etc., pour désigner les acides contenus dans les fourmis, le quinquina et l'urine. Quelquefois aussi leur dénomination se rapporte à une de leurs qualités essentielles, telle que la couleur, comme pour les acides rosacique et purpurique. Enfin les acides composés de plus de deux élémens et qui sont le résultat de l'action du feu sur d'autres acides, portent le nom de ces derniers, précédé du mot *pyro* : c'est ainsi qu'on dit acides pyro tartarique, pyro malique, etc.

Énumération des acides par ordre alphabétique. — Acides acétique, allantoique, ambréique, antimonieux, antimonique, arsénieux, arsénique, benzoïque, bolétique, borique, butirique, camphorique, carbonique, caséique, cétique, chlorique, chloro-cyanique, cholestérique, chromique, chyazique, citrique, columbique, delphinique, ellagique, formique, fungique, gallique, honigstique, hydriodique, hydrochlorique, hydrocyanique, hydrophtorique, hydrosélénique, hydrosulfurique, hydrotellurique, hyponitreux, hypophosphoreux, hyposulfureux, hyposulfurique, igasurique, iodique, jatrophique, kramérique, laccique, lactique, lampique, malique, margarique, méconique, ménispermique, molybdeux, molybdique, morique, mucique, nitreux, nitrique, oléique, oxalique, phosphatique, phosphoreux, phosphorique, phtoroborique, phtorosilicique, purpurique, pyromalique, pyromucique, pyrosébacique, pyrotartarique, pyro urique, quinique, rheumique, rosacique, sébacique, sélénique, silicique, strychnique, subérique, succinique, sulfureux, sulfurique, tartarique, tungstique, urique et zumique. *Voyez* ces mots.

Sources des acides. — Les acides se trouvent souvent, dans la nature, tantôt libres, tantôt combinés; quelques-uns de ces acides naturels peuvent être obtenus par l'art; tels sont les acides oxalique, arsénique, etc. Il en est qui sont constamment le produit de l'art, du moins ils n'ont pas encore été trouvés dans la nature; tels sont les acides margarique, phosphatique, subérique, etc. Il en existe un certain nombre qu'il nous est impossible de préparer de toutes pièces, et qui ne paraissent se trouver dans la nature que dans certaines circonstances; tel est l'acide *rosacique* que l'on sépare de l'urine de certains malades, et qui ne fait point partie de l'urine de l'homme en état de santé.

Classification des acides. — On distinguait autrefois les acides en minéraux, végétaux et animaux, suivant qu'ils appartenaient à l'un ou l'autre de ces trois règnes : cette classification ne facilitant en aucune manière l'étude, nous préférons adopter la suivante, basée sur la composition intime des acides. 1° Acides formés d'oxygène et d'un corps simple : tels sont les acides antimonieux antimonique, arsénieux, arsénique, borique, carbonique, chlorique; chromique, columbique, hyponitreux, hypophosphoreux, hyposulfureux, hyposulfurique, iodique, molybdeux, molybdique, nitreux, nitrique, phosphatique, phosphoreux, phosphorique, sélénique, sulfureux, sulfurique, tungstique. 2° Acides formés d'hydrogène et d'un corps simple : tels sont les acides hydriodique, hydrochlorique, hydrosélénique, hydrosulfurique, hydrophtorique et hydrotellurique. 3° Acides composés de phtore et d'un corps simple, comme les acides phtoro-borique, phtoro-silicique. 4° Acides composés d'oxygène et de deux corps simples, l'hydrogène et le carbone : tels sont les acides acétique, benzoïque, butirique, camphorique, cétique, cholestérique, citrique, delphinique, ellagique, formique, fungique, gallique, tungstique, igasurique, jatrophique, de la lacque en bâton, lactique, malique, margarique, méconique, ménispermique, morique, mucique, oléique, oxalique, préparé avec l'éther et le platine, pyromalique, pyromucique, pyro tartarique, quinique, rosacique, de la rhubarbe, sébacique, strychnique, subérique, succinique, tartarique et zumique. 5° Acides composés d'hydrogène, de carbone et d'azote : tels sont les acides chyazique et hydrocyanique. 6° Acides formés de chlore, de carbone et d'azote, comme l'acide chlorocyanique. 7° Acides composés d'oxygène, d'hydrogène, de carbone et d'azote, comme les acides allantoique, caséique, jaune, purpurique et urique.

Propriétés physiques et chimiques des acides. — Il est impossible d'exposer d'une manière générale les propriétés physiques et chimiques des acides, ces propriétés n'étant pas les mêmes pour chacun d'eux : nous avons indiqué au commencement de cet article le petit nombre de caractères généraux de cette classe de corps. *Voyez* leurs histoires particulières.

Usages des acides en médecine. — Considérés sous le rapport médical, les acides sont loin de présenter tous le même intérêt; en effet, plusieurs d'entre eux n'ont pas encore été employés et ne font partie d'aucune substance médicamenteuse; aussi bornerons-nous leur histoire particulière à quelques mots seulement. Il en est d'autres dont on n'a pas encore fait usage en médecine, mais qui font partie constituante de certains médicamens plus ou moins actifs ou de quelques matières animales; tels sont les acides méconique, quinique, allantoique, urique, etc. Enfin, les autres servent journellement dans le traitement des maladies. Ce serait ici le cas d'exposer d'une manière générale le mode d'action et les divers usages des acides rangés dans ce dernier groupe, si les effets qu'ils produisent sur nos organes étaient toujours semblables, et s'ils étaient constamment employés aux mêmes usages; mais il n'en est pas ainsi. D'abord quelques-uns d'entre eux, lorsqu'ils ont été convenablement *concentrés*, ne servent qu'à cautériser les parties du corps qu'ils touchent; il en est qui, après avoir été considérablement *étendus* d'eau, sont employés comme rafraîchissans et font la base des boissons acidules : enfin, *quelques-uns* d'entre eux ne sont jamais employés aux usages dont nous venons de parler, et semblent propres à remplir des indications particulières; tels sont, par exemple, les acides borique, benzoïque, etc.

Acides concentrés. — Ces acides sont rangés parmi les poisons irritans les plus énergiques, susceptibles de déterminer la mort dans un très-court espace de temps, lorsqu'ils sont introduits dans l'estomac. (*Voyez* POISON.) On ne les administre jamais à l'intérieur. Appliqués sur la surface du corps, ils irritent, enflamment et détruisent les tissus; ils agissent, en un mot, comme escharotiques : néanmoins on les emploie souvent à l'extérieur, et avec succès, pour détruire les poireaux, les verrues, la pustule maligne, etc., comme nous le dirons plus particulièrement en parlant de chacun d'eux; ils entrent aussi dans la composition de certains onguens dont on se sert pour exciter la peau dans quelques maladies chroniques de cet organe. *Acides très-étendus d'eau.* (*Voyez* ACIDULES.) *Acides qui ne sont jamais employés pour remplir les indications précédentes, et dont on fait cependant usage en médecine. Voyez* leurs histoires particulières.

(ORFILA.)

ACIDITÉ, s. f., *aciditas;* mot par lequel on exprime la propriété que possèdent certains corps, de déterminer, par leur application sur les organes du goût ou de l'odorat, une sensation particulière, plus ou moins vive et pénétrante, qu'on ne peut mieux caractériser que par l'expression qui la désigne. L'acidité n'appartient pas seulement aux acides simples, elle s'observe encore dans un grand nombre de substances composées qui contiennent un acide, à l'état de combinaison, comme dans certains sels, etc.; ou seulement mêlé à d'autres principes, soit que l'acide, dans ce dernier cas, existe naturellement, ou qu'il se soit accidentellement développé par la fermentation. La thérapeutique, dans des indications diverses, s'est utilement servie des corps qui sont doués d'acidité. *Voyez* ACIDE et ACIDULE.

L'acidité des humeurs était jadis une des principales espèces d'acrimonie. Cette propriété était considérée, dans les humeurs en circulation, comme la cause prochaine d'une foule de maladies. (*Voyez* ACRIMONIE.) Elle est entièrement rejetée de nos jours, ou du moins n'est plus admise qu'avec les plus grandes restrictions; mais les humeurs sorties des vaisseaux où elles circulent manifestent quelquefois évidemment une acidité très-prononcée et dans l'état de maladie et dans l'état de santé même; l'odorat et le goût la distinguent assez souvent dans la sueur, le lait, l'urine, etc. *Voyez* les articles de physiologie et de seméiotique qui ont trait aux sécrétions et à leurs produits.

Enfin, soit par le défaut d'action assimilatrice des voies digestives, soit par la disposition acescente des substances ingérées, les liquides ou les gaz contenus dans l'estomac présentent quelquefois une acidité qui y détermine une irritation plus ou moins forte. *Voyez* AIGREURS, SODA, PYROSIS. (R. DEL.)

ACIDULE, adj., *Acidulus.* — Cette expression, qui n'est qu'un diminutif d'acide, s'applique à tous les acides très-affaiblis, à certains sels, comme le tartrate acidule de potasse (*Voyez* ce mot.); mais particulièrement aux sucs acides des végétaux. La plupart des acides minéraux, même affaiblis, conservent presque toujours un certain degré d'apreté, et ne deviennent des acidules, que lorsqu'ils sont dissous en petite quantité dans un très-grand volume d'eau; ils forment alors des espèces de limonades minérales. C'est ainsi qu'on emploie quelquefois comme acidules quelques gouttes des acides sulfurique, nitrique, hydro-chlorique, dans deux livres d'eau sucrée, et que les eaux chargées d'acide carbonique sont considérées comme acidules; mais ce sont principalement les acides végétaux qui nous fournissent le plus grand nombre d'acidules. Les acides citrique, malique, oxalique, tartarique, gallique, presque toujours mélangés et amalgamés entre eux, et associés à des gelées végétales, des gommes, des fécules, des matières sucrées et colorantes de différente nature, nous offrent beaucoup d'acidules tous formés dans une foule de végétaux indigènes ou exotiques, qui sont répandus avec profusion dans tous les pays et presque sous toutes les latitudes. Les sucs des citrons, des limons, des oranges, des grenades, des groseilles, des tomates, des cerises, des mûres, des framboises, des fraises, des airelles, des raisins, des pommes, des poires, des pêches, des abricots, des pulpes de casse, de tamarin; ceux qui sont contenus dans les feuilles et les tiges de plusieurs espèces d'oseille, dans celles du rheum-ribes, des vrilles de la vigne, etc. donnent à la thérapeutique un grand nombre d'acidules différens, suivant la nature et la proportion des principes immédiats qui entrent dans leur composition. L'acide acétique, qui est le prodnit de la fermentation et de la distillation de plusieurs substances végétales, fournit aussi, lorsqu'il est adouci par l'eau, l'un des acidules les plus recommandables et les plus généralement employés.

On obtient les sucs acidules, soit en exprimant à froid les fruits acides dont le sarcocarpe est très-épais, soit en les faisant bouillir dans l'eau; mais il est à remarquer que la décoction des fruits acides altère un peu leurs principes immédiats, les prive de leur arome, rend la gelée moins facile à concréter, affaiblit les acides et charge en outre la décoction de beaucoup plus de principes gélatineux, albumineux, féculans, etc., que n'en contiendraient les sucs recueillis par une simple expression. On emploie rarement les sucs acidules purs : tantôt on les fait dissoudre dans l'eau pour en faire usage de suite, soit en lotions, soit en boissons; tantôt on les concentre sous forme de sirops, de gelées ou de confitures, en y ajoutant suffisante quantité de sucre pour les conserver.

Des propriétés immédiates des acidules et des médications qu'on peut obtenir par leur emploi. — Les sucs acidules purs ou dissous en très-grande proportion dans une petite quantité d'eau, produisent, lorsqu'ils sont appliqués sur la peau et surtout sur les membranes muqueuses, une sensation assez vive et piquante et une sorte d'astriction qui d'abord refoule le sang des vaisseaux capillaires dans ceux qui leur donnent naissance. Les lotions fortement acidulées, surtout lorsqu'elles sont froides ou presque froides, arrêtent les hémorrhagies des vaisseaux capillaires et décolorent momentanément la peau, comme les gargarismes fortement acidulés blanchissent les membranes muqueuses de la bouche et du pharynx. Cet effet astringent, quelquefois douloureux, suivant le degré de sensibilité de la partie sur laquelle on applique les acidules, est aussitôt accompagné d'une sensation momentanée de fraîcheur, mais à laquelle succède promptement une réaction caractérisée par un peu de chaleur et un afflux plus considérable de sang dans les parties dont il avait d'abord été refoulé. Cette propriété est d'autant plus remarquable que la peau et les membranes muqueuses sont plus colorées et plus enflammées. Les acidules affaiblis par l'eau produisent une impression moins vive que les acidules purs, mais analogue; il en est de même pour les acidules en vapeurs.

Employées à l'intérieur, les boissons acidules, affaiblies et adoucies encore par l'addition du sucre, déterminent chez le plus grand nombre des individus une sensation agréable de fraîcheur dans le pharynx et l'œsophage, qui se répand bientôt dans l'estomac et tout le canal intestinal, et est suivie d'une sorte de calme et de bien-être. Cet effet est d'autant plus remarquable que la soif est plus vive, la chaleur plus élevée et la peau plus sèche. On remarque souvent alors que ces boissons acidules agissent à l'intérieur comme les affusions acidules sur la peau, en diminuant la chaleur et l'accélération du pouls; ce qui a fait considérer les boissons acidules comme tempérantes et rafraîchissantes. L'usage continué des boissons acidules, en titillant légèrement l'appareil gastro-intestinal, réveille l'appétit, sollicite et accélère souvent le mouvement péristaltique et détermine, par cette raison, des évacuations intestinales plus fréquentes, en agissant à la manière de certains laxatifs. Cet effet laxatif est plus marqué chez certains individus, et dans quelques circonstances que dans d'autres; de sorte que les acidules provoquent quelquefois la diarrhée.

Les effets immédiats des boissons acidules ne sont pas toujours les mêmes. Elles causent souvent chez certains individus qui ont l'estomac faible, mais irritable, une douleur épigastrique légère, avec un sentiment d'astriction et de pesanteur qui souvent même se communique au système nerveux, et excite une sorte d'agacement et d'irritation générale. Plus les boissons acidules sont concentrées, plus cette espèce de gostrodynie est remarquable; aussi observe-t-on que ceux dont l'estomac supporte difficilement les sucs acidules dissous dans l'eau, s'accommodent quelquefois des limonades cuites, dans lesquelles la décoction des parenchymes affaiblit la force de l'acidule. Les boissons acidules provoquent aussi chez plusieurs individus de légères coliques, et agissent à la manière des lavemens acidulés, qui en général excitent des contractions douloureuses des gros intestins, et par suite l'évacuation des matières fécales qui y sont contenues.

Les boissons acidules long-temps continuées cessent d'exciter l'appareil gastro-intestinal, et finissent même par l'affaiblir en altérant le mode de sensibilité de ces organes; aussi s'opposent-elles à la nutrition et déterminent-elles l'amaigrissement. On a même cru observer que chez ceux qui avaient fait abus des boissons acidules, les membranes de l'estomac étaient très-décolorées et très-minces; mais n'a-t-on pas attribué dans ce cas à l'usage des acides ce qui était plutôt l'effet de l'épuisement causé par la longueur de la maladie.

L'action immédiate des acidules sur les organes de la respiration est très-remarquable, surtout lorsque ces organes sont irritables ou déjà malades. Alors les acidules ajoutent à cette disposition primitive, de l'enrouement ou une extinction de voix, et augmentent les douleurs de poitrine et la toux chez ceux qui en sont déjà affectés. Cet effet a souvent lieu très-promptement et au moment où les acidules sont à peine introduits dans l'estomac, ce qui est sans doute alors le résultat ou d'une action sympathique ou d'une espèce d'absorption directe; car on ne peut l'attribuer, comme l'ont pensé quelques physiologistes, à l'irritation produite par les molécules acides entraînées avec le sang dans le torrent de la circulation. En supposant que ces molécules acides non décomposées puissent circuler dans nos vaisseaux avec le sang, ce qui est loin d'être prouvé, elles ne pourraient être absorbées au moment même où elles sont à peine ingérées dans l'estomac, et par conséquent circuler aussi promptement dans les poumons.

Quoi qu'il en soit, il résulte de l'ensemble des propriétés immédiates des acidules, que l'on peut obtenir par leur emploi plusieurs médications locales ou générales, différentes selon l'idiosyncrasie, et surtout suivant l'état morbide dans lequel se trouvent les individus, et la manière dont on les administre. L'application des acidules purs ou dissous dans l'eau sur la peau et les membranes muqueuses enflammées et ulcérées, détermine d'abord une répulsion plus ou moins forte du sang contenu dans les capillaires, et par conséquent une sorte d'astriction et de répercussion quelquefois accompagnée d'irritation et de douleur. Ces effets des acidules rentrent alors dans la classe des médications locales astringentes, excitantes et même quelquefois irritantes, suivant l'état différent des organes. Lorsque la peau et les membranes muqueuses sont presque dans leur état naturel, les acidules agissent seulement comme de légers astringens. Quant aux boissons acidules, si les organes gastro-intestinaux sont dans un état saburral ou surchargés de bile, elles produisent alors sur ces organes seulement une irritation salutaire et sont préférables à toutes les autres boissons. Si la soif est vive, que la chaleur de la peau soit élevée et accompagnée de beaucoup de fièvre, les boissons acidules agissent dans ce cas comme tempérantes et rafraîchissantes, pourvu toutefois que l'estomac, les intestins et les organes de la respiration ne soient pas dans un état d'irritation et d'inflammation trop considérable. C'est aussi dans ces mêmes circonstances qu'on obtient quelquefois un effet laxatif par l'usage des boissons acidules continuées quelque temps. Les médications qu'on provoque à l'aide des acidules peuvent donc, selon les circonstances différentes, se rapporter tantôt aux médications astringentes, excitantes et même irritantes, tantôt aux médications tempérantes, rafraîchissantes ou laxatives.

De l'emploi thérapeutique des acidules. — Les acides minéraux hydrochlorique, sulfurique, nitrique, affaiblis par l'eau et associés avec le miel ou d'autres substances, sont employés comme excitans dans les inflammations aphteuses, couenneuses et gangréneuses des membranes muqueuses de la bouche, du pharynx, des fosses nasales et du vagin. Les solutions acétique, citrique, etc., servent aux mêmes usages. Certains ulcères de mauvais caractère reçoivent une impression très-efficace de l'action de ces acides réduits en vapeur. L'acide oxalique, l'oxalate de chaux et le tartrate acidule de potasse, appliqués en poudre sur la surface de certains ulcères atoniques, agissent à peu près de la même manière. Les tranches de citron et ce suc acidule pur ont été avec raison très-recommandés dans la pouriture d'hôpital, et je les ai employés aussi avec un très-grand succès dans l'espèce de pourriture scorbutique qu'on observe fréquemment sur les ulcères scrofuleux. Les médications astringente et excitante qui résultent de l'action de ces sucs acidules sur les ulcères sanieux en général, sont bien supérieures, dans beaucoup de cas, à celles que peuvent produire tous les autres excitans employés seuls ou même réunis aux toniques. Les feuilles d'oseille pilées peuvent remplacer les tranches de citron. On fait aux Antilles un usage banal des frictions avec les citrons, sur toute la surface du corps, dans la fièvre jaune.

C'est à la médication astringente des acidules qu'on doit attribuer l'effet répercussif de l'oxycrat et de toutes les solutions acidules dans l'urticaire, l'érysipèle, plusieurs espèces de dartres furfuracées et dans l'inflammation qui succède à la piqûre de certains insectes : aussi ne doit-on appliquer qu'avec une extrême réserve les solutions acidules à la surface de la peau enflammée, parce que la répercussion de ces inflammations est souvent dangereuse.

Les boissons acidules sont très-utiles dans plusieurs affections gastro-intestinales, principalement dans toutes les affections saburrales et bilieuses, où il est nécessaire de ranimer légèrement l'activité de ces organes sans les irriter, et d'agir en même temps sur les liquides muqueux et biliaires, qui sont alors souvent surabondans et altérés dans leurs principes. L'usage des différentes limonades minérales, mais surtout végétales, les sirops acidules dissous dans l'eau et l'oxymel, remplissent parfaitement ces indications : aussi ces boissons sont-elles employées avec succès dans les fièvres bilieuses et gastro-intestinales simples et compliquées, dans les gastrites légères et les gastro-entérites, adynamiques et ataxiques. La médication légèrement excitante et rafraîchissante, produite par les boissons acidules, est surtout très-recommandable dans tous ces cas, lorsque l'irritation gastro-intestinale n'est pas portée à un très-haut degré, et que la soif et la chaleur de la peau exigent impérieusement l'usage des boissons tempérantes et rafraîchissantes. Si la constipation est opiniâtre, le médecin doit choisir parmi les acidules ceux qui sollicitent d'une manière plus prononcée l'action péristaltique intestinale, telles que les décoctions de pulpes de pruneaux acides, de tamarins ou de casse. Dans le cas contraire, où la diarrhée accompagne l'affection gastro-intestinale, les acidules les plus doux ou associés avec la gomme et les mucilages sont ceux qui doivent être préférés. Si le canal intestinal est affecté d'hémorrhagies passives, on doit faire usage des acidules minéraux, comme étant plus astringens ; mais si ces hémorrhagies ont lieu dans les poumons, et qu'il soit nécessaire de tenter les acidules minéraux, il faut recourir aux acidules mitigés avec des substances gommeuses ou sucrées ; et si on craint d'irriter le système nerveux, employer les acidules éthérés sulfurique et nitrique, connus sous le nom d'eau de Rabel, et d'esprit de nitre dulcifié. L'eau chargée spontanément ou artificiellement de gaz acide carbonique est un acidule précieux dans beaucoup de maladies aiguës ou chroniques; elle est surtout très-utile lorsqu'il est nécessaire de rétablir les organes digestifs fatigués par une légère phlegmasie; elle agit alors comme excitante; et dans les vomissemens dépendans d'une très-légère irritation gastrique, elle paraît au contraire tempérante et sédative. Les bons effets de la décomposition du carbonate de soude dans l'estomac, lorsqu'il est affecté de ces vomissemens qu'on appelle nerveux, dépendent principalement du dégagement de l'acide carbonique.

On a beaucoup recommandé les boissons acidules, et surtout l'acide acétique dissout dans l'eau, dans l'empoisonnement par l'opium; mais M. Orfila a prouvé par l'expérience que l'eau vinaigrée ne doit être administrée qu'après l'expulsion de l'opium par le vomissement; si on la donnait avant, elle favoriserait l'absorption en dissolvant la partie la plus active du poison, et donnerait lieu à des accidens graves.

On a souvent, dans les maladies aiguës et chroniques, combiné avec avantage les boissons acidules avec les amers. On administre avec succès les décoctions acidulées de plantes chicoracées ou de quinquina dans certaines fièvres continues ou intermittentes, accompagnées d'évacuations intestinales très-fétides, putrides et vermineuses. Les acidules ajoutent alors leur propriété à l'action tonique et astringente des amers.

De l'emploi hygiénique des fruits acidules. Voyez ALIMENT.

(GUERSENT.)

ACIER, s. m., *chalybs*, en grec χάλυψ. Nom donné à un composé de carbone et de fer, dans lequel on trouve depuis un jusqu'à vingt millièmes de carbone : le meilleur est celui qui en contient de sept à huit millièmes. L'acier existe dans la nature, comme l'a prouvé Mossier qui en a trouvé un marc pesant seize livres six onces, dans le département de l'Allier. Il est solide, brillant, ductile, malléable, insipide, inodore, plus léger que le fer, susceptible de prendre un beau poli, d'une structure granuleuse, et jouissant au plus haut degré de la propriété d'être attiré par l'aimant. L'acier peut être *trempé*, en le plongeant subitement dans des liquides froids, après avoir été fortement chauffé : ces liquides sont l'eau, le mercure, les acides, les huiles : il acquiert alors de nouvelles propriétés, il est plus élastique, plus dur, moins pesant, et fragile. Il suffit de le chauffer fortement et de le laisser refroidir lentement, pour lui rendre les propriétés qu'il possédait avant d'avoir été trempé. On distingue, dans les arts, l'*acier naturel* ou de *fonte* ou *d'Allemagne*, l'*acier* de *cémentation*, et l'*acier fondu*. On obtient le premier en chauffant fortement un mélange de charbon et de fonte grise. L'acier de cémentation se fait en plaçant alternativement, dans un fourneau carré, plusieurs couches de matières charbonneuses et des barres de fer de dix à quinze millimètres d'épaisseur, et en élevant la température jusqu'à 80 ou 90 degrés du pyromètre de Wedgwood. Enfin on prépare l'acier fondu, en chauffant dans un creuset l'acier de cémentation réduit en fragmens et recouvert d'un flux fait avec du verre de bouteille pilé ou de la poudre de charbon. L'acier a été connu des anciens. Aristote a donné une description incomplète du procédé qu'il fallait suivre pour l'obtenir. Pline et Justin en ont parlé sous le rapport de la trempe.

L'acier n'est guère employé en médecine : quelques praticiens prescrivent cependant la limaille d'acier dans les cas où la limaille de fer est indiquée. Ce dernier médicament contenant quelquefois des parcelles de cuivre, et pouvant ainsi devenir nuisible à l'économie animale, ce n'est que sous ce rapport qu'il peut être avantageux d'administrer la limaille d'acier, qui est ordinairement plus pure que celle de fer, mais dont les propriétés médicales sont absolument les mêmes. Quelques pharmaciens préparent avec la limaille d'acier porphyrisée la boule de Nancy, ou tartrate de potasse et de fer. Enfin la pommade connue sous le nom de *baume d'acier* contient une certaine quantité de ce carbure. La chirurgie fait de l'acier un usage beaucoup plus étendu : la plupart des instrumens qu'elle emploie, tels que les rasoirs, les bistouris, les lancettes, les couteaux à amputation, etc. sont en acier fondu. Les deux autres espèces d'acier servent à confectionner les pinces et autres instrumens de ce genre. Les forceps se fabriquent avec un mélange de parties égales d'acier et de fer. (ORFILA.)

ACIÉSIE, s. f., *aciesis*, de α privatif et de κύειν, concevoir. Nom donné par Vogel à la stérilité de la femme. *Voyez* STÉRILITÉ.

ACINÉSIE, s. f., *acinesia*, de α privatif et de κινεῖν, mouvoir. Galien appelle ainsi l'instant de repos qui sépare la systole de la diastole des artères. *Voyez* POULS.

ACINI, mot latin, ou *acilli*. Ce mot qui désigne proprement des petits grains de fruits, a été introduit dans le langage anatomique par Sylvius Deleboë, pour désigner les granulations des glandes conglomérées.

ACINIFORME (tunique), *tunica acinolis*, s. *aciniformis*, s. *acinosa*; synonyme de UVÉE. (BÉCLARD.)

ACNÉ, s. f., ἀκμή, maladie de la peau caractérisée par une éruption de tubercules peu étendus, séparés les uns des autres ou rassemblés en groupes, durs, plus ou moins rouges à leur base, d'une durée incertaine, mais toujours très-longue, ayant leur siége ordinaire sur le front, le nez, les joues, les tempes, etc. S'il faut en croire Cassius (probl. 33), le mot *acné* dériverait de ἀκμή, ἀκμαί, *vigores*, parce que cette éruption a lieu le plus communément dans l'âge adulte, et que souvent elle semble s'allier à une sorte de vigueur. Employé anciennement par Aëtius, et dans ces derniers temps par Sauvages, ce terme a été définitivement adopté par Willan et Bateman dans leur classification.

L'*acné* des pathologistes anglais correspond à la dartre pustuleuse couperose, *herpes pustulosus gutta rosea*, de M. Alibert; au genre *gutta rosea* de Darwin (*zoonomia*); aux *vari* des anciens (Celse). C'est la même maladie qu'on trouve désignée dans quelques auteurs grecs, sous le nom de ἴονθος (Aétius). Le genre aoné se compose de quatre espèces, l'*acne simplex*, *a. punctata*, *a. indurata*, et *a. rosacea*. La dénomination de couperose étant généralement consacrée en France, c'est à ce mot que nous nous réservons de parler de ce qui est relatif à cette maladie de la peau. *Voyez* COUPEROSE. (BIETT.)

ACOLOGIE, ou AKOLOGIE, s. f., *akologia*, de ἄκος, remède, et de λόγος, discours. Nom que quelques auteurs ont donné à la matière médicale. Inusité.

ACONIT NAPEL (*aconitum napellus*. L.) Renonculacées, JUSS.; polyandrie trigynie, LIN. Les caractères botaniques du genre aconit sont les suivans : calice coloré, irrégulier, sépale supérieur en forme de casque; corolle formée de deux pétales (nectaires de LIN.) longuement pédiculés à la base, terminés par une sorte de petit capuchon dont l'ouverture inférieure offre une petite languette allongée : ces deux pétales sont contenus et cachés sous le sépale supérieur. Les capsules sont au nombre de trois ou de cinq.

L'aconit napel est une grande et belle plante vivace, qui croît dans les pâturages des montagnes, dont la tige, haute de deux à trois pieds, porte des feuilles alternes, pétiolées, découpées en lobes digités. et se termine par un long épi de fleurs d'un beau bleu violet, et dont les capsules sont au nombre de trois seulement.

Analyse chimique. — Elle laisse encore beaucoup à désirer. Brandes y a découvert un principe immédiat nouveau, auquel il a donné le nom d'*aconitin*.

Propriétés et usages. — On n'a long-temps vu dans le napel qu'une plante dangereuse et délétère, qui plus d'une fois avait donné lieu à des accidens graves et souvent même mortels. Mais de même que la plupart des autres poisons, le napel est devenu, entre les mains de quelques expérimentateurs habiles, un médicament efficace dans lequel la thérapeutique a trouvé une nouvelle ressource. Storek, qui s'est spécialement occupé de l'emploi médical des plantes vireuses, a le premier appelé l'attention des praticiens sur l'aconit napel. Il tenta sur lui-même ses premières expériences. Le seul résultat positif qu'il obtintfut de reconnaître dans ce végétal la propriété d'augmenter d'une manière sensible la perspiration cutanée. Depuis cette époque, l'aconit napel a tour à tour été repris et abandonné par les médecins. Nous n'entrerons point ici dans le détail de toutes les tentatives que l'on a faites avec ce médicament; nous nous contenterons de faire connaître ses effets physiologiques et les inductions thérapeutiques que l'on peut raisonnablement en tirer.

Lorsque l'on mâche une petite quantité de feuilles fraîches de napel, sans même en avaler le suc, il se manifeste bientôt un sentiment d'ardeur profonde dans toutes les parties de la bouche, auquel succède une sensation de froid et d'engourdissement. Ces phénomènes sont encore bien plus remarquables et ont une activité bien plus grande, quand on en avale le suc, ou que l'on a introduit dans l'estomac une petite quantité d'extrait bien préparé de cette plante. L'on ne tarde pas à en ressentir les effets les plus marqués. Le vomissement ou des déjections alvines annoncent l'irritation imprimée au canal alimentaire; un pouls irrégulier, une sueur plus ou moins abondante, suivie et accompagnée quelquefois d'éruptions cutanées, se manifestent bientôt; enfin la sécrétion de l'urine éprouve une augmentation notable. Au milieu de ces phénomènes variés, le cerveau et les nerfs participent également à l'excitation générale; une inquiétude vague se fait sentir, des vertiges ont lieu, les membres sont agités de mouvemens involontaires. Enfin si la dose du médicament est trop considérable, il agit à la manière des poisons narcotico-âcres. *Voyez* POISONS.

Nous venons de présenter réunis et rapprochés les divers phénomènes auxquels donne lieu l'administration de l'aconit; mais ces différens phénomènes sont loin d'être constans, et surtout ne se présentent presque jamais ensemble sur le même individu. Le plus souvent, au contraire, ils ne se montrent qu'un à un. Tantôt l'augmentation de la sécrétion urinaire est le seul effet marqué occasioné par l'extrait d'aconit; d'autrefois, au contraire, il ne se manifeste d'autre phénomène qu'une perspiration plus active et une sueur plus abondante.

Quoi qu'il en soit, l'aconit a été essayé et préconisé contre une foule de maladies tout-à-fait différentes. Ainsi on s'en est servi contre les douleurs de rhumatisme et de goutte, contre les névralgies chroniques. Sa vertu sudorifique rend assez bien raison des succès que l'on a obtenus dans ces différens cas. L'aconit a été mis en usage pour guérir l'épilepsie, les convulsions et la paralysie, surtout celle qui est la suite des attaques d'apoplexie. M. le docteur Kappler, médecin de l'hôpital Saint-Antoine de Paris, l'emploie fréquemment dans cette dernière circonstance, et en a obtenu des succès souvent répétés. On a cherché dans l'extrait d'aconit un remède contre les affections asthmatiques, et quelques cures ont en quelque sorte justifié les essais tentés à cet égard. La secousse générale qu'occasionne quelquefois ce médicament dans toute l'économie, autorise à penser que l'on a pu assez souvent s'en servir avec avantage pour guérir certaines fièvres intermittentes. Cependant le grand nombre d'expériences tentées par M. le professeur Fouquier, à l'hôpital de la Charité, pour reconnaître les propriétés médicales de l'extrait d'aconit, n'ont point confirmé toutes les vertus que l'on a cru reconnaître dans cette plante. Il résulte des essais nombreux faits par cet habile praticien, que le seul phénomène constant, auquel l'administration de ce médicament donne lieu, est l'augmentation de la sécrétion urinaire; tous les autres sont extrêmement variables, et il est impossible de fonder sur eux une méthode rationnelle de traitement. C'est surtout pour combattre l'hydropisie que M. Fouquier a employé ce médicament avec le plus de succès, et c'est dans le traitement seul de cette maladie qu'il lui a reconnu une action curative réelle.

Mode d'administration. L'aconit s'administre en extrait que l'on doit préparer avec le suc exprimé de l'herbe fraîche et lentement évaporé au bain-marie. On commence par un demi-grain ou un grain, et l'on augmente successivement la dose, que l'on peut porter à un scrupule et plus. (A. RICHARD.)

ACOPE, *acopeux*, adj., de α privatif, et κόπος, fatigue : dénomination appliquée d'abord par les médecins grecs, et ensuite par les latins, à tous les moyens thérapeutiques et hygiéniques qui tendent à combattre d'une manière générale la lassitude. On a ensuite étendu cette dénomination à tous ceux qui soulagent les douleurs profondes et journalières, et ces diaphorétiques ont été par cette raison considérés comme des médicamens acopeux. Enfin, comme beaucoup de linimens et de remèdes emplastiques avaient également été négligés dans ces mêmes circonstances, on a fini par appliquer à cette forme de médicamens même le nom d'acopeux. Celse admet ainsi quatre sortes de topiques acopeux, qu'il regarde comme très-utiles aux nerfs. (GUERSENT.)

ACORE VRAI, racine de l'*acorus calamus*, LIN. Aroïdes, JUSS. Hexandrie monogynie, LIN. Elle croît en Europe, en Alsace, en Normandie, au Japon, etc.

Caractère physique. — Cette racine, grosse comme le doigt, est, dans son état de dessiccation, spongieuse, brunâtre à l'extérieur, rosée intérieurement, d'une saveur aromatique et piquante, d'une odeur très-agréable. La plus estimée nous est apportée des grandes Indes.

Analyse chimique. — M. Trommsdorff en a retiré : 1° une huile volatile plus légère que l'eau; 2° de l'imeline; 3° de la gomme; 4° une matière extractive; 5° de la résine; 6° beaucoup de ligneux et d'eau.

Propriétés et usages. — L'acore vrai, ou *calamus aromaticus*, doit être rangé au nombre des médicamens stimulans.

Mode d'administration. — On peut administrer cette racine en infusion à la dose de deux gros à demi-once pour une livre d'eau. On la réduit quelquefois en poudre, et l'on en donne depuis un scrupule jusqu'à un gros, soit dans un véhicule convenable, soit en électuaire; enfin, son eau distillée peut être administrée à la dose d'une à deux onces. Ce médicament est peu employé. (A. RICHARD.)

ACOUSTICO-MALLÉEN (muscle), M. *acustico-mallearis, Seu Laxator tympani minor.* On a donné ce nom au muscle externe du marteau, parce que ce petit muscle, dont l'existence n'est pas constante, s'attache à la paroi supérieure du conduit auditif externe et se termine au col du marteau. Il relâche la membrane du tympan. (BÉCLARD.)

ACOUSTIQUE (physique), s. f., de ἀκούω, *audio*, j'entends, j'écoute. On désigne par ce nom la partie de la physique où l'on traite des diverses propriétés des sons. Les principaux phénomènes que l'on y examine sont : les milieux qui les transmettent, tels que l'air, l'eau, les corps solides; la vitesse du son, sa réflexion, ses effets dans la courbe elliptique d'un édifice, les échos; la manière dont le son se propage, la mesure des sons, la théorie de l'échelle musicale, etc., etc.; les effets du son sur l'organe de l'ouïe (*voyez* AUDITION), ceux de la musique sur l'économie. (*Voyez* MUSIQUE.) Les détails des diverses propriétés que nous venons d'énumérer seront donnés, autant que le comporte notre plan, à l'article *Son*. (ROSTAN.)

ACOUSTIQUE, adj., *acusticus;* qui a rapport à l'ouïe. On a donné cette épithète à plusieurs parties : aux conduits auditifs internes et externes et à leur orifice, à la trompe d'Eustache, au nerf auditif. (BÉCLARD.)

ACRASIE, s. f., *acrasia*, de α privatif, et de κρᾶσις, tempérament, modération. Ce mot offre, dans les écrits des auteurs anciens, plusieurs acceptions : tantôt il exprime l'intempérance dans l'usage des alimens, des boissons et des autres choses de l'hygiène; tantôt il désigne la débilité de tout le corps ou de quelque partie. Dans ce dernier cas, il a été probablement confondu avec le mot *acratie*. *Voyez* ACRATIE. (R. DEL.)

ACRATIE, s. f., *acratia*, de α privatif, et de κράτος, force. Défaut de forces, faiblesse.

ACRE, adj. de ἄκρος, sommet, ou de ἀκή, pointe. Les théories chimiques et mécaniques qui avaient successivement envahi le domaine de la pathologie et de la thérapeutique, avaient prodigieusement agrandi la classe des substances âcres, et avaient même entièrement dénaturé la véritable signification de ce mot. On donnait le nom d'âcres à toutes les substances qui étaient supposées, par leur action, devoir changer la figure des molécules des corps : aussi admettait-on des âcres de toutes les figures. La douleur, suivant Boerhaave, n'était autre chose que la division des fibrilles nerveuses par la force des molécules des âcres. On distinguait, en conséquence, des âcres chimiques et mécaniques. On rangeait dans la première division toutes les substances acerbes, et l'on admettait dans la seconde toutes les poudres insolubles comme celle des métaux, des cristaux, du verre. Ces hypothèses ayant été mises de côté, on ne reconnaît plus maintenant comme substances âcres que toutes celles qui exercent sur les organes du goût une sensation brûlante et irritante, dont l'impression se fixe principalement à la gorge. Ces substances sont minérales, végétales ou animales. Parmi les premières on remarque surtout l'arsénic, le sublimé, les alcalis, les acides concentrés; dans les secondes, on observe les sucs d'euphorbe, les racines de scille, de bryone, de jalap, d'ellébore, les tiges de garou, etc. etc. La troisième section est la moins nombreuse; elle ne renferme que la poudre de cantharides. Toutes ces substances jouissent de propriétés très-différentes; et la saveur âcre qui leur est commune n'est point due à un principe particulier : aussi ne se ressemblent-elles aucunement par leur manière d'agir, et c'est dans les articles qui les concernent en particulier qu'on doit traiter de leurs propriétés. (GUERSENT.)

ÂCRETÉ, s. f., *acritas*. Mot par lequel on désigne la propriété des corps *âcres*. (*Voyez ce mot.*) Les humeurs animales ont été considérées comme susceptibles d'éprouver, dans les vaisseaux où elles circulent, une altération qui leur imprime une propriété âcre ou irritante. *Voyez* ACRIMONIE, mot qui est presque uniquement appliqué à l'âcreté des humeurs.

ACRIMONIE, s. f., *acrimonia*. Ce mot a joué, dans la pathologie humorale, un rôle aussi important que celui qu'accordent maintenant à l'irritation les solidistes de notre époque. Il exprimait une propriété âcre, irritante, supposée dans les humeurs et attribuée, soit à un mouvement spontané qui faisait prédominer quelques-uns de leurs élémens chimiques, soit au mélange de substances étrangères douées d'âcreté.

Le fond de ces idées se trouve en partie dans Hippocrate, qui lui-même les avait reçues de ses prédécesseurs. Avant Hippocrate, on admettait dans les humeurs certaines qualités amère, salée, douce, aigre, âpre, etc., qui ne s'aperçoivent pas et ne sont point nuisibles, tant que les humeurs sont mêlées, et que par ce mélange elles se tempèrent l'une par l'autre, mais qui deviennent sensibles et incommodes, dès que ces mêmes humeurs se divisent (Hipp. *De priscâ medicinâ*). Galien, qui s'est livré beaucoup plus qu'Hippocrate à la théorie spéculative, et qui la fonda particulièrement sur la dépravation des humeurs, adopta, en la développant, une opinion presque entièrement semblable.

Jusqu'à Sylvius, qui professait à Leyde dans le 17e siècle, l'âcreté des humeurs n'avait été admise que d'une manière très-vague. Ce médecin en fit la base d'un système dont tous les traits furent pris dans son imagination. Le mélange des humeurs, leur fermentation et leur effervescence constituaient toute sa physiologie; il en appliqua les principes à la théorie des maladies. Chacune d'elles eut pour cause prochaine l'acrimonie de l'un des fluides de l'économie animale; cette acrimonie, dont le développement était expliqué par les théories chimiques existantes alors, était acide ou alcaline. La thérapeutique fut entièrement dirigée dans des vues chimiques. On ne vit dans les médicamens que des moyens de neutraliser l'acidité et l'alcalescence, ou de les combattre l'une par l'autre. Les erreurs les plus déplorables furent la conséquence de l'absurdité et de la téméraire application de ce système.

Quoique dans la suite les principes chimiques n'aient pas eu une influence aussi exclusive et aussi funeste sur le traitement des maladies, le mot *acrimonie* se conserva dans la pathologie humorale. Boërhaave, qui composa sa doctrine d'élémens divers puisés dans celles de ses prédécesseurs ou de ses contemporains, distingua cinq espèces d'acrimonie; 1° une acrimonie mécanique consistant dans le changement des molécules des fluides devenus des angles solides et aigus; 2° une acrimonie saline, qui est muriatique, ammoniacale, acide, alcaline, fixe et volatile, simple et composée; 3° une acrimonie huileuse, produit d'une huile atténuée, comme brûlée, saline et âcre; 4° une acrimonie savonneuse, analogue aux venins animaux et végétaux; 5° une acrimonie composée des quatre précédentes, ou produite par les âcres introduits dans le corps. (Boërh. *Institut.*) Mais dans ses aphorismes, Boërrhaave restreignit à deux le nombre de ces espèces, et ne reconnut que l'acrimonie acide et l'acrimonie alcaline. C'est à cet auteur que nous emprunterons les caractères auxquels on reconnaissait ces prétendus vices des humeurs, et les effets qui leur étaient attribués : l'acrimonie acide, pensait-on, provient de l'usage de certains alimens végétaux et occasionne la ténacité des humeurs; elle se développe chez les sujets qui manquent d'un sang de bonne nature, chez lesquels il y a faiblesse de la fibre, des vaisseaux et des viscères, et défaut du mouvement vital. Son siége principal est dans les premières voies de la digestion où elle prend naissance ; elle passe de là dans le sang et dans le reste des humeurs. Ses effets sont : des rapports acides, la faim, des pincemens d'estomac, des flatuosités, des spasmes, diverses altérations de la bile et du sang. Les matières des excrétions exhalent une odeur acide. Delà naissent des prurits, des pustules, des ulcères. Le cerveau, les nerfs sont irrités. Des convulsions, différens troubles de la circulation se manifestent.

Suivant le même auteur, l'acrimonie alcaline, au contraire, reconnaît pour cause l'usage d'alimens animaux ou de quelques végétaux alcalescens, l'abondance d'un sang riche en matériaux nutritifs, l'énergie des vaisseaux et des viscères, la prédominance des principes actifs de la bile, un repos absolu comme un exercice immodéré qui engourdit ou stimule le mouvement vital, une chaleur excessive. Cet état des humeurs abolit l'appétit, occasionne la soif, des rapports nidoreux. Il s'exhale une odeur fétide; l'intérieur de la bouche, la langue, le palais, etc., sont couverts d'un enduit sale, amer et putride : il y a dégoût général, si ce n'est des substances aqueuses et acides. Les humeurs sont composées de matériaux non assimilés et putrides. De là des diarrhées bilieuses, des coliques spasmodiques et inflammatoires, et le sentiment d'une chaleur incommode. Une dissolution putride s'empare du sang. Il s'y développe une acrimonie alcaline, huileuse, volatile, qui le rend impropre au travail de la nutrition. L'action des solides et des fluides est troublée, pervertie, abolie, ce qui donne lieu à la putridité des matières des excrétions, au développement de fièvres ardentes, d'inflammations, etc.

On voit, d'après cet exposé, que des altérations qui existent réellement dans les humeurs durant le cours de la plupart des maladies, ont servi de fondement aux hypothèses par lesquelles on en expliquait l'origine. On a établi une analogie vicieuse entre l'effet et la cause, ou plutôt on a pris l'un pour l'autre. Il est certain que, dans une foule de circonstances, les produits des sécrétions acquièrent une âcreté qui les rend susceptibles d'irriter, d'enflammer les parties sur lesquelles ils séjournent; tels sont le fluide secrété par la membrane nasale dans le coryza, les larmes dans l'ophthalmie, les matières alvines, l'urine dans les phlegmasies des voies digestives ou des reins, etc.; mais cette propriété irritante des fluides ne peut être observée et n'existe probablement que hors des organes qui les ont sécrétés.

Cependant d'autres médecins, appartenant également à la classe des humoristes, persistèrent à attribuer certaines affections à une propriété âcre des humeurs. Mais pensant qu'on ne pouvait pas en déterminer la nature chimique, ils distinguèrent les espèces d'acrimonie par le nom des maladies qu'elles étaient supposé produire; ainsi il y eut des acrimonies scorbutique, vénérienne, arthritique, cancéreuse, etc. Dans ces derniers temps, on a remplacé l'expression *acrimonie* par celle de *vice*, de *diathèse*. Elles ne sont peut-être préférables à la première, que parce qu'elles sont plus vagues encore.

Quelque peu importans que paraissent à notre époque les développemens donnés au mot acrimonie, nous avons dû les présenter, parce qu'ils appartiennent à l'histoire de la science. Nous ne discuterons pas dans cet article jusqu'à quel point les humeurs peuvent être composées naturellement de principes âcres, ou les acquérir accidentellement; dans quels cas leur altération primitive peut être regardée comme la cause de maladies. *Voyez*, pour la solution de ces questions, les mots HUMEURS, HUMORISME.

(RAIGE-DELORME.)

ACRISIE, s. f., *acrisia*, de α privatif, et de κρίσις, jugement; absence de crise. Cette expression a été employée par Hippocrate et quelques auteurs anciens pour désigner la solution de certaines maladies qui a lieu sans phénomènes critiques, ou la disposition d'une maladie qui indique qu'on ne doit s'attendre à aucune crise. Le mot *acrisie*, détourné de son sens étymologique, a été appliqué aussi aux crises de mauvaise nature. (*Voyez* CRISE.) Quelques modernes ont donné le nom d'acrisie à la période d'irritation des maladies, pendant laquelle les symptômes, augmentant en intensité ou conservant leur état de violence, indiquent que la crise ne peut pas se faire. (R. DEL.)

ACRITIQUE, adj., qui appartient à l'acrisie, à la période d'irritation des maladies; pouls *acritique*. *Voyez* ACRISIE.

ACROCHORDON, s. m., ἀκροχορδών, *acrochordum*, de ἄκρος, *summus*, extrémité, et de χορδή, *fides*, corde. Les Français rendent ce mot par ceux de *verrue* ou *porreau*. C'est en effet un petit tubercule pédiculé de la peau, *pensilis verruca*, de figure arrondie, mais dont la base est étroite. Le plus souvent cette tumeur paraît avoir son siége dans les couches les plus profondes de la peau, ou même dans le tissu cellulaire sous-cutané. Cette production organique est dure, sensible, grêle dans une partie de son étendue, et surtout vers son extrémité adhérente. Elle affecte principalement les personnes jeunes. Ce nom d'acrochordon vient de ce que l'extrémité de cette verrue ressemble soit par sa figure, soit par sa mobilité, au bout d'une corde.

Plusieurs auteurs latins ont considéré les mots *vari*, *verrucæ*, *tumores ficosi*, *sarcomata*, comme les synonymes d'*acrochordon*. Ils prétendent même que ces excroissances sont des signes de force, et ils donnent pour raison qu'on les observe sur les personnes à la fleur et dans toute la vigueur de l'âge. Il ne les ont considérées comme un défaut que lorsqu'elles sont trop multipliées. C. Celse a nommé *myrmecias*, μυρμηκίας, des excroissances noirâtres, à large base, dont le tiraillement est douloureux ; *acrothymion*, ἀκροθύμιον, des végétations verruqueuses qui dépassent le niveau de la peau, inégales à leur sommet ; enfin, il appelle *acrochordon*, ἀκροχορδών, des espèces de verrues à surface inégale, minces et étroites vers leur insertion à la peau, et s'élargissant vers leur extrémité. Willan et M. Bateman ont considéré ces petites productions organiques comme analogues à celles qu'ils décrivent sous les noms d'*acné* et d'*ionthos*. *Voyez* ces mots. (G. BRESCHET.)

ACROMIAL, adj. *acromialis*; qui a rapport à l'acromion. On donne ce nom à une artère, à une veine, à une extrémité de la clavicule, à l'articulation de cette extrémité et à ses ligamens, à deux bourses muqueuses. Acromiale (artère), c'est l'une des branches thoraciques de l'artère axillaire. Acromiale (veine), elle correspond à l'artère.

ACROMIO-CORACOIDIEN (ligament). L. *Acromio-coracoïdeum*; c'est un ligament aplati de haut en bas, triangulaire, étendu entre l'apophyse-coracoïde, à laquelle il s'attache par sa base divisée en deux faisceaux plus ou moins distincts, et l'apophyse acromion à la pointe de laquelle il se termine par son sommet. Il concourt à former l'espèce de voûte qui couvre l'articulation scapulo-humérale.

ACROMION, s. m. *acromion*, *acromium*; de ἄκρος, et de ὦμος, extrémité ou sommet de l'épaule ; c'est une apophyse considérable qui termine l'épine de l'omoplate en haut et en dehors, qui présente une surface articulaire pour l'extrémité externe de la clavicule, et qui donne attache aux muscles trapèze et deltoïde. *Voyez* OMOPLATE. (BÉCLARD.)

ACROTÉRIASME, s. m. *acroteriasmus* de ἀκρωτηριάζειν, mutiler. Ce mot, dont on ne se sert plus aujourd'hui, était employé par les anciens pour désigner les amputations des membres. *Voyez* AMPUTATION. (J. CLOQUET.)

ACROTHYMION, s. m. *acrothymion* ἀκροθύμιον, petites tumeurs verruqueuses, dures, sillonnées, rugueuses à leur sommet, se développant sur plusieurs parties du corps, mais plus particulièrement sur les mains et les pieds, et sur quelques points du système muqueux. Celse, qui a décrit l'acrothymion, remarque que lorsque ces végétations se forment sur les organes génitaux, elles sont plus graves en ce qu'elles s'excorient fréquemment, et laissent échapper une certaine quantité de sang. Paul d'Ægine et Ætius ont également parlé de ces tumeurs, et tout ce qu'ils en disent s'applique à ce que nous savons sur les verrues. *Voyez* EXCROISSANCE, VÉGÉTATION, VERRUES. (BIETT.)

ACTIF, adj. *activus*, de *agere*, agir, qui agit, qui a la propriété d'agir, qui agit avec énergie. Ainsi on nomme remèdes *actifs*, ceux qui présentent des effets prompts et énergiques. C'est dans le même sens qu'on dit qu'un traitement est *actif*, que l'on fait une médecine active, parce que le médecin a recours à des remèdes actifs.

Les physiologistes ont divisé les organes de la locomotion en actifs et en passifs, suivant que ces organes déterminent les mouvemens par leur action, tels sont les muscles, ou qu'ils ne concourent aux mouvemens qui leur sont communiqués, que par les points d'appui qu'ils prêtent, l'union qu'ils établissent, la facilité, la direction qu'ils donnent aux mouvemens, ou les bornes qu'ils leur imposent, etc.; tels sont les os, les cartilages, les ligamens, etc.

L'hygiène a employé les expressions *actif* et *passif*, et a distingué par elles les mouvemens que le corps exécute d'avec ceux qui lui sont communiqués.

Dans ces cas, le mot *actif* et celui de *passif*, qui lui est ordinairement opposé, ont conservé leur acception naturelle; mais, dans le langage médical, ils sont pris plus souvent dans un sens un peu détourné, et expriment plutôt des degrés ou des modifications d'action que l'existence ou l'absence même d'action. Ainsi l'on a dit que les sensations étaient actives ou passives; actives, lorsque l'attention dirige l'organe du sens vers l'objet dont on désire recevoir l'impression ; passives, lorsque cette impression est perçue, sans qu'il y ait eu désir et par conséquent volonté de la percevoir. C'est la différence qui existe entre regarder et voir, écouter et entendre, flairer et sentir une odeur.

Une distinction analogue a été faite entre les affections de l'âme ; celle-ci est affectée involontairement de plaisir ou de peine par la présence ou l'absence des objets ou des idées capables d'exciter ces sentimens, ou bien elle s'attache à ces objets et à ces idées ou s'en éloigne, selon que l'impression qu'ils ont faite est agréable ou pénible. La joie et le chagrin appartiennent aux affections passives, l'amour et la haine aux affections actives.

Enfin Buisson a donné le nom de vie *active* au système d'organes qui établit une relation entre l'animal et les corps qui lui sont étrangers, et que d'autres physiologistes ont appelé vie animale, vie de relation, etc.

En *pathologie*, les expressions *actif* et *passif* rappellent le *strictum* et le *laxum* des anciens méthodistes, et sont entièrement synonymes de *sthénique* et d'*asthénique*. Mais elles ont été restreintes à un plus petit nombre de cas que ces dernières, qui appartiennent à des systèmes généraux de médecine. On a appliqué la dénomination d'*actives*, par opposition à celle de *passives*, à plusieurs classes de maladies, surtout aux hémorrhagies, dont la cause a été attribuée à une augmentation d'action dans les organes qui sont le siége des phénomènes morbides, tandis que, dans l'état opposé, cette cause était l'atonie, la faiblesse des mêmes organes. Les caractères sur lesquels on a basé la distinction de ces deux états ont été tirés plutôt de la considération de l'économie animale toute entière, que de celle de l'organe même dont l'action a été supposée augmentée ou diminuée. Ainsi les causes et les signes d'une constitution pléthorique, l'énergie plus grande avec laquelle s'exécutent les principales fonctions, ont fait donner le nom d'*actives* à certaines maladies qui se développent sous l'influence de ces causes ou qui sont accompagnées de ces signes. Les mêmes maladies ont été regardées comme *passives*, lorsqu'elles succèdent à des causes débilitantes, lorsqu'elles sont accompagnées d'une faiblesse, d'un épuisement, signes du défaut d'énergie dans l'exercice des fonctions. Ce n'est pas ici le lieu de discuter les théories qui ont donné des explications diverses des dénominations d'*actif* et de *passif*; d'autant plus que ce qu'on pourrait en dire maintenant ne s'appliquerait pas à toutes les maladies qui les ont reçues. Ces développemens seront mieux placés aux articles où il sera traité de chacune d'elles. (*Voyez* FLUX, HÉMORRHAGIE, HYDROPYSIE, etc., etc.) Mais soit que ces deux conditions opposées de l'économie animale, l'augmentation et la diminution de force, soient pour les uns la cause prochaine de la maladie, soit que d'autres, ne les considérent que comme causes prédisposantes ou circonstances concomitantes, la dictinction de certaines maladies en *actives* et en *passives* peut être conservée, parce qu'elle indique des modifications d'une même affection, qui apportent des modifications nécessaires dans la manière de la traiter.

On a encore employé les expressions *actif* et *passif* pour distinguer les anévrismes du cœur, dont l'augmentation de volume est dû tantôt à une simple dilatation de ses cavités par l'effort du fluide qui distend leurs parois, tantôt à l'épaississement de ces parois par un accroissement de nutrition, avec ou sans dilatation des cavités. Les premières lésions ont été appelées *anévrismes passifs*, les secondes, *anévrismes actifs*. L'on s'est efforcé de rattacher à chacune de ces espèces d'anévrismes les idées qu'on s'était formées sur les états actif et passif des maladies en général; mais l'observation a détruit ces rapprochemens créés par la théorie. *Voyez* ANÉVRISME DU COEUR. (RAIGE-DEL.)

ACTION, s. f. Ce mot, pris dans un sens physique, désigne le résultat de l'activité de la matière, le produit de l'activité des divers corps de la nature. Quoi qu'en ait dit l'ancienne métaphysique, il est faux que la matière soit inactive ; à quelque système de corps qu'elle appartienne, on la voit toujours se mouvoir : tous les corps sont actifs, c'est-à-dire agissent, exécutent des mouvemens en vertu desquels ils produisent tous les phénomènes qu'on observe dans l'univers. Les astres se meuvent dans les espaces célestes. Les fluides dits impondérables, c'est-à-dire la lumière, le calorique, le fluide électrique, etc., produisent tous ces phénomènes si universels des couleurs, des températures, etc. Sans cesse les minéraux gravitent vers le centre de la terre ; et sans cesse aussi leurs molécules intégrantes et constituantes agissent en vertu des diverses affinités, pour maintenir ou faire varier leur état physique et leur composition. Les végétaux de leur côté exécutent de nombreux mouvemens par lesquels ils se nourrissent, se reproduisent et parcourent les phases diverses qui constituent leur vie. Il en est de même enfin des animaux, qui, de plus, peuvent à leur gré se transporter d'un lieu dans un autre, et qui offrent des actes bien plus merveilleux encore, ceux de la sensibilité. Tous les corps, sans exception, agissent donc, et ce sont les divers mouvemens auxquels ils se livrent qui constituent ce qu'on appelle des *actions*.

Par le seul tableau que nous venons de présenter de ces actions, on voit qu'elles sont à la fois innombrables et très-diverses. Ce n'est certainement pas ici le lieu de faire l'histoire de chacune d'elles; ce serait vouloir traiter de toutes les sciences, car ce sont elles qui, avec l'étude de la structure des corps qui les produisent, fondent la somme de toutes nos connaissances et constituent l'histoire de toute la nature. Nous n'avons à présenter ici sur elles que quelques idées générales.

D'abord toutes sont le produit de la matière, supposent le travail d'un corps : trop long-temps on a, dans les sciences, rapporté certaines actions à des *âmes*, à des *esprits*, parce qu'on n'en connaissait pas les agens matériels; il faut être en garde contre une pareille philosophie, qui conduit à admettre des effets sans cause, et qui, se payant de mots, ne fait nullement étudier les phénomènes et les conditions de leur production.

En second lieu, puisque toutes sont le produit de la matière, jamais elles ne seront différentes sans qu'on doive concevoir des différences dans le corps matériel dont elles dérivent. C'est une proposition bien importante encore à consacrer, puisqu'elle ramène sans cesse à l'observation matérielle des corps qui produisent les actions, observation dans laquelle seule on peut découvrir les conditions de leur production; ce qui est le but unique des sciences, et qu'ainsi on évite de se perdre en de pures abstractions, comme l'ont fait si long-temps les savans.

En troisième lieu, c'est par l'observation seule, c'est-à-dire l'application de ses sens à l'examen des corps et à l'investigation de toute la nature, qu'on parvient à les connaître; mais cette connaissance se borne à apprécier leurs traits extérieurs et les conditions de leur production, ce qui s'appelle en tracer les lois, mais n'en fait nullement découvrir l'essence ni la cause. Quelle marche suivons-nous en effet dans les sciences et dans l'étude des actions des corps? 1° Si ces actions sont susceptibles d'être saisies par les sens, on les décrit et on en recueille, par l'observation, les traits extérieurs; 2° si au contraire elles sont trop moléculaires pour être aperçues par aucun sens, on se borne à prouver par leurs résultats qu'elles ont eu lieu; 3° observant ensuite dans quels rapports elles sont liées entre elles, dans quel ordre de subordination elles dérivent les unes des autres, on cherche à s'élever à celle qui est la plus générale, et dont toutes les autres paraissent être alors des effets ou des dépendances; 4° enfin, en étudiant les corps qui en sont les agens, on cherche à spécifier, à découvrir les conditions qui sont nécessaires pour qu'elles se produisent. C'est ainsi qu'on est parvenu à signaler chacune d'elles, à les ramener toutes malgré leur immensité à un certain nombre de groupes, à découvrir les lois de leur production, par conséquent à pouvoir concevoir, prédire, expliquer les divers phénomènes qui se produisent dans l'univers. Ainsi, les sciences dont elles constituent la partie principale ont été faites, et l'homme est parvenu à coordonner ses connaissances pour lui et la postérité.

C'est par cette comparaison des actions entre elles qu'on a été conduit à les diviser, comme la matière elle-même, comme les corps, en deux grandes classes, les *actions des corps non vivans* ou *physiques* et *chimiques générales*, et les *actions des corps vivans* ou *vitales*.

Les premières, c'est-à-dire les physiques, les mécaniques et les chimiques, sont les plus générales de toutes, car elles s'observent en tout corps, quel qu'il soit, dans le corps vivant lui-même, chez lequel les actions vitales peuvent seulement les contre-balancer ou les modifier. Les unes ne portent que sur la masse du corps, ou au moins sur ses molécules intégrantes; ce sont les actions physiques et mécaniques, comme la *gravitation*, l'*action de cohésion*, celle d'*élasticité*, etc.. Les autres se passent entre les molécules constituantes des corps, et en déterminent la nature et la composition; ce sont les actions chimiques, comme les *diverses affinités*, etc. Tous les phénomènes atmosphériques, tous ceux du règne minéral, et plusieurs de ceux des corps vivans, se rapportent à cette première classe d'actions.

Les actions vitales, au contraire, sont exclusives aux corps vivans, et celles par lesquelles les corps vivans font exception à la nature universelle et générale; ce sont elles, par exemple, qui assurent à ces êtres un état physique particulier, une nature chimique spéciale, qui contre-balancent et modifient en eux la production des actions physiques générales, et qui constituent tous les phénomènes de la vie. A elles se rapportent les phénomènes les plus élevés que nous présente l'univers, ceux de la sensibilité. Elles ne sont pas seulement différentes des premières, mais en opposition complète avec elles. Peut-être, à la vérité, elles ne sont que ces mêmes actions modifiées, car il est probable que ce sont les mêmes lois qui régissent tout l'univers, et il est sûr qu'il y a dans l'ensemble des êtres un point où se confondent les corps non vivans et les corps vivans, où il y a passage des uns aux autres. Mais cette modification des actions générales, à laquelle est due la vie, est si importante, que ces actions deviennent alors tout autres, sont même exclusives de ce qu'elles étaient d'abord, et sont, à juste titre, l'objet d'une science spéciale, la *physiologie*. Lorsque même on aurait découvert en quoi consiste cette modification, ce qui serait avoir trouvé le secret de la vie, l'étude de ces actions vitales n'en devrait pas moins former une science distincte.

Ce sont ces dernières qui concernent surtout le livre dans lequel nous écrivons. On ne connaît encore d'elles que leur opposition complète avec les actions physiques générales; cependant on s'efforce aussi de remonter aux conditions matérielles de leur production. Elles sont multiples, comme les actions physiques générales : les unes font nourrir l'être, les autres le font se reproduire; il en est qui le font se mouvoir, d'autres le font sentir. Se modifiant par le fait seul de la durée du corps vivant, elles déterminent les mutations des *âges*. Susceptibles de variations selon les individus, elles fondent les *idiosyncrasies*, les *tempéramens*. Changeant enfin selon l'état de santé et l'état de maladie, elles constituent tous les phénomènes dont traitent la physiologie et la pathologie. Jamais elles ne se montrent ainsi différentes entre elles ou variables en elles-mêmes, sans qu'il n'y ait des différences antécédentes dans les organes matériels qui les produisent. C'est leur histoire qui, restreinte à ce qu'elles sont dans l'homme, fonde la science de la médecine considérée dans sa généralité. Notre Dictionnaire tout entier est consacré plus ou moins prochainement à leur exposition. (ADELON.)

ACTION (thérapeutique). On se sert souvent de ce mot dans deux sens différens, tantôt pour désigner la force active des médicamens et de tous les agens de la thérapeutique; c'est dans ce sens qu'on parle de l'action médicamenteuse en général et de l'action spéciale d'un médicament sur tel ou tel organe; tantôt, au contraire, on l'emploie pour indiquer les effets primitifs ou secondaires d'une substance médicamenteuse, et on prend alors l'effet pour la cause, en disant l'action tonique, sédative, révulsive, etc. *Voyez* CURATION, MÉDICATION, MÉDICAMENT, THÉRAPEUTIQUE. (GUERSENT.)

ACTUEL, adj., *actualis*, qui a lieu présentement, immédiatement. On joint cette épithète au mot *cautère*, pour désigner le calorique concentré appliqué immédiatement sur une partie du corps à l'aide d'instrumens de fer ou de tout autre métal à l'état incandescent. *Voyez* CAUTÈRE, CAUTÉRISATION. (R. DEL.)

ACUPUNCTURE, s. f. *acupunctura*, piqûre faite avec une aiguille. On donne particulièrement ce nom à l'introduction méthodique d'une aiguille dans diverses parties du corps, faite dans l'intention de soulager et de guérir. Cette opération, inconnue des Grecs, des latins et des Arabes, inventée par les Chinois, transmise par eux aux Japonais et aux Coréens, connue en Europe depuis un siècle et demi, y était presque oubliée, lorsque Dujardin et Vicq-d'Azir rappelèrent l'attention sur elle; et encore n'est-ce que depuis quelques années qu'elle paraît avoir été mise en pratique par quelques médecins.

Les cas pour lesquels elle est employée en Asie sont très-nombreux, très-divers et très-vaguement déterminés. Ce sont cependant, en général, des affections nerveuses et fluxionnaires. C'est dans des cas analogues qu'on l'a aussi employée en Europe. Les Chinois et les Japonais, qui paraissent ne point avoir de connaissances précises en anatomie, piquent à peu près au hasard, avec l'intention cependant d'éviter certaines parties, comme les nerfs, les tendons, les vaisseaux, etc. Ils s'arrêtent à une petite profondeur, et cependant vont quelquefois jusqu'à pénétrer dans l'abdomen et dans les viscères abdominaux, et même jusqu'au fœtus. Avant d'étudier les effets thérapeutiques de cette singulière opération, il convenait d'apprécier avec exactitude les effets de la piqûre sur les diverses parties du corps : c'est ce que j'ai fait, il y a quelques années, et ce que M. Bretonneau a fait depuis. Il suffira de dire ici que, quoique les piqûres les plus profondes, et celles même qui intéressent les viscères, ne produisent pas toujours des accidens, cependant elles en déterminent aussi quelquefois de très-graves, et même la mort. (*Voyez* PIQURE.) Il est bon d'ajouter que la piqûre par rotation est beaucoup moins douloureuse et moins souvent suivie d'accidens que les autres espèces, et que la piqûre des muscles est peu douloureuse, quand ces parties sont fortement contractées.

En Asie on pratique cette opération avec une aiguille fine d'or ou d'argent, endurcie par une sorte de trempe, dont le manche est tourné en spirale, et qui est nue ou garnie d'une gaîne plus courte qu'elle, et destinée à en borner l'intromission. L'aiguille est introduite, soit par ponction, soit par rotation entre les doigts, soit par percussion exercée avec le doigt ou avec un petit maillet. En France, les médecins qui ont pratiqué cette opération se sont servis d'aiguilles d'acier; M. Demours y a joint la ventouse, et M. Berlier pense que l'on pourrait en augmenter l'activité en faisant passer par l'aiguille un courant galvanique.

On pratique la piqûre dans l'endroit malade ou dans son voisinage. En Asie, le lieu est aussi déterminé par la vigueur des malades. M. Demours dit avoir guéri une ophthalmie en faisant l'acupuncture à l'épaule. L'aiguille doit, en général, être enfoncée peu profondément, plus cependant si le sujet est adulte, charnu, et si la maladie est grave, que dans les cas opposés; en général, on l'enfonce brusquement ou par percussion à travers la peau, puis ensuite lentement et par rotation. L'aiguille doit rester en place pendant environ deux minutes, ou bien on la retire pour la remettre à plusieurs reprises. Quelques-uns ont dit qu'il fallait l'enfoncer jusqu'à ce que le malade éprouve du soulagement : on voit assez combien ce précepte est vague. Quelques médecins ont paru regretter que ce moyen ne fût pas plus souvent employé dans notre thérapeutique. Avant d'avoir fait des expériences sur cette opération, et avant qu'elle eût été employée comme moyen curatif en Europe, j'étais assez disposé à croire qu'on devait la laisser à ses inventeurs : l'expérience m'a confirmé dans cette opinion. *Voyez* PIQURE. (BÉCLARD.)

ADDUCTEURS (muscles), *adductores musculi*, muscles qui produisent le mouvement d'adduction.

ADDUCTEURS DE LA CUISSE, *m. add. femoris*. On donne ce nom à trois muscles situés à la partie interne de la cuisse, qui s'étendent du pubis et des côtés de l'arcade de ce nom à la ligne âpre du fémur et à la branche inférieure de la bifurcation.

ADDUCTEUR (premier ou moyen) de la cuisse, *pubio-fémoral* (CH.) : muscle fort, allongé, aplati, triangulaire, qui naît, par un tendon épais, du corps et de l'épine du pubis, se porte en bas, en dehors et en arrière, et se termine par une aponévrose large qui s'attache à la partie moyenne de la ligne âpre du fémur. Il rapproche la cuisse du plan médian, il la fléchit, et fait tourner sa partie antérieure en dehors. Si les membres inférieurs sont fixés, il fléchit le bassin sur eux. Dans la station sur un seul pied il fléchit, incline et fait tourner le bassin.

ADDUCTEUR (second ou petit) de la cuisse, *sous-pubio-fémoral* (CH.), muscle épais, allongé, triangulaire, situé derrière le précédent; il s'attache par une aponévrose au corps et à la branche descendante du pubis, descend en dehors et en arrière, s'élargit, s'amincit et se termine à la partie supérieure de la ligne âpre du fémur. Il a les mêmes usages que le précédent, mais il est moins propre à produire la flexion et la rotation.

ADDUCTEUR (troisième ou grand) de la cuisse, *ischio-fémoral* (CH.); muscle très-fort, large, triangulaire, situé derrière les deux précédens. Il s'attache, par un tendon, à la tubérosité de l'ischion, et par des fibres aponévrotiques à la branche de l'ischion et à celle du pubis; il se porte en dehors et en arrière, et se termine à la branche externe de la bifurcation supérieure de la ligne âpre, et à toute la longueur de cette ligne, par des fibres aponévrotiques; en bas, il se termine par un tendon attaché par son côté à la branche interne de la bifurcation inférieure, et par son extrémité à un tubercule qui surmonte le condyle interne du fémur. Le commencement de ce tendon est écarté de l'os par une ouverture à travers laquelle les vaisseaux fémoraux passent dans le creux du jarret. Ce muscle a la même action que les deux précédens.

ADDUCTEURS DES DOIGTS. On a donné ce nom à ceux des muscles intermétacarpiens qui produisent le mouvement d'adduction des doigts.

ADDUCTEUR DU PETIT DOIGT, *adductor digiti minimi*, carposus-phalangien du petit doigt (CH.); muscle petit, allongé, situé dans l'éminence hypothénar; il s'attache à l'os pisiforme du carpe et se termine inférieurement à la partie interne de la base de la première phalange du petit doigt; il écarte le petit doigt des autres, et le rapproche de la ligne médiane du corps.

ADDUCTEUR DU POUCE, *adductor pollicis*, métacarpo-phalangien du pouce (CH.); muscle mince, triangulaire, situé dans l'éminence thénar et dans la paume de la main; il s'attache à la partie antérieure du troisième os métacarpien, se porte en dehors en se rétrécissant, se réunit à une partie du court fléchisseur et se termine à la partie interne de la base de la phalange du pouce. Il rapproche le pouce du bord interne de la main. J'ai trouvé un adducteur transversal analogue à l'adducteur transversal du gros orteil.

ADDUCTEUR DES ORTEILS. On a donné ce nom à ceux des muscles intermétatarsiens qui portent les orteils en dedans.

ADDUCTEUR DU GROS ORTEIL, *adductor hallucis*, calcanéo-phalangien du pouce (CH.), muscle épais, allongé; situé superficiellement à la partie interne de la plante du pied; il s'attache à la tubérosité postérieure de la face inférieure du calcaneum, au ligament annulaire interne du tarse et à l'aponévrose plantaire; il se porte en avant et un peu en dedans, et se termine par un tendon qui s'unit à la portion interne du court fléchisseur, et se termine à la partie interne et inférieure de la base de la phalange du gros orteil; il porte cet orteil vers le plan médian et le fléchit.

ADDUCTEUR DU BRAS. *Voyez* PECTORAL. (A. BÉCLARD.)

ADDUCTEUR DE L'OEIL. *Voyez* DROIT EXTERNE.

ADDUCTION, s. f., *adductio*; mouvement qui consiste à rapprocher un membre ou une autre partie latérale du plan médian du corps. *Voyez* ABDUCTION.

ADÉMONIE, s. f., *ademonia*, de ἀδημονεῖν, se tourmenter; mot que quelques auteurs ont employé pour désigner l'agitation, l'anxiété. *Voyez* ces mots.

ADÉNOGRAPHIE, s. f., *adenographia*, de ἀδὴν, glande, et de γραφὴ, description. Description des glandes.

ADÉNOIDE, adj., *adenoides*, de ἀδὴν, glande, et de εἶδος, forme, qui ressemble à une glande. Épithète donnée par Galien à la prostate.

ADÉ-NOLOGIE, s. f., *adenologia*, de ἀδὴν, glande, et de λόγος, discours. Traité des glandes.

ADÉNO-MÉNINGÉE (fièvre), adj., de ἀδὴν, glande, et de μήνιγξ, membrane. Le nom de fièvre adéno-méningée a été donné par M. le professeur Pinel, à la maladie muqueuse épidémique observée à Goëttingue en 1760, et décrite par Rœdérer et Wagler (*Tractatus de morbo mucoso*), parce que cette maladie fébrile avait son siége dans la membrane interne du conduit alimentaire, et principalement dans ses cryptes muqueux. Il en a fait un ordre de fièvres. *Voyez* FIÈVRE MUQUEUSE, FIÈVRE PITUITEUSE. (COUTANCEAU.)

ADÉNO-NERVEUSE (fièvre), adj., de ἀδὴν, glande, de νεῦρον, nerf. M. Pinel a imaginé le nom de fièvre adénonerveuse dans l'intention de peindre d'un seul mot la nature et le siége de la peste du Levant, caractérisée par des bubons ou des charbons et par une altération profonde du système nerveux ou des forces vitales. *Voyez* PESTE, FIÈVRE PESTILENTIELLE. (COUTANCEAU.)

ADÉNO-PHARYNGIEN (muscle.) *Voyez* CONSTRICTEUR inférieur du pharynx.

ADÉPHAGIE ou ADDÉPHAGIE, s. f., *adephagia*, de ἄδην ou ἄδδην, beaucoup, et de φάγειν, manger; désir continuel des alimens qui constitue un symptôme de quelques maladies, ou même une affection spéciale. *Voyez* BOULIMIE. On a particulièrement appliqué cette dénomination à la voracité qu'on observe quelquefois chez les enfans, et qu'on a regardée comme la cause ou comme l'effet d'affections vermineuses. (R. DEL.)

ADHÉRENCE (Anat. et physiol. path.), s. f., de *adhærere*, mot composé de *ad* et de *hærere*, être attaché à, adhérer, se dit en médecine de l'union vicieuse ou accidentelle des parties. Les adhérences peuvent résulter d'une disposition primitive de l'organisation, ou dépendre d'une inflammation qui a établi en quelque sorte une continuité organique entre les tissus. La réunion congéniale des paupières, les imperforations congéniales des voies lacrymales, du nez, de la bouche, etc. (*Voyez* MONSTRUOSITÉS, IMPERFORATIONS), offrent des exemples des premières adhérences; la réunion des paupières à la suite d'ulcération ou de brûlure, celle des bords d'une plaie, celle d'un sac herniaire avec les viscères qu'il renferme, de la plèvre costale avec la plèvre pulmonaire, etc. etc., offrent des exemples des secondes adhérences accidentelles. Il ne sera question dans cet article que des dernières.

Quelles que soient les parties qui présentent une adhérence accidentelle, elle est constamment le résultat d'une inflammation; d'où l'on peut conclure que l'épiderme et la tige des poils n'offrent jamais de véritable adhérence. L'inflammation qui produit une adhérence a été appelée *inflammation adhésive*. *Voyez* ce mot. Il ne peut exister d'adhérence qu'entre des parties naturellement contigües, qu'entre des parties qu'un accident, comme, par exemple, une plaie a divisées, ou enfin qu'entre des parties ulcérées et maintenues en contact. Dans les deux derniers cas, l'adhérence reçoit plus particulièrement le nom de *cicatrice*. *Voyez* ce mot. Les adhérences qui doivent nous occuper ici se font dans deux circonstances différentes : ou les surfaces enflammées sont en contact immédiat, ou bien rapprochées à petite distance, elles exhalent une matière (lymphe coagulable de beaucoup d'auteurs) qui se place entre elles. Cette matière est d'abord albumineuse, de la nature des *fausses membranes*, puis elle s'organise ou tend à s'organiser; des vaisseaux l'envahissent, et elle parvient, par une suite non interrompue de modifications, à l'état dans lequel persistent les adhérences. Cette marche permet de distinguer deux périodes ou états dans la plupart des adhérences accidentelles : 1° de fausse membrane (adhérence inorganique couenneuse); 2° état organique (adhérence organique.) Tout ce qui se rapporte au premier état sera traité à l'article fausse membrane. *Voyez* ce mot. Je crois devoir établir les divisions suivantes entre les adhérences accidentelles des surfaces naturelles : 1° muqueuses; 2° séreuses; 3° synoviales; 4° interne des vaisseaux; 5° des cellules graisseuses et du tissu lamineux; 6° des surfaces accidentelles ayant leurs analogues dans les surfaces naturelles; 7° en suppuration, 8° ulcérées, 9° des plaies récentes (considérées dans tous les tissus); 10° des os rompus ou divisés. Nous allons jeter un coup d'œil rapide sur elles, en suivant cet ordre :

1° *Adhérence des membranes muqueuses.* — Bichat, n'ayant vu des adhérences des conduits muqueux que dans les cas où leur membrane interne avait éprouvé une perte de substance, et considérant que par leur destination ces conduits communiquent tous au dehors, qu'ils doivent être en contact continuel avec des substances étrangères au corps de l'animal (les fèces, l'urine, la bile, etc.), qui parcourent ces conduits; et que les fluides muqueux les garantissent, jusqu'à un certain point, de l'impression de ces substances, et forment une couche qui supplée ainsi à l'extrême ténuité ou à l'absence de leur épiderme; Bichat, dis-je, croyait que la face libre des membranes muqueuses ne contracte jamais d'adhérence, et que jamais les cavités tapissées par ces membranes ne s'oblitèrent. Mais l'opinion de ce célèbre physiologiste n'est point fondée : l'inflammation du vagin est quelquefois suivie de l'occlusion complète de ce canal sans que la membrane interne soit détruite; c'est un fait que MM. Dupuytren, Villermé et moi-même avons observé sur le cadavre d'une femme. On lit dans l'*Essai sur l'anatomie pathologique* de M. Cruveilhier, t. 1, p. 180, l'observation d'une femme qui fit appeler M. Dupuytren pour un déchirement de la cloison recto-vaginale, qui avait été produit pendant un accouchement laborieux; quelque temps après on fut étonné de trouver le vagin oblitéré par une adhérence de ses parois qui rendait la copulation impossible. On a remarqué aussi l'occlusion de l'orifice de l'utérus à la suite de l'accouchement ou d'un accident capable de l'enflammer. Dans les grossesses tubaires, le canal de la trompe est le plus souvent, si ce n'est toujours, oblitéré au-dessus et au-dessous de l'œuf. Les trompes utérines, les ovaires et l'utérus sont par fois, dans les dernières périodes de la vie, tellement confondues, qu'on ne peut les séparer. On voit souvent les deux faces de l'utérus adhérer l'une à l'autre. Walter a trouvé fréquemment de ces adhérences chez des filles publiques, probablement à cause de la fréquente exaltation de l'activité vitale de ces organes. M. Meckel dit qu'il a observé souvent, chez les femmes prostituées, les trompes oblitérées par l'adhérenee de leurs parois ou par l'accumulation d'un fluide muqueux. J'ai fréquemment fait des observations semblables à celles de MM. Walter et Fr. Meckel. Lorsqu'un calcul descend du rein dans l'uretère qu'il irrite et enflamme en s'opposant au passage de l'urine, l'oblitération de l'uretère au-dessous du calcul peut avoir lieu : c'est un fait que les autopsies cadavériques ont mis hors de doute pour plusieurs anatomistes. On rencontre quelquefois aussi le canal cystique réduit même avec la vis cule biliaire à une sorte de ligament ou cordon plein. N'a-t-on pas observé également, par une véritable adhérence survenue à la suite de l'inflammation sans ulcération, l'occlusion persistante de la trompe d'Eustache dans une partie de sa longueur? celle du canal nasal ou des conduits lacrymaux? MM. Th. Sœmmerring, J. Abr.-Albers, Larrey, etc. prétendent avoir trouvé des adhérences intimes entre le tissu muqueux des voies aériennes et les concrétions albumineuses sécrétées par ce tissu. Avouons cependant que les adhérences des membranes muqueuses sont rares, et que la nature semble avoir tout préparé pour les prévenir. Toutefois quel contact doit être plus fréquent que celui des parois de la trompe d'Eustache, pour peu que la membrane muqueuse soit gonflée par l'inflammation? Je ne connais point d'autre exemple d'adhérence de la face interne de l'œsophage ou d'une autre partie du tube alimentaire que celui qu'on trouve dans le premier volume des actes de Copenhague, chez une jeune fille affectée de variole : les parois de l'œsophage contractèrent entre elles des adhérences qui s'opposèrent à la déglutition. On doit croire que, dans presque tous les cas d'adhérence incomplète qui laisse des espèces de brides dans l'intérieur des conduits muqueux, il y a eu perte de substance. Ceux qui admettent que toutes les membranes muqueuses sont recouvertes d'épidermes doivent croire également que pour contracter une adhérence il faut qu'elles se dépouillent de cette cuticule.

2° *Adhérences des membranes séreuses.* — Elles sont dans les premiers temps très-étendues et formées par de fausses membranes. *Voyez* ce mot; mais plus tard, elles acquièrent tout-à-fait l'organisation des membranes séreuses dont elles traversent les cavités sous forme de filamens ou de colonnes. Stoll, J. Hunter, MM. Dupuytren, Baillie, Fr. Meckel, Ev. Home, J. Fréd. Lobstein, Neple, Villermé, Cruveilhier, etc. ont démontré leur organisation; et parmi ces médecins, Dupuytren, Baillie, Lobstein, Meckel, Ev. Home et Villermé ont déterminé et décrit la distribution de leurs vaisseaux qu'ils ont injectés. J'ai eu de nombreuses occasions de vérifier ce que disent les auteurs, et de m'assurer qu'on doit en général considérer les adhérences des surfaces séreuses lorsqu'elles sont anciennes, comme des portions accidentelles des membranes dans les cavités desquelles on les trouve. Leur tissu ne contient jamais de graisse; elles sont ordinairement arrondies, plus ou moins longues, à larges implantations, et souvent filiformes dans leur milieu; leur surface est lisse, polie et lubrifiée, comme celle des membranes séreuses. M. Dupuytren, et après lui M. Villermé, les ont décrites comme formant des sortes de tubes à parois très-minces dans la cavité desquels on voit des cellulosités. Ces adhérences sont d'autant plus longues, qu'il y a plus de temps que la couche couenneuse s'est transformée en tissu lamineux. Sont-elles susceptibles de se rompre à la longue? M. Villermé est le seul qui ait émis cette opinion, qu'il ne présente d'ailleurs que comme très-probable en s'appuyant sur ce qui vient d'être dit, et sur ce que M. Ribes n'a vu aucune trace d'adhérence du péritoine dans des cadavres de militaires invalides qui avaient eu, long-temps avant leur mort, des plaies pénétrantes dans l'abdomen. Mais de tous les faits, il n'en est point qui milite aussi puissamment en faveur de l'opinion de M. Villermé, qu'une observation de M. Dupuytren, publiée à la suite d'un rapport de MM. Dumeril et Guersent. « Un anus contre nature, par lequel les matières fécales ne passèrent que pendant douze jours, survint à l'aine d'une femme qui avait une hernie crurale. Cette femme mourut au bout de sept mois : l'ouverture de son cadavre fit voir que toute l'anse intestinale, qui avait été le siége de l'ouverture accidentelle, et que l'on croyait trouver adhérente à la cicatrice, en était distante de quatre à cinq pouces. Une colonne celluleuse, semblable aux adhérences isolées des cavités splanchniques, large à ses extrémités, étroite, presque filiforme à son entrée, était étendue de la cicatrice à l'anse de l'intestin, avec la cavité duquel elle ne communiquait point. » Sans oser prononcer sur ce point important d'anatomie pathologique, je renverrai aux observations récemment publiées par MM. Bogros, Villermé, ainsi qu'aux miennes, sur la formation des capsules synoviales non articulaires; et je rappellerai que M. J.-Fréd. Lobstein a trouvé une portion osseuse flottant dans l'abdomen et adhérant à l'ovaire par un ligament grêle.

Si maintenant nous examinons la fréquence des adhérences dans les diverses cavités des membranes séreuses, nous voyons que c'est dans la plèvre qu'elles existent le plus souvent; on les y observe sur près de la moitié des cadavres de personnes adultes. Après la plèvre vient le péritoine, puis le péricarde. Les adhérences de la tunique vaginale sont encore moins communes; mais l'arachnoïde est de toutes les membranes séreuses, surtout relativement à son étendue, celle où les adhérences sont les plus rares. Le rapprochement des surfaces contiguës et le manque de mobilité des unes par rapport aux autres semblent favoriser singulièrement, du moins en général, la formation des adhérences. Ainsi, dans les plèvres, le lieu qu'elles occupent le plus ordinairement est la partie supérieure, et dans le péritoine on en remarque particulièrement entre les viscères qui font hernie, et entre la face convexe du foie et le diaphragme.

3° *Adhérences des surfaces synoviales.* — On a beaucoup trop négligé de recueillir des faits sur ces adhérences; si on en excepte les cas d'ankiloses, elles ne paraissent pas être communes. M. Moffait dit avoir observé des membranes synoviales qui offraient, en raison de l'intensité et de la durée de l'inflammation, tantôt une fausse membrane, et d'autres fois une sorte de tissu cellulaire mollasse, infiltré, une véritable substance celluleuse.

A la suite d'une fracture de la tubérosité interne de l'extrémité inférieure de l'humérus, M. Dupuytren a vu la membrane synoviale de l'articulation du coude, un peu rouge, et présentant des adhérences formées par de longues lames tendues d'un point à l'autre de l'articulation ; M. Cruveilhier dit avoir rencontré les cartilages et la capsule synoviale de l'articulation coxo-femorale transformée en un tissu cellulaire dense et fort rouge.

J'assure qu'il n'est point très-rare que la cavité des capsules synoviales vésiculeuses des tendons disparaisse, soit par le repos très-long-temps prolongé, soit par toute autre circonstance, et que la membrane de ces capsules se change en tissu cellulaire. On prétend que ces capsules sont moins nombreuses chez le vieillard que chez l'adulte. Quant aux capsules synoviales vaginales des tendons, elles ne s'oblitèrent que dans le panaris ou dans certaines maladies des jointures.

4° *Adhérences des surfaces internes des vaisseaux.* — La membrane interne des artères a une tendance marquée à l'adhérence. La guérison de certaines affections de ces vaisseaux se fait par une adhérence de leurs parois. Ce que nous venons de dire peut aussi s'appliquer aux veines dont l'oblitération est également produite par un épanchement de la nature des fausses membranes, lequel arrête le cours du sang, et reconnait pour causes ordinaires la phlébotomie, les ligatures, l'excision des varices, les plaies, les fractures, les esquilles, la communication directe ou le contact avec d'autres tissus malades, des causes mécaniques, chimiques, internes et générales.

L'oblitération des veines est toujours plus tardive que l'oblitération des plaies des mêmes vaisseaux. L'oblitération des artères et des veines en amène le changement en cordons pleins et comme fibreux. L'interruption du cours du sang, quand elle est prolongée, peut amener l'oblitération des vaisseaux : ainsi, après la naissance, le tronc de la veine ombilicale et le canal veineux se resserrent et se convertissent en un ligament ; il en est de même du canal qui s'étend de l'artère pulmonaire à l'artère aorte. Les artères ombilicales s'oblitèrent aussi le long des parois de l'abdomen, au voisinage de l'ombilic. J'ai remarqué qu'on peut aisément trouver les cordons ligamenteux de ces artères oblitérées, à quelque époque de la vie qu'on les cherche, tandis que le cordon de la veine ombilicale devient quelquefois si mince, qu'il semble disparaître, et qu'on n'en découvre même aucune trace au voisinage du nombril, dans les cadavres des personnes avancées en âge. Les cas les plus surprenans d'oblitérations d'artères, qui soient consignés dans les annales de la science, sont, je crois, celui d'une aorte qui était complétement impénétrable, et qui paraissait convertie en ligament au-dessous de la sous-clavière gauche, dans une étendue seulement de quelques lignes; et celui qu'a publié Hunter, d'une artère pulmonaire gauche changée en substance toute solide, le canal artériel étant resté libre.

L'analogie fait croire que les vaisseaux lymphatiques s'oblitèrent assez souvent à la suite de leur inflammation; mais je n'ai point vu cette adhérence, et je ne connais pas un seul fait dans les auteurs qui la prouve avec des détails suffisans ou d'une manière incontestable.

5° *Adhérences des surfaces des cellules graisseuses et du tissu lamineux.*— Ces adhérences sont très-fréquentes. C'est toujours, à ce qu'il paraît, par l'interposition d'une matière blanchâtre albumineuse, par un épanchement dit de lymphe coagulable, qu'elles arrivent; c'est du moins ce que l'on croit apercevoir dans cet état du tissu cellulaire nommé induration ou état lardacé, et dans lequel on ne peut plus séparer les lamelles les unes des autres, ni distinguer les cavités des utricules graisseuses, qui ne contiennent plus de graisse. On observe une semblable disposition dans les environs des ulcères, des fistules, des plaies qui suppurent, etc. Ce qu'on nomme ordinairement callosités des plaies, des ulcères, en offre des exemples bien marqués. Ce n'est qu'après que l'inflammation a cessé d'exister que le tissu cellulaire a repris tous ses caractères; et c'est encore plus long-temps après que l'on retrouve de la graisse dans les utricules. On traitera ailleurs ce point d'anatomie pathologique, que les médecins n'ont pas en général assez examiné.

6° *Adhérences des surfaces des tissus accidentels ayant leurs analogues dans les tissus naturels.* — Ces adhérences se font par les mêmes causes et de la même manière que celles des surfaces naturelles. Je ne tomberai pas dans des répétitions inutiles, et je n'anticiperai point sur ce qui sera dit ailleurs. *Voyez* MEMBRANES ACCIDENTELLES MUQUEUSES, SÉREUSES, SYNOVIALES.

7° *Adhérence des surfaces en suppuration.* 8° *Adhérence des surfaces ulcérées.* 9° *Adhérences de plaies récentes.* — Ces dernières doivent être considérées séparément pour chacun des tissus. Elles feront le sujet de l'article CICATRICE. *Voyez* ce mot.

10° *Adhérences des os rompus ou divisés. Voyez* CAL.

Adhérences considérées comme maladies ou comme causes de maladies. — Les adhérences apportent presque toujours un obstacle plus ou moins grand à la fonction des organes. C'est ainsi que l'union des paupières entre elles les empêche de s'écarter;

que leur adhérence avec la cornée limite leurs mouvemens et celui du globe de l'œil ; que l'imperforation des voies lacrymales empêche l'absorption des larmes, d'où il résulte un épiphora ou larmoiement continuel; que l'occlusion du conduit auditif externe entraîne nécessairement la surdité; que l'imperforation du rectum ou de l'anus, à laquelle on ne remédie pas, cause la mort du nouveau-né; que l'imperforation également congéniale du prépuce, de l'urètre, du méat urinaire, occasionnent la rétention complète d'urine et par conséquent très-rapidement la mort, si les secours de l'art ne sont pas très-promptement appliqués. L'excrétion de l'urine que l'on dit avoir vu se faire, dans le dernier cas, par une ouverture située à l'ombilic, est une circonstance si rare, qu'elle ne peut infirmer mon assertion. *Voyez* OMBILIC, OURAQUE.

L'occlusion complète du vagin et de l'orifice de l'utérus, à la suite de l'ulcération, etc., rend la femme stérile; l'imperforation de la membrane hymen, sans inconvénient avant l'âge nubile, s'oppose plus tard à l'écoulement menstruel, et devient ainsi la cause de tous les symptômes et accidens de la rétention des menstrues, etc., etc.

Le rétrécissement ou coarctations des ouvertures et des conduits naturels, à la suite d'ulcérations ou de pertes de substance par des cicatrices ou adhérences, forment aussi un obstacle plus ou moins considérable à l'accomplissement des fonctions, et c'est ainsi que les fistules lacrymales, salivaires, urinaires, les abcès urineux, etc. sont souvent entretenus.

On a vu, à la suite de brûlures ou d'autres accidens, l'union de la lèvre supérieure avec le nez, celle de deux doigts entre eux, d'un ou de plusieurs doigts avec la paume ou le dos de la main, empêcher, gêner, borner les mouvemens de ces parties par des cicatrices ou des brides plus ou moins difformes.

L'adhérence mutuelle d'un sac herniaire et des viscères qu'il renferme s'oppose parfois à la réduction des hernies; l'adhérence des parois d'un vaisseau y interrompt le passage du sang, etc. etc. Il est vrai que dans le dernier cas les vaisseaux collatéraux et la quantité prodigieuse des anastomoses suppléent toujours ou presque toujours au vaisseau oblitéré, en sorte que la circulation ne se fait pas moins bien.

Quant à l'adhérence des lamelles du tissu cellulaire entre elles, aucun accident, en mettant à part l'inflammation, ne peut en résulter.

En outre, les adhérences accidentelles sont ordinairement accompagnées de douleur dans les premiers temps, soit que cette douleur dépende de l'inflammation encore existante, soit qu'elle tienne aux tiraillemens que les mouvemens occasionnent, soit qu'elle dépende de ces deux circonstances réunies. C'est de cette manière que les personnes qui ont des cicatrices récentes sont averties de ne point faire certains mouvemens qui plus tard s'exécutent aisément.

C'est également aux adhérences intérieures qu'il faut attribuer l'espèce de douleur que ressentent ceux qui ont reçu des blessures pénétrant dans les cavités, ou qui ont eu des inflammations des membranes séreuses dépendantes d'autres causes; la difficulté des grands mouvemens de respiration, la toux, etc., quand le siége de la maladie était la poitrine. Lorsqu'il existe une adhésion complète ou presque complète de la portion cardiaque du péricarde avec le reste de la membrane, elle est, suivant M. Corvisart, la principale cause du sentiment pénible qu'éprouvent les malades dans la région du cœur, parce que, dans l'acte de la respiration, le diaphragme entraîne par son abaissement le péricarde et tout le cœur qui lui est devenu adhérent. Cependant, des adhérences du péricarde, qui étaient même très-étendues, ont été trouvées chez des individus dont la gêne de la respiration avait toujours été supportable.

Après un laps de temps plus ou moins long, les douleurs qu'occasionnent les adhérences intérieures (on suppose ici que la maladie qui les a produites est guérie) diminuent, cessent même entièrement, ainsi que le prouvent chaque jour les ouvertures de sujets que nous avons observés, sans que pendant plusieurs mois ou plusieurs années leur santé soit altérée en quelque manière. On trouve même des adhérences dans les cavités splanchniques de personnes qui n'ont jamais éprouvé le moindre symptôme.

Adhérences considérées comme moyen de guérison. — Nous venons de voir que les adhérences, considérées même sans l'inflammation qui les accompagne dans les premiers temps, sont très-fréquemment nuisibles. D'autres fois, au contraire, elles sont la seule ressource de la nature pour sauver les malades, ou du moins une circonstance heureuse qui prévient les plus grands dangers : ainsi l'adhérence de la plèvre pulmonaire avec la plèvre costale peut s'opposer à un épanchement sanguin lors d'une plaie pénétrante de la poitrine; ainsi, quand il y a un abcès dans le foie, l'adhérence qui s'établit entre ce viscère et la paroi antérieure de l'abdomen ou le colon a quelquefois permis de donner jour au foyer, et a rendu possibles le passage du pus vers l'extérieur ou son écoulement dans le canal intestinal, etc. etc. Les fausses membranes elles-mêmes, véritables corps étrangers dans leur principe, entraîneraient nécessairement la mort, quand elles ont lieu dans les cavités splanchniques, si, peu de temps après leur formation, elles ne s'organisaient pas en adhérences celluleuses.

N'est-ce pas à procurer la réunion des parois des sacs herniaires que doivent tendre les procédés employés pour obtenir la cure radicale des hernies? L'adhérence des viscères derrière l'anneau ou le canal inguinal a souvent cet heureux résultat, en formant une sorte de barrière qui retient les parties dans l'abdomen. Sans l'adhérence de l'intestin aux parois abdominales, toutes les plaies pénétrantes des intestins, toutes les opérations par lesquelles on établit un anus contre nature, seraient mortelles : aussi, dans la plupart de ces cas, l'art n'a guère d'autre but que de faire naître une adhérence. La méthode de M. Dupuytren pour guérir les anus contre nature, l'une des plus belles et des plus ingénieuses découvertes de la chirurgie, est fondée sur l'adhérence qui unit les surfaces enflammées qui se trouvent en contact. *Voyez* ANUS CONTRE NATURE.

On n'obtient de guérison radicale de l'hydrocèle qu'en déterminant une vive inflammation, et par suite l'oblitération de la cavité de la tunique vaginale. C'est encore de la même manière qu'on guérit beaucoup de kistes. La cavité des abcès, celles des dépôts par congestion, le trajet des fistules, ne disparaissent que par l'adhérence de toutes les parois, que par l'oblitération complète des cavités. La cure du bec-de-lièvre, le rapprochement des bords d'une plaie, etc. etc., sont également fondés sur la doctrine de l'inflammation et de l'adhérence qui en résulte.

Les ligatures appliquées sur les vaisseaux pour arrêter les hémorrhagies n'ont d'effet certain qu'en déterminant une adhérence qui oblitère les vaisseaux. C'est encore à l'union des parois vasculaires, à l'oblitération des vaisseaux, qu'on doit rapporter cet effet de la pression exercée quelquefois par des tumeurs anévrismales qui se sont ainsi guéries sans aucun secours de l'art; et c'est de la même manière qu'on explique la gangrène, la chute et la guérison spontanée de plusieurs autres tumeurs.

Lors d'un abcès ou d'une oblitération au voisinage des vaisseaux sanguins, les hémorrhagies sont toujours ou presque toujours prévenues, parce que, dans ce cas, l'inflammation qui s'étend au vaisseau produit un épanchement lymphatique albumineux entre ses tuniques et dans sa cavité, de manière à l'oblitérer. C'est ainsi que dans les cas de vomique, où la substance d'un poumon est en grande partie détruite, l'inflammation adhésive prévient l'hémorrhagie par l'oblitération de tous les vaisseaux pulmonaires qu'elle a envahis. L'art peut beaucoup contre la plupart des adhérences extérieures, soit pour les faire disparaître, soit pour en diminuer les inconvéniens, tandis qu'il est tout-à-fait impuissant contre les adhérences intérieures, dont la disparition, entièrement due à la nature, doit être regardée par ceux qui l'admettront comme le dernier terme des effets qu'entraînent consécutivement les inflammations. (G. BRESCHET.)

ADHÉSIF, adj., qui adhère, qui procure l'adhésion. On donne ce nom aux emplâtres qui adhèrent à la peau. (*Voyez* AGGLUTINATIF.) On joint encore cette épithète à l'inflammation dont le but ou l'effet est de déterminer l'adhésion ou la réunion organique de parties qui étaient divisées. *Voyez* ADHÉSION.

(R. DEL.)

ADHÉSION, s. f., de *adhærere*, être uni, être attaché, tenir à. On nomme ainsi l'union naturelle, accidentelle, ou produite par l'art des tissus entre eux, soit que cette union s'établisse entre des points divers du même tissu ou entre des tissus différens. L'adhésion, suivant notre manière de la concevoir, suppose toujours la préexistence d'une inflammation ; et c'est d'après ce caractère que cette *inflammation* a été nommée *adhésive*. C'est à ce mot, ainsi qu'à celui de *cicatrice*, qu'il faut voir l'exposé de tout ce qu'on sait sur cette partie de l'histoire des phlegmasies.

L'adhésion peut survenir à la surface de tissus dénudés, divisés, ou sans que les tissus aient éprouvé ces altérations.

Un des principaux phénomènes de l'inflammation adhésive est l'exhalation d'un fluide particulier entre les lèvres du tissu divisé, à la surface ou dans les mailles du tissu enflammé. Le fluide exhalé a été nommé par J. Hunter et par quelques autres auteurs *lymphe coagulable* : cette exhalation précède toutes les adhésions, et l'on peut dire qu'il ne se fait jamais d'union entre les tissus organisés, qu'on ne voie constamment une matière liquide concrescible se déposer entre les surfaces qui doivent contracter des adhérences entre elles. L'exhalation de ce fluide coagulable n'est pas en rapport direct avec le degré d'inflammation; souvent même il se trouve en raison inverse. Si l'inflammation est intense, l'exhalation change de caractère, et perd la propriété de faire adhérer les tissus entre eux. L'adhésion n'exige donc qu'un degré modéré d'inflammation : aussi ne la voit-on se former que lorsque la phlegmasie est à son début, que les phénomènes inflammatoires sont peu développés, ou bien lorsqu'ils sont sur leur déclin, et qu'ils s'affaiblissent de plus en plus. L'adhésion diffère en ce point de la suppuration. L'exhalation de ce fluide concrescible accompagne plus ou moins toute inflammation; le fluide exhalé paraît être la partie la plus importante du sang, et cette matière amène toujours les mêmes résultats, soit que le dépôt s'en fasse entre les mailles des organes ou à leur surface. Le liquide concrescible ne doit point être considéré comme inerte ou comme le produit d'une excrétion. C'est un fluide essentiellement organique, composé de molécules distinctes et susceptibles d'un accroissement et d'un développement. Ce fluide se concrète et se solidifie peu à peu, prend différentes formes, et le plus souvent il est disposé comme une membrane. En effet c'est une véritable membrane, quoique l'œil ne puisse y voir d'organisation distincte. Mais la vie suppose des organes pour l'entretenir, et la vie seule peut produire la vie. La forme sous laquelle se montre le fluide coagulable aussitôt qu'il se solidifie ne diffère pas du tissu cellulaire. Moore a pensé que cette substance n'était peut-être jamais liquide, et il donne pour raison qu'on la rencontre fréquemment sur la surface interne des vaisseaux enflammés, et particulièrement dans les veines. Cette opinion ne peut pas se concilier avec la fluidité primitive de toutes les parties organisées, avec les expériences de Fordyce, Hewson et Hunter. On sait que la lymphe coagulable, exhalée dans les tissus organiques, dans les veines par exemple, se concrète assez vite pour faire adhérer leurs parois ou pour oblitérer leur canal. La couleur de cette substance perspirée n'est pas toujours la même : ordinairement elle est d'un gris blanchâtre, et quelquefois jaunâtre. Elle a d'abord peu de consistance, et sa quantité varie beaucoup. Elle forme des couches minces, n'offrant que la huitième ou la dixième partie d'une ligne, ou bien elle se présente comme une membrane d'un demi-pouce ou d'un pouce d'épaisseur. Elle forme assez souvent plusieurs feuillets, que l'on peut, sans beaucoup de difficulté, séparer les uns des autres. La différence de consistance entre toutes les lames superposées porte à croire que chacune tient à une exhalation d'une époque différente. Cette lymphe plastique doit être distinguée de la sérosité qu'exhale les mêmes vaisseaux, et qui, plus essentiellement aqueuse, s'oppose à l'adhésion des tissus, et forme par son accumulation des épanchemens qu'on nomme hydropisies. Remarquons cependant que, dans les hydropisies avec une augmentation de tonicité dans les tissus et une pléthore dans les vaisseaux sanguins, la sérosité diffère moins de la lymphe concrescible que dans les hydropisies atoniques, où la sérosité ne contient presque point de substance concrescible, et où conséquemment les adhérences entre les tissus doivent être beaucoup plus difficiles et beaucoup plus rares.

Cette lymphe coagulable se dépose dans les mailles ou à la surface de tous les tissus. Cependant il en est où ce dépôt se fait plus facilement et plus fréquemment que dans d'autres. Nous citerons le tissu séreux et tous ceux qui lui ressemblent, tels que les synoviaux, les vasculaires, ou, pour mieux dire, les membranes internes des vaisseaux, et principalement celle des veines; les membranes muqueuses dans leurs parties les plus vasculaires, et la peau elle-même pour le corps de Malpighi principalement formé par un lacis de petits vaisseaux. C'est peut-être à ce dépôt que l'on doit l'engorgement ou l'*hépatisation* de certains organes essentiellement vasculaires. Cette substance concrescible, quoique organique, ne paraît point d'abord posséder de vaisseaux; mais bientôt ils se forment et finissent par s'unir aux anciens, desquels ils ne procèdent pas. La formation des vaisseaux, dans la lymphe coagulable destinée à constituer une adhésion, est par fois très-prompte. C'est surtout dans les hernies étranglées qu'on peut observer la rapidité de ce développement vasculaire. M. Home opéra, pour une hernie étranglée, un homme qui succomba vingt-neuf heures après l'opération. Le sac ouvert, on trouva une anse intestinale de six pouces de longueur, et sans apparence d'engorgement dans les vaisseaux. Le malade resta sans pouls sensible pendant les cinq dernières heures de son existence. A l'ouverture du corps, on vit la partie étranglée du tube intestinal enflammée, et sa surface extérieure couverte de lymphe coagulable, ou, pour parler plus convenablement, d'une membrane vasculaire, puisque l'injection démontra l'existence, dans toute l'étendue de la membrane nouvelle, d'une artère accompagnée d'une veine plus grande. Il est évident que, dans cette circonstance, la lymphe coagulable n'a été exhalée qu'après l'opération, et que les nouveaux vaisseaux se sont formés en vingt-quatre heures. Ce fait prouve encore que les derniers vaisseaux s'unissent avec le système vasculaire primitif. Quelques observations semblent cependant démontrer que les vaisseaux des membranes accidentelles ne sont que la continuation des vaisseaux primitivement formés. Soëmmerring dit avoir injecté plusieurs fois des brides tendues entre le poumon et la plèvre costale, et avoir remarqué que l'injection allait de la membrane externe à la plèvre pulmonaire; ce qui ferait croire que les vaisseaux de ces fausses membranes étaient un prolongement des artères intercostales. Monro a donné une figure qui fait voir que ces vaisseaux nouveaux se forment et existent d'abord isolément, et s'abouchent ensuite avec les autres. Hunter a souvent rencontré beaucoup de petites taches rouges au milieu de la substance exhalée qui unissait les parties divisées. Il est présumable que ces taches étaient des globules rouges de sang qui s'étaient formés au milieu de la lymphe coagulable, car s'ils fussent sortis avec ce dernier fluide, ils auraient été plus nombreux, plus généralement répandus, et plus près des surfaces perspirables. Il serait naturel d'admettre que le sang se forme dans le coagulum albumineux, de même que nous savons qu'il se forme sur le vitellus et dans d'autres parties de l'œuf pendant l'incubation. Il paraît sous la forme de gouttelettes distinctes et isolées, et cette idée est d'autant plus vraisemblable, que la formation du sang et des vaisseaux, dans ces nouvelles organisations, offre les mêmes périodes que celles de l'œuf pendant l'incubation. Dans l'œuf, comme dans ces membranes couenneuses, il n'y a d'abord que des canaux qui ne sont pas tapissés par des membranes particulières, les tissus vasculaires se développant plus tard. Hunter ayant injecté, par l'artère crurale, le moignon d'une cuisse amputée au-dessus du genou, l'injection remplit la substance concrétée qui recouvrait la surface traumatique; cette matière coagulée lui parut être cellulaire et ne posséder aucun vaisseau régulier. Wolff a depuis long-temps décrit comment il se forme dans l'embryon du poulet une suite de petites taches ou globules de sang, et Hunter a vu que ces globules sont plus tard enfermés dans de véritables tuyaux, mais que les parois vasculaires ne se distinguent pas d'abord des substances voisines. Harvey n'a-t-il pas dit depuis long-temps que le sang est la partie la première formée, tandis que les vaisseaux, qui paraissent ensuite, ne servent qu'à le contenir et le transporter? On croit qu'il se forme d'abord de petites lacunes par une force propre au fluide coagulable; que cette force répulsive ou attractive donne lieu à la formation d'espaces vides, de canaux ou conduits communiquant entre eux, contenant un peu plus tard du sang qui coule peut-être sans direction déterminée, ainsi qu'on l'observe dans les animaux des classes inférieures. Enfin ces canaux se tapissent de tissus membraneux, et les vaisseaux sont formés. Leur communication avec le système vasculaire primitif constitue la dernière période de ces formations.

Les veines sont sans contredit ici comme dans l'embryon du poulet, ainsi que Wolff l'a vu, et ainsi que je l'ai observé sur l'œuf des reptiles batraciens; les premiers vaisseaux formés; les artères ne viennent qu'après. Les veines sont déjà plus grosses que les artères. La forme de tous les vaisseaux est très-simple; il sont droits ou légèrement fluxueux; aucun rameau ne sort de leur partie moyenne, mais ils sont ramifiés à leurs extrémités; et cette disposition, observée et décrite par M. Meckel, lui a fait dire que ces vaisseaux ressemblent, en petit, au système de la veine-porte. Ces vaisseaux sont ordinairement l'un à côté de l'autre, et il est probable que plus tard les rameaux disparaissent à chaque extrémité. Dès qu'ils s'abouchent avec les vaisseaux des tissus voisins, ils se divisent en artères et en veines.

Le développement de vaisseaux dans la couche membraniforme qui sert à former l'adhésion est-il constant et de rigueur? Haller a fait la remarque que, dans beaucoup de circonstances, on ne pouvait pas distinguer de canaux vasculaires dans les productions membraniformes nouvelles, et M. Fr. Meckel déclare avoir fait des observations semblables. Mais une substance organisée peut-elle cesser de l'être dans les corps organisés, et cesser de l'être sans devenir un corps étranger dont l'économie animale cherche à se débarrasser par une inflammation éliminatoire? Ces vaisseaux, d'abord très-apparens, peuvent devenir moins distincts sans disparaître, et l'on ne peut pas dire que ces vaisseaux n'existent pas, par cela seul qu'on ne les aperçoit plus. Il existe dans le corps animal beaucoup de tissus organiques éminemment pourvus de vaisseaux, et cependant, dans l'état ordinaire, on ne peut pas apercevoir ces vaisseaux. C'est ce qu'on peut dire de la membrane amnios et du chorion, de la membrane hyaloïde, de celle de l'humeur aqueuse, et même de la cornée transparente.

Dans les couches albumineuses servant à établir l'adhésion des tissus entre eux, ainsi que dans les membranes de nouvelle formation, les vaisseaux sont, dans leur première période, plus gros que dans les périodes subséquentes ou que dans les membranes primitives et analogues. On voit par là que ces organisations récentes procèdent, dans leur développement, absolument d'après les mêmes lois que celles des organisations régulières dans l'embryon et ses organes. L'irritation ou l'exaltation vitale a-t-elle atteint un degré plus élevé, au lieu d'une matière concrescible et agglutinative, il se forme un véritable pus. *Voyez* PUS et SUPPURATION.

L'adhésion s'établit dans tous les tissus par le procédé que nous venons de décrire; nulle part elle ne peut se former sans être précédée d'une légère inflammation, et sans l'exaltation d'une matière qui doit être le moyen d'union. Si quelques personnes ont pensé que des adhésions se formaient sans inflammation antérieure, c'est qu'elles n'ont pas bien observé, ou que l'adhésion n'était pas réelle. *Voyez* INFLAMMATION ADHÉSIVE.

(C. BRESCHET.)

ADIAPNEUSTIE, s. f., *adiapneustia*, de α privatif et de διάπνειν, transpirer. Défaut de transpiration; symptôme commun à un grand nombre de maladies. *Voyez* TRANSPIRATION et SUEUR. (R. DEL.)

ADIPEUX, adj. m., *adiposus*, de *adeps*, graisse, qui a rapport à la graisse. Membrane adipeuse, tissu adipeux, toile adipeuse, tuniques adipeuses, vésicules adipeuses; tous ces noms ont été donnés à un tissu particulier qui sert de réservoir à la graisse. Il y a deux espèces de tissu adipeux; le tissu adipeux commun, et celui des os, qui prend le nom de médullaire. Le premier va nous occuper plus spécialement ici. Il se compose d'une multitude de vésicules agglomérées, réunies en grains plus volumineux, qui, à leur tour, forment de petites masses arrondies, séparées par des sillons plus ou moins profonds. Ces dernières ont d'une ligne à un demi-pouce de diamètre. Les grains sont plus petits encore: les vésicules ne se voient qu'au microscope; Monro estime leur diamètre à un six centième ou un huit centième de pouce. Ces vésicules ne paraissent pas communiquer entre elles; lorsqu'on les incise, la graisse ne s'écoule que de celles qui ont été ouvertes. Sur le vivant, ce fluide n'obéit pas à la pression ni aux lois de la pesanteur, comme la sérosité du tissu cellulaire. Au reste, les parois de ces vésicules sont excessivement minces; leur transparence laisse apercevoir la couleur jaunâtre de la graisse : on ne peut se faire une idée de la membrane qui les constitue qu'en incisant cette membrane et en voyant la graisse s'en écouler. Elles semblent formées de la même substance que le tissu cellulaire, mais dans un état différent.

Le tissu adipeux, résultant de leur assemblage, a des formes très-diverses. Sous la peau il s'étend en forme de membrane, et constitue le pannicule graisseux. Dans l'orbite, autour des reins, dans l'épaisseur des joues, il représente des masses irrégulières. Elles sont pyriformes et pédiculées dans les appendices épiploïques, à l'extérieur du péritoine, etc. L'épiploon a des masses de ce genre à son bord libre, et de plus des espèces de réseaux qui suivent le trajet des artères.

Ce tissu est plus ou moins abondant dans les différentes régions. Ainsi, sous la peau, on en trouve davantage à la paroi antérieure de l'abdomen, de la poitrine, au pubis, aux fesses, dans le creux de l'aisselle, etc., que partout ailleurs. A l'intérieur, ce tissu est principalement accumulé dans l'orbite, autour des reins, dans l'excavation du bassin, dans tous les grands interstices musculaires, à l'intérieur des os où il constitue la moelle, etc. Il fait ordinairement la vingtième partie du poids du corps. Mais, dans les sujets très-gras, on en trouve presque partout. Cependant certaines parties n'en offrent jamais, même dans l'obésité la plus complète : telles sont, à l'extérieur, les paupières, le prépuce, le scrotum; à l'intérieur, la cavité du crâne, la surface du poumon, du foie, de la rate, de l'estomac, de l'utérus, etc.

Le tissu adipeux reçoit des vaisseaux sanguins; leur disposition a été très-bien représentée par Mascagni. Ils sont logés dans les intervalles des espèces de lobes que présente ce tissu; leurs rameaux se placent entre les grains adipeux, leurs dernières ramifications entre les vésicules elles-mêmes. Ils pénètrent ces différentes parties par un point peu étendu de leur surface, ce qui fait paraître chacune d'elles comme suspendue à un pédicule vasculaire. On ne connaît point de vaisseaux lymphatiques ni de nerfs dans le tissu adipeux. Un tissu cellulaire peu distinct semble exister entre les vésicules; il devient plus apparent entre les grains : très-dense autour des masses, il y est souvent remplacé par un appareil fibreux ou ligamenteux très-régulièrement disposé, comme on le voit à la paume des mains, à la plante des pieds, etc.

Le tissu graisseux est plus développé chez la femme que chez l'homme. Le fœtus en est totalement dépourvu dans la première moitié de son existence. Passé cette époque, il s'en forme d'abord sous la peau : en général on trouve presque constamment une espèce de boule dans l'épaisseur des joues ; mais à peine à la naissance existe-t-il quelques grains isolés dans l'épiploon ou le mésentère. Ce n'est que plus tard que la graisse s'amasse successivement à l'intérieur. Jusqu'à l'époque de la puberté, elle reste plus abondante à l'extérieur. Ce n'est ordinairement que dans la vieillesse qu'on en trouve autour de la base du cœur. La quantité de ce fluide augmente dans l'âge mûr pour diminuer de nouveau dans la vieillesse, mais dans une proportion moindre à l'intérieur que sous la peau. Les grains adipeux sont disséminés dans le premier âge ; ils se rapprochent ensuite. Au reste, la graisse offre une foule de différences individuelles, par rapport à la quantité, suivant une infinité de circonstances qu'il n'est pas ici le lieu d'exposer. (*Voyez* GRAISSE, SÉCRÉTION). Ces différences sont tellement marquées, que sur certains sujets très-maigres on trouve à peine quelques onces de graisse, tandis que chez d'autres elle forme de la moitié aux quatre cinquièmes du poids total du corps. Les vésicules suivent toutes ces variations. Plus nombreuses quand la graisse abonde, sans que leur volume paraisse augmenté, elles disparaissent lorsque le fluide qu'elles contenaient vient à être résorbé. On n'en trouve plus de trace dans la maigreur. Cependant W. Hunter assure que le tissu cellulaire conserve dans ce cas un aspect particulier qu'il doit aux vésicules affaissées dont il est rempli. La graisse est continuellement sécrétée et déposée dans ces vésicules, et reprise par absorption. Le tissu adipeux n'a point d'autre usage que celui de sécréter ce fluide et de le contenir pendant un certain temps, en l'empêchant de se mêler à la sérosité du tissu cellulaire.

Long-temps confondu avec le tissu cellulaire, entrevu par Malpighi, aperçu dans la moelle par Cl. Havers, indiqué par Bergen, Morgagni et d'autres, rejeté par Haller, et tout récemment encore par J. F. Meckel, ce tissu a été bien décrit, pour la première fois, par W. Hunter. Il a été représenté par A. Monro, et par Mascagni. (BÉCLARD.)

ADIPOCIRE, s. f., *adipocira*, de *adeps*, graisse, et de *cera*, cire. Nom proposé par Fourcroy pour désigner trois substances qu'il croyait identiques, et que M. Chevreuil a reconnu ne pas jouir des mêmes propriétés : ces substances sont la matière grasse des calculs biliaires (*Voyez* CHOLESTÉRINE), le blanc de baleine (*Voyez* CÉTINE), et le gras des cadavres, sorte de savon animal composé d'ammoniaque, de potasse, de chaux, d'acide margarique, etc. *Voyez* GRAS DES CADAVRES. (ORFILA.)

ADIPSIE, s. f. *adipsia*, de α privatif, et de δίψα, soif. Absence de soif ou d'appétit pour les liquides. *Voyez* SOIF.

ADJUVANT, adj., *adjuvans*, d'*adjuvare*, aider. Nom par lequel on désigne, dans une formule, le médicament qui seconde l'effet du médicament principal, et qui agit par conséquent à peu près dans le même sens. Ainsi, dans une potion purgative dans laquelle entre le jalap et un sel purgatif, le sel devient l'adjuvant du jalap. Dans une potion excitante qui a pour base l'eau de menthe poivrée, une ou deux gouttes d'huile essentielle d'anis peuvent servir d'adjuvant. (GUERSENT.)

ADOLESCENCE, s. f., *adolescentia*. Ce mot, que quelques-uns regardent comme synonyme de jeunesse, désigne l'époque heureuse, mais courte de la vie, qui, chez l'homme, sépare l'enfance de l'âge adulte ou viril. La puberté en devient comme le signal, et l'entier développement du corps en hauteur, qui donne à l'homme le complément de son organisation, en fixe les dernières limites. L'adolescence nous paraît, sous ce rapport, plus restreinte que la jeunesse qui embrasse, en effet, encore les premiers temps de l'âge viril. Nous exposerons au mot *âge*, auquel nous renvoyons, les phénomènes qui caractérisent l'adolescence. *Voyez* AGE. (RULLIER.)

ADOUCISSANT, adj., *leniens*, *demulcens*. On donne ce nom à tous les moyens médicamenteux et alimenteux qui tendent à diminuer la douleur ou l'irritation. Tout ce qu'on a dit sur l'existence des principes âcres qui sont la cause prétendue des irritations, et sur la nécessité de protéger les organes vivans contre leur action nuisible, à l'aide des mucilagineux, des huileux, est entièrement hypothétique. La vérité est que la propriété adoucissante n'est pas le résultat d'une action immédiate et particulière, mais un effet secondaire ou thérapeutique, dépendant de plusieurs propriétés différentes. Les adoucissans ne forment point par conséquent une classe à part, mais peuvent être pris dans plusieurs sortes de médicamens et d'alimens. Les rafraîchissans, les relâchans, la plupart des calmans, et les narcotiques en particulier (*voyez* ces mots), employés tour à tour, isolément ou réunis, peuvent devenir des adoucissans, entre les mains du médecin, dans beaucoup de maladies externes ou internes. C'est aussi dans les moyens hygiéniques convenablement administrés qu'il rencontre les adoucissans les plus recommandables et les plus certains. Un climat doux et chaux, un air frais et humide, dans le voisinage des bois, les différentes espèces de bains tièdes et émolliens, les alimens mucilagineux, huileux, les fruits succulens, mucoso-sucrés, les gelées, le lait, etc., sont souvent, dans une foule de maladies, les seuls moyens à l'aide desquels on puisse adoucir et guérir. *Voyez*, pour éviter des répétitions inutiles, ces articles en particulier. (GEURSENT.)

ADRAGANT (gomme), ADRAGANTHE OU ADRAGANTE; elle découle de l'*astragalus tragacantha*, *astr. gummifer* et *astr. creticus*; toutes trois originaires d'Orient, principalement de l'île de Crète. L'*astragalus tragacantha* croît aussi dans les provinces méridionales de la France, mais il n'y produit point de gomme. Le genre astragale appartient à la famille des légumineuses. JUSS. à la diadelphie décand. LIN.

Propriétés physiques et chimiques. — La gomme adragant est solide en morceaux allongés, quelquefois aplatis en lanières, d'autrefois filiformes et irrégulièrement tordus, ou enfin en grumeaux; elle est mate, et non translucide, comme la gomme arabique; elle est ordinairement blanche ou légèrement jaunâtre; elle est inodore et insipide; on la réduit difficilement en poudre, à cause d'une sorte de ductilité dont elle est douée; elle ne se dissout point en totalité dans l'eau froide. Bucholz a remarqué que sur cent parties de cette gomme, cinquante-sept seulement se dissolvaient dans l'eau froide, et qu'il restait quarante-trois parties d'une matière insoluble, qui se dissout dans l'eau bouillante, et y forme une gelée très-épaisse. L'eau bouillante la dissout donc en totalité; avant que de s'y fondre, elle commence par se gonfler considérablement; elle donne à l'eau une viscosité incomparablement plus grande que la gomme arabique. D'après les expériences de Bucholz, une partie de gomme adragant donne à cent parties d'eau autant de viscosité que vingt-cinq parties de gomme arabique.

Propriétés médicales et *usages.* De même que toutes les autres espèces de gommes, l'adragant est adoucissante et émolliente; elle peut également servir d'aliment.

On emploie ordinairement la gomme adragant réduite en poudre pour donner une consistance convenable aux pastilles et aux masses pilulaires. Elle entre aussi dans la préparation des loochs et potions gommeuses. Sa dose dans ce dernier cas est de dix à quinze grains. (A. RICHARD.)

ADRAGANTINE, *s. f.* Nom donné par M. Desvaux à un principe qui fait les $\frac{43}{100}$ de la gomme adragant, et qui a été décrit pour la première fois par Bucholz. On l'obtient en délayant la gomme adragant dans l'eau froide, et en traitant le mélange au bout de plusieurs heures, par une grande quantité d'eau également froide; celle-ci dissout cinquante-sept parties d'une matière semblable à la gomme adragant, et laisse l'*adragantine* sous forme d'une substance gélatineuse, qu'il suffit de laver à l'eau froide et de dessécher à une douce chaleur pour l'avoir pure. Dans cet état, elle est sous forme d'une masse écailleuse, d'un blanc sale, facile à réduire en poudre, insoluble dans l'eau froide qui la gonfle et lui communique un aspect gélatineux, entièrement soluble dans l'eau bouillante. Cette dissolution est précipitée par l'acétate de plomb, le proto-nitrate de mercure, et le proto-hydrochlorate d'étain; mêlée avec l'eau froide, elle fournit un mucilage épais, semblable à celui que donne la gomme; mais elle ne jouit plus de la propriété de se gonfler. L'*adragantine* est sans action sur l'alcohol, tandis qu'elle se dissout à merveille dans la potasse, l'ammoniaque et l'acide hydrochlorique. On ne l'emploie pas en médecine; mais c'est à elle que la gomme adragant doit la propriété de former ces mucilages volumineux qui servent avec succès à la préparation des tablettes, des pastilles. etc. (ORFILA.)

ADULTE, adj. *Adultus.* Ce mot, qui désigne en général l'état de vigueur et de consistance qui caractérise l'entier développement des corps organisés, s'applique spécialement à l'homme parvenu à sa croissance: on dit en effet l'homme adulte, la femme adulte, pour désigner cet état dans lequel l'un et l'autre sont parvenus au complément de leur organisation. Le mot adulte s'adapte encore à l'un des âges de la vie, et il devient alors synonyme de viril. L'âge adulte ou viril, qui caractérise l'aptitude de l'homme à la génération, s'étend de l'adolescence à laquelle il succède, jusqu'à la vieillesse à laquelle il finit. Nous exposerons au mot *âge* les phénomènes particuliers à chacune des phases de l'état adulte ou viril. *Voyez* AGE et VIRILITÉ. (RULLIER.)

ADULTÉRATION, s. f., de *adulterare*, falsifier. Ce mot, qu'on a regardé comme synonyme de falsification, sophistication, mangonisation, a une signification plus étendue que chacune de ces expressions en particulier; car il comprend toutes les espèces d'altérations de substitutions, de tromperies, que la cupidité peut employer dans l'administration des médicamens simples et composés. Pour donner une idée de toutes les adultérations connues, il faudrait donc passer en revue la plupart des substances médicamenteuses et des préparations pharmaceutiques officinales et magistrales, et dévoiler la série des fraudes qui se sont commises et qui se commettent chaque jour dans le commerce de la droguerie et de la pharmacie. Mais ce travail très-étendu qui occuperait beaucoup trop de place, ne contiendrait que des répétitions inutiles et des indications qui doivent se trouver naturellement à d'autres articles. Je me bornerai donc seulement ici à quelques considérations générales.

Le professeur Fourcroy témoignait, il y a près de quarante ans, le désir de voir paraître un ouvrage bien fait sur les adultérations médicamenteuses. Que dirait-il s'il vivait maintenant! jamais la cupidité n'a été plus active et plus féconde en inventions, parce que la multiplicité vraiment effrayante des pharmaciens ne permet presque plus à l'homme probe de vivre du produit de son commerce, s'il ne trouve pas moyen d'augmenter par la fraude la proportion de son bénéfice. Aussi l'art de l'adultération s'est-il perfectionné et est maintenant étendu jusqu'aux préparations les plus communes et les plus ordinaires; depuis les simples sirops de guimauve et de violette qu'on fait le plus souvent sans sucre, sans guimauve et sans violette, jusqu'aux préparations pharmaceutiques les plus composées et les plus importantes, on a calculé le produit net des falsifications et des substitutions les plus lucratives, sans s'embarrasser de la différence des résultats. Ils intéressent cependant à la fois la vie des malades et l'honneur de la médecine; mais ils sont indifférens pour le marchand peu délicat qui ne voit que son bénéfice.

Quoique l'art de dénaturer les médicamens soit maintenant porté très-loin, et que la démoralisation sur ce point soit presque générale, est-il aussi nécessaire que le pensait le professeur Fourcroy, de faire connaître tous les procédés honteux qui ont été imaginés par la plus coupable avidité? N'est-il pas au contraire plus avantageux pour le public que les moyens de falsification des médicamens ne soient connus que d'un petit nombre de gens de l'art? Lorsqu'ils seront répandus dans des écrits qui circuleront partout, la dernière classe des hommes, qui est chargée de la préparation et de la vente des médicamens dans les campagnes, apprendra à connaître tous les procédés de la fraude, dont plusieurs lui sont peut-être encore inconnus, et en abusera, de sorte que ces écrits contribueront encore à propager le mal au lieu d'en borner les progrès. C'est sans doute cette triste réflexion qui a jusqu'à ce jour empêché plusieurs auteurs de publier des ouvrages particuliers sur les adultérations médicamenteuses; et peut-être, sous le rapport moral, doit-on leur savoir gré de leur réserve.

On peut toutefois ranger les adultérations connues dans deux classes principales; la première renfermera la connaissance des mélanges frauduleux ou des substitutions dans les drogues simples. C'est à ce genre d'adultération que nous réserverons le nom de *sophistication ;* la seconde classe comprendra la connaissance des mélanges frauduleux et des substitutions dans les préparations pharmaceutiques, magistrales, officinales. Nous en traiterons à l'article *falsification. Voyez* ces mots. (GUERSENT.)

ADUSTION, s. f., *adustio;* action du feu; cautérisation d'une partie du corps à l'aide du feu. *Voyez* CAUTÈRE ACTUEL, CAUTÉRISATION.

ADYNAMIE, s. f., *adynamia, impotentia,* de α privatif et de δύναμις, force, puissance, signifie défaut de force, impuissance d'agir, faiblesse morbide. Le terme d'adynamie ne doit jamais être appliqué qu'à un état pathologique, et exprime toujours un affaiblissement *considérable* des forces vitales, mais plus particulièrement de la contractilité de la fibre musculaire. Pour que l'adynamie ait lieu réellement, il est nécessaire que l'impuissance ou l'extrême difficulté d'agir soit idiopathique et ne puisse pas être rapportée à une cause organique, soit locale, soit éloignée du lieu affecté. Ainsi, lorsqu'un homme est privé de la faculté de mouvoir le bras ou la jambe par suite de la compression de l'encéphale ou des troncs nerveux qui se distribuent à ces membres, on dit qu'il y a paralysie et non adynamie. Si une cataracte ou une taie sur la cornée s'opposent à la vision, la destruction des osselets à l'audition, l'adynamie n'existe point encore: mais l'amaurose et la surdité nerveuse sont de véritables adynamies locales.

Les divers auteurs qui se sont servis du mot adynamie ne l'ont pas employé exactement dans le même sens, et l'ont appliqué arbitrairement à la lésion de différentes sortes d'actions vitales. Vogel a réuni sous la dénomination commune d'*adynamies* (*adynamiæ*) toutes les abolitions ou diminutions d'énergie des sensations, des mouvemens volontaires et des fonctions naturelles, et il en a fait la sixième classe de son tableau nosologique : mais un genre de cette classe a reçu spécialement le nom d'adynamie; il comprend tous les cas de faiblesse extrême dans lesquels les malades sont incapables de se mouvoir dans leur lit ou de se tenir sur leur séant : c'est, à proprement parler, la prostration des autres auteurs. Dans la Nosologie de Cullen, on trouve également un ordre de maladies sous le nom d'*adynamies* (*adynamiæ*); c'est le deuxième de sa classe des névroses. Cullen donne pour caractères de cet ordre, « la diminution ou l'affai« blissement des mouvemens *involontaires*, soit des fonctions « vitales, soit des fonctions naturelles. » Il renferme quatre genres, qui sont : la syncope, la dyspepsie, l'hypochondriacie et la chlorose.

M. Pinel a employé le mot adynamie pour peindre l'excès de faiblesse musculaire qui s'observe dans les fièvres vulgairement appelées putrides, et il leur a ôté ce nom pour lui substituer celui de *fièvres adynamiques*. Cette innovation a été généralement adoptée en France, et n'est pas encore abandonnée. Je ne crois pas que dans les trois volumes de sa Nosographie M. Pinel ait parlé une seule fois de l'adynamie dans un autre sens. On peut dire ainsi qu'il a restreint la signification de ce mot, tout en lui donnant beaucoup de vogue et en l'introduisant dans le langage usuel de la médecine. Quoi qu'il en soit, l'école de ce professeur célèbre s'est en quelque sorte appropriée cette expression, devenue pour elle un terme classique; et en l'appliquant exclusivement à un état fébrile particulier dont, dans ses principes, il indique la nature et le principal caractère, cette école a fait de l'adynamie dans les fièvres un point de doctrine important et l'une des principales questions qui sont aujourd'hui le sujet des controverses médicales.

Nous n'approfondirons pas en ce moment cette question délicate qui sera traitée ailleurs avec le soin et l'étendue convenables :

Nous nous bornerons à faire observer qu'il est de la plus grande importance de bien distinguer la vraie adynamie des symptômes fébriles qui la simulent et qui dépendent d'une phlegmasie interne portée à un certain degré d'intensité, mais plus particulièrement de l'état inflammatoire de l'estomac et des intestins. Dans les cas de cette nature ces symptômes *pseudo-adynamiques* se dissipent souvent, et plus souvent encore sont prévenus par le régime anti-phlogistique : ils s'aggravent au contraire par un traitement stimulant.

Quant à l'adynamie en général, il est évident qu'on ne doit pas se borner à l'étudier dans un seul ordre de maladies, puisqu'elle présente en soi des différences essentielles et s'offre au praticien sous des formes variées. Il serait donc utile d'analyser et de classer les adynamies comme on a récemment classé les irritations ; mais l'adynamie existe beaucoup plus rarement seule, de manière à constituer un état morbide primitif de l'économie animale. Elle n'est le plus souvent qu'un symptôme susceptible de se joindre à des maladies de diverse nature, et d'affecter même des organes divers. Elle peut se rencontrer partout ; elle peut être également avec fièvre ou sans fièvre ; mais nulle part son existence ne se manifeste davantage que dans les phénomènes du typhus et dans ceux du scorbut. Enfin, nous reconnaîtrons l'adynamie toutes les fois que nous pourrons observer, indépendamment de toute lésion organique et de toute cause accidentelle, une altération profonde et persistante de l'énergie vitale. *Voyez* ASTHÉNIE, ATONIE, FAIBLESSE. (COUTANCEAU.)

ADYNAMIQUE, adj., état adynamique, fièvre adynamique ; c'est le nom donné par M. Pinel à la fièvre appelée vulgairement putride. Elle forme un des six ordres de fièvres essentielles dans la nosographie de ce professeur, et consiste principalement, suivant lui, dans la diminution très-notable de l'action vitale des muscles. Ses caractères extérieurs sont un pouls faible, chaleur âcre au toucher, état de stupeur, prostration des forces, langue noire, fuligineuse. M. Pinel en distingue trois genres, suivant leur type continu, rémittent ou intermittent, et plusieurs espèces soit simples, soit compliquées. *Voyez* ADYNAMIE, FIÈVRE ADYNAMIQUE. (COUTANCEAU.)

ÆDOIA-GRAPHIE et *aidoiagraphie*, *-logie*, *-tomie*, s. f., description, traité, dissection des organes de la génération. Peu usités.

ÆDOPSOPHIE, s. f., *ædopsophia*, de αἰδοῖα, les organes génitaux, et de ψοφεῖν, faire du bruit. On donne ce nom à l'émission sonore de gaz qui a lieu par les organes extérieurs de la génération chez l'homme et chez la femme. Chez celle-ci, les gaz qui s'échappent par le vagin peuvent être le résultat d'une sécrétion morbide, ou provenir de la décomposition de quelques matières solides ou liquides retenues dans l'utérus; ils peuvent avoir été introduits dans le vagin lors du coït, ou par toute autre cause qui en aura écarté les parois. Chez l'homme, l'émission de gaz par l'urètre est presque toujours liée à l'existence d'une communication entre la vessie et le canal digestif : une sonde pourrait aussi servir de voie à l'air extérieur, et le conduire dans la vessie. Il est ordinairement poussé au dehors avec l'urine. La femme n'est pas à l'abri de cette espèce d'ædopsophie. *Voyez* VENTEUSES. (maladies.) (CHOMEL.)

ÆGILOPS, s. m., αἰγίλωψ, dérivé de αἴξ, αἰγός, une chèvre, et de ὤψ, œil. Les médecins grecs ont donné ce nom à un ulcère qui se forme dans le grand angle de l'œil, et qui dépend souvent de l'ouverture d'un anchilops ou abcès de cette partie. *Voyez* ANCHILOPS. Cette affection a été ainsi nommée, suivant les uns, parce que les chèvres y sont fort sujettes, et suivant d'autres, parce que les personnes qui en sont atteintes tournent les yeux comme le font ces animaux. L'ægilops ne pénètre pas dans le sac lacrymal, mais se trouve seulement placé au-devant de lui. Lorsque par les progrès de l'ulcération les parois de ce réservoir sont détruites, alors la maladie change de caractère, et se convertit en une fistule lacrymale, par laquelle les larmes s'échappent mêlées avec le pus. *Voyez* FISTULE LACRYMALE.

L'ægilops est une maladie assez rare, qu'il importe de ne pas confondre avec la fistule lacrymale, parce que le traitement de ces deux affections est tout-à-fait différent; dans l'ægilops, les voies lacrymales exercent librement leurs fonctions, et s'il y a quelquefois un léger épiphora, il est produit par le gonflement des paupières et la compression qu'en éprouvent les conduits lacrymaux. Un stylet porté au fond de l'ulcère ne pénètre pas dans le sac lacrymal; des injections poussées par les points lacrymaux ne sortent pas par l'ægilops, non plus que les larmes, comme cela arrive dans la fistule lacrymale. L'état antérieur de la maladie, la manière dont s'est établie l'ulcération, la nature de la suppuration, etc. servent encore à éclairer le diagnostic de ces deux affections. *Voyez* ANCHILOPS.

Il faut traiter l'ægilops comme les ulcères qui se rencontrent dans les autres régions du corps; le couvrir avec des plumasseaux de charpie, exercer à sa surface une légère compression, exciser ses bords s'ils sont minces et décollés, brûler avec de légers cathérétiques les chairs fongueuses qui peuvent s'élever de sa surface, en ayant grand soin de ménager les parois du sac lacrymal qui se trouvent au-dessous, etc. Si on soupçonne qu'une maladie générale, comme la syphilis, les dartres, les scrofules, est la cause de l'ægilops, on doit administrer au malade les remèdes internes propres à combattre chacune de ces affections, en même-temps qu'on emploie à l'extérieur les topiques les plus convenables pour conduire l'ulcère à une parfaite cicatrisation. Lorsque l'ægilops dépend de l'ouverture d'une tumeur enkystée développée en dedans du grand angle des paupières, il convient, pour obtenir promptement sa cicatrisation, de faire l'extirpation de la totalité du kyste, ou du moins de la plus grande partie de ses parois. (J. CLOQUET.)

AÉRIEN, adj. *aereus*, qui appartient à l'air. En anatomie on donne ce nom aux parties dans lesquelles pénètre l'air. On donne le nom de voies aériennes au larynx, à la trachée et aux bronches. Les fosses nasales, les sinus, la partie supérieure du pharynx et la cavité du tympan, sont aussi des cavités aériennes. On donne le nom de cellules, vésicules, saccules aériens du poumon aux terminaisons des bronches. (A. BÉCLARD.)

AÉRIFÈRE, adj., *aeriferus*, qui porte, qui conduit l'air. On donne ce nom au vaisseau ou conduit qui porte l'air dans le poumon. *Voyez* TRACHÉE-ARTÈRE et BRONCHES. (A. B.)

AÉROPHOBIE, s. m., *aérophobia*. Horreur de l'air ou de la lumière suivant OElius Aurelianus. Ce phénomène constitue un symptôme assez fréquent de la rage et de quelques affections nerveuses. Les sens de la vue, de l'ouïe, et l'organe du tact, acquièrent un tel degré d'excitabilité, que la plus légère impression devient pénible; aussi l'on voit les malades être irrités de l'éclat du jour, du bruit le plus léger, et même de l'action de l'air sur la peau. Le mot *aérophobie* est très-peu usité. (R. DEL.)

ÆSTHESEIO-GRAPHIE et *aistheseiographie*, - *logie*, - *tomie*, s. f., description, traité, dissection des organes des sens. Peu usités.

AFFAIBLISSEMENT, s. m., *debilitatio*, diminution des forces. L'affaiblissement ne doit pas être confondu avec la faiblesse, et autre chose est qu'un individu soit faible, autre chose qu'il s'affaiblisse. La faiblesse peut être liée à la constitution; elle existe même dans la convalescence, chez le sujet qui reprend de jour en jour des forces; l'affaiblissement, au contraire, est toujours dû à une maladie ou à des causes morbifiques; il accompagne presque toutes les affections, il précède même le développement de quelques-unes, et fait craindre, lorsqu'il est porté à un degré considérable, une terminaison fâcheuse. L'affaiblissement se montre sous des formes très-variées : il peut survenir avec lenteur ou rapidité, porter sur toute l'économie, ou être borné à quelques fonctions, et spécialement aux fonctions locomotrices. *Voyez* FORCES. (CHOMEL.)

AFFAISSEMENT, s. m. Augmentation notable de la faiblesse et de la maigreur qui suivent rapidement chez un malade déjà affaibli et maigre, lorsque l'affection s'aggrave beaucoup, et surtout lorsqu'elle doit se terminer prochainement par la mort. *Voyez* ABATTEMENT. (CHOMEL.)

AFFECTION, *affectio, affectus*. Ce mot, dans le langage médical, est pris en deux sens différens. Dans l'un, il est synonyme du mot *maladie*, et désigne une lésion quelconque du corps humain; on dit une *affection inflammatoire, goutteuse, rhumatismale, nerveuse, psorique, dartreuse, etc.* Cependant quelques médecins veulent mettre quelques différences entre ces deux mots : ils n'appellent *affection* que les phénomènes apparens, les symptômes qui font reconnaître une lésion, et réservent le nom de *maladie* à la lésion elle-même; ou bien, ils restreignent la dénomination d'*affection* à des états particuliers de l'économie, qui, quoique constituant des souffrances, sont devenues désormais utiles à la conservation de la santé et de la vie, comme l'affection hémorrhoïdaire, par exemple, faisant ainsi du mot *affection* un équivalent de celui de *manière d'être*. Nous ne croyons pas ces distinctions dignes d'être conservées.

Dans l'autre sens, le mot *affection* exprime quelques-uns des phénomènes de la psycologie, tels que la *joie*, la *tristesse*, le *chagrin*, l'*envie*, la *jalousie*, la *colère*, etc.; on dit les *affections de l'âme*. Pris dans cette dernière acception, le sens précis de ce mot se ressent un peu du vague qui a régné et qui règne encore dans l'analyse des facultés intellectuelles et morales. Quand on étudie l'homme dans cette belle partie de lui-même, on voit bientôt que ses facultés sous ce rapport sont de deux sortes : celles par lesquelles il connaît, il acquiert une notion, et celles par lesquelles il sent, et qui consistent en de purs sentimens. Les premières fondent dans leur ensemble ce qu'on appelle l'*esprit*, l'*intelligence*, et les secondes, les *facultés affectives*, les *sentimens du cœur*. Les unes et les autres dictent nos volontés, décident nos déterminations; les premières, par un jugement de la raison; les secondes, par l'entraînement du sentiment. Or, la plupart des médecins philosophes et moralistes ont appelé indistinctement *affections de l'âme* tous ces actes derniers de notre psycologie, qui, étrangers à toute faculté de connaître et de raisonner, consistent seulement en de purs sentimens, en des émotions de l'âme. Ainsi, la *perception*, la *mémoire*, le *jugement* et toutes les facultés par lesquelles nous nous représentons les corps et leurs qualités, se rapportent à l'intelligence; et au contraire, les sentimens de l'*amour physique*, de l'*amour maternel*, de l'*orgueil*, de la *haine*, de l'*amitié*, de la *sympathie*, de l'*antipathie*, etc., sont des affections de l'âme. On les a appelées aussi *passions*, parce que le propre de ces actes est d'arracher l'âme à son indifférence, et de constituer pour elle des *plaisirs* ou des *douleurs*, selon qu'on cède ou qu'on résiste à leurs vœux.

En admettant cette signification du mot *affection*, on sent que l'histoire des affections considérées sous ce rapport, est un des sujets les plus intéressans, mais aussi des plus difficiles; elle constitue une science à part, la *morale*, dans laquelle on se propose d'indiquer la nature, le nombre des affections de l'âme, leurs divers degrés, leurs diverses combinaisons, et les moyens de les renfermer dans la mesure convenable, pour qu'elles rendent l'homme le plus heureux possible. Nous ne pouvons ici développer ce noble sujet. Les affections de l'âme, quoique constituant les actes les plus élevés de notre être, n'en ont pas moins leur source dans notre organisation, dans le système nerveux cérébral; leur nombre, leur noblesse, sont en raison de la structure plus ou moins composée du cerveau; et chez l'homme, elles sont telles, que non-seulement elles lient cet être à ses semblables et en font l'être social par excellence, mais encore l'unissent à son créateur, dont il est le plus beau produit. Leur énumération seule est un des problèmes les plus difficiles de la philosophie; car les unes sont *simples*, c'est-à-dire de véritables facultés primitives de l'âme; les autres sont *composées*, c'est-à-dire résultent de l'action combinée de plusieurs facultés primitives; et enfin toutes étant susceptibles de mille degrés, on conçoit qu'il n'est aucune nuance qu'on ne puisse spécifier par un nom particulier, et dont on ne puisse faire une affection de l'âme spéciale. Comment se fixer dès lors dans une telle immensité? En premier lieu, on n'est pas d'accord sur les facultés primitives et fondamentales de l'âme; tel sentiment que l'on considère comme une de ces facultés primitives, comme une affection de l'âme *simple*, par conséquent est considérée par un autre comme un produit de l'action combinée d'autres facultés, et une affection de l'âme *composée*. En second lieu, l'ignorance où l'on est sur la spécification certaine des facultés primitives de l'âme, doit rendre extrêmement délicate et incertaine la distinction que nous faisons dans nos affections de celles qui sont simples et de celles qui sont composées. Enfin toutes sont susceptibles de nombreux degrés, et l'on peut s'arrêter sur chacun d'eux, les fixer par un nom particulier, et par conséquent porter jusqu'à l'infini le nombre des affections de l'âme. Aussi pourrions-nous remplir plus d'une page de l'énumération seule des affections de l'âme que le langage a consacrées par des noms particuliers ! L'*amour filial*, l'*amour paternel*, l'*amour conjugal*; la *bonté*, la *pitié*, la *générosité*, l'*amitié*, la *philanthropie*, l'*émulation*, l'*admiration*, la *reconnaissance*, l'*amour du travail*, de l'*ordre*, de l'*honneur*, de la *justice*, de la *vertu*; l'*orgueil*, la *colère*, la *haine*, la *vengeance*, l'*envie*, la *méchanceté*, la *vanité*, l'*hypocrisie*, le *mensonge*, l'*ingratitude*, etc. etc. Les moralistes ont cherché à les classer, et chacun l'a fait différemment. Les uns, prenant pour base le caractère agréable ou pénible de l'émotion qui les constitue, les ont partagées en *affections agréables*, et en *affections pénibles*. D'autres ont dit que toutes étaient ou des *affections d'amour*, *de rapprochement*, ou des *affections de haine*, *d'éloignement*. La plupart ont placé la source et l'origine de toutes dans une affection principale qu'ils ont appelée *amour de soi* et *amour-propre*; et ils ont dit que toutes étaient des retours de cet amour de soi sur lui-même. Ils les ont partagées en *affections vertueuses*, qui servent au bien-être général de la société, en *affections vicieuses* qui lui nuisent, et *affections mixtes* qui ont tour à tour l'une ou l'autre de ces influences, selon le degré dans lequel on y cède. On doit sentir de suite que toutes les affections sont dans cette dernière catégorie, que toutes nous sont utiles et bonnes, si nous les renfermons dans la mesure convenable, et que toutes aussi peuvent être et engendrer des maux si on en abuse. On les a partagées encore en *passives* et en *actives*, selon qu'elles ne font que constituer des sentimens, ou qu'en outre elles sollicitent l'homme à d'énergiques déterminations. Le médecin ayant à apprécier leurs effets sur la santé, les considère surtout selon qu'elles sont *vives*, ou *douces* et *lentes*, *libres* ou *contraintes*, *opiniâtres* et *persistantes*, ou présentant un passage subit et successif des unes aux autres. Considérées dans leur nature, c'est-à-dire sous le rapport physiologique, nous en traiterons aux mots *cerveau*, *facultés morales*, *psycologie*; considérées dans leurs effets et dans les règles de leur emploi, sous le rapport de l'hygiène et de la thérapeutique, on en traitera aux mots *gestes*, *expressions*, *percepta*, etc. Ici nous ne voulons que donner l'interprétation du mot.

MM. Gall et Spurzheim diffèrent ici des philosophes qui ont écrit avant eux. Selon eux, il ne faut donner les noms de *passions* et d'*affections* à aucune des facultés primitives et fondamentales de l'âme. Le mot *passion* doit s'appliquer à tout degré extrême d'activité de ces facultés; et à ce titre, il y a autant de passions qu'il y a de facultés primitives. Le mot *affection* doit s'entendre des modifications que présentent les facultés primitives en raison du mode selon lequel les affectent les influences du dehors et celles du dedans. La *passion* n'est selon eux qu'un *mode de quantité*, si l'on peut parler ainsi; l'*affection* est un mode de *qualité*. En un mot, ni l'un ni l'autre de ces mots ne doivent désigner une faculté intellectuelle et morale primitive, mais ils peuvent s'appliquer à toutes.

Pour traiter des affections d'après cette nouvelle interprétation, il faudrait passer en revue chacune des facultés primitives de l'âme, et énumérer les diverses modifications que chacune peut présenter, et auxquelles on a donné des noms particuliers. Mais d'abord, MM. Gall et Spurzheim sont bien loin d'avoir fixé avec certitude quelles sont les facultés primitives et fondamentales de l'âme; et en second lieu, il sera toujours fort difficile de distinguer une faculté morale primitive de ce qui n'est qu'une modification de cette faculté. La tendance que nous avons à juger toujours d'après notre sentiment intime, fait que toujours nous mettons au premier rang ce qui remplit et domine notre âme; l'avarice, par exemple, serait une faculté *primitive* dans l'avare, et cependant nos auteurs n'en font qu'une nuance, une modification, une *affection* du sentiment de la propriété. Cette distinction des facultés primitives, et de leurs modifications ou des affections, sera toujours très-difficile à faire, et donnera matière à de longs débats. Toutefois, les auteurs que nous avons cités disent que parmi ces modifications qu'éprouvent les facultés primitives et qui constituent les *affections*, il en est quelques-unes qui sont générales et éprouvées par toutes les facultés primitives de l'âme, et d'autres qui sont particulières à chacune d'elles. Ainsi les affections du *plaisir*, de la *peine*, et tous leurs degrés, sont générales à toutes les facultés, ont lieu dans toutes, car toute faculté *désire* être mise en jeu, et fait éprouver du *plaisir* ou de la *peine*, selon qu'on cède convenablement ou qu'on résiste à son vœu. Au contraire, l'*orgueil*, la *prétention*, la *fierté*, le *remords*, le *repentir*, sont des affections particulières à quelques facultés; les trois premières des affections spéciales du sens de l'*amour-propre*, et les deux dernières des affections du *sens du devoir*. Il est si vrai qu'il y a toujours la plus grande difficulté à distinguer ce qui n'est qu'une modification d'une faculté primitive de la faculté primitive elle-même, que nos auteurs eux-mêmes ne sont pas d'accord entre eux : M. Gall, par exemple, considère la *peur* comme une qualité négative, tenant au peu d'activité *du sens du courage*, et M. Spurzheim, au contraire, la regarde comme une affection du *sens de la circonspection*. Ce qui ajoute encore à la difficulté de l'analyse, c'est que nos auteurs admettent aussi, comme leurs devanciers, des affections *composées*, c'est-à-dire qui résultent de ce que plusieurs facultés primitives ont été modifiées en même temps, telle que la *honte*, qui, selon eux, est une affection des facultés primitives du *devoir* et du *désir de l'approbation*. Nous ne pouvons encore exposer ici toute la doctrine de ces auteurs; elle sera mieux placée là où nous traiterons de la psycologie, aux mots *cerveau*, *facultés*, *psycologie*. (ADELON.)

AFFÉRENT, adj., *afferens*, qui apporte. On donne ce nom aux vaisseaux lymphatiques et chylifères qui aboutissent dans une glande lymphatique, et y conduisent le liquide qu'ils contiennent, leur valvules étant disposées de manière que le bord libre est tourné vers la glande. *V.* LYMPHATIQUES. (A. BÉCLARD.)

AFFINITÉ VITALE, s. f. Le mot affinité, synonyme d'attraction moléculaire, indiquant comme on sait l'être de raison ou le principe auquel la théorie chimique rattache les phénomènes de composition et d'agrégation qu'offrent les corps ordinaires, et qui constituent leur *nature intime* et leur *état*, nous avons cru devoir employer la même dénomination en la modifiant par l'épithète de *vitale*, à laquelle nous l'avons unie comme propre à en indiquer la différence essentielle, afin de désigner la force spéciale qui produit à l'égard des corps organisés vivans, l'immense série de phénomènes du même ordre, mais auxquels l'affinité chimique demeure entièrement étrangère.

L'affinité vitale, telle que nous la concevons, est donc cette force altérante propre aux corps organisés vivans, pénétrant particulièrement les fluides de l'organisation, et dont le caractère essentiel est de former et de maintenir, pendant toute la durée de la vie, des composés que jamais les affinités chimiques ne sauraient ni produire ni conserver.

La force d'affinité vitale préside à tous les changemens de nature ou de composition que subissent sans cesse les fluides et les solides de l'économie. Elle offre la raison commune ou le principe auquel se rattache immédiatement cette série d'actions moléculaires dans lesquelles consistent la fécondation, la chymification, la lymphose, l'hématose, les sécrétions, la nutrition, la colorification et le maintien des fluides et des solides dans un degré de cohésion plus ou moins fixe, et qu'ils conservent jusqu'à la mort, au milieu des circonstances extérieures les plus propres à la modifier et à la détruire.

Nous exposerons au mot *force* l'ensemble des raisons qui nous paraissent motiver l'admission de l'affinité vitale : c'est là qu'il nous conviendra de montrer ses analogies avec les forces vitales communément admises, et de faire ressortir l'histoire des nombreux phénomènes de la vie qu'il convient d'y rattacher spécialement, attendu qu'ils sont de toute évidence hors du domaine des forces sensitives et motrices inhérentes aux solides.

Nous ajouterons, toutefois, encore ici comme une présomption en faveur de l'admission de la force de combinaison vitale que nous signalons, que la plus grande partie des phénomènes organiques dont elle est comme le principe ou la cause première, ont paru nécessiter la création de plusieurs forces du même ordre. C'est ce qu'on voit, en effet, à l'égard de la force de la formation de M. Blumenbach, du *vis generans* de Vicq-d'Azyr, de la force digestive de Grimaud, de la caloricité de M. Chaussier, des forces assimilatrice et de résistance vitale de Dumas, etc. Mais la seule force d'affinité vitale, dont nous présentons l'idée, nous paraît devoir suffire pour offrir le lien commun auquel l'esprit peut rattacher sans efforts tous les phénomènes de la vie qu'on a prétendu dériver de cette multitude de forces diverses. La différence des élaborations opérées par la vie dans le sein de chaque organe, n'y suppose pas, en effet, une force altérante propre, mais bien de simples modifications particulières apportées dans les produits de celle-ci par les conditions organiques diverses sous lesquelles elle agit. *Voyez* ÉLABORATION et FORCE.

(RULLIER.)

AFFLUX, s. m., *affluxus*, de *affluere*, couler vers. On désigne par ce mot l'abord plus considérable des liquides vers une partie devenue le siége d'une irritation. *Voyez* FLUXION. (R. DEL.)

AFFUSION, s. f., *affusio*, de *affundere*, verser. On emploie cette expression en thérapeutique pour exprimer l'action par laquelle on verse une certaine quantité d'eau sur une surface quelconque du corps. Les affusions se pratiquent très-rarement avec de l'eau chaude, mais presque toujours avec de l'eau froide. Nous examinerons seulement dans cet article tout ce qui appartient aux affusions froides; les affusions chaudes, qui agissent très-différemment, doivent être examinées en parlant des bains chauds en ondée et en nappe.

De la manière d'administrer les affusions froides. — Pour faire une affusion, on verse doucement l'eau à un ou deux pieds environ de la surface du corps, à l'aide d'un vase dont l'ouverture est assez large, comme un petit sceau ou une grande casserole contenant plusieurs livres d'eau, de manière à ce qu'elle tombe en nappe dans une assez grande étendue. Pour recevoir cette affusion, le malade est placé dans une baignoire vide ou contenant plus ou moins d'eau tiède ou froide, suivant les parties sur lesquelles on doit agir et l'effet qu'on veut produire. Si l'affusion doit avoir lieu sur le tronc, il faut que la baignoire soit vide; elle peut être pleine aux deux tiers si on la pratique sur la tête seulement. Lorsque c'est sur cette partie surtout qu'on se propose d'agir, et qu'on ne veut agir que sur elle, il est bon de garantir la poitrine de l'impression de l'eau froide. Je me sers, à cet effet, d'une large pèlerine de toile cirée qui s'applique immédiatement autour du cou, et qui s'étend sur la plus grande partie du tronc. On peut en outre garnir le cou d'un linge roulé en cravate au dessous de la pèlerine. Ces précautions me paraissent nécessaires toutes les fois qu'il y a affection catarrhale, ou qu'on a lieu de soupçonner quelques engorgemens pulmonaires, et que cependant la gravité des symptômes cérébraux engage à ne pas reculer devant cette considération.

L'eau dont on se sert pour faire les affusions doit être à la température de douze à quinze degrés. Si le malade était très-faible ou très-irritable, il faudrait élever la température jusqu'à vingt au moins pour les premières affusions. Dans les pays chauds ou dans les chaleurs de l'été, on peut se servir d'eau dont la température soit plus basse de quelques degrés, parce que la réaction contre l'impression du froid s'opère plus promptement.

La durée des affusions doit être proportionnée à la force du sujet, et surtout à l'intensité de la fièvre et des exacerbations; deux minutes suffisent quelquefois pour produire un effet remarquable. Il faut, dans quelques cas, aller jusqu'à dix, quinze et même vingt minutes; mais il ne faut jamais dépasser ce terme, dans la crainte de produire un affaissement trop considérable. Dans tous les cas, il est toujours prudent de commencer par des affusions de courte durée, et d'en observer les effets avant de les prolonger. Le nombre des affusions, dans chaque séance, doit être déterminé d'après l'état du malade et les effets qu'il éprouve; cinq à six affusions sont souvent suffisantes; il faut quelquefois aller jusqu'à quinze ou vingt-cinq. J'ai vu des malades raisonnables et courageux ne pouvoir pas en supporter plus de six sur la tête.

Pour pratiquer l'affusion, on jette d'abord une petite quantité d'eau sur la surface du corps ou sur la face, afin d'exciter doucement le malade et par degrés. On procède ensuite aux affusions, en mettant entre chacune d'elles un intervalle seulement de quelques secondes; en les faisant de suite, et sans interruption, on fatiguerait trop le malade : cette précaution est indispensable, surtout quand on administre les affusions sur la tête, afin de laisser à celui qu'on affuse le temps de respirer. D'un autre côté, en mettant trop d'intervalle entre les affusions, on prolonge les fatigues sans aucun avantage.

Après l'affusion, on sèche la tête du malade, auquel on a dû d'abord couper les cheveux par précaution, lorsqu'ils sont très-longs. On l'enveloppe ensuite dans un drap chaud, et on le reporte dans son lit.

Des effets des affusions froides et de la médication qu'on peut obtenir à l'aide de ces effets. — Les affusions froides déterminent sur la surface du corps une impression vive et une sorte de saisissement analogue à celui que causent l'immersion dans l'eau froide et le bain de surprise. Mais cet effet de l'affusion n'est pas seulement le résultat du refroidissement subit causé par le contact d'une assez grande quantité de liquide dont la température est beaucoup au-dessous de celle du corps, elle est encore due à la percussion de ce liquide tombant avec son propre poids ou lancé même avec quelque force, de sorte que l'affusion tient de la manière d'agir des applications froides et de celle de la douche. Ces deux modes d'action réunie provoquent des effets locaux et généraux différens pendant et après l'affusion, et qu'on peut partager en trois séries ou périodes, qu'on a avec raison comparées aux trois périodes d'un accès de fièvre intermittente.

La première période comprend la série des changemens qui ont lieu pendant la durée de l'affusion. On remarque alors un refroidissement considérable avec une astriction douloureuse et cuisante de la peau, analogue à celle que produit la glace, mais plus vive encore et plus durable. Cette astriction douloureuse est plus forte sur certaines parties que sur d'autres ; elle est moindre à la partie postérieure du corps et sur les membres que sur le ventre, la face, le crâne, et surtout sur la partie antérieure du thorax, où elle est plus vive que partout ailleurs ; les papilles de la peau sont hérissées de toute part, et la surface du corps présente l'aspect de la chair de poule. La décoloration de la plus grande partie de la peau, le refoulement du sang de la surface au centre accompagnent nécessairement ces horripilations et ces frissons. Le pouls se concentre, devient même quelquefois presque insensible, et dans la plupart des cas, diminue de fréquence ; la température du corps s'abaisse, les inspirations et les expirations sont fréquentes, incomplètes, entrecoupées, irrégulières et comme sanglotantes, surtout chez les enfans chez lesquels la frayeur ajoute encore aux effets du froid et du saisissement. Chez quelques-uns même la frayeur est si grande, qu'on est obligé de suspendre les affusions. Lorsque les malades sont dans un état de carus ou de collapsus, l'impression douloureuse de l'affusion faite sur la tête les excite et les tire au moins momentanément de cet état ; ils voient, entendent et parlent même quelquefois ; pour retomber plus ou moins promptement dans leur première position. Pendant tout ce temps, toutes les excrétions, mais surtout les excrétions cutanée, alvine et urinaire sont entièrement suspendues.

Après l'affusion commence la seconde période : le calme se rétablit peu à peu dans tous les organes, la chaleur revient par degrés, les inspirations s'éloignent et deviennent régulières, le pouls, qui d'abord avait diminué de fréquence pendant la période de concentration, se développe et s'accélère légèrement.

Cette seconde période, très-courte et quelquefois presque nulle, est bientôt suivie de la troisième, qui correspond au déclin de l'accès dans les fièvres intermittentes. Alors la chaleur est complétement rétablie; le pouls, plus large et plus régulier, tombe au-dessous de l'état dans lequel il était avant l'affusion, et diminue quelquefois de dix à douze pulsations par minute; la peau, d'une fraicheur agréable, se couvre néanmoins d'une douce moiteur; les facultés morales reprennent leur empire; et si les malades peuvent rendre compte de ce qu'ils sentent, ils s'accordent en général à dire qu'ils éprouvent une diminution remarquable de la soif, et une sorte de fraicheur et de bien-être qui les porte au sommeil. Ces effets sont d'autant plus remarquables, que la soif et la chaleur étaient plus considérables avant l'affusion. A tous ces changemens favorables se joint alors le retour de toutes les sécrétions, et particulièrement celle des urines qui, très-souvent dans ce cas, deviennent critiques. Il y a dans la série de ces effets la plus grande analogie avec la marche d'un accès de fièvre intermittente : on peut y reconnaître le stade du frisson, celui de la chaleur et celui du déclin de la fièvre ou de la sueur; mais il n'en est pas toujours ainsi, et les effets des affusions froides ne suivent pas constamment cette marche régulière; les changemens favorables qui caractérisent surtout la seconde et la troisième période manquent quelquefois; alors le frisson se prolonge au delà d'une demi-heure et plus, la réaction vitale n'a pas lieu, et l'affaissement du malade augmente : dans ce cas, on pourrait presque dire que l'affusion froide a causé au malade un accès de fièvre pernicieuse algide. C'est alors qu'il faut renoncer entièrement à ce moyen et recourir à tous les toniques et les excitans qui peuvent relever les forces. Dans d'autres circonstances, la chaleur revient très-promptement après l'affusion, mais avec tous les symptômes qui caractérisent une exacerbation; et si alors les affusions, plus courtes et plus rapprochées, ne produisent aucun changement favorable, il est inutile et il ne serait pas sans danger d'insister sur cette médication.

Il résulte de tout ce que nous venons de dire sur les effets immédiats et consécutifs des affusions froides, qu'on obtient dans la plupart des cas, par ce moyen perturbateur, une diminution momentanée dans l'accélération du cours du sang, une légère excitation du système nerveux cérébral, et par suite de ces deux effets, tantôt une sorte de réaction fébrile qui régularise les forces vitales, les ramène dans un état d'équilibre plus naturel, et qui favorise par cette raison toutes les sécrétions et plus particulièrement les excrétions cutanée et urinaire, tantôt, au contraire, lorsqu'on pratique l'affusion sur la tête, un collapsus qui peut rapidement accélérer la mort. Pour concevoir des effets en apparence aussi opposés, il faut considérer que l'espèce d'excitation générale qui paraît avoir lieu dans le premier cas n'est pas le résultat d'un accroissement réel des forces, mais plutôt le produit d'une simple diminution de la chaleur, de la fréquence du pouls et de la compression cérébrale due au refoulement du sang des vaisseaux méningés et cérébraux vers le centre : ce qui semble confirmer cette opinion, c'est que la réaction vitale ne peut avoir lieu qu'autant que les forces sont plutôt opprimées que diminuées. Si le malade est dans un trop grand état de faiblesse, l'affusion est nuisible; c'est par cette raison que le moment des exacerbations est toujours celui qu'il faut choisir pour les pratiquer; elles deviennent inutiles ou même dangereuses dans l'intervalle d'un paroxysme à l'autre ou à la fin d'un paroxysme et pendant la sueur. La médication qu'on obtient à l'aide des affusions est donc, comme toutes les médications réfrigérantes, une médication mixte *sui generis*, qui n'est réellement ni débilitante, ni excitante, au moins d'une manière directe, mais qui est tour à tour ou débilitante ou excitante d'une manière indirecte, suivant les circonstances et la manière de l'employer, et c'est là le caractère propre de la médication contro-stimulante : aussi l'affusion froide doit-elle être considérée comme un des contro-stimulans les plus énergiques et les plus recommandables (*Voyez* CONTRO-STIMULANS). On conçoit maintenant combien il est essentiel dans l'application de la médication contro-stimulante, à l'aide des affusions froides, de faire la plus scrupuleuse attention à toutes les circonstances qui peuvent en faire varier les résultats, et combien cette médication exige de connaissances pratiques et d'habitude pour être employée avec succès!

De l'emploi thérapeutique des affusions froides. — L'usage des affusions froides remonte à la plus haute antiquité. Les médecins grecs en connaissaient les effets, comme on peut en juger par plusieurs passages des ouvrages d'Hippocrate. Les médecins arabes et latins les avaient peut-être un peu trop négligées, mais elles ont repris dans ces derniers temps le rang qu'elles doivent occuper dans la thérapeutique, surtout depuis les mémoires de Hahn, de

Samoëlowitz, de Wright, et les ouvrages de Currie, de Giannini, et les expériences nombreuses faites en Italie, en Angleterre et en France par plusieurs praticiens distingués.

Hippocrate conseillait les affusions froides dans le causus ou fièvre ardente bilieuse et dans le typhus causodes. C'est aussi dans les fièvres continues, avec chaleur vive, sécheresse à la peau, et qui sont accompagnées d'exacerbations marquées par des symptômes cérébraux; que les médecins modernes ont employé les affusions froides avec succès. La médication par les affusions est surtout très-utile au début du typhus et de plusieurs fièvres de l'ordre des ataxiques, après l'effet des saignées par la lancette ou par les sangsues: c'est un moyen puissant de diminuer la céphalalgie, et d'écarter les congestions et les inflammations cérébrales qui peuvent compliquer ou aggraver ces maladies. L'hydrencéphale, qui, à beaucoup d'égards, se rapproche des fièvres ataxiques et de l'arachnitis, est une des maladies qui dans la première période réclame le plus impérieusement la médication contro-stimulante par les affusions froides. Je l'ai employée dans cette maladie avec beaucoup d'avantage immédiatement après les saignées; mais cette médication, par les raisons que nous avons données plus haut, ne convient que dans la période d'irritation; elle produit rarement quelque amélioration momentanée dans la seconde période, lorsque le pouls est devenu lent et tombe au-dessous de l'état naturel; et dans la troisième période, quoique le pouls redevienne ordinairement très-fréquent, les affusions froides m'ont paru nuire constamment et accélérer la perte des malades; il en est à peu près de même pour les inflammations de l'arachnoïde. MM. Parent et Martinet ont fort bien indiqué dans leur ouvrage sur l'arachnitis, que c'est à la fin de la première période et au commencement de la deuxième qu'on peut faire un emploi utile des affusions. Le malade offre encore à cette époque assez de force pour que la réaction vitale puisse s'opérer; plus tard ou le malade est trop faible pour fournir une réaction salutaire, ou les désordres organiques sont trop grands pour que la médication puisse parvenir à les faire cesser.

Après les fièvres et les affections cérébrales, il n'est pas de maladies dans lesquelles on ait plus vanté les affusions froides que dans les éruptions cutanées aiguës. Les médecins anglais, dans ces derniers temps, les ont surtout préconisées dans la rougeole.

Cette médication perturbatrice est loin d'être nouvelle. Il y a plus d'un siècle que Kempfer écrivait que les médecins, à Java et à Batavia, traitaient ainsi cette maladie. Il cite même l'exemple d'un chirurgien de Batavia, qui, n'ayant pas voulu adopter cette méthode, et ayant traité ses trois enfans par les moyens connus en Europe, les perdit tous les trois dans l'espace d'un mois, tandis qu'un de ses voisins sauva tous les siens par les affusions froides faites matin et soir sur la tête. Un grand nombre de faits bien constatés prouvent qu'en effet les affusions réussissent très-bien dans la rougeole; mais il est prudent, je pense, de ne pas trop généraliser cette sorte de médication, car la plupart des rougeoles simples guérissent aussi bien par la méthode expectante, qui est toujours préférable à une médication perturbatrice lorsque les maladies tendent d'elles-mêmes à se terminer d'une manière favorable. Quant à celles qui sont très-graves et souvent mortelles, ce sont ordinairement celles qui sont compliquées de phlegmasies des organes pulmonaires; et les affusions froides, en refoulant le sang vers le cœur et le poumon, doivent nécessairement augmenter le mal. Je sais qu'on cite des exemples dans lesquels la rougeole compliquée d'inflammation, a néanmoins cédé à la méthode des affusions. J'ai obtenu moi-même le plus grand succès des affusions froides dans un cas d'hydrencéphale commençant, et qui succédait à la rougeole, quoique l'affection catarrhale subsistât encore, et je n'ai pas remarqué que le catarrhe fût visiblement aggravé par ce traitement. Néanmoins, dans beaucoup de cas de catarrhe pulmonaire et de pneumonie latente, les affusions froides m'ont paru presque constamment nuisibles. Elles sont également nuisibles dans les inflammations graves du péritoine et des intestins. Si on écarte les affusions du traitement de la rougeole compliquée des phlegmasies pulmonaire et intestinale, il ne reste plus que celles qui s'accompagnent de phlegmasies des méninges ou du cerveau, ou de symptômes purement ataxiques sans qu'il y ait inflammation; et c'est dans ces cas seulement que la méthode contro-stimulante par les affusions peut être avantageuse, et qu'il faut par conséquent en conserver l'emploi.

Les affusions ont été mises en usage dans plusieurs maladies nerveuses. Hippocrate les employait dans les affections céphaliques douloureuses et opiniâtres, et l'un de nos confrères a souvent combattu avec succès, par ce moyen, une migraine à laquelle il est souvent exposé. On lit, dans le vingt-unième article de la cinquième section des aphorismes du père de la médecine, que les abondantes affusions d'eau froide (*κατάχυσις*) conviennent dans le tétanos, lorsqu'il survient au milieu de l'été, chez des jeunes gens qui se sont exposés au froid. Il considère ce moyen comme le plus efficace pour rappeler la sueur.

La médication qu'on obtient à l'aide des affusions froides a été encore employée dans beaucoup d'autres maladies moins graves; mais je crois devoir me borner à ce tableau raccourci, qui suffit pour donner une idée de toute l'importance de cette médication et des cas principaux dans lesquels on doit surtout la mettre en pratique. (GUERSENT.)

AGACEMENT, s. m., *irritatio*, de *ἀκύζειν*, aiguiser. On désigne vulgairement, par ce mot, cet état de susceptibilité extrême dans lequel les organes des sens sont excités désagréablement par la cause la plus légère. On appelle aussi *agacement de nerfs* les mouvemens spasmodiques peu considérables qui sont la suite de cette susceptibilité.

C'est à une affection des dents qu'on a donné plus particulièrement le nom d'agacement (*stupor dentium, odontalgia hæmodia*). Cette affection consiste dans une sensation désagréable produite par le contact des substances acides et acerbes, par l'action de la lime sur ces organes; quelquefois des sons extrêmement aigus, comme ceux qui résultent du jeu d'une scie, donnent lieu au même effet, mais moins intense et plus passager. Sauvage prétend que les rachitiques y sont particulièrement sujets. L'agacement des dents rend très-douloureuse la mastication des alimens solides : cette incommodité n'est que momentanée et se dissipe d'elle-même. La douleur qu'on ressent est augmentée par l'accès de l'air dans la bouche. On la modère en frictionnant les dents avec un linge chaud, en mâchant quelques substances mucilagineuses. On a recommandé le pourpier, et même l'oseille. On peut douter de la propriété attribuée à cette dernière plante, de combattre une affection dont elle est si souvent la cause.

L'agacement des dents paraît être dû à l'irritation directe ou sympathique des nerfs qui pénètrent dans ces organes. Quelques auteurs l'ont attribué à la lésion des gencives. Mais l'on adoptera la première opinion, si l'on considère que les dents qui ont été exposées à l'action d'un acide, perdent pendant un certain temps le poli de leur surface; que les aspérités qui s'y forment rendent moins facile leur glissement les unes sur les autres; et qu'enfin l'émail, devenu plus blanc, n'a changé de couleur que par une action chimique de l'acide sur cette partie non organisée; action dont l'influence s'est étendue jusqu'aux parties douées de sensibilité. (RAIGE-DELORME.)

AGALACTIE ou AGALAXIE, s. f., *agalactia, lactis defectio*, de α privatif, et γάλα, lait; manque de lait, défaut ou suppression de la sécrétion laiteuse. Diverses causes peuvent empêcher la sécrétion du lait de s'établir après l'accouchement, ou supprimer cette sécrétion lorsqu'elle est établie. Sous ces divers points de vue, l'agalaxie peut être considérée comme un obstacle à la lactation, comme cause ou comme symptôme de quelque maladie, et son histoire se rattache à celle de la lactation, et à celle des maladies des femmes en couches. *Voyez* LACTATION et COUCHES. (DÉSORMEAUX.)

AGARIC de chêne ou AMADOUVIER. On désigne sous ce nom impropre une espèce de champignon du genre bolet (*boletus igniarius*), (Champignons, JUSS.; cryptogamie, LIN.), qui est sans pédicule et naît sur le tronc des vieux chênes, des tilleuls, etc. Il est dur et compacte, recouvert supérieurement d'une pellicule noirâtre et coriace. Il croît communément en France. C'est de ce champignon qu'on retire l'amadou.

Mode de préparation de l'amadou. — Pour préparer *l'amadou* ou *agaric*, on fait dessécher le champignon, on le bat fortement avec un maillet de bois, et on le coupe par tranches, que l'on bat de nouveau jusqu'à ce qu'elles soient douces et souples.

Propriétés et usages. — L'amadou n'est aujourd'hui employé que par la chirurgie dans le pansement des plaies, quand on veut arrêter ou prévenir l'hémorrhagie de quelques petits vaisseaux. L'agaric ne possède point de vertu astringente, comme le pensaient les anciens; il devient moyen hémostatique, en s'appliquant et se collant sur l'ouverture béante des vaisseaux.

AGARIC du mélèze ou AGARIC BLANC. Cette plante appartient également au genre bolet; c'est le *boletus laricis*, L. On le trouve sur le tronc du mélèze (*larix europæa*), dans l'Europe méridionale, l'Asie; il croît également en France.

Sa forme est celle d'un cône arrondi; il est attaché par l'un de ses côtés sur le tronc où il croît; sa substance est dure, coriace, blanche intérieurement, recouvert à sa partie supérieure d'une pellicule dure et comme ligneuse.

Mode de préparation. — On le prive de son écorce et on le fait sécher. Le meilleur est celui qui nous vient d'Asie. Il est blanc, sec, léger, poreux, se réduit facilement en poudre; il est inodore; sa saveur est d'abord douceâtre, mais devient bientôt âcre et très-amère.

Composition chimique. — Dans le *Bulletin de Pharmacie*, pour l'année 1812, p. 304, M. Braconnot a donné l'analyse de cette substance. En voici le résultat :

Matière résineuse particulière.............	72
Extrait amer..........................	2
Matière fongueuse insoluble.............	26
	100

Propriétés et usages. — L'agaric blanc ou du mélèze est un médicament très-violent, qu'on ne doit mettre en usage qu'avec beaucoup de circonspection. C'est un purgatif drastique des plus énergiques; il est également émétique. De Haen l'a conseillé dans la phthisie pulmonaire, pour modérer les sueurs qui fatiguent et finissent par épuiser les malades.

Préparations et doses. — L'agaric blanc s'administre 1° en poudre, gr. j à v; 2° en extrait, gr. ß à iv. On s'en sert quelquefois à l'extérieur pour saupoudrer les ulcères atoniques.

(A. RICHARD.)

AGARICS COMESTIBLES ET VÉNÉNEUX. (*Voyez* CHAMPIGNONS.)

AGE, s. m., *œtas*. On donne le nom d'âges aux mutations diverses que présentent les corps organisés vivans pendant le laps de temps qui sépare l'époque de la naissance de celle de la mort naturelle. Ces changemens ou ces métamorphoses de la vie, comme les appelle Linnéus, progressivement amenés par le temps, et comme insensibles d'un jour à l'autre, partagent toutefois la durée générale de l'existence en plusieurs phases ou périodes distinctes, faciles à apprécier. C'est, en effet, ainsi qu'on voit l'enfance commencer la carrière de la vie, la jeunesse la prolonger, la virilité l'étendre encore, et la vieillesse enfin la terminer.

CHAPITRE I. — *Considérations générales sur les âges.* — Les âges sont un des caractères distinctifs des corps organisés vivans; les corps bruts, qui n'ont en effet ni commencement connu ni fin naturelle, ne présentent aucune de ces périodes qui conduisent de l'enfance à la mort. Ce qu'on dit de la vieillesse du monde, des âges de la nature, ne sont donc que des expressions métaphoriques, déduites de l'observation des phénomènes de l'organisme.

Nous envisagerons, dans cèt aperçu général des âges de la vie, les rapports de ceux-ci avec le temps qui s'écoule, les phases successives et principales qu'ils présentent, les nuances insensibles qui lient ces dernières entre elles et qui en forment comme la transition, les comparaisons auxquelles les âges ont donné lieu, les rapports généraux qu'ils ont, soit avec l'accroissement du corps, soit avec l'aptitude à la génération. Nous indiquerons encore quelles sont les liaisons connues des âges avec le tempérament, les climats, l'état de santé et de maladie, et qu'elle est enfin leur influence sur l'emploi des principaux moyens thérapeutiques mis en usage dans la pratique de la médecine.

§ I. — Le temps qui s'écoule, les années qui se succèdent et s'accumulent, ne servent à fixer les âges que parce qu'ils coïncident avec les divers phénomènes dus à l'évolution des organes. On sait, en effet, que mille circonstances font varier dans chaque espèce la durée de la vie, l'époque où commence et finit chaque âge, mais que rien ne peut interrompre la marche des diverses mutations qui changent invariablement les traits de l'organisation entre l'époque de la naissance et celle de la mort. C'est donc une nécessité de fonder la distinction des âges plutôt sur la différence réelle des phénomènes organiques que sur la succession du temps. Qu'importe, en effet, que l'homme, par exemple, qui meurt au terme de sa carrière, ait acquis soixante ou quatre-vingt-dix ans; dans le premier comme dans le second cas, il a parcouru tous les âges de la vie, et ceux-ci, essentiellement les mêmes, n'ont différé que par la rapidité de leur marche. En mourant à vingt-trois ans, Bébé, nain du roi de Pologne, était parvenu, comme on sait, à la vieillesse la plus avancée. Ainsi les âges, mesurant essentiellement l'intervalle qui sépare dans l'être vivant son origine de sa fin naturelle, n'ont aucune limite précise, et varient dès lors pour chaque être comme la durée même de son existence; or celle-ci, éphémère pour les uns, se trouve comme illimitée pour les autres. Tel insecte, en effet, est déjà très-vieux comme on sait à la fin du jour même qui le vit naître; tandis que le cèdre du Liban et le baobad, par exemple, sont bien jeunes encore après plusieurs siècles.

§ II. — L'observation montre que les corps vivans et spécialement l'homme ont à leur origine ou à leur naissance des caractères propres, physiques et moraux qu'ils conservent pendant un certain temps, et qui constituent leur enfance. A ceux-ci, on voit succéder les changemens qui forment leur jeunesse et qui persistent jusqu'à l'état de consistance ou de virilité qui se prolonge plus ou moins, mais auquel succèdent enfin les phénomènes de la vieillesse ou de la détérioration. La durée de la vie présente donc généralement quatre âges ou périodes distincts, l'enfance, la jeunesse, la virilité et la vieillesse.

§ III. — En remarquant quelle est la succession lente et graduelle des phénomènes qui constituent chacune de ces quatre grandes époques de la vie, on s'aperçoit aisément qu'il est difficile de séparer nettement les uns des autres ceux qui appartiennent aux âges contigus; de sorte qu'il n'existe que des nuances impossibles à saisir entre le terme de l'enfance et l'origine de la jeunesse, la fin de cette époque et le commencement de l'âge adulte, et qu'il est également impossible de dire précisément à quel point l'homme perdant les prérogatives de la virilité, atteint à la vieillesse. Il suit de là que les caractères différentiels et distincts des âges, ne sont bien tranchés que lorsqu'on les envisage au milieu même des diverses époques qui correspondent à chaque âge. Il n'est pas possible, en effet, de méconnaître la physionomie toute particulière qui, par exemple, sépare le faible et docile enfant du bouillant jeune homme; celui-ci de l'homme adulte, et ce dernier plein de force et de vigueur, de l'impuissant et débile vieillard.

§ IV. — La succession des phénomènes propres aux quatre âges de la vie a fourni aux anciens l'idée, très-ingénieuse sans doute, de comparer les âges aux diverses saisons que présente le cours de l'année. C'est d'après cette idée qu'on parle souvent, en effet, du printemps de la vie, de son été, de l'automne de l'âge et de l'hiver des ans. Mais si l'on remarque que les changemens offerts par la végétation dans les quatre saisons de l'année ne sont point essentiellement comparables aux traits caractéristiques de l'organisation amenés par les différens âges, et que dans les pays chauds, par exemple, où les végétaux croissant continuellement sont à la fois couverts de fleurs et de fruits, on pensera peut-être que la comparaison dont nous parlons manque de justesse, et qu'il convient de l'abandonner aux poëtes, en la bannissant du langage sévère de la physiologie. Les vrais naturalistes ne peuvent regarder la floraison comme la puberté des végétaux; c'est un acte de la génération, et rien de plus. C'est par de semblables fictions que le cours de la vie qu'embrasse les âges a paru à d'autres comparable à la durée d'un jour, comme semblent l'indiquer les expressions poétiques d'aurore de la vie, de beauté à son midi, de femme à son déclin, etc. etc.

§ V. — Les rapports des âges avec les phénomènes généraux de l'accroissement du corps sont évidens, et montrent la vie comme partagée, sous ce rapport, en trois grandes divisions, savoir : l'âge de l'accroissement, celui de l'état stationnaire du corps et l'âge de la détérioration ou du décroissement. Mais cette division des âges est beaucoup trop générale pour qu'elle puisse servir à classer les nombreux traits de leur histoire. On pourra voir toutefois à l'article *accroissement*, auquel nous renvoyons, les rapports intimes qui lient particulièrement ce phénomène avec les différens âges. *Voyez* ACCROISSEMENT.

§ VI. — Un autre rapport aussi général, celui des âges avec la génération, montre que la vie entière se partage, sous ce point de vue, en trois grandes divisions; la première, dans laquelle cette fonction n'est point encore appelée à s'exercer; la seconde, dans laquelle elle jouit de toute son activité; et la troisième, enfin, dans laquelle elle se trouve à jamais détruite ou abolie, sinon dans la possibilité du rapprochement des sexes, au moins dans le but de ce rapprochement, c'est-à-dire dans la reproduction de l'espèce.

§ VII. — Les traits physiques et moraux qui distinguent les quatre âges de la vie ont, sur ceux qui constituent le tempérament ou la constitution, une influence facile à apprécier. Durant l'enfance, le tempérament est lymphatique et nerveux; il est mou, les fluides blancs prédominent; chez les jeunes gens, il devient plus ou moins sanguin, le teint est brillant et animé, c'est l'époque de la pléthore et celle qui dispose aux hémorrhagies; dans l'âge adulte, il acquiert son caractère spécial originaire, bilieux, nerveux, athlétique, etc.; et dans la vieillesse, enfin, le tempérament propre, de moins en moins prononcé, reprend en quelque sorte la mollesse et la teinte lymphatique de l'enfance, principal lement caractérisée par la prédominance des fluides blancs sur le sang.

§ VIII. — Toutes les circonstances qui influent sur la durée générale de la vie, soit qu'elles en étendent, soit qu'elles en resserrent les limites, exercent une action analogue sur l'étendue des âges et sur la rapidité de leur succession. C'est ainsi que les climats chauds qui abrègent l'enfance en hâtant la puberté, rendent la virilité courte et amènent la vieillesse avant le temps ordinaire : que la *prématurité* dans les plaisirs de l'amour, chez les très-jeunes gens, et les excès de tous genres auxquels l'homme se livre, au mépris des règles du régime conservatrices de la santé, produisent le même effet, en bornant la durée générale de la vie. On voit au contraire les climats tempérés et l'observance des lois de l'hygiène prolonger l'enfance, la jeunesse, et retarder l'époque de la vieillesse et de la mort. On connaît la vérité du proverbe, *vie courte et bonne*, mis en pratique par ceux que maîtrisent l'ardeur du plaisir et qu'entraîne la fougue du jeune âge. Mais c'est à l'*hygiène* des différens âges et au mot *longévité* qu'il convient d'exposer l'ensemble des vues qui se rattachent à cet ordre de considérations. *Voyez* HYGIÈNE et LONGÉVITÉ.

§ IX. — Les phénomènes caractéristiques des âges modifient l'état de *santé* de manière à donner à chacun de ceux-ci comme une santé propre. On sait, à ce sujet, combien la santé de l'enfant diffère de celle du vieillard, et quelles différences existent entre la santé de l'adolescent et celle de l'homme parvenu à la virilité confirmée : aussi les signes particuliers de la santé de chaque âge, toujours présens à la mémoire du médecin, préviennent-ils les méprises auxquelles l'exposerait sans cesse la nécessité où il se trouve de distinguer ce qui peut, dans chacun de ceux-ci, se rapporter à l'état sain ou à l'état malade. Il serait superflu de rappeler à cette occasion que le pouls physiologique de l'enfant serait le pouls fébrile du vieillard, et que la respiration de ce dernier serait, par exemple, incompatible avec la rapidité de la circulation pulmonaire particulière à l'adolescent, etc., etc.

§ X. — L'influence des différens âges sur la production des maladies a fait, comme on sait, partager la vie en trois âges médicinaux qui diffèrent singulièrement entre eux par le nombre et le caractère de leurs maladies : on sait, en effet, que la jeunesse, l'âge viril, et la vieillesse se distinguent éminemment par les affections qui leur sont particulières. Aussi chaque âge entre-t-il successivement comme cause prédisposante des maladies, et la considération étiologique qu'on en fait devient-elle d'un grand intérêt. Combien de fois l'enfance seule nous fait-elle pressentir le développement d'une maladie éruptive ou cérébrale ; la puberté et le quatrième septenaire de l'âge, l'existence de la phthisie pulmonaire; l'état de vigueur de l'adulte, l'imminence de la péripneumonie, de l'hépatite, et l'âge avancé quelque affection abdominale et la congestion sanguine au cerveau? Qui ne sait encore combien la considération des âges vient modifier dans une foule de cas le pronostic qu'il convient de porter d'affections tout-à-fait semblables, comme le prouve, entre autres exemples, le croup de l'enfance et l'angine laryngée qui survient dans les autres âges. La marche des maladies, si aiguë chez les jeunes gens, si lente chez les vieillards; la facilité de leur convalescence chez les premiers, et la lenteur de ce phénomène chez les seconds; leur terminaison franche dans un cas, et leur mutation en d'autres maladies dans l'autre, ne sont-elles pas encore autant de circonstances pathologiques, liées d'une manière étroite à l'état particulier des différens âges? Remarquons enfin que chaque âge n'offre pas le même degré de probabilité pour la durée de la vie, et que la succession des âges conduit progressivement à la mort naturelle, phénomène dans lequel le vieillard vaincu du temps, affaibli et détérioré cesse plutôt de vivre qu'il ne paraît mourir. *Voyez* MORT.

§ XI. — Les phénomènes de l'organisation qui caractérisent chacun des âges apportent encore d'importantes modifications dans l'emploi particulier des moyens thérapeutiques, propres à combattre les maladies. On émétise, on saigne, ou l'on purge, en effet, avec un égal succès, dans le catarrhe pulmonaire, par exemple, suivant que cette maladie atteint un enfant, un adulte ou bien un vieillard. L'âge seul rend alors cette différence de conduite également rationnelle. Il n'est presqu'aucun grand moyen de thérapeutique, notamment les saignées, les évacuans, les opiacés, les bains, les frictions, dont l'emploi méthodique ne soit subordonné à l'âge particulier des individus malades. C'est en effet ainsi qu'on saigne fréquemment l'adulte, et que ce moyen est presque inusité dans la médecine des enfans; que l'on fait vomir fréquemment ceux-ci, et que l'on évite chez le vieillard l'influence de cette secousse sur le cerveau; que les expectorans chauds, utiles à cet âge, exaspèrent, irritent l'adolescent; que les opiacés ne conviennent guère à la disposition du cerveau propre aux deux âges extrêmes de la vie; que les bains, les frictions et les absorptions cutanées qui suivent ces dernières, n'entrent guère utilement que dans la médecine des enfans et des jeunes gens.

§ XII — On peut encore envisager la succession des âges de la vie comme un moyen thérapeutique, un agent de guérison. Ne voit-on pas en effet, à ce sujet, la puberté dissiper seule les maladies de l'enfance, sans autres soins que ceux du régime, et la virilité ou la consistance de l'âge détruire la faiblesse et les langueurs de l'adolescence? Combien d'hommes en prenant de l'âge, n'ont-ils pas rétabli un estomac plus ou moins mauvais, et ce que l'on dit proverbialement de la ténacité de la vie chez les femmes plus ou moins âgées qui ont une fois surmonté les orages de l'âge critique, prouve encore que la vieillesse elle-même peut être envisagée comme un moyen spécial de guérison. Mais nous bornerons ici ces remarques tout-à-fait générales sur les âges, parce que l'examen particulier que nous allons faire de chacun d'eux, nous permettra de revenir sur les considérations médicales qui s'y rattachent naturellement.

Nous ajouterons toutefois encore, comme propre à motiver tout l'intérêt qu'inspire l'histoire des âges, que les caractères physiques qui les décèlent aux yeux de l'observateur attentif, dans leurs grandes époques et dans leurs nuances intermédiaires, deviennent, pour le médecin légiste, un des élémens du jugement qu'il porte dans les rapports juridiques que peuvent nécessiter certains cas d'infanticide, de démence, de meurtre, de suicide et de naissance tardive. (*Voyez* les divers articles consacrés à chacun de ces mots.) C'est encore d'après la considération du développement plus ou moins complet des facultés physiques et morales de l'homme, aux différens âges, que le législateur a fixé certaines époques pour la jouissance des droits publics des citoyens, et qu'il a déterminé les bornes de l'autorité du père sur les enfans, prohibé le mariage avant la puberté, et déterminé des conditions respectives d'âges pour les cas d'adoption, etc. etc.

Chapitre II. *Des âges en particulier.* — § I. *Division des âges.* — L'homme, ainsi que nous l'avons déjà dit, naît enfant, il passe à l'adolescence, devient adulte, et franchit cette époque pour arriver enfin à la vieillesse. De là, la division généralement adoptée du cours de la vie en quatre âges : l'*enfance*, la *jeunesse*, la *virilité* et la *vieillesse*. Mais cette distinction, suivie jusqu'ici dans les écoles, a paru susceptible de recevoir diverses modifications, et M. le professeur Hallé a établi, dans ses cours d'hygiène, d'autres divisions qui lui ont paru plus propres à indiquer avec précision les divers changemens notables et importans de l'organisation caractéristique des principales phases de la vie qui constituent les âges, et des divisions secondaires qui partagent chacune de celles-ci en autant de périodes distinctes. Voici le tableau des divisions établies par ce savant :

1° La première enfance (*infantia* des Latins, mot dont le sens étymologique signifie *privation de la parole.*) Cet âge le plus tendre et qui commence à la naissance, finit à sept ans. On y distingue trois époques. La première que caractérisent les phénomènes qui signalent la naissance, la vie en quelque sorte purement organique de l'enfant, et que borne à six ou sept mois l'apparition du premier travail de la dentition. La seconde, que manifeste la première dentition, aux orages de laquelle elle participe spécialement, s'étendant de sept mois, origine de ce travail, à deux ans, qui en est le terme, et dans laquelle les rapports de l'enfant avec ce qui l'entoure commencent à s'établir par suite du premier développement des organes sensoriaux et locomoteurs. La troisième enfin commence à deux ans, finit à sept, prépare et achève la seconde dentition, développe de plus en plus l'appareil locomoteur, et produit un très-grand nombre de maladies spéciales.

2° La seconde enfance, *pueritia*, n'offre qu'une seule et même époque, s'étendant de sept ans aux premiers signes de la puberté. Elle est caractérisée par un développement général de tout le corps, lent, mais successif; une sorte de confusion des sexes, la perfection particulière des os, l'exposition au rachitisme et les dangers qui peuvent suivre l'habitude trop ordinaire de la masturbation.

3° L'*adolescence* qui succède à la seconde enfance et que signale le développement de la puberté. Elle commence avec celle-ci, à une époque variable, suivant le sexe, le climat, le genre de vie, et qui est généralement chez nous, de onze ou douze ans pour les femmes, et de quatorze à quinze ans pour les hommes. Elle se termine suivant le sexe, à vingt et un ans, ou à vingt-cinq. Elle donne au corps le complément de son organisation.

4° L'état *adulte* ou la *virilité*, commençant à vingt et un ans chez la femme, à vingt-cinq chez l'homme, se caractérise par la perfection à laquelle toutes les parties de l'organisation sont arrivées, et par la véritable aptitude à la reproduction de l'espèce. Il finit, dans nos climats, aux approches de cinquante ans pour la femme, à soixante ans pour l'homme. Cette longue période de la vie offre trois époques distinctes. La *virilité croissante*, qui se prolonge suivant le sexe, de vingt et un à trente ans, ou de vingt-cinq à trente-cinq, et pendant laquelle la consistance, la vigueur du corps, et le système de la pensée acquièrent encore une nouvelle perfection. La *virilité confirmée*, prolongée pour la femme de trente à quarante ans, et pour l'homme de trente-cinq à cinquante ans, et dans laquelle l'individu conserve, sans les accroître, toutes ses prérogatives acquises. La *virilité décroissante*, enfin, qui s'étend chez la femme de quarante à cinquante ans, et chez l'homme de cinquante à soixante, et qui est marquée, comme son nom l'indique, par l'affaiblissement de l'état viril, lequel, tout en se maintenant, montre cependant qu'il arrive à son déclin.

5° La *vieillesse*, dernier âge de la vie, commençant à cinquante ans pour la femme, à soixante ans seulement pour l'homme, prolongée de ce terme à quatre-vingts ou quatre-vingt-trois ans et même au-delà, et caractérisée par la cessation de la faculté reproductrice, le décroissement du corps et l'affaiblissement des forces physiques et morales. Ainsi que la première enfance et la virilité, la vieillesse offre trois époques distinctes : *a.* la *verte vieillesse*, qui s'étend jusqu'à soixante ou soixante-dix ans, suivant le sexe, et qui n'est encore que le prélude des infirmités de l'âge avancé; *b.* la *caducité* ou la *vieillesse confirmée*, que les Latins paraissent avoir distinguée de la précédente en la désignant par le nom particulier de *senium*, et qui s'étend jusqu'à quatre-vingts ans passés, en offrant les traces les plus sensibles de la décadence physique et morale; *c.* la *décrépitude* enfin, ou la détérioration universelle de l'économie, dans laquelle l'homme traîne le reste de sa pénible existence, depuis quatre-vingts ou quatre-vingts-trois ans jusqu'à la mort.

Telle est la division des âges adoptée par M. Hallé. Nous remarquerons, qu'au milieu des observations ingénieuses et profondes qu'elle consacre, elle présente cependant quelques distinctions arbitraires et qu'il est permis de regarder comme scholastiques : aussi, tout en nous en rapprochant généralement, ne nous y astreindrons-nous pas d'une manière rigoureuse. Négligeant en en effet la distinction de l'enfance en deux âges, nous allons successivement tracer, suivant la division communément admise, l'histoire anatomique, physiologique et médicale de l'enfance, de l'adolescence, de la virilité et de la vieillesse.

§ II. *De l'enfance.* — La faiblesse de l'enfance, les dangers qui entourent son berceau, les soins constans et prolongés qu'elle exige, les grâces naturelles qui l'accompagnent, la naïveté de son langage, et toutes les espérances qui s'y rattachent, sont autant de circonstances propres à motiver l'intérêt qu'inspire cet âge de la vie. Offrons donc l'aperçu des principaux phénomènes qui le caractérisent.

1° *Organisation. a. Au moment de la naissance*, le corps de l'enfant distinctement formé dans toutes ses parties, long de 17 à 21 pouces, d'un poids qui varie, suivant les nombreuses recherches de M. Chaussier, entre six et neuf livres, est d'un rouge foncé; sa peau est fine et recouverte d'un enduit butyracé. Il est plus ou moins ramassé sur lui-même, arrondi et potelé. Le ventre et la tête sont très-gros, le bassin est fort petit, et les membres inférieurs sont beaucoup moins développés que les membres supérieurs. La ligature ou la section récente du cordon ombilical indique le lieu qui, dans la vie fœtale (*Voyez* FOETUS), unissait l'enfant à la mère. La consistance générale est faible, le corps est mou, tous les tissus sont abreuvés de lymphe, la prédominance des fluides blancs sur le sang rend la constitution éminemment lymphatique. Parmi les appareils des fonctions, la disposition particulière des lèvres, celle du voile du palais et l'obliquité des arrières-narines offrent une disposition très-favorable au mécanisme de la succion. L'estomac et le canal alimentaire sont très-développés, les agens de l'absorption lymphatique sont très-prononcés, les ganglions lymphatiques du mésentère sont surtout remarquables par leur volume. Les poumons, naguère condensés, rouges bruns, essentiellement vasculaires, viennent d'augmenter subitement leur volume et de doubler leur poids; ils sont alors rosés, mous, crépitans. Le cœur est volumineux, principalement dans ses ventricules; les artères sont larges, les oreillettes et les veines ont un développement beaucoup moins marqué. Le cœur offre des traces évidentes des dispositions propres au mode de circulation du fœtus. On voit encore à ce sujet le trou de Botal, et l'on observe d'ailleurs le canal artériel, le canal veineux, la veine et les artères ombilicales. Le foie est énorme, la vésicule biliaire petite, et le système de la veine porte abdominale, ainsi que la rate, peu prononcés; les épiploons sont minces et presque dépourvus de graisse. Les glandes salivaires et le pancréas ont un développement hâtif et marqué. Les reins sont volumineux, la vessie médiocrement développée, très-allongée et située hors du bassin. Le thymus et les capsules surrénales ont une très-grande étendue. Les sens sont développés, leurs nerfs spéciaux sont fort gros, les cavités nasales seules ont des bornes étroites. Le cerveau, mou et comme diffluent, est énorme; la moelle épinière, les nerfs cérébraux ont un volume proportionnel très-considérable, et ceux des ganglions ne leur cèdent en rien. Les os ébauchés sont encore en grande partie cartilagineux et membraneux. Leurs cavités intérieures n'existent pas ou sont à peine indiquées. Les sinus sont dans le même état d'imperfection. Les grandes cavités du squelette offrent toutefois déjà assez de consistance pour protéger les organes qu'elles renferment. Les muscles sont mucilagineux, mous et pâles. Le larynx est d'une extrême petitesse, et rien n'est préparé du côté des fosses nasales et de la bouche pour l'articulation des sons. Les organes génitaux distincts sont, ainsi que les mamelles, fort petits. Le clitoris et les nymphes des filles, et le pénis des garçons, présentent toutefois une exception à ce caractère. Leur développement est souvent très-marqué.

a. Progrès après la naissance. — Tels sont les principaux traits de l'organisation particuliers à l'enfance, au moment de la naissance; mais le temps amène progressivement des changemens notables jusqu'à l'époque où l'enfance finit. C'est ainsi que le corps s'accroît, et que son poids augmente d'une manière continue et soumise à diverses périodes de récrudescence (*Voyez* ACCROISSEMENT); que la taille s'allonge, s'élance, que la rondeur des formes se dissipe, et que les membres deviennent plus ou moins grêles, en même-temps que la saillie de leurs articulations se prononce durement. La tête, quoique volumineuse, diminue proportionnellement d'étendue; le bassin et les membres inférieurs, qui se développent à l'égal des autres parties, se mettent en proportion avec les membres supérieurs; le cordon ombilical, depuis long-temps détaché, laisse une cicatrice indestructible qui devient profonde et rentrante dans le lieu marqué pour son insertion sur la ligne blanche. La mollesse universelle des tissus diminue sensiblement; le corps, en grandissant, acquiert de la force. La graisse et la sérosité resorbées diminuent de quantité, et quoique le tempérament demeure lymphatique, cependant la prédominance des fluides blancs sur le sang devient d'autant moins marquée que l'enfance approche davantage de son terme. Quant aux appareils de fonctions, on voit les mâchoires s'armer de dents, et le développement de celles-ci, qui commence à six ou sept mois, produisant vingt dents, qui poussent entre une et deux années, offre un des phénomènes les plus constans du premier âge. (*Voyez* DENTITION.) Ces premières dents, vulgairement nommées dents de lait, que quatre nouvelles complètent plus ou moins promptement, vacillent, et tombent vers sept ans, et se trouvent remplacées depuis cette époque par les dents de la seconde dentition, dont le complément provisoire, qui en porte le nombre à vint-huit, dépasse le terme de l'enfance. Les organes digestifs, robustes, conservent leur prédominance; le système absorbant lymphatique est toujours remarquable par son étendue et l'énergie de son action. Les poumons, en se développant insensiblement après leur première évolution, conservent, durant toute l'enfance, leur caractère essentiellement vasculaire, la petitesse de leurs cellules et une densité supérieure à celle qu'ils prennent dans les autres âges. Le cœur généralement volumineux, les artères grosses et ostensibles, les veines petites, les oreillettes peu distendues, sont autant de caractères qui appartiennent à toutes les époques de l'enfance. Le volume proportionnel du foie diminue progressivement, surtout dans son lobe moyen; les capsules surrénales et le thymus cessent de s'accroître dans les proportions de leur premier développement. Les reins et la vessie n'acquièrent qu'une grandeur médiocre : celle-ci, moins élevée dans la cavité abdominale, se plonge davantage dans le bassin.

Les progrès des organes sensoriaux sont peu marqués, vu leur grand développement à l'époque de la naissance : le nez et la bouche s'étendent toutefois d'une manière sensible. Le cerveau, tout en continuant de prédominer par son volume, se met en harmonie toutefois avec le reste des organes, et sa masse diminue proportionnellement de près de moitié à mesure que l'enfance s'éloigne de son origine; la couleur de cet organe est moins rouge, la matière blanche ou médullaire s'y accroît, et sa consistance générale va successivement en augmentant. Les nerfs suivent la même loi. Les diverses parties du squelette se perfectionnent successivement, l'ossification se prononce et s'étend; les cavités de la face, les sinus se développent; les os se creusent, leur cellulosité se forme. Les liens articulaires s'affermissent, les articulations deviennent distinctes et se prononcent. Les grandes cavités se complètent, et tendent de plus en plus à se solidifier.

Ce travail continu, qui paraît s'accroître vers sept ans, reçoit encore une nouvelle activité du mouvement qui termine l'enfance. Les muscles perdent peu à peu de leur état muqueux, le tissu fibrineux s'y développe, et leur coloration en rouge tend à se prononcer à mesure que l'enfance approche de son terme. La petitesse extrême du larynx, qui forme le caractère de l'enfance, va toutefois un peu en diminuant par les progrès de l'âge. Les organes génitaux prennent un accroissement qui, sans être progressif, est toutefois marqué; et, au terme de l'enfance, la pratique de la masturbation donne fréquemment à la verge beaucoup d'étendue. On sait que le bassin des filles qui approchent de l'âge nubile n'a presque plus de progrès à faire pour acquérir les dimensions que peut exiger l'accouchement.

2° *Fonctions*. A. *Leur état à l'époque de la naissance*. La cessation de la circulation ombilicale propre à la vie fœtale et qui suit immédiatement la naissance (*voyez* NAISSANCE), appelle de nouveaux moyens de réparation et d'accroissement. Les organes digestifs, préparés au travail, entrent en action, et ils trouvent dans le lait de la nourrice une liqueur animalisée, appropriée à la faiblesse de l'organisation. L'enfant puise immédiatement cette liqueur dans la mamelle de la mère, à laquelle il se trouve ainsi uni par une sorte d'incubation prolongée; sa digestion est rapide et facile; ses besoins, sans cesse renouvelés, exigent qu'il soit en quelque sorte attaché au teton qui l'alimente. Les sécrétions salivaire, pancréatique et biliaire servent efficacement à l'élaboration digestive; les vaisseaux chyleux portent pour la première fois, à travers le système absorbant, le chyle dans le torrent de la circulation veineuse, en même temps que les mouvemens et les sécrétions propres au canal alimentaire produisent d'abondantes excrétions alvines, remarquables, dans leur origine, par la présence du méconium, et, dans la suite, par leur mollesse, leur pâleur, et le peu de concentration de leurs principes. On sait d'ailleurs encore que les absorptions extérieures cutanée et bronchique peuvent offrir à l'économie quelques moyens succédanés de réparation. Mais la respiration, qu'un mouvement instinctif et soudain établit au moment de la naissance, dilate les poumons, qui, de compacts et rouges foncés qu'ils étaient, deviennent mous, crépitans, vésiculeux, se pénètrent à la fois d'air et de sang, augmentent leur étendue, et doublent leur poids. Leurs mouvemens alternatifs mettent désormais et pour toujours, le sang en totalité en rapport avec l'air extérieur, et ce contact entraîne le phénomène chimique de la respiration. Le sang, enrichi par là de principes nouveaux, perfectionné et véritablement hématosé (*voyez* HÉMATOSE et RESPIRATION), circule désormais dans deux ordres de vaisseaux distincts, l'un formé du système vasculaire à sang rouge, et l'autre du système vasculaire à sang noir. L'occlusion du trou de Botal ne permet plus, en effet, que le sang veineux puisse se mêler avec le sang artériel. Ce dernier, projeté par un ventricule très-robuste, et dont les mouvemens ont une prodigieuse activité, parvient dans toutes les parties à l'aide d'artères larges et souples, remarquables par la fréquence et la vitesse de leurs pulsations. L'oblitération des artères ombilicales, qui ne tarde pas à suivre la ligature du cordon de ce nom, coïncide bientôt avec le développement des artères pelviennes et crurales qui, recevant plus de sang que par le passé, donnent bientôt aux parties qu'elles arrosent une augmentation de développement qui les met en harmonie avec celui de la tête et des membres supérieurs. Du côté des veines, celles-ci, fort petites à cet âge de la vie, rapportent au cœur tout le sang des diverses parties, et le ventricule droit, ou à sang noir, le dirige désormais par les seules artères pulmonaires, très-promptement accrues, à cet effet, dans leur capacité, vers l'organe respiratoire. Le canal artériel se transforme, en effet en une sorte de lien ligamenteux imperméable au sang. La veine ombilicale, dont les fonctions ont cessé, ne tarde pas non plus à s'oblitérer; le foie, dans lequel elle répandait une grande quantité de sang, si volumineux jusqu'ici, perd bientôt de son étendue, et probablement de son importance. Aboutissant unique de la circulation veineuse abdominale établie par le système de la veine porte, il rend désormais, par les seules veines sus-hépatiques, au système de la circulation générale le sang résidu de sa nutrition et de la sécrétion biliaire. Le canal veineux, devenu inutile, s'oblitère en entier à son tour. Toutes les fonctions, placées sous la dépendance du mouvement circulatoire qui leur porte les matériaux sur lesquels elles s'exercent immédiatement, ont une grande activité. Les sécrétions urinaire, salivaire, celles des follicules muqueux et sebacés, les exhalations cutanée, pulmonaire, séreuse et adipeuse, en deviennent autant d'exemples confirmatifs. La nutrition jouit surtout de toute son énergie, et le mouvement d'assimilation, qui prédomine manifestement sur celui de décomposition, favorise ainsi l'accroissement successif et graduel de tous les organes. On peut remarquer à ce sujet que la digestion, la respiration et les absorptions extérieures, pulmonaire et cutanée, qui sont le principe du mouvement afférent, l'emportent de beaucoup sur les exhalations extérieures et les sécrétions excrémentielles qui appartiennent au mouvement afférent. L'urine et la transpiration, indépendamment de leurs proportions, sont remarquables, d'ailleurs, par leurs qualités aqueuses et la petite quantité de principes propres qu'elles contiennent. On sait que l'urine des enfans, par exemple, contient à peine de l'*urée*, matière excrémentitielle qui, dans les autres âges, devient le plus riche et le plus abondant de ses matériaux. La calorification enfin, dans toute son activité, entretient après la naissance une température constante et égale à celle du fœtus, et cela au milieu d'une atmosphère ambiante, avide de calorique, et qui enlève incessamment au corps une quantité de ce principe sans doute bien supérieure à celle qu'il pouvait fournir à l'eau de l'amnios.

Du côté des fonctions de relations, l'existence du nouvau-né, comme végétative, se borne à un tact obscur; son goût et son odorat, peu développés, le mettent cependant en rapport avec le lait de la nourrice; d'abord insensible aux sons, ceux-ci attirent peu à peu son attention, et, après quelques semaines, les images qui frappent son œil lui causent une sensation distincte. L'entendement, ou le système entier de la pensée, est en germe, si l'on peut s'exprimer ainsi, et les sentimens de plaisir ou de douleur sont pour ainsi dire bornés aux besoins de l'économie et à l'emploi immédiat des moyens de les satisfaire. Les mouvemens, comme automatiques et le plus souvent sans but apparent, se bornent à l'agitation des membres. L'imperfection des os et des membres ne permet d'ailleurs qu'une sorte de reptation. Toute l'*expression* se borne alors à l'attitude générale qu'affecte le corps, aux cris, à l'état tranquille ou aux grimaces du visage qu'accompagnent d'ordinaire les changemens faciles et prononcés de couleur qu'offre cette partie. Le sommeil très-profond et très-prolongé emploie les deux tiers de la journée et partage avec l'action de teter le domaine presque entier de la vie de rapports.

b. Changemens apportés dans l'exercice des fonctions par les diverses périodes de l'enfance. — La digestion qui conserve toute son activité, et qui semble même augmenter d'énergie, cesse après les premiers mois de l'existence de s'exercer exclusivement sur le lait de la femme qui nourrit. Cette fonction admet quelques alimens étrangers plus ou moins mous, et des boissons. La pousse des dents et le développement hâtif de l'appareil salivaire indiquent, à la fin de la première année, la nécessité d'un aliment plus substantiel que celui fourni par la nourrice. La mastication s'établit peu à peu, et la déglutition d'alimens sentis, goûtés, et imprégnés de salive, succède pour toujours, dès le cours de la deuxième année, à la succion du liquide, premier aliment de l'enfance. Les excrétions alvines deviennent alors plus concentrées, plus odorantes, et proportionnellement moins considérables. La plupart des fonctions nutritives s'exécutent de la manière que nous venons de dire; elles acquièrent seulement une plus grande énergie, mais sans changer de caractère. Cependant la chaleur vitale produit une génération de calorique qui rend l'enfant de moins en moins sensible au froid, et la nutrition pleine d'activité continue de donner aux organes l'extension successive que nous y avons indiquée. Nous ajouterons toutefois encore que les sécrétions muqueuses du nez, de la bouche, des cavités bronchiques et alimentaires, si abondantes dans les premiers temps de l'existence, diminuent sensiblement et de plus en plus à mesure que les enfans deviennent plus forts.

Mais les plus grands changemens qui caractérisent les diverses périodes de l'enfance tiennent aux progrès successifs des fonctions de la vie de rapports. Le monde extérieur s'ouvre en effet peu à peu pour l'enfant; ses sens, dont l'éducation est lente, mais continue et successive, lui apprennent à connaître ce qui l'entoure. L'organisation de son cerveau, jusqu'ici seulement dégrossie, mais qui chemine cependant quoique lentement vers son but de perfection, devient le principe de ses facultés, et coïncide avec le développement plus ou moins sensible et graduel de ses idées et de ses sentimens. On sait avec quel intérêt l'observateur vient à suivre, pour ainsi dire chaque jour, et l'agrandissement des idées de l'enfant, et le développement progressif de leurs moyens d'expression. A mesure que l'enfant grandit, ses sensations se montrent très-vives, ses perceptions promptes et faciles, sa mémoire étendue, mais peu fidèle, son attention légère et difficile à captiver. On ne trouve dans l'enfance qu'à un faible degré et comme dans leur première ébauche, la comparaison qui rapproche les idées, la réflexion qui les mûrit, le raisonnement qui délibère, et le jugement qui prononce. C'est en effet par instinct ou par sentiment que l'enfant pense et se conduit. De là les nombreuses erreurs de cet âge, et la nécessité d'imprimer par l'éducation une direction utile et salutaire aux idées. Les sentimens de l'enfant ont le même caractère d'inconstance et de légèreté qu'on remarque dans son intellect : il est tout entier au moment présent, ne sent que le plaisir ou la peine de sa situation actuelle, se réjouit et se désespère tour à tour, et presque dans le même instant, pour les motifs les plus frivoles. L'enfant, naturellement bon, se montre crédule, docile, ingénu, et sa faiblesse le rend plus ou moins timide et craintif.

Du côté de l'expression, aux pleurs et aux cris, premiers indices des besoins de l'enfant, succèdent les premiers traits de sa physionomie et son geste qui, tout imparfaits qu'ils sont, rendent par des images l'état de ses sentimens et de ses idées. Mais à ce langage primitif s'unit bientôt la parole : dès que l'enfant pense, il balbutie d'abord, bégaye ensuite, et il finit, après une suite d'essais, à trouver enfin dans l'articulation claire, distincte et rapide des sons, le premier moyen de rendre ce qu'il pense et ce qu'il sent. On sait combien la facilité d'imitation qui caractérise l'enfance y sert efficacement à l'établissement du langage articulé.

L'enfant chez qui la perfection successive des organes locomoteurs a une fois permis le redressement de son corps sur le sol et la marche, assure promptement celle-ci, et se rend bientôt ensuite remarquable par une extrême mobilité. Il ne saurait en effet tenir en place sans y être contraint. Ses mouvemens généraux et particuliers deviennent d'ailleurs de plus en plus prompts, et faciles : son corps est souple et ses membres fort agiles; l'enfant se montre tout-à-fait propre aux jeux, à la course, et à ceux des exercices de la gymnastique qui exigent plus d'agilité que de force et d'adresse.

L'emploi continuel que l'enfant fait, en grandissant, de sa vie de rapports, fatiguant singulièrement les divers agens de celle-ci, en rend le repos des plus nécessaires : aussi le sommeil de l'enfance qui s'y montre à la fois profond et prolongé, quoiqu'il paraisse souvent agité, devient-il un des besoins les plus impérieux de cet âge ; les enfans dorment debout, et dorment encore en mangeant; la durée totale de leur sommeil diminue cependant à mesure qu'ils s'éloignent de l'époque de la naissance.

3° *Maladies. a.* Quelques affections signalent la naissance ou la première époque de l'enfance, et celles-ci paraissent liées aux grands changemens qui surviennent alors tout à coup dans l'économie. C'est ainsi qu'on voit la pléthore sanguine résulter de la ligature du cordon ombilical, et produire chez le nouveau-né quelque congestion de sang, et notamment l'apoplexie; que les obstacles variés qui peuvent s'opposer à l'établissement immédiat de la respiration, déterminent l'asphyxie, qui moissonne un si grand nombre d'enfans à leur naissance; que l'interruption soudaine du mode particulier de circulation propre au foie dans la vie fœtale coïncide avec la fréquence de l'ictère des nouveau-nés, et le cause peut-être. La première action des alimens sur les organes digestifs, le lait trop substantiel d'une nourrice étrangère, déjà avancée dans sa nourriture, expliquent encore suffisamment sans doute les vomissemens, les coliques et la diarrhée qui signalent si fréquemment l'époque de la naissance. On observe d'autre part que le changement de température auquel le corps est soumis, l'influence des qualités particulières de l'air sur la peau et sur l'origine des membranes muqueuses, ainsi que les efforts supportés par le corps de l'enfant dans le travail de l'accouchement, deviennent autant de causes productrices de l'ophthalmie, du coryza et du catarrhe pulmonaire des petits enfans, de l'endurcissement du tissu cellulaire, des bosses sanguines à la tête, et de l'ecchymose des paupières, qu'il est, comme on sait, également fréquent de remarquer en eux.

b. Les maladies qui affectent les diverses périodes de l'enfance, de l'époque de la naissance à celle de la puberté, tiennent, soit au tempérament général de cet âge de la vie, soit aux périodes de l'accroissement, et à l'énergie des fonctions particulières à certains organes.

Les maladies de l'enfance qui dérivent de la pléthore lymphatique ou de la surabondance des fluides blancs de la constitution, consistent dans les gourmes que jettent les enfans, et qui forment les croûtes laiteuses de la tête, dans le suintement habituel des oreilles, l'état chassieux des yeux, les écoulemens muqueux et les croûtes du nez et du visage, dans ces exanthèmes aigus ou chroniques, ces échauffemens des diverses parties du corps, et notamment de celles qui sont soumises à des frottemens habituels. Mais la plupart de ces effets de la cause que nous indiquons sont envisagés avec raison comme tenant à la santé des enfans, et paraissent comme une sorte d'attribut de la force qui les caractérise.

D'autres affections, telles que les scrofules, la teigne, en quelque sorte particulières aux enfans, la gale qu'ils contractent avec tant de facilité, l'œdème du tissu cellulaire, les diverses hydropisies auxquelles ils sont exposés, les engorgemens des ganglions lymphatiques, le développement des tubercules pulmonaires, le carreau, les abcès froids, les tumeurs blanches des articulations, la carie et le ramollissement des os, les inflammations chroniques des membranes séreuses, coïncident manifestement encore avec la prédominance marquée d'accroissement que présentent à cet âge les diverses parties du système lymphatique. Ces maladies sévissent plus particulièrement, comme on sait, aux approches de la seconde dentition, quelques-unes à celles de la puberté, mais la plupart guérissent ou cèdent naturellement à cette dernière période de l'enfance.

La prédominance marquée des systèmes nerveux cérébral et ganglionnaire dans l'enfance explique encore la fréquence des affections nerveuses de cet âge; telles que l'épilepsie connée, les convulsions, la danse de Saint-Guy, les douleurs intenses, mais fugaces et passagères des diverses parties, la somnolence et le coma. L'état habituel d'irritation nutritive, dans lequel le travail de la dentition, le développement des mâchoires, celui des sinus et des cavités de la face, tient généralement la tête, ainsi que l'activité sécrétoire des glandes salivaires et des cryptes mucipaces de l'origine supérieure des membranes muqueuses, offrent sans doute encore les causes prédisposantes de la fièvre cérébrale, de l'hydropisie aiguë des ventricules du cerveau, de la céphalite, si funestes à l'enfance, en même temps qu'ils expliquent la fréquence de l'épistaxis, des oreillons ou parotides, et des abcès des glandes sous-maxillaires.

L'association qui existe entre l'énergie, la vitesse, et la fréquence des mouvemens du cœur, la grande activité de la circulation générale, la vive sensibilité de la peau, le grand nombre de ses vaisseaux capillaires, et l'abondance de ses diverses sécrétions nous paraissent enfin des raisons de concevoir la disposition si marquée de l'enfant à toutes les maladies éruptives aiguës; telles que la rougeole, la variole, la scarlatine, l'échauboulure, les *sudamina* ou les diverses éruptions anomales que le plus léger mouvement fébrile produit dans l'enfance. Les membranes muqueuses de la bouche, de la gorge et même des bronches, auxquelles les mêmes remarques deviennent applicables, sont également lésées, soit dans la plupart des exanthèmes précédens, soit dans les aphthes, les angines tonsillaire, trachéale, et le croup.

Rappellerons-nous encore en terminant ces considérations, combien les maladies chroniques de l'enfance présentent de ténacité, et que la plupart, comme identifiées à la constitution, ne guérissent que par les progrès de l'âge, seuls capables de changer ou de modifier profondément celle-ci. Aussi, la thérapeutique de ces maladies reçoit-elle du régime de vie ses principaux avantages. (*Voyez* HYGIÈNE et RÉGIME.) Les maladies aiguës de l'enfance sont, au contraire, remarquables par leur extrême acuité, la violence de leurs symptômes, l'effrayante rapidité de leur terminaison funeste et la fréquence de leurs crises naturelles. Leur connaissance hérissée de difficultés exige toute l'attention de l'observateur le plus attentif; et si l'incertitude connue, qui couvre leur pronostic, laisse quelquefois à leur égard le médecin dans une fausse sécurité, on voit souvent que par une heureuse compensation la nature, si puissante alors et si féconde dans ses ressources, produit des guérisons inespérées.

La faiblesse radicale de l'enfance, la prédominance nerveuse et lymphatique de son tempérament, l'innocuité du plus grand nombre de ses maladies, la facilité de leurs terminaisons naturelles par un sommeil tranquille et prolongé, par les sueurs, la diarrhée et l'épistaxis; la fréquence de leurs métastases, et la facilité de déranger leur marche régulière par des médications actives, sont autant de considérations qui permettent d'avancer que les affections aiguës de cette époque exigent généralement beaucoup de prudence et une sage expectation dans le traitement qu'on leur oppose. Le repos, les délayans unis aux légers antispasmodiques, une diète qui n'a rien d'austère et qu'on ne peut trop prolonger sans péril, le temps qui s'écoule enfin, triomphent comme on sait du plus grand nombre. Mais les dangers connus des irritations cérébrales véhémentes, ceux des diverses sortes d'angine, et surtout du croup, la facilité avec laquelle les affections pulmonaires deviennent suffoquantes, les terminaisons si promptement fatales de la péritonite, etc. etc., exigent comme on sait toute l'activité d'une médication perturbatrice et incessamment persévérante. C'est alors que le médecin, qui veille en quelque sorte au chevet du lit de l'enfant malade, recourt aux émissions sanguines que peut réclamer l'imminence du danger, et que comporte l'état des forces de cet âge; mais toutefois, en s'arrêtant à temps, et en préférant les saignées locales aux saignées générales comme mieux appropriées à la faiblesse de l'enfance. Le médecin met également en usage alors les divers moyens d'excitation dérivative que lui offrent les évacuans des premières voies, soit émétiques, soit purgatifs, et les excitans variés de la peau, depuis les simples frictions et les légers rubéfians, jusqu'à l'eau bouillante et au fer en incandescence. On sait que les nervins ou les antispasmodiques, quelquefois même les légers opiacés et les bains généraux sont encore associés avec une grande efficacité aux moyens précédens dans la plupart des maladies aiguës de l'enfance.

§ III. — *De l'adolescence.* — Ce second âge de la vie, qu'on nomme encore du nom de *jeunesse*, commence à la puberté, plus tôt ou plus tard, comme nous l'avons déjà dit, et se termine chez la femme à vingt et un ans, chez l'homme à vingt-trois ou à vingt-cinq ans. Cette époque, qui est surtout celle de la grâce et de la beauté, est aussi l'âge des illusions de la vie. L'adolescent, dont le corps se développe, le sexe se prononce, et que de nouvelles facultés animent, livré aux plus douces espérances, commence pour ainsi dire une autre existence, et le charme de celle-ci se répand et sur lui-même et sur tout ce qui l'entoure.

1° *Organisation.* Le corps de l'adolescent svelte et élancé, commence à s'approcher de la taille de l'homme, la peau perd de sa finesse, la teinte des cheveux se rembrunit, le tissu cellulaire se condense, les muscles prennent du volume, de la consistance, et commencent à donner aux membres l'ampleur et la forme qu'ils doivent acquérir; les traits du visage se forment et tendent à prendre leur caractère propre; le menton, la lèvre supérieure se couvrent d'un léger duvet; les poils poussent au pénil, et les organes génitaux deviennent remarquables par l'extension de leur volume; la tête perd de sa prédominance; le développement de la poitrine et celui du bassin, qui se manifestent alors, vont achever de mettre en harmonie l'étendue des trois cavités splanchniques; la pléthore lymphatique, successivement diminuée, s'efface, et l'équilibre s'établit dans la proportion du sang et des fluides blancs; les *sexes* (*voyez* ce mot) apportent toutefois d'importantes modifications à ces caractères généraux de l'organisation; c'est ainsi que chez l'homme la peau se condense et se colore, la barbe pousse au menton, la saillie des muscles se prononce sensiblement à travers les tégumens; les poils recouvrent la poitrine et les membres; la glande mammaire éprouve une légère intumescence et semble poindre; la verge s'allonge, et le scrotum plus volumineux se fronce et se rembrunit; l'embonpoint est médiocre, et le tempérament sanguin l'emporte sur le tempérament lymphatique. Chez la femme on voit, au contraire, la finesse, l'éclat et la blancheur de la peau caractériser cet âge; la puberté accroît l'embonpoint, le tissu cellulaire sous-cutané se remplit de graisse et s'abreuve de sérosité; les joues se remplissent, le cou augmente de volume, la thyroïde se développe et masque la saillie du larynx; la poitrine s'élève, les mamelles se gonflent, le mamelon s'allonge et rougit; les hanches, les épaules et les membres offrent le même caractère d'expansion, de grâces et de rondeur; la proportion des fluides reste, comme dans l'enfance, à l'avantage des fluides blancs sur le sang, et le tempérament s'y montre enfin à la fois également nerveux et lymphatique.

Quant aux organes des diverses fonctions, envisagés en commun dans les deux sexes, on remarque pour l'appareil digestif que les agens de la mastication acquièrent d'ordinaire leur complément par la pousse des quatre dernières dents nommées dents de sagesse, et que la vésicule biliaire, la rate et le système veineux particulier à l'abdomen, reçoivent un développement proportionnellement un peu moins faible que celui qu'ils avaient durant l'enfance. Les vaisseaux absorbans et les ganglions lymphatiques conservent une partie des caractères du premier âge; les glandes conglobées prennent souvent même une nouvelle expansion; les poumons s'étendent, se dilatent et suivent l'extension très-marquée acquise alors par la cavité de la poitrine; les vaisseaux pulmonaires reçoivent un nouveau développement; le cœur augmente de force; les artères sont larges et souples, les veines et les oreillettes du cœur se montrent sensiblement moins petites que dans l'enfance; les glandes sécrétoires, si l'on excepte celles de l'appareil génital, offrent un développement proportionnel à celui des autres parties du corps en général; le thymus et les capsules surrénales, singulièrement décrus, font exception à cette règle; les cryptes ou follicules sébacés de la peau se prononcent pendant l'adolescence; ceux qui appartiennent à la membrane muqueuse des organes génitaux offrent le même caractère.

Les sens reçoivent chez l'adolescent leur entier développement. L'odorat et le goût seuls n'y ont pas toute l'extension dont ils sont susceptibles. Le cerveau, encore proportionnellement très-volumineux, change de couleur, blanchit sensiblement, se raffermit et s'accroît dans certaines régions, notamment vers les fosses occipitales. La moelle épinière, les nerfs et le système des ganglions suivent dans l'adolescence les proportions de l'encéphale. Cette période de l'âge est marquée par l'accroissement et la solidification des os, dont les éminences se prononcent en même temps que les épiphyses y diminuent pour disparaître entièrement, et quelquefois encore, chez les personnes disposées au rachitisme, par le ramollissement et la direction vicieuse qu'acquièrent les os des membres et du tronc. Les liens articulaires prennent encore beaucoup de consistance et de solidité. Les muscles se colorent en rouge, perdent le mucilage de l'enfance, revêtent la fibrine, et, tout en se proportionnant à l'éloignement graduel de leurs points d'attaches, ils augmentent cependant d'épaisseur et de consistance. Le larynx, jusqu'ici très-petit, acquiert en peu de mois une très-grande extension; la glotte s'ouvre, s'allonge et s'élargit d'une manière très-sensible, presque instantanément, ainsi que l'a démontré M. Richerand.

Mais ce sont les organes de la reproduction dont le mode de développement caractérise le mieux la puberté par laquelle commence l'adolescence. Chez l'homme, la verge double et triple son volume; le gland s'allonge, le prépuce se raccourcit proportionnellement, les testicules se renflent et se raffermissent, les vésicules séminales se développent et se gorgent d'humeur spermatique, la glande mammaire se gonfle un peu en acquérant un état souvent douloureux. Chez la femme, le pénil s'élève, les lèvres du pudendum s'allongent, le tissu caverneux du clitoris prend de l'extension; le vagin et l'utérus augmentent d'épaisseur et de dimension; les trompes utérines et les ovaires présentent le même phénomène; la grandeur du bassin se proportionne entièrement à celle que pourrait nécessiter l'accouchement. La mamelle, jusqu'ici semblable dans les deux sexes, prend alors son caractère propre, et devient, comme on sait, par son élévation et sa rondeur, un des attributs le plus distinctif de la femme.

Tous ces changemens organiques, qui commencent à la *puberté* d'une manière plus ou moins brusque et comme soudaine, s'achèvent et se continuent dans les deux sexes par un mouvement lent, mais progressif, jusqu'à la fin de l'adolescence ou l'âge *adulte*, qui donne au corps le complément de ses attributs physiques.

2° *Fonctions*. Les fonctions nutritives jouissent encore dans l'adolescence d'une grande activité, et celle-ci se trouve en rapport avec l'état de l'accroissement tant général que partiel qui appartient à cette époque. (*Voyez* ACCROISSEMENT.) Le jeune homme mange beaucoup, digère bien; mais son appétit n'est pas, comme celui de l'enfant, de tous les instans : ses repas, ses déjections alvines, se règlent et se soumettent avec facilité à l'influence de l'habitude. Les produits de ces dernières se montrent plus colorés et plus essentiellement excrémentitiels que dans l'âge précédent. L'acide benzoïque disparaît de l'urine, et l'urée qu'on y remarque en plus grande abondance donne à ce fluide ses caractères propres. Les absorptions sont faciles et promptes. La respiration jouit d'une grande étendue, et se proportionne à l'amplitude acquise par les poumons; ses mouvemens étendus et plus complets perdent de la fréquence et de la vitesse qu'ils avaient dans l'âge précédent. La jeunesse est l'époque de toute l'activité de la circulation générale et capillaire. Le sang du jeune homme, éminemment excitant, se porte avec promptitude et facilité dans tous les tissus, et les mouvemens généraux qui dominent à cet âge ont, sur l'accélération facile de la circulation de ce fluide, une influence continuelle et marquée. Les sécrétions sont plus ou moins abondantes; la transpiration cutanée et la perspiration pulmonaire conservent beaucoup d'activité : la première prend chez l'homme une odeur marquée qui lui devient propre. Les follicules sébacés de la peau versent également sur l'étendue de celle-ci, et particulièrement vers certaines régions du corps, une humeur plus abondante et plus concentrée que dans l'enfance. Les exhalations intérieures laissent tous les tissus encore abreuvés de sérosité; mais la graisse a généralement diminué. La nutrition, active dans son double mouvement, offre encore, dans la prédominance de celui de composition sur la désassimilation, la cause de l'accroissement général du corps et de celui de quelques-unes de ses parties. Le jeune homme, dont le corps s'échauffe avec facilité, doit à l'énergie de la calorification la faculté de braver le froid et de conserver plus ou moins constamment le sentiment de chaleur qui pénètre toutes ses parties.

Les sensations de l'adolescent ont acquis toute l'étendue et toute la finesse qu'elles sont susceptibles d'atteindre : celle du goût seule reste peut-être en arrière des autres. L'appétit du jeune homme, qui lui fait trouver tous les alimens bons, le rend en effet assez mauvais juge des saveurs. Les anomalies de ce sens et de celui de l'odorat deviennent souvent chez la femme un des caractères de la puberté. Du côté de l'intelligence et des sentimens, l'adolescence est l'âge des perceptions nettes et faciles, de l'étendue et de la sûreté de la mémoire; c'est l'époque éminemment brillante de l'imagination : les premiers désirs exaltent particulièrement cette faculté, qui embellit alors la vie en prêtant à tous les objets un charme inconnu et nouveau, et en revêtant l'avenir des plus belles couleurs. L'attention se forme, le goût s'épure ; le tact ou le sentiment des convenances, qui survient comme d'inspiration, met entre l'enfant et l'adolescent une énorme distance. Le jeune homme, entraîné par la véhémence de ses sentimens, manquant de temps et d'habitude pour la réflexion, raisonne peu, juge vite, et se trompe souvent. De là la nécessité que l'expérience et la raison de ses devanciers lui servent de guide et de flambeau: ce qui rappelle et justifie l'adage connu : *Si jeunesse savait, si vieillesse pouvait.* Le jeune homme, pénétré du sentiment de sa force, devient courageux et entreprenant; il ose tout, et se confie à sa fortune. En amour, il se montre confiant et tendre : ses succès le rendent présomptueux, son amour-propre indiscret, et son tempérament volage. Les volontés de la jeunesse sont énergiques, mais peu fixes, ses amitiés chaudes et durables, quoique très-faciles à former : on connaît toute leur puissance entre les amis de collége. Le jeune homme expansif et bon, est bienfaisant, généreux et souvent prodigue. Il n'a véritablement plus rien à gagner du côté des qualités du cœur.

Chez la femme, le caractère moral reçoit de la puberté une influence spéciale dont il conserve les traits, non-seulement dans l'adolescence, mais encore dans tout le reste du jeune âge ou de l'époque brillante de la vie. La finesse d'observation des personnes du sexe, la délicatesse particulière de leur tact, la grâce de leurs manières, leur dissimulation, leur coquetterie, la réserve qu'elles conservent, la pudeur spéciale qui les distingue, la ruse et la timidité qui naissent de leur faiblesse, sont propres à frapper, en effet, l'attention de l'observateur le plus superficiel. Cette époque de la vie rend à son insçu la jeune fille rêveuse et pensive; elle recherche la solitude et tombe souvent dans les langueurs d'une douce mélancolie. Sensible à l'excès, elle pleure quelquefois alors sans motif, et reçoit du soulagement de ses larmes.

L'expression intellectuelle et affective distingue éminemment l'adolescent; jusque-là, point de physionomie, mais alors le visage s'ouvre en quelque sorte, et ses traits mobiles deviennent comme le miroir de l'âme. Les manières aimables, le maintien, le geste, proprement dit (*voyez* GESTE), constituent chez le jeune homme un langage spécial, plein de force et très-significatif. Ce langage est souvent pour la femme le seul qui décèle les sentimens secrets qu'elle tait ou qu'elle s'efforce de dissimuler. Mais la voix et la parole prêtent à l'adolescent de nouveaux accens; cette fonction acquiert à la fois de la force, et de l'étendue; la puberté change comme on sait, le timbre de la voix, celle-ci *mue*, prend momentanément un caractère rauque, incertain, plus ou moins désagréable, mais qui change bientôt, et qui, distinct pour chaque sexe, laisse à la jeune fille la voix douce, claire et comme argentine, qui fait un de ses plus doux charmes, et au jeune homme, la voix grave et forte, et comme on le dit, véritablement *mâle*, qui devient comme l'une des prérogatives de son sexe. On sait que le chant, qui naît de la voix, et que perfectionne la musique, est comme l'expression naturelle des sentimens de la jeunesse; c'est aux jeunes gens qu'il appartient spécialement, en effet, de chanter d'une voix sonore et gracieuse, les plaisirs, la victoire et l'amour.

Mais l'adolescence est remarquable par l'agilité, la fréquence et l'étendue des mouvemens du corps; le jeune homme se montre propre à soutenir la marche et la course; c'est l'âge du saut, de la danse, de l'équitation et de tous les exercices de la gymnastique, qui peuvent exiger l'union de la force du corps, de la souplesse et de l'adresse. On sait que l'adolescent qui se voue à l'exercice des professions mécaniques, acquiert alors très-rapidement une habileté que le travail informe de son enfance ne semblait pas devoir faire espérer. Mais il est évident ici que la perfection de l'ouvrage des mains qui constitue l'industrie n'est qu'un résultat ou un effet secondaire du développement que reçoit à cette époque un instrument beaucoup plus noble, celui de la pensée.

La puberté ouvre la carrière d'un nouveau besoin; l'attrait de l'acte reproducteur éveille l'attention des jeunes gens; le système nerveux cérébral reçoit une impulsion nouvelle et spéciale, les organes de la copulation s'ébranlent, se revêtent d'une sensibilité exquise, s'érigent, se gonflent; le phénomène de l'érection s'y manifeste, et s'y reproduit avec la plus grande facilité, sous l'influence des moindres causes stimulantes locales, et de tout ce qui peut réveiller dans l'imagination l'apparence ou l'idée de la jouissance. Chez le jeune homme, la sécrétion spermatique qu'élaborent les testicules et que renferment les vésicules séminales, chez la jeune fille, l'apparition des menstrues et l'établissement régulier et périodique de cet écoulement, dans les deux sexes, les rêves de plaisirs, enfans du sommeil, les pollutions nocturnes qu'ils entraînent, ainsi que les caractères particuliers que revêtent les sécrétions propres des follicules muqueux et sébacés de la vulve et du prépuce, sont autant de causes qui entretiennent constamment, ou bien à des périodes plus ou moins rapprochées, l'état particulier d'excitation des organes destinés à la prochaine union des sexes. *Voyez* MENSTRUATION, SEXE, ET SPERME.

Pour ce qui est du sommeil, il se montre durant la jeunesse en rapport avec la période d'activité des organes dont il constitue le repos; aussi l'adolescent s'y livre avec douceur et le goûte profondément; mais l'habitude en règle les retours, et il se renouvelle moins fréquemment, et dure sensiblement moins long-temps que dans l'enfance. *Voyez* SOMMEIL.

3° *Maladies. a.* Les maladies de l'*adolescence*, qui se lient aux changemens assez brusques ou plus ou moins rapides qu'amène la puberté, sévissent, comme on sait, dans les deux sexes, sur le poumon, sur les ganglions lymphatiques et sur le système osseux, ce qui coïncide d'ailleurs avec l'évolution à laquelle ces mêmes organes se trouvent alors plus particulièrement appelés dans l'ordre naturel des fonctions. C'est en effet ainsi que surviennent fréquemment la péripneumonie chronique, les tubercules pulmonaires, l'inflammation latente et la dégénérescence des glandes lymphatiques du cou, des aisselles et de l'aine, et qu'il n'est pas rare que les scrofules manifestent leurs effets sur l'ensemble de l'économie et notamment sur le système osseux, de manière à en produire le ramollissement et les déviations, les tumeurs et la carie. L'activité de l'accroissement général qui signale cette époque produit souvent encore ces fièvres dont le caractère est nerveux et la marche plus ou moins prolongée.

(*Voyez* ACCROISSEMENT.) L'énergie des premiers désirs et le charme de jouissances dont les rêves, le hasard ou les mauvais exemples peuvent révéler le secret à l'adolescent, le conduisent trop souvent, comme on sait, à la déplorable habitude de la masturbation ; pratique funeste, toute au moins énervante qui enlève à la jeunesse sa fraîcheur et son éclat, détériore à jamais la constitution, et flétrit l'âme en même temps qu'elle oblitère la pensée. (*Voyez* MASTURBATION.) La raucité de la voix, le gonflement des testicules, la douleur et la tuméfaction des mamelles sont les accidens particuliers qui signalent chez le jeune homme la puberté, tandis que ceux-ci, envisagés chez la jeune fille, consistent dans la dépravation du goût et de l'odorat, la suffocation hystérique, les bouffées de chaleur, la chlorose, les coliques, la leucorrhée et quelquefois la ménorrhagie. *Voyez* chacun de ces mots.

b. Mais après les orages de la puberté, l'époque de l'*adolescence* présente encore quelques dispositions maladives parmi lesquelles on observe relativement à l'hémorrhagie, que l'hémoptysie du jeune homme succède à l'épistaxis de l'enfant. La péripneumonie, la pleurésie, les maux de gorge surviennent également quelquefois, et tiennent un rang important dans les maladies de jeunesse. La même remarque s'étend principalement encore aux affections aiguës du cerveau et de ses membranes, à la fièvre inflammatoire et à la plupart des névroses. La marche des maladies de la jeunesse est généralement aiguë ; leurs crises souvent spontanées ont lieu d'ordinaire par des hémorrhagies ou des sueurs. La force médicatrice de la nature s'y montre le plus souvent efficace. Le bon état de l'économie, le tempérament sanguin de cette époque, autorisent l'emploi des moyens antiphlogistiques. C'est l'âge, en effet, dans lequel les malades peuvent supporter les saignées, la diète modérée et l'usage des simples délayans. Dans les inflammations des jeunes gens, les saignées générales remplacent les émissions partielles de sang que commandent l'âge précédent, et ces dernières ne réussissent d'ordinaire que lorsque leur emploi a été précédé du premier genre d'évacuation.

En terminant ces remarques sur l'état pathologique de l'adolescence, ajoutons que les maladies de cet âge dans lequel l'économie marche encore vers le terme de la perfection organique, sont beaucoup moins multipliées que celles de l'enfance, mais que leur nombre et leur fréquence l'emportent sensiblement encore sur les maladies de l'âge viril ou de consistance, duquel nous sommes maintenant conduits à nous occuper.

§ IV. *De la virilité.* — La cessation de la crue, l'entier développement de l'organisation, le complément des forces physiques et morales qui constituent l'homme, la formation définitive de son tempérament propre, la véritable aptitude à la génération, sont autant de caractères de l'âge viril. Celui-ci, le plus étendu de la vie, le plus important, voit pendant sa durée la destinée de l'homme s'accomplir dans ses points les plus essentiels.

1° *Organisation. a. Premier état.* — La taille fixe et déterminée est invariablement arrêtée, pour l'homme, entre cinq pieds et cinq pieds et demi, et pour la femme entre quatre pieds huit pouces et cinq pieds un ou deux pouces. Le corps moins svelte, moins élancé, et par cela même offrant moins d'élégance que dans l'âge précédent, présente avec plus d'amplitude les attributs d'une augmentation de force. La barbe plus ou moins dure a acquis de l'épaisseur; les diverses dépendances du système pileux se développent et prennent dans les deux sexes une teinte plus foncée; le teint du visage, les cheveux et l'iris se rembrunissent; la peau se condense et perd de sa finesse et de son éclat. La physionomie a acquis son caractère propre et distinctif, et l'homme revêt alors les traits particuliers de son tempérament spécial, et le plus fréquemment ceux du tempérament bilieux, qui domine en général dans cette période de l'âge. *Voyez* TEMPÉRAMENT.

Les appareils digestif, respiratoire, absorbant et circulatoire, ceux des diverses sécrétions, arrivés à leur dernier degré d'extension, se consolident, se fortifient, augmentent d'épaisseur; les parois de leurs vaisseaux s'épaississent, et leur cellulosité se condense et diminue. Les ganglions lymphatiques ont toutefois moins de développement proportionnel que dans les âges précédens; et parmi les organes sécrétoires, les reins, le foie et la rate, qui est liée à l'action de ce dernier, ont une étendue remarquable. Les épiploons, le système veineux abdominal, et la plupart des viscères renfermés dans cette cavité et dans le bassin, sont tout-à-fait développés, et ne sont pas éloignés d'offrir l'espèce de prédominance qui devient le caractère de la virilité confirmée. Les vaisseaux exhalans, le tissu cellulaire, la graisse et la sérosité qui baignent ou remplissent les aréoles de ce dernier, diminués dans leurs proportions, donnent à tous les tissus un caractère de consistance et de fermeté remarquable. Les vaisseaux capillaires, déjà resserrés, sont moins facilement perméables au sang et aux humeurs que dans l'enfance et pendant la jeunesse. On sait que les injections pratiquées par les anatomistes réussissent bien mieux, en effet, sur les cadavres des enfans et des jeunes gens que sur ceux des hommes faits.

Les organes sensoriaux sont entièrement développés; le nez et les cavités nasales, ainsi que la bouche, demeurés jusqu'ici en arrière, ont alors une étendue proportionnelle plus grande; les sinus maxillaires, frontaux et éthmoïdaux se creusent et s'étendent. Les mâchoires ont acquis leur force et leur amplitude; les dents, au nombre complet de trente-deux pour les deux mâchoires, garnissent en entier les arcades dentaires supérieure et inférieure, et leur usure par les frottemens, produit de la mastication, se manifeste déjà pour se continuer de plus en plus à l'avenir, dans la partie de leur couronne sur laquelle s'établit leur contact réciproque. Ce caractère a été remarqué avec raison, notamment par M. Chaussier, comme un de ceux sur lequel il est assez facile d'établir approximativement, au moins, quel est l'état plus ou moins avancé de l'âge viril. La grandeur acquise par les cavités de la face, enlève alors au crâne la prédominance de volume qui, le caractérisant spécialement dans l'enfance, s'était en partie maintenue pendant la jeunesse. Le cerveau et les nerfs sont, par leur masse et leur étendue, dans une juste proportion qui les met en harmonie avec le développement des autres organes. Rappellons à ce sujet que la masse cérébrale qui était à la naissance à celle de tout le corps comme 1 : 12; chez l'enfant de douze ans, comme 1 : 25, n'est plus seulement chez l'adulte que dans le rapport de 1 à 35. La prédominance du système nerveux a donc cessé, et son état de consistance et de fermeté s'est beaucoup accru. Les organes du mouvement offrent du côté du squelette l'espèce d'équilibre, ou plutôt d'exacte proportion, établie entre les dimensions des grandes cavités; l'épaisseur des os s'est accrue, leurs éminences d'insertions sont très-prononcées, et leurs cavités intérieures bien formées sont remplies par l'organe médullaire, qui offre alors des caractères très-distincts ou qui diffèrent de ceux observés dans les autres âges de la vie. *Voyez* MOELLE. Les muscles épais, forts, robustes, éminemment rouges, consistans et surtout accrus dans leur élément fibrineux, sont presque entièrement dépourvus de graisse et de sérosité : des couches celluleuses minces les séparent les uns des autres; leurs diverses aponévroses et leurs tendons d'insertion ont acquis toute la consistance et la force nécessaires à leur action. Les différens muscles de la face, qui servent à l'expression de la physionomie, sont sensiblement développés. Le larynx est vaste, et ses muscles propres et extrinsèques participent à l'état général du système musculaire. Chez l'homme, les testicules, la verge, le scrotum, le cordon des vaisseaux spermatiques, toutes les parties de l'appareil génital indistinctement, chez la femme, les ovaires, les trompes, la matrice, le vagin, le pudendum et les mamelles sont arrivés au summum de leur développement en étendue et de leur consistance, et l'on remarque que dans les périodes de la gestation et dans celles de l'allaitement, l'utérus et ses dépendances, ainsi que les mamelles, acquièrent un degré d'accroissement très-considérable, et qui en fait en quelque sorte comme des organes nouveaux.

b. Progrès. Tels sont les organes dans les premières périodes de l'âge adulte, ou celles qui appartiennent à la virilité croissante et à la virilité confirmée; mais vers le déclin de l'âge adulte, à quarante ans chez les femmes, à cinquante ans chez l'homme, la peau commence à se flétrir, les rides se forment, les cheveux et la barbe grisonnent, les dents s'allongent, se déchaussent, s'ébranlent ou du moins commencent à tenir avec moins de fermeté dans leurs alvéoles. Le volume du ventre prédomine, le corps engraisse, et la constitution tend à se rapprocher du tempérament lymphatique; le foie, les épiploons s'accroissent, les veines se dilatent et perdent de leur consistance, les artères ont moins de largeur et de souplesse, les nerfs diminuent, les muscles perdent de leur épaisseur et de leur fermeté, leur rougeur devient moins prononcée, la graisse qui se forme entre leurs faisceaux prend plus de part à leur volume que dans la première période de l'âge adulte. Non-seulement l'équilibre s'est établi entre la quantité du sang et celle des fluides blancs, mais la prédominance de ces derniers paraît sur le point de se former. Cependant, de tous les organes, ceux de la reproduction indiquent le mieux la prochaine décadence de l'âge viril. Les seins déformés et flasques, le mamelon allongé, l'auréole brunâtre ou noire, les nymphes molles et pendantes, plus ou moins pâlies, l'utérus et ses annexes flétris annoncent, chez la femme, les labeurs de la maternité et la nécessité du repos prochain des organes reproducteurs. Les signes du déclin de ces derniers, moins prononcés chez l'homme, consistent toutefois dans la laxité du scrotum, l'engorgement pâteux du cordon spermatique, la mollesse du testicule, la flaccidité de la verge, et la rareté des érections.

2° *Fonctions.* — *a.* — Les fonctions de la vie, envisagées dans les deux premières périodes de l'âge adulte, jouissent de toute leur plénitude. La digestion comporte toutefois une légère diminution dans la quantité des alimens; elle se fait avec facilité, sans lenteur, mais avec une vitesse sensiblement moins grande que dans l'enfance et dans la jeunesse. L'activité de la sécrétion biliaire, et l'abondance de son produit aident beaucoup au bon état de cette fonction. C'est l'époque de la vie où l'homme a le moins besoin de s'astreindre aux règles rigoureuses du régime dans l'usage des alimens. Les écarts, toujours blâmables sans doute, auxquels il se livre, n'ont le plus souvent alors aucune influence fâcheuse, ou du moins leurs conséquences sont beaucoup moins graves que dans les autres âges de la vie. Il semble, à ce sujet, que la tolérance admise par le principe connu de Celse, *modò plus justò, modò non ampliùs assumere*, soit particulièrement applicable au régime de vie propre à l'âge adulte. Les diverses absorptions lymphatiques, sans languir précisément encore, sont beaucoup moins promptes et moins faciles que dans les âges précédens. L'absorption chyleuse seule fait peut-être exception. La respiration, étendue dans ses mouvemens, mais sensiblement moins fréquente que dans la jeunesse, paraît moins complète dans son résultat; au moins les qualités du sang artériel paraissent-elles moins prononcées que chez l'adolescent. Le système des vaisseaux capillaires sanguins des poumons est déjà sensiblement diminué, et les cellules pulmonaires ont acquis plus de développement en diminuant de quantité. La circulation artérielle arrive à son type moyen de fréquence et de développement. Les artères et le cœur battent avec force, mais plus rarement et avec moins de vitesse que dans la jeunesse. Le pouls est également et moins souple et moins plein. La circulation veineuse admet proportionnellement plus de sang, et les veines deviennent volumineuses, extensibles et apparentes. La circulation capillaire perd de sa vitesse et de sa facilité. Les changemens subits de coloration de la peau, qui sont sous sa dépendance, sont en effet alors assez rares, comparativement à ceux des âges précédens. Les sécrétions particulières, biliaire, salivaire, pancréatique, celle de l'urine, jouissent de toute leur activité; l'excrétion alvine est rare et concentrée, très-fétide et fortement colorée; celle des membranes muqueuses, telles que le mucus nasal, le phlegme, la pituite de la gorge, les crachats, les mucosités intestinales, sont presque nulles, ou du moins fort peu considérables et singulièrement diminuées. La transpiration insensible s'amoindrit encore d'une manière notable. La nutrition active nourrit bien le corps, dont elle répare les pertes journalières, mais elle cesse de l'accroître en hauteur, et tend seulement à l'augmenter dans le sens de l'épaisseur; elle se montre, dans chaque organe, subordonnée à son énergie d'action. L'adulte produit beaucoup de chaleur, et oppose le plus de résistance possible au froid et aux vicissitudes que peut offrir la température des milieux ambians.

Du côté des fonctions de relation, les sensations externes conservent la perfection à laquelle elles étaient parvenues, leurs organes plus forts se lassent moins facilement que chez le jeune homme; aussi se montrent-ils plus capables d'application soutenue; l'adulte éprouve moins que l'adolescent le besoin de faire succéder une sensation à une autre. Il suit de là que cette sorte de constance à voir, à toucher, à sentir, à entendre, par exemple, donne des notions plus positives des objets, et prévient les erreurs de jugement qu'entraîne la précipitation connue du jeune âge. La sensibilité nerveuse, concentrée à l'intérieur, moins facile à exciter que dans les âges précédens, produit des sensations moins vives mais plus durables : la perception, la mémoire reçoivent de l'âge adulte la même influence. L'attention s'éveille et se fixe avec une persévérance jusqu'alors inconnue; l'homme médite, réfléchit et compare. C'est l'époque du raisonnement, et celle qui prépare la maturité du jugement et la force de la volonté. L'imagination, moins exaltée, plus sage, perd de son charme et de sa fraîcheur. L'ambition, l'amour de la gloire, le désir des richesses et des honneurs prennent insensiblement, dans le cœur de l'homme fait, la place de l'amour et des passions plus douces et plus généreuses qui remplissent le cœur du jeune homme. La sollicitude du père pour sa famille naissante l'isole des autres hommes, et lui donne des intérêts privés qui deviennent le principe de l'égoïsme auquel il tend, et contre lequel les efforts de sa raison ne sauraient entièrement le prémunir. Les moyens d'expression intellectuelle et affective, tirés du geste, de la physionomie, de l'accent, de la voix et de la parole, sont parvenus à leur perfection, et ne laissent à l'orateur ou à l'homme qu'anime un sentiment prononcé ou quelque passion véhémente rien à désirer dans leur mode de manifestation. C'est sur l'homme adulte que les peintres sont appelés à saisir l'expression de la colère, de la terreur, de la menace et de la pitié, aussi-bien que celle de la méditation, du jugement et de la volonté. Les mouvemens de l'homme fait ont acquis toute leur force. C'est l'âge des travaux du corps et de la marche. L'excès de ceux-ci est alors facile à supporter, et présente beaucoup moins d'inconvéniens que dans la jeunesse, où il peut nuire à l'accroissement. La marche, la course, le saut sont fermes et assurés, et perdent de leur précipitation ou de leur vitesse antérieures; mais ils gagnent du côté de la durée ce qu'ils n'ont pu conserver du côté de la vitesse et de l'agilité.

Le besoin du sommeil se fait moins vivement sentir, et devient dès lors moins impérieux dans l'âge viril que dans l'adolescence; et cet état de repos est aussi moins profond et moins prolongé. L'homme ne dort guère plus en effet alors que le quart ou le tiers du temps, c'est-à-dire six ou sept heures au plus sur vingt-quatre.

La génération, à l'exercice de laquelle l'homme adulte est convié, et par les désirs qui le pressent, et par le bien-être réel qu'il éprouve à les satisfaire, montre alors qu'il est vraiment appelé par la nature à la propagation de son espèce. Les fluides dont l'influence sur la fécondation est nécessaire ont reçu le complément de leur élaboration. L'établissement fixe et régulier des menstrues, le développement de la mamelle chez la femme, indiquent d'ailleurs la véritable aptitude de celle-ci à concevoir, ainsi que les qualités nécessaires pour nourrir son enfant. De là, l'institution de l'état de mariage et l'époque fixée par le législateur pour assurer, autant que possible, les avantages que la société a le droit d'en attendre. On peut remarquer que la prématurité de ce lien, malheureusement trop fréquente chez les personnes riches, énerve les jeunes gens, abrége leur vie et prépare à leurs enfans une existence chétive et valétudinaire. L'homme en effet n'est vraiment apte à la reproduction de son espèce, qu'après avoir acquis le complément de l'organisation que lui imprime l'âge adulte.

b. Après un certain laps de temps, l'âge viril décline, et l'homme sans être vieux ne jouit cependant plus entièrement des prérogatives de l'âge viril. L'appétit décroît, les digestions sont plus lentes et commencent même à languir, la sécrétion biliaire a moins d'énergie et d'activité ; la mastication est moins parfaite ; les absorptions s'affaiblissent ; le cours de la lymphe et du chyle se ralentit ; la respiration et la circulation présentent le même caractère de lenteur ; les sécrétions excrémentielles, et notamment l'excrétion stercorale et celle de l'urine, augmentent, les exhalations cellulaire, séreuse et graisseuse intérieures, versent plus de graisse et de sérosité dans la plupart des tissus ; de là l'embonpoint factice que prend le corps et qui indique sa faiblesse, l'augmentation de volume du ventre et la prédominance que vont prendre les viscères abdominaux. La chaleur diminue et la véritable nutrition languit. L'influence des diverses périodes de la virilité est non moins marquée sur les fonctions de relation : c'est, en effet, ainsi que les sensations sont moins nettes et moins précises, l'attention moins facile, la mémoire moins sûre et moins heureuse, et que les ressorts de la pensée sont manifestement moins tendus. Le jugement seul acquiert de nouvelles forces des progrès de l'âge viril. Pour l'expression des sentimens et des idées, la voix est moins forte et moins sûre, la parole moins nette, la physionomie perd de sa mobilité nerveuse, et les différences de coloration du visage sont beaucoup plus rarement produites. Les mouvemens perdent de leur étendue, l'homme adulte cheminant vers la vieillesse se fatigue facilement, marche avec un peu de lenteur, laisse courber son corps en avant, recourt à quelque appui étranger, cesse de sauter et ne court plus enfin qu'à bon droit. Il dort moins long-temps, mais il s'assoupit très-facilement ; son sommeil est d'ailleurs peu profond. Les désirs vénériens se ralentissent, la sécrétion spermatique diminue et perd de sa consistance, les menstrues se dérangent, elles éprouvent ou des retards, ou des alternatives de pertes, et les chances de probabilités pour la fécondation qui naissent du rapprochement des sexes diminuent de plus en plus.

3° *Maladies*. L'âge adulte est le moins fécond en maladies. Ses premières périodes dans lesquelles les affections aiguës de la poitrine sont encore fréquentes, et qui présentent l'époque du quatrième au cinquième septenaire comme celle dans laquelle se développe assez souvent la phthisie pulmonaire héréditaire, n'offrent d'ailleurs guère en particulier que la prédisposition aux maladies gastriques, telles que la fièvre bilieuse, l'ictère, le choléra-morbus et l'hépatite; et chez la femme, la métrite, la fièvre puerpuérale et l'engorgement aigu des mamelles. Mais le déclin de l'âge viril semble appeler le déluge d'infirmités qui menacent l'existence. Telles sont les affections catarrhales, l'expuition des mucosités nommées glaires et pituite, le rhumatisme, la goutte, la diarrhée, le catarrhe de la vessie, la gravelle, les hémorrhoïdes, et la plupart des affections organiques des viscères abdominaux. On connaît pour les personnes du sexe tous les inconvéniens attachés à cette période de l'âge nommée pour cette raison *âge critique* et qui dérivent de l'état de pléthore sanguine produit par la cessation naturelle des menstrues. L'utérus, jusque-là le siége ordinaire d'une véritable irritation sécrétoire périodique, tend à rentrer dans le sommeil de la première enfance. Ses vaisseaux se flétrissent, il tend à s'atrophier, mais ce n'est qu'après bien des oscillations ou des alternatives de repos et d'exaltation d'action qu'il parvient enfin au calme désirable Or, pendant toute cette période l'économie entière de la femme, associée à cette grande révolution, tour à tour affaiblie par les pertes excessives et sur-excitée par l'état de pléthore qui dérive de la rétention plus ou moins prolongée du sang menstruel, est en proie à la plupart des maladies, parmi lesquelles nous citerons particulièrement les spasmes, les convulsions, les dépravations du goût et de l'odorat, les bouffées de chaleur, les sueurs générales ou partielles, la dyspepsie, le vomissement, les coliques, les maux de reins, l'anémie, l'anasarque, le squire des mamelles, et le cancer de l'utérus.

§ IV. — *De la vieillesse.* — La vieillesse, ou le quatrième âge de la vie, est caractérisée par l'abolition de la faculté reproductrice, la diminution de tous les genres de forces, la détérioration des organes, l'affaiblissement de la pensée et l'imperfection plus ou moins marquée des diverses fonctions de l'économie. Les infirmités qui l'accompagnent inévitablement la rendent encore comme le moyen de transition par lequel l'homme vivant parvient au terme naturel de sa carrière.

1° *Organisation.* Des nuances insensibles séparant les caractères physiques apparens de la verte vieillesse de ceux qui appartiennent à la virilité décroissante, que nous venons d'examiner tout à l'heure, nous envisagerons seulement ici ceux de la vieillesse avancée, de la caducité, et même de la décrépitude. Or l'homme décidément vieux se courbe sous le poids des années, se rapetisse et s'émacie; son corps perd sa rectitude; toutes les parties de la peau, molles, flasques, se couvrent de rides; les membres sont grêles, les genoux crochus; l'épine du dos et la tête sont inclinées en avant. Le visage décoloré, maigre, brunâtre, comme terreux, et couvert de rides, n'offre que l'ombre des traits qui le distinguaient durant la jeunesse. Le front vaste, et qu'augmentent le grand développement des sinus frontaux et l'état presque chauve de la tête, contraste avec la petitesse de la face produite par le rapprochement des mâchoires dû à l'absence des dents. Les joues sont creuses et la bouche enfoncée, de manière à ce que le nez et le menton paraissent se toucher. Les yeux, rentrés dans l'orbite par suite de la résorption de la graisse qui remplit le fond de ces cavités, mal défendus par les sourcils et les cils à moitié tombés et blanchis, sont larmoyans et chassieux, souvent rouges et imparfaitement recouverts par suite du renversement et de l'éraillement de la paupière inférieure. La barbe est rare et blanche; la plupart des productions du système pileux tombent ou se présentent sous le même aspect. La constitution du vieillard devient lymphatique, les fluides blancs prédominant beaucoup sur le sang. Elle présente souvent encore les indices évidens d'une sorte d'excitabilité nerveuse, due à l'état particulier du cerveau. On reconnaît à peine alors les traits du tempérament bilieux ou sanguin qui a pu exister dans l'âge de consistance.

Les organes digestifs sont remarquables par le mauvais état de l'appareil de la mastication; les dents usées, ébranlées, et détruites enfin par la mort anticipée de leur organe générateur, tombent; les alvéoles s'oblitèrent, et les gencives, qui se durcissent et se condensent, sont appelées à les suppléer. Les glandes salivaires et le pancréas ont moins d'étendue. Le mésentère et les épiploons sont surchargés de graisse, le système veineux abdominal est distendu et gorgé de sang; l'estomac et les intestins sont vastes, mous, et comme amincis. L'intestin rectum est large, sans résistance, souvent gonflé par le résidu des digestions; sa membrane muqueuse se renverse avec facilité, et il présente le plus souvent vers l'anus des varices ou des tumeurs hémorrhoïdales. Les vaisseaux absorbans sont beaucoup moins gros, et paraissent moins nombreux; les ganglions lymphatiques atrophiés laissent quelquefois à peine des traces de leur existence : on les rencontre difficilement, même dans le trajet des vaisseaux chyleux. La thyroïde est flétrie, et le thymus, les capsules surrénales, se sont en quelque sorte évanouis. Les lames du tissu cellulaire sont rares et amincies, privées de graisse et de sérosité. Les poumons grisâtres sont comme soufflés et fondus; leur parenchyme, en partie resorbé, y montre une grande diminution dans le nombre des vaisseaux capillaires sanguins; leurs cellules sont très-élargies, et les membranes qui les forment ont acquis le plus grand degré de finesse et de ténuité. La pesanteur spécifique de ces organes est singulièrement diminuée, et l'on peut remarquer que cette diminution, portée alors à son plus haut point, a été successive et graduelle dans les âges précédens, à partir de la vie fœtale. Le cœur, rapetissé principalement dans ses ventricules, est pâle, mou, sans consistance, fréquemment entouré de graisse. Les artères sont roides, cassantes, souvent cartilagineuses, et même ossifiées; leur calibre est singulièrement diminué. Les veines sont minces, molles, flasques, roulantes, souvent variqueuses et toujours distendues par une grande quantité de sang. Celui-ci présente généralement des qualités artérielles peu prononcées; il est séreux, et, quel que soit le genre de vaisseaux dans lequel on l'examine, il est remarquable par son défaut de consistance et de cohésion. La plupart des organes sécrétoires, notamment le foie et les reins, sont mous, pâles, et moins essentiellement celluleux et vasculaires que dans les autres âges de la vie. La vésicule biliaire et la vessie urinaire sont vastes et amincies : cette dernière est souvent variqueuse. Les vaisseaux exhalans deviennent de plus en plus difficiles à démontrer, et les injections poussées par les artères ne pénètrent guère dans les vaisseaux capillaires des membranes séreuses, muqueuses, ou de la peau. Les cryptes folliculaires de celle-ci et ceux des membranes muqueuses sont toutefois généralement assez développés.

Les organes sensoriaux sont plus ou moins détériorés par l'âge avancé. L'œil aplati a singulièrement perdu de sa force de réfraction, et la diminution de densité de ses milieux, notamment du cristallin qui a moins de sphéricité, produit le même résultat. L'iris et la choroïde sont pâles, l'enduit choroïdien est presque détruit. Le pavillon de l'oreille est sec et immobile; le conduit auditif externe est souvent oblitéré par l'accumulation du cérumen épaissi et condensé. Les cavités labyrinthiques sont le plus souvent privées de la lymphe de Cotunni. Le sens du goût conserve seul ses qualités particulières; aucune modification de structure n'indique du moins la détérioration de la langue et du palais. Les agens de l'olfaction paraissent à peu près dans le même cas; cependant le nerf olfactif a généralement paru flétri et comme condensé. La membrane pituitaire, très-vaste comme les cavités qu'elle tapisse, est fort amincie; sa pâleur décèle la diminution marquée de ses vaisseaux capillaires sanguins. Quant aux agens du tact et du toucher, la sécheresse et l'état écailleux de la peau, la consistance comme cornée qu'elle revêt dans diverses régions, et notamment dans celles qui éprouvent une compression habituelle, la roideur enfin et le défaut d'humectation des articulations des doigts et de la main, deviennent leurs caractères remarquables dans l'âge avancé.

Le cerveau du vieillard est très-ferme; son système veineux particulier, très-développé, s'y trouve gorgé de sang; ses membranes, et particulièrement la dure-mère, présentent assez fréquemment dans leur trajet ou leurs replis des plaques cartilagineuses ou des points d'ossification. Les nerfs sont durs, resserrés; leur névrilème a acquis de la consistance, leur volume est sensiblement diminué. Les muscles pâles, mous, flasques, sont sensiblement amincis, leurs tendons d'insertion, condensés, s'encroûtent quelquefois de phosphate calcaire vers leurs points d'insertion; les gaines qui les reçoivent sont remarquables par la sécheresse de leurs membranes synoviales. Les os des vieillards sont gros, toutes leurs aspérités s'y dessinent avec rudesse; leur tissu est très-compact et d'une densité supérieure à celle qu'il a jamais eue. Ils sont cassans, attendu que leur élément terreux l'emporte ou domine sur leur parenchyme organisé. Mais les cavités intérieures de ces organes sont alors très-étendues; les os longs présentent des cylindres presque entièrement creux d'une de leurs extrémités à l'autre; l'organe médullaire y est devenu de plus en plus liquide et presque huileux; les cellules des os courts ont acquis de très-grandes dimensions, et le tissu lamelleux qui les forme s'est singulièrement atténué et aminci. Cette disposition rend, comme nous nous en sommes convaincus par nos propres recherches, la pesanteur spécifique d'un os donné en particulier, ainsi que celle du squelette entier du vieillard, sensiblement inférieure à ce qu'elle est dans aucun autre âge de la vie, bien toutefois que la densité réelle du tissu osseux conserve alors même sa supériorité. De là sans doute l'incertitude mal fondée où nous laissent quelques auteurs sur le véritable état des os pendant la vieillesse. Les liens articulaires perdent de leur souplesse et de leur élasticité naturelles ; les cartilages de prolongement s'amincissent ou s'ossifient ; ceux des côtes ne forment avec ces os qu'un seul et même tout parfaitement solide ; les sutures disparaissent, les os du crâne ne forment plus qu'une seule pièce, les symphyses, envahies par l'ossification, réunissent également les os contigus. C'est ainsi que le bassin se trouve formé d'un seul os, et que les vertèbres qui constituent la colonne vertébrale s'unissent solidement entre elles, de manière à réduire toute la colonne épinière en une, deux, et le plus communément trois parties seulement. Les articulations diarthrodiales dont les mouvemens ont le moins d'étendue contractent encore des ankiloses qui les rendent immobiles. C'est ainsi que les articulations costo-vertébrales, costo-transversaires, et celles des cartilages costaux avec le sternum ne laissent plus de traces de leur existence, et que celle des os, du carpe, du tarse, et des phalanges des doigts présentent le plus ordinairement le même résultat. L'ossification insolite envahit encore chez le vieillard diverses membranes, notamment les plèvres costales, ainsi que les lames fibro-cartilagineuses qui entrent dans la structure de la trachée-artère et des divisions bronchiques.

Le larynx, très-vaste et presque tout osseux, présente une cavité dont les diverses pièces, soudées entre elles, sont entièrement immobiles. Le cerceau hyoïdien ne forme non plus qu'une pièce unique par la soudure de ses diverses parties.

Les organes génitaux, enfin, n'offrent plus en quelque sorte que l'ombre d'eux-mêmes. Chez la femme, la matrice est atrophiée et ressemble à celle d'une jeune fille avant l'âge nubile ; les ovaires, resserrés, sont denses et comme squirreux ; les parties extérieures qui forment le pudendum sont déformées et flétries. Les mamelles ont disparu. Chez l'homme, les testicules, les vésicules séminales, le cordon testiculaire, la verge, sont rapetissés, flasques et mous. Les follicules sébacés particuliers à la membrane muqueuse du gland et du prépuce, ainsi que ceux qui appartiennent aux nymphes et au clitoris, sont si petits qu'ils paraissent en quelque sorte évanouis.

2° *Fonctions*. La série de changemens organiques qui appartiennent à la vieillesse, et que nous venons d'examiner, coïncident avec la diminution progressive de tous les genres de force amenée par le temps; la sensibilité cérébrale s'émousse, l'irritabilité musculaire, les forces toniques décroissent, et l'affinité vitale n'imprime plus le même caractère d'élaboration aux fluides destinés à l'entretien de la vie. Or toutes les fonctions ressentent bientôt l'effet immédiat et nécessaire de cette sorte de décadence dans les sources mêmes de la vie.

Les digestions, en effet, entachées du vice d'une mastication imparfaite ou nulle, et du défaut d'insalivation convenable qui s'ensuit comme une conséquence nécessaire, sont lentes ou difficiles, s'accompagnent de malaise et de pituite. L'appétit du vieillard diminue et suit le peu d'énergie du besoin de réparation. Cependant, la plupart des vieillards, enclins par gourmandise au plaisir de la table, dépassent la limite de ce besoin et éprouvent dès lors les inconvéniens attachés à la surcharge de l'estomac; de là les éructations, les flatuosités et la diarrhée, qui sont des accidens si communs à cet âge. Les garde-robes deviennent une véritable affaire pour les vieillards; la paresse naturelle de leur ventre attire vivement leur attention sur elles, et l'habitude de la constipation les expose souvent aux accidens de la véritable rétention des matières fécales. Toutes les absorptions liées au mouvement de composition nutritive languissent; celles qui se passent sur les surfaces des organes digestifs n'échappent pas à cette loi et correspondent à l'état particulier, déjà noté, du système absorbant de l'abdomen. La respiration, singulièrement ralentie dans ses mouvemens, presque exclusivement diaphragmatique par suite de l'immobilité des côtes, et par conséquent très-peu étendue, est rendue de plus en plus imparfaite par la lenteur de la circulation du sang à travers les poumons, et par la grande diminution apportée dans la quantité des vaisseaux capillaires sanguins de cet organe. L'atonie des bronches et l'espèce d'état catarrhal habituel dans lequel elles se trouvent, laissant les cellules aériennes surchargées de mucosités, s'opposent manifestement encore aux combinaisons qui résultent du contact plus ou moins immédiat de l'air et du sang. Les mouvemens du cœur, singulièrement lents et sans force, projettent le sang avec mollesse dans toutes les parties, à l'aide d'artères roides, étroites et sans souplesse; de là, la langueur de la circulation générale et capillaire; les veines, dilatées, amincies, presque sans ressort, gorgées de sang et variqueuses, retiennent ce fluide en stagnation, et ne le rendent au cœur qu'avec lenteur et difficulté. La même disposition appartient au système veineux abdominal; ce qui cause l'espèce de pléthore *ad vires* qu'on remarque dans toutes les dépendances du système veineux, et plus particulièrement vers les parties dans lesquelles le sang tend à se diriger contre sa propre pesanteur. La circulation lymphatique présente des difficultés analogues, et la stagnation facile de la lymphe qui en résulte engorge fréquemment les parties du corps qui conservent, pendant un certain temps, une position déclive : aussi la plupart des vieillards ont-ils le soir les jambes plus ou moins infiltrées. Les sécrétions excrémentitielles étrangères à la peau, dont les fonctions ont alors très-peu d'activité, sont, par leur abondance, en rapport avec le mouvement de décomposition nutritive ou d'absorption interstitielle qui produit l'atrophie sénile des différens organes. C'est ainsi que l'urine, riche en excrément azoté, la pituite, les mucosités des membranes de la gorge, du larynx et de la trachée artère, la matière de l'expectoration et des crachats, les mucosités intestinales, les glaires de la vessie entraînés par l'urine, deviennent tous remarquables par leur abondance. La bile et la salive sont en petite quantité, le sperme presque nul et la sécrétion de la prostate très-diminuée. Les exhalations ont peu d'activité, la perspiration pulmonaire continue toutefois, mais la transpiration cutanée, très-réduite, laisse la peau dans un état de sécheresse remarquable. A l'intérieur, les exhalations séreuses, synoviales et graisseuses languissent et donnent très-peu d'humectation aux parties qui en sont le siége. La nutrition souffre, et la prédominance du mouvement de désassimilation sur celui d'assimilation conduit le corps à ce degré d'amaigrissement et d'atrophie qu'on nomme sénile. Les os eux-mêmes ne sont point étrangers à ce mouvement; mais celui-ci, seulement borné à leur intérieur, y produit l'agrandissement de leurs cavités. La chaleur abandonne le corps du vieillard, la génération de son principe languit, les extrémités demeurent plus ou moins froides, et le corps comme transi, résiste très-difficilement aux vicissitudes atmosphériques. Les vieillards craignent les températures extrêmes, et l'on remarque qu'ils succombent fréquemment dans les saisons froides et pendant les hivers rigoureux.

Les sensations du vieillard qui s'approche de la caducité s'affaiblissent, s'émoussent et s'oblitèrent successivement. La vue devient presbyte ou longue; elle exige l'éclat d'une vive lumière; les hallucinations, l'héméralopie, conduisent à l'amaurose énile.

L'opacité du cristallin, produit de l'âge, entraîne encore la cécité d'un grand nombre de vieillards; et ceux qui échappent à ces accidens trouvent le plus souvent dans l'épiphora et l'ophthalmie chronique une cause non moins fréquente des vices de la vision. L'ouïe perd de sa finesse ; le vieillard, d'abord dur d'oreille ou sourdâtre, finit le plus souvent par devenir entièrement sourd. L'imperfection ou la perte de la vue enlève une multitude d'occasions à l'exercice du toucher, et celui-ci, placé sous la dépendance des mouvemens de la main, trouve dans le peu de mobilité de cet organe, dans la densité de ses tégumens et la diminution de sa sensibilité, les causes de l'état d'oblitération sous lequel il se montre. Le vieillard ne touche plus, en effet, que dans le seul but d'assurer sa position et ses mouvemens. Les sensations olfactive et du goût survivent, dans la vieillesse, à l'espèce d'anéantissement des autres sensations; leur liaison avec la digestion, qui dure nécessairement autant que la vie, rend raison de ce privilége. Les perceptions, lentes et de plus en plus difficiles, finissent, à la longue, par se borner à l'impression produite par les besoins immédiats et à celle qui suit l'application des moyens de les satisfaire. La mémoire de la vieillesse devient extrêmement infidèle, à l'égard de tous les faits nouveaux; mais elle rappelle le plus souvent, avec une grande précision, tous les faits anciens; et le vieillard qui les rapporte sans cesse oublie aussitôt qu'il vient d'en faire le récit; de là le rabachage continuel et sans fin qui forme le caractère de cet âge. L'attention du vieillard, étrangère à ce qui l'entoure, ou si légère que les impressions actuelles glissent sur lui sans l'atteindre, se concentre intérieurement et le fait beaucoup vivre en lui. Les vieillards sont en effet réfléchis et méditatifs; leur jugement est sûr et leur conseil précieux à recueillir. On sait que le grand âge rend à bon droit sentencieux. Le vieillard revenu des illusions de la vie, dégagé des passions, voué au culte de la philosophie, juge d'autant plus sainement, que son imagination, éteinte ou refroidie, lui montre les objets tels qu'ils sont : aussi le jugement persiste-t-il en lui jusqu'au moment où l'oblitération graduelle et successive de la pensée amène l'état d'enfance ou la démence sénile. Du côté des sentimens, les vieillards, comme étrangers à ce qui les environne et de plus en plus exclusifs, rapportent tout à eux, et se séparant de ceux qu'ils ont aimés, ils tendent au plus entier égoïsme. Le sentiment de leur faiblesse et la crainte de manquer motivent l'avarice qui les caractérise. Exigeans, impérieux, durs à eux-mêmes, durs aux autres, les hommes perdent d'ordinaire en vieillissant la plupart des qualités morales qui les ont rendus chers à leurs amis. Les déterminations de la vieillesse se rapprochent d'ailleurs de celles de l'enfance; elles sont absolues, mais changeantes; ses manies remplacent les caprices du jeune âge; le vieillard se montre inconstant, s'emporte et s'attendrit, gronde et caresse tour à tour. Tel est, en général, l'état intellectuel et moral de cette époque; il persiste durant la caducité, et l'idiotisme de la décrépitude le remplace enfin aux approches du tombeau.

Les vieillards, bornés dans leurs moyens d'expression intellectuelle et affective par leur voix basse, rauque et tremblante, les vices de l'articulation des sons dus à la perte des dents, et le peu d'étendue de la respiration, parlent généralement peu; leur aspect imposant et grave borne singulièrement leur physionomie, dont le caractère est à la fois généralement sérieux et monotone. Le geste devient presque nul dans cet âge de la vie; les mouvemens généraux perdent de leur force et de leur précision; l'homme qui passe de l'état de verte vieillesse à la caducité affecte un mode de station particulier, se courbe sur lui-même, s'arme d'un bâton, dans lequel il trouve en avant un point d'appui propre à prévenir la chute dans ce sens. Ses membres tremblans donnent de l'incertitude à sa marche, et celle-ci, de moins en moins facile et sûre, l'oblige peu à peu à un état de repos presque absolu.

Le vieillard, de plus en plus affaibli par le progrès des années, s'endort encore à la manière des enfans; et bien qu'il dorme réellement peu et beaucoup moins que l'adulte, il est cependant sans cesse assoupi; mais son sommeil léger est alors mille fois interrompu; on l'en retire facilement, mais il y retombe le moment d'après, de sorte qu'il semble, en se rapprochant de l'enfant, ne plus réellement vivre que pour boire, manger et dormir.

Dès la première vieillesse, l'homme que des habitudes sages n'ont point dépravé, et qui ne prend point les désirs de son imagination pour des besoins réels, devient naturellement continent. Sans désirs spontanés, sans érection, et désormais sans aucun but dans les plaisirs, dont la pensée seule lui reste, il trouve tout simple de fermer la porte du temple dans lequel il les goûta. Si méconnaissant, toutefois, le véritable état de ses forces, l'homme abusé sur sa position par la stimulation indirecte ou immédiate des organes de la reproduction, cherche encore dans le rapprochement des sexes les jouissances de l'amour, il ne tarde pas à ressentir la punition de son erreur; ce qui lui reste de forces organiques se dissipe bientôt dans l'ébranlement causé par les efforts prolongés qui le mènent à la jouissance. L'hébétude de son esprit, l'étonnement de sa tête, les vertiges, la langueur des fonctions digestives, le tremblement paralytique, et souvent même l'apoplexie foudroyante, sont là pour le frapper et l'avertir trop sévèrement des dangers inséparables d'un plaisir qui n'est plus de son âge, et qui excite une commotion dont la violence est incompatible avec sa faiblesse.

3° *Maladies.* La première époque de la vieillesse est ordinairement saine, et beaucoup de personnes n'ont jamais joui pendant leur vie d'une meilleure santé que durant la verdeur de cet âge; mais cet état heureux, plus ou moins prolongé, cesse enfin, et le vieillard, successivement caduque et décrépit, battu de toutes parts par les infirmités, qui sont comme l'apanage nécessaire de l'espèce humaine, obéit enfin à la commune loi. La mort le frappe à une époque variable, que retardent ou qu'accélèrent plusieurs circonstances dans le détail desquelles nous entrerons lorsque nous traiterons de la *longévité*. *Voyez* LONGÉVITÉ.

Les maladies de la vieillesse, caractérisées par la teinte adynamique qu'elles revêtent avec facilité, se rapprochent de celles de la constitution lymphatique qui prédomine de nouveau à cet âge, et qui s'allie soit avec une prédominance temporaire du système nerveux cérébral, soit avec l'état de détérioration chronique et permanent des nerfs. Ces maladies trouvent également leur principe dans la pléthore veineuse particulière à l'âge avancé, ainsi que dans la sorte d'excitation nutritive dont jouissent les viscères abdominaux. Une revue sommaire des affections de la vieillesse est propre en effet à confirmer ces données.

Parmi les maladies qui dénotent la faiblesse de la vieillesse, se rangent naturellement l'adynamie essentielle, la fièvre de ce genre, et tous les cas dans lesquels celle-ci se montre comme une complication en quelque sorte inévitable. Tels sont encore, le scorbut, la gangrène et ces ulcères spontanés de cause interne qui déterminent si promptement de larges solutions de continuité dans les parties sur lesquelles ils se manifestent. La mollesse et la flaccidité de l'organisation, le défaut de résistance des solides explique encore, dans l'âge qui nous occupe, la fréquence des hernies abdominales, le collapsus et la descente de matrice, la chute du fondement, les varices des jambes, l'anévrisme passif des cavités du cœur, les dilatations anévrismales des artères, l'énorme ampliation de la vessie et celle du rectum, qui permet l'accumulation, le séjour, et l'extrême concentration des matières stercorales.

C'est à la disposition lymphatique de cet âge qu'il faut rapporter l'abondance des glaires, des crachats, de la pituite, le catarrhe pulmonaire chronique, le catarrhe vésical, l'anasarque essentielle et symptomatique, et chez la femme la leucorrhée. Les dartres, si rebelles alors, le rhumatisme chronique, la goutte asthénique, les concrétions articulaires, le squirrhe et le cancer de la plupart des organes, sont encore autant de maladies familières aux vieillards et qui tiennent à l'état particulier de leur système lymphatique.

L'excitabilité temporaire du cerveau produit chez les vieillards ces accès de fièvres qui les prennent avec tant de violence, et qui cèdent le plus souvent comme par enchantement et d'eux-mêmes, au bout de vingt-quatre ou de trente-six heures, à l'aide d'un sommeil tranquille et prolongé. Le carus, la fièvre cérébrale et l'apoplexie qui moissonne tant de vieillards aux approches de soixante ans, dérivent encore de la même source. Mais il faut rapporter, soit à l'anomalie, soit à la diminution constante et plus ou moins marquée de l'action nerveuse générale, l'asthme, la dyspepsie flatulente, les vertiges, l'héméralopie, l'amaurose, la dureté de l'ouie, le tintement d'oreille, la surdité, les absences, le radotage, l'état d'enfance ou de démence sénile. Le tremblement des membres et de la tête, la paralysie incomplète des muscles, la paralysie véritable, l'hémiplégie, la paresse du rectum et la paralysie de la vessie, rentrent encore, enfin, dans la catégorie.

De la pléthore veineuse des vieillards résultent les hémorrhoïdes, les varices de la vessie, le varicocèle, et la plupart des hémorrhagies passives, particulièrement l'hématurie, le mélœna, l'hématémèse, les ecchymoses et les pétéchies.

L'espèce de prédominance, enfin, dans laquelle se trouve le septième entier des viscères abdominaux, dans l'âge avancé, rend raison des maladies aiguës et chroniques de l'estomac, des affections organiques du foie, des maladies des reins, de la gravelle, des engorgemens de la rate, des tumeurs du mésentère, du squirrhe des ovaires, de l'ulcère de la matrice, et enfin de la fréquence de la péritonite chronique chez les vieillards des deux sexes.

Les maladies des vieillards sont généralement remarquables par la lenteur de leur marche : plusieurs (les dartres, les hémorrhoïdes, par exemple) ne pourraient guérir sans inconvéniens, un plus grand nombre se montrent décidément incurables Les moyens de la médecine, dès lors très-bornés, et qui se tirent principalement des secours du régime et des médications toniques, en deviennent d'utiles préservatifs, ou sinon d'impuissans palliatifs. L'homme, comme tout ce qui a vie, tend en effet inévitablement à sa fin ; et lorsque sa dernière heure a sonné, les cordiaux, les alexipharmaques, les élixirs de propriété, ceux de longue vie, la panacée, la transfusion, et tous les moyens imaginés pour en reculer le terme, viennent inévitablement échouer. Pour ne pas mourir il faudrait pouvoir rajeunir; mais la médecine n'a point encore appris, comme on sait, à renouveler les merveilles de la fontaine de Jouvence.

Bornant ici cet aperçu général sur les différens âges de l'homme, nous ferons remarquer que le complément de leur histoire trouve naturellement sa place aux articles *Accroissement*, *Longévité*, *Mort*, *Naissance*, *Puberté* et *Sexe*, auxquels nous renvoyons. *Voyez* chacun de ces mots. (RULLIER.)

AGÉNÉSIE s. f., *agenesis*, de α privatif, et de γένεσις, génération ; impossibilité d'engendrer, stérilité. Cette impuissance, que quelques auteurs ont confondue avec l'anaphrodisie ou absence de l'appétit vénérien, n'exclut pas l'aptitude à l'acte de la génération. *Voyez* IMPUISSANCE. (R. DEL.)

AGENT (physique), s. m., *agens*, de *ago*, qui vient lui-même de ἄγω, qui signifie *j'agis*. Rien n'est plus général que la signification de ce mot. Tout changement qui survient dans les corps est produit par un *agent*, et dans ce sens il est synonyme de *puissance*, *force*. (*Voyez* ces mots.) Les changemens survenus dans les corps sont en effet le résultat du mouvement opéré en eux, dans leur masse ou dans leurs molécules ; la puissance qui imprime ces mouvemens et détermine ces changemens et ces effets est un *agent*.

Considérés hygiéniquement, tous les objets de la nature qui peuvent avoir sur notre organisme une influence quelconque sont des agens. Rien n'est plus vague, plus général que cette expression.

Il n'en est pas de même en thérapeutique. On a restreint la signification de ce mot à désigner les corps qui, introduits dans l'intérieur du corps ou appliqués à sa surface, déterminent des changemens qui peuvent devenir favorables à l'individu malade. Ces agens ne sont pas ordinairement des matières alimentaires, et sont fournis par le règne organique et par le règne inorganique. La plupart sont des substances toxiques. (ROSTAN.)

AGEUSTIE, s. f., *agustia*, de α privatif, et de γεῦσις, goût. Privation du goût, abolition ou diminution de la faculté de percevoir les saveurs. Plusieurs nosologistes ont fait de cet état un genre de maladie; mais ce n'est qu'un symptôme. *Voyez* GOUT.

AGGLUTINATIF, adj. et s. m., *agglutinans*, du verbe latin *agglutinare*, agglutiner, coller ensemble. On donne ce nom aux substances emplastiques qui ont la propriété d'adhérer fortement à la peau, et qu'on emploie pour maintenir les lèvres des plaies en contact, jusqu'à ce qu'elles soient réunies par la cicatrisation. Les agglutinatifs dont on se sert le plus souvent sont l'emplâtre de diachylon gommé, l'emplâtre d'André de Lacroix, celui qu'on connaît généralement sous le nom de *taffetas d'Angleterre*, et qui n'est autre chose qu'une pièce de taffetas qu'on a recouvert d'une couche mince de colle de poisson à laquelle on a ajouté une petite quantité de teinture de benjoin. La gomme ammoniaque, dissoute dans le vinaigre et étendue sur de la toile, fournit encore un bon agglutinatif, qui se colle fort bien sur les parties légèrement humides, circonstance tout-à-fait avantageuse dans quelques cas, où l'humidité de la peau rend peu solide l'adhérence des emplâtres agglutinatifs ordinaires.

On prépare les emplâtres agglutinatifs en étendant une couche mince de la substance emplastique sur de longs morceaux de toile, au moyen d'un instrument particulier, sorte de spatule de fer que les pharmaciens nomment sparadrapier. *Voyez* SPARADRAP.

La toile dont on se sert pour étendre l'emplâtre agglutinatif doit offrir de la résistance, n'être ni trop fine, ni trop grosse, et surtout être exempte d'ourlets et de coutures; il faut aussi qu'elle soit coupée à *droit fil*. Trop fine elle se laisserait pénétrer des deux côtés par la substance emplastique, et n'offrirait pas assez de force; trop grosse elle n'aurait pas assez de souplesse et n'adhérerait que difficilement aux parties. Il faut éviter de se servir de toile calandrée, comme le font quelques pharmaciens, parce que la surface lisse d'une toile ainsi préparée ne permet pas à l'emplâtre d'y adhérer assez intimement, et fait qu'il s'en détache facilement par écailles. La toile de coton, à raison des filamens nombreux qui sous forme de duvet hérissent sa surface, est très-bonne pour recevoir les préparations agglutinatives, et les retient très-fortement.

Il faut que la couche emplastisque, épaisse d'un quart de ligne au plus, soit partout d'une égale épaisseur et bien unie à sa surface; si elle était trop mince, l'emplâtre n'aurait pas assez de ténacité; si au contraire elle avait trop d'épaisseur, elle se fendrait par écailles étant froide, et lorsque l'emplâtre serait appliqué, en se fondant par la chaleur du corps, elle permettrait à la toile de glisser sur la peau, et pourrait ainsi faire manquer la réunion de la plaie, comme je l'ai observé plusieurs fois. Il est nécessaire que les substances emplastiques agglutinatives aient de la souplesse, qu'elles se ramollissent facilement à une douce chaleur, sans se fondre cependant avec trop de facilité. Il serait convenable, je pense, de modifier aussi un peu leur composition, suivant qu'on en emploie pendant l'été ou pendant l'hiver.

Les emplâtres agglutinatifs n'agissent qu'en attachant solidement à la peau la toile qui les supporte, et au moyen de laquelle les parties sont maintenues en contact. Comme ils n'adhèrent qu'à l'épiderme, ils n'agissent que superficiellement et n'ont que peu ou pas d'action sur les parties profondes; aussi ne conviennent-ils guère, en général, que pour réunir les plaies superficielles, dont les lèvres ont peu de tendance à s'éloigner, et sont soutenues par des plans sous-jacens plus ou moins solides. On les emploie maintenant très-fréquemment après les amputations des membres et l'ablation des tumeurs, celle d'un sein cancéreux, par exemple, pour obtenir la réunion immédiate de la plaie qui résulte de ces opérations. On s'en sert encore comme moyen d'accélérer la cicatrisation des plaies qui suppurent et des vieux ulcères.

Lorsqu'on veut faire usage des emplâtres agglutinatifs, on commence par les couper en bandelettes, dont la longueur, la largeur doivent être en rapport avec l'étendue, la profondeur de la plaie, et la force de rétraction de ses lèvres. Ces bandelettes qu'on nomme *agglutinatives*, doivent être coupées à droit fil, ou bien, en biaisant de telle sorte que leur partie moyenne se trouve un peu plus étroite que leurs extrémités; ayant cette dernière forme, elles offrent une grande force d'adhésion à leurs extrémités élargies, et ne couvrent la plaie que dans une petite étendue à leur partie moyenne.

Avant d'appliquer les bandelettes agglutinatives, il faut avoir soin, 1° de raser exactement les poils des environs de la plaie, parce qu'en adhérant à l'emplâtre, ils rendraient le décollement des bandelettes long et fort douloureux; 2° de laver avec soin le sang, le pus qui pourraient se trouver sur les parties voisines, et s'opposer à l'adhérence des bandelettes; on essuiera aussi ces mêmes parties avec un linge sec, afin de bien enlever toute l'humidité; il faut ensuite mettre et faire maintenir la partie dans une situation telle que les lèvres de la plaie soient dans le plus grand relâchement possible; on affronte exactement ces lèvres de manière que chaque tissu se corresponde exactement de l'un et de l'autre côté; on les fait tenir dans ce rapport par un aide intelligent qui les pousse l'une vers l'autre avec les mains convenablement appliquées, l'une au-dessus, l'autre au dessous de la plaie. Le chirurgien saisit alors, entre le pouce et le doigt indicateur de chaque main, les deux extrémités d'une bandelette agglutinative, qu'il a eu soin de faire chauffer légèrement en la présentant devant un foyer; il applique une de ses extrémités sur la lèvre la moins mobile de la plaie, et l'y colle en appuyant dessus avec la pulpe des doigts de la main qui la tenait. Cela fait, un aide pose la main à plat sur la portion de bandelette appliquée, afin qu'elle ne se décolle pas, et le chirurgien se sert de sa main devenue libre pour pousser la lèvre la plus mobile vers l'autre, et les réunir exactement l'une avec l'autre; puis il couche le reste de la bandelette sur la lèvre la plus mobile, et l'y fixe comme il l'avait fait pour la première extrémité. A côté de cette première bandelette, il en place une seconde, une troisième, et ainsi de suite, suivant l'étendue de la plaie, jusqu'à ce que les bords de celle-ci soient exactement rapprochés; il faut laisser entre les bandelettes de légers espaces par lesquels puissent s'échapper la sérosité sanguinolente qui suinte des bords de la plaie, le liquide séro-purulent qui se forme fréquemment au-dessous, et dont la rétention peut donner lieu à des douleurs très-vives et à un gonflement inflammatoire considérable. Si c'est une plaie résultant d'une amputation que l'on réunit avec des emplâtres agglutinatifs, il faut avoir soin surtout de laisser un certain intervalle entre la dernière bandelette et l'angle inférieur par lequel passent les ligatures, parce qu'il se forme presque constamment dans cette région une quantité plus ou moins grande de pus, qu'il faut bien se donner garde de retenir en réunissant trop exactement. Nous avons vu plusieurs fois, dans les hôpitaux, des abcès volumineux se former après diverses amputations dans des moignons que l'on avait réunis avec trop d'exactitude, et donner lieu à des accidens qui ont prolongé la guérison des malades.

Quand on applique des bandelettes agglutinatives, il faut avoir soin de les placer dans une direction parfaitement perpendiculaire à celle de la plaie; faute de cette précaution, les bandelettes exerçant une traction en sens inverse sur les deux lèvres de la plaie, les feraient glisser l'une sur l'autre, les affronteraient dans une fausse position, et deviendraient la cause d'une cicatrice difforme. Il faut donc, dans les plaies qui ont plusieurs directions, donner aux bandelettes une direction accommodée à chacun des points de la division; ainsi, dans une plaie demi-circulaire, par exemple, il faudrait que les bandelettes fussent disposées comme des demi-rayons; que rapprochées les unes des autres par leur extrémité qui repose sur la lèvre convexe, elles fussent éloignées par leur extrémité collée sur la lèvre concave, etc.

Doit-on placer la première bandelette agglutinative sur le milieu de la plaie, et poser ensuite les autres au-dessus et au-dessous vers les angles, comme le recommandent quelques auteurs; ou bien au contraire, ne convient-il pas mieux de l'appliquer d'abord vers l'un des angles, comme d'autres l'indiquent? La chose est à peu près indifférente en elle-même; cependant il est plus commode et plus avantageux, dans la plupart des cas, de commencer à réunir les lèvres de la plaie, en plaçant la première bandelette à leur partie moyenne, parce qu'ordinairement ces lèvres sont plus mobiles et plus faciles à affronter vers leur milieu que vers leurs extrémités. Quand la plaie présente un grand lambeau, il faut placer la première et la principale bandelette sur sa partie moyenne, et d'autres bandelettes secondaires sur ses côtés. Quelquefois même on est obligé de maintenir le lambeau en contact, au moyen d'un point de suture. Les bandelettes agglutinatives ne sont alors qu'un moyen accessoire de réunion.

Le chirurgien doit, autant que possible faire chauffer lui-même ses bandelettes agglutinatives et s'assurer de leur degré de ramollissement avant de les appliquer. Si en effet, elles ne sont point assez ramollies par la chaleur, elles collent mal, se détachent facilement, et ne maintiennent qu'imparfaitement les bords de la plaie; cet inconvénient se remarque surtout pendant les saisons froides; si on les a fait trop chauffer, elles brûlent les parties sur lesquelles on les applique, ou bien dans d'autres cas, la substance emplastique fondue par le feu est absorbée par le tissu de la toile, et la bandelette ne colle plus.

Les anciens donnaient à la réunion des plaies avec des bandelettes agglutinatives le nom de *suture sèche*, pour la distinguer de la réunion au moyen de points de sutures, qu'ils appelaient *suture sanglante*. (*Voyez* SUTURE.) Ils employaient plusieurs espèces d'emplâtres qui ne sont plus usités aujourd'hui, à cause de la difficulté de leur emploi et de leurs inconvéniens; tels étaient les emplâtres *agglutinatifs fenêtrés*, les agglutinatifs qui servaient à fixer, sur chaque côté de la plaie, des fils que l'on nouait ensuite les uns avec les autres, de manière à rapprocher les morceaux d'emplâtres qui les retenaient et, par conséquent, les lèvres de la plaie sur lesquelles ils étaient collés, etc.

Lorsqu'une plaie a été réunie par des bandelettes agglutinatives, il faut soutenir et favoriser l'action de ces dernières, en donnant à la partie une position convenable, et en l'enveloppant d'un appareil extérieur approprié au cas. Ordinairement on se contente d'appliquer par-dessus les bandelettes, des plumasseaux de charpie, et des compresses que l'on maintient par un simple bandage contentif.

Combien de temps les bandelettes agglutinatives doivent-elles rester appliquées? Ce temps varie dans la plupart des cas; le plus souvent on les laisse pendant quatre ou cinq jours; d'autres fois on ne les lève que le neuvième ou le dixième jour. Si les bandelettes avaient glissé, s'étaient relâchées, ou bien si on les avait appliquées trop serrées, de sorte qu'elles déterminassent un gonflement inflammatoire inquiétant, ce qui est assez rare, il faudrait lever l'appareil plus tôt, pour les resserrer dans un cas, pour les relâcher au contraire dans l'autre.

Lorsqu'on veut lever les bandelettes agglutinatives, il est quelques précautions indispensables à prendre, et auxquelles le chirurgien doit faire la plus grande attention. Il faut, après avoir soigneusement enlevé les pièces extérieures de l'appareil, et placé convenablement la partie, faire appliquer la main ou les doigts d'un aide sur les lèvres de la plaie, afin de les soutenir et de s'opposer à leur rétraction lorsque les bandelettes seront enlevées. Le chirurgien décolle alors l'extrémité de l'une des bandelettes (celle qui est la plus superficiellement placée, si ces bandelettes se recouvrent), la saisit entre et le pouce et le doigt indicateur, la renverse du côté de la plaie et la détache lentement, d'une manière douce et uniforme, en ayant soin de soutenir les chairs avec l'autre main, afin d'éviter toute traction douloureuse. Lorsque cette extrémité de la bandelette est décollée jusqu'à un demi-pouce de la plaie, le chirurgien détache de la même manière l'autre extrémité; et lorsqu'il l'a séparée de ce côté jusqu'à pareille distance, il réunit ces deux extrémités, et les soulève perpendiculairement à la surface de la plaie, dont il maintient les bords avec le pouce et le doigt indicateur de la main gauche; il parvient de la sorte à détacher entièrement la bandelette sans secousse, et sans opérer sur la plaie de ces tiraillemens douloureux qui pourraient en écarter les bords. Le chirurgien doit observer, en levant les autres bandelettes, les règles que je viens d'indiquer, et qui sont beaucoup plus longues à décrire qu'à exécuter.

Quand à la levée des bandelettes on trouve au-dessous la plaie parfaitement cicatrisée, on ne doit pas les réappliquer; mais lorsque la cicatrice n'est point effectuée ou n'est qu'incomplète, il faut simplement changer les bandelettes, c'est-à-dire remplacer celles qu'on vient d'enlever par d'autres neuves. On réapplique ces bandelettes au fur et à mesure qu'on les retire, en suivant les règles que nous avons présentées pour leur application. Quelquefois on ne change qu'une ou deux de ces bandelettes, les autres n'étant point relâchées ni salies par le pus; dans d'autres cas on en replace un nombre moindre que celui qu'on avait d'abord employé, c'est lorsque la plaie ne demande plus à être soutenue que dans certains points, etc.

Lorsqu'on change les bandelettes de diachylon gommé, on les trouve souvent toutes noires au niveau de la plaie qui en est elle-même noircie. Il est facile de se rendre raison de ce phénomène, en faisant attention à la composition de l'emplâtre diachylon, qui renferme une certaine quantité d'oxyde de plomb, lequel se combinant avec l'hydrogène sulfuré qui sort de la plaie, forme une sulfure de plomb noir.

Les emplâtres agglutinatifs donnent quelquefois lieu à des accidens qu'il est bon de signaler ici. Il arrive assez fréquemment qu'ils déterminent, surtout chez les enfans et les femmes dont la peau est fine et très-sensible, une éruption boutonneuse, sorte d'érysipèle partiel, qui ne s'étend guère audelà de l'endroit qui était recouvert par les bandelettes; des lotions avec de l'eau de guimauve, des compresses fines enduites de cérat appliquées sur ces parties, suffisent pour dissiper cette légère irritation. J'ai vu deux cas où la compression exercée par des bandelettes agglutinatives détermina la formation de petites eschares gangréneuses. Dans le premier cas, on avait réuni par première intention la plaie résultante de l'amputation de la jambe chez un jeune homme de quinze ans; la peau avait formé un léger pli sous l'une des bandelettes; il se manifesta en cet endroit une eschare de la largeur d'une pièce de vingt sous, elle se détacha, et le jeune enfant n'en guérit pas moins. Dans le second cas, il s'agissait d'un homme auquel on avait amputé le doigt indicateur; la bandelette que l'on avait appliquée pour maintenir la plaie réunie ne fut pas levée, bien qu'elle eut occasioné de très-vives douleurs. Le troisième jour, à la levée de l'appareil, on trouva qu'elle avait déterminé la sphacèle du lambeau de peau conservé. Il sera facile d'éviter ces inconvéniens que peuvent produire les bandelettes agglutinatives, en ayant soin dans le premier cas que la peau ne forme aucun pli au-dessous, et dans le second en les appliquant un peu moins serrées.

Dans quelques circonstances, rares à la vérité, les bandelettes agglutinatives produisent l'étranglement des parties sur lesquelles on les a appliquées; il survient alors de la douleur, du gonflement et tous les autres symptômes d'une violente inflammation. Il faut alors, sinon lever entièrement, au moins relâcher les bandelettes, et appliquer sur les parties un large cataplasme émollient. Ce n'est que lorsqu'on a combattu les symptômes inflammatoires qu'on peut reunir plus exactement la plaie et resserrer les emplâtres agglutinatifs.

L'emplâtre agglutinatif qu'on connaît sous le nom de taffetas d'Angleterre ne peut être employé que pour les petites plaies, pour celles qui n'intéressent que les tégumens, à raison de la faiblesse du tissu que supporte la substance emplastique. Il faut avant de l'appliquer le faire ramollir dans la bouche, ou le tremper pendant quelques secondes dans l'eau tiède; pour lever les bandelettes de ce taffetas, on est obligé de les faire d'abord ramollir, en les humectant avec une éponge imbibée d'eau tiède. Cet agglutinatif a l'inconvénient de durcir beaucoup en séchant, et de produire souvent une gêne plus ou moins grande dans la partie sur laquelle il est appliqué.

On se sert encore en chirurgie des emplâtres agglutinatifs dans une foule de cas : aussi on les applique quelquefois sur les plaies pénétrantes des articulations, des cavités splanchniques, pour empêcher l'air d'y pénétrer ; sur l'ouverture de certains foyers purulens dans la même intention ; on s'en sert pour maintenir sur le tronc plusieurs pièces d'appareil comme des vésicatoires, des sinapismes, des cautères, des plumasseaux, ou on les emploie aussi pour rapprocher les bords et comprimer la surface des plaies suppurantes, des vieux ulcères; mais alors ils agissent plutôt comme moyens compressifs que comme agglutinatifs. *Voyez* COMPRESSION, ULCÈRES. (J. CLOQUET.)

AGGLUTINATION, s. f., *agglutinatio*. On a donné ce nom à la première période d'adhésion des plaies. C'est un recollement d'abord purement physique, qui a lieu à l'aide d'une lymphe plastique, coagulable, demi-transparente, véritable fausse membrane albumineuse, qui se dépose entre les tissus vivans divisés, dont elle exude, s'organise ensuite comme eux, et devient leur moyen d'union. (*Voyez* CICATRISATION.) On appelle encore agglutination, l'action des remèdes agglutinatifs. *Voyez* ce mot. (J. CLOQUET.)

AGISSANTE (médecine). On a donné le nom de médecine *agissante* à celle qui emploie les remèdes énergiques, par opposition à la médecine dite expectante, dans laquelle on ne fait usage que de moyens peu actifs. *Voyez* THÉRAPEUTIQUE et TRAITEMENT, articles dans lesquels seront réunies les considérations relatives aux diverses méthodes curatives. (R. DEL)

AGITATION, s. f., *agitatio*, désir continuel de changer de situation dans l'espoir d'en trouver une plus commode; mouvemens répétés et souvent brusques pour changer de position, sollicités par la gêne qu'éprouve le malade. Cet état est accompagné ordinairement d'inquiétude morale, de réponses brusques et précipitées. Il se manifeste en général dans les maladies aiguës et surtout dans les phlegmasies de la peau. Dans le début, il est en général moins grave qu'à une époque plus avancée de la maladie. L'agitation s'observe plus particulièrement dans la péricardite, où elle est tellement prononcée, que M. le professeur Corvisart a cru devoir lui donner le nom de *jactitation*. (*Voyez* ce mot.) Lorsque les affections organiques du cœur sont très-avancées, les malades ne savent quelle position tenir; ils sont alors dans une extrême agitation. Le mot agitation a été employé par quelques auteurs, pour désigner certains mouvemens qu'on imprimait au corps, dans quelque vue hygiénique ou thérapeutique. Il n'entre pas dans notre plan de parler ici de l'agitation morale qui résulte des diverses passions : il en sera parlé ailleurs.

(ROSTAN.)

AGLUTITION, s. f., mot hybride composé de α privatif et de *glutire*, avaler. Impossibilité d'avaler. *Voyez* DÉGLUTITION et DYSPHAGIE.

AGNEAU, s. m., *agnus*. On donne ce nom aux jeunes moutons, dont la chair est usitée comme aliment, et dont le sang a été recommandé autrefois comme médicament dans certaines maladies. *Voyez* ALIMENT, MOUTON, et SANG. (HIPP. CLOQUET.)

AGNUS-CASTUS ou GATTILIER, s. m., dérivé de deux mots l'un grec, ἁγνος, l'autre latin, *castus*, qui tous deux ont la même signification : c'est un arbrisseau de douze à quinze pieds de haut, dont les feuilles sont digitées, les fleurs d'un bleu violet formant de longs épis verticillés à l'extrémité des rameaux; Linnée lui a donné le nom de *vitex agnu castus*. Il appartient à la famille naturelle des verbénacées, JUSS.; à la didynamie angiospermie, LIN. Il croît sur le bord des ruisseaux dans les contrées méridionales de l'Europe.

L'*agnus-castus* ou *gattilier* était, chez les Grecs, l'emblème de la chasteté. Pline nous dit que les prêtresses de Cérès en jonchaient leurs temples dans les jours de cérémonie. Au rapport de Dioscoride, les Athéniens, aux fêtes de Cérès, avaient coutume de coucher sur des coussins remplis de jeunes branches de cet arbrisseau, afin de se mortifier et de chasser les idées impures.

Dans des temps plus modernes, on a prêté aux fruits de cet arbrisseau une propriété antiaphrodisiaque qu'ils sont cependant loin de posséder. En effet leur odeur est forte et aromatique, leur saveur chaude et un peu âcre, ayant quelque analogie avec celle du camphre; caractères qui indiquent dans cette substance une vertu stimulante bien manifeste. On en préparait autrefois un sirop dont on faisait un usage fréquent dans les couvens, afin d'émousser l'aiguillon des désirs de la chair; intention que cette préparation était loin de remplir. L'agnus-castus est aujourd'hui inusité. (A. RICHARD.)

AGONIE, s. f., ἀγών, *certamen*, dernière lutte de la vie contre la mort. On entend en général par agonie cet espace de temps plus ou moins long, précurseur de la mort, où l'individu perd l'usage des sens et de l'intelligence, où le râle se manifeste ainsi que l'altération profonde des traits de la face; dans lequel une sueur froide, générale, un pouls intermittent et misérable, enfin un désordre profond de toutes les fonctions annoncent une destruction prochaine. Cependant tous ces phénomènes peuvent exister, et l'agonisant revenir à la vie. Il est aussi des cas où l'individu meurt sans les avoir éprouvés. On dit alors qu'il est mort en pleine connaissance, sans agonie. Comment s'opère le passage de la vie à la mort? cette question intéressante est restée jusqu'ici sans solution; et l'on ne peut disconvenir qu'il ne soit dans beaucoup de cas très-difficile d'y répondre.

Les fonctions ne sont pas toutes d'une égale importance; il en est qui peuvent se suspendre pendant un certain temps sans que pour cela l'individu cesse d'exister; il en est d'autres dont la suspension complète, instantanée entraîne nécessairement la mort: telle est la circulation; la rupture complète du cœur et des gros vaisseaux est sur-le-champ mortelle. Après la circulation, la cessation de la respiration est le plus promptement suivie de la mort: enfin, l'innervation abolie entraîne aussi nécessairement la cessation de la vie. Ces trois fonctions ont l'une sur l'autre une telle influence, que l'une d'elles ne saurait être interrompue sans occasioner le trépas. Il n'en est pas de même des autres qui ne sont que secondaires, c'est-à-dire qui n'existent que pour celles-ci ou par elles; telles que la digestion, l'absorption, l'exhalation, les sécrétions, les excrétions, etc.; leur suspension n'entraîne pas nécessairement la mort; ce n'est que lorsque cette suspension a duré pendant quelque temps, qu'elle influe sur l'une des trois fonctions principales dont nous avons parlé, ou sur toutes les trois, que la mort survient. Cela posé, il sera facile de se rendre compte de l'agonie dans la plupart des circonstances. Sa non-existence n'étonnera pas lorsque l'un des organes qui président à l'une des trois fonctions principales sera tout à coup et entièrement mis hors d'état d'exercer cette fonction; ainsi la rupture du cœur, la solution de continuité de la moelle épinière (car les épanchemens les plus considérables dans la substance cérébrale ne tuent pas sur-le-champ, ce qui dépend sans doute de ce qu'il reste toujours une partie du cerveau qui agit), donneront lieu à une mort instantanée. L'agonie pourra aussi ne pas exister dans les cas où la maladie aura marché avec tant de lenteur, que l'organe sera arrivé d'une manière insensible au point de ne pouvoir plus exécuter sa fonction; tel est le cas de certaines phthisies, de quelques maladies du cœur, etc. Hors ces cas, la mort sera toujours précédée d'un certain temps d'agonie. Il me paraît évident que le cerveau est le siége ou la cause de l'agonie, qu'il soit affecté primitivement ou secondairement. Dans le cas où il sera primitivement affecté, il sera facile de se rendre compte de l'abolition de l'intelligence, et par suite du désordre général des autres fonctions, désordre occasioné par le défaut d'innervation, cause première de l'action des organes. Dans le cas où il ne serait que secondairement affecté, c'est-à-dire, où une maladie de quelque autre viscère amenerait la mort, on peut encore se rendre un compte satisfaisant de ce qui se passe alors. La maladie peut encore agir d'une manière plus ou moins directe sur l'encéphale. Si par sa nature elle transmet vers cet organe quelques principes délétères, la cessation de l'innervation se concevra facilement. Je ne citerai pas pour exemple les maladies sans siége reconnu, ce qui pourrait paraître une hypothèse, quoiqu'il soit vraisemblable que tel soit leur mode d'action; mais je citerai les cas d'empoisonnement par les narcotiques, les stupéfians, dont on ne pourra révoquer en doute la manière d'agir : l'agonie se concevra alors parfaitement. Les divers cas d'asphyxie seront tout aussi faciles à saisir; l'individu asphyxié par un gaz délétère reçoit dans le cerveau, par voie de la respiration et de la circulation, l'influence pernicieuse de ce gaz; celui qui le sera par privation d'air ne recevra dans le cerveau qu'un sang privé de qualités vivifiantes incapables de stimuler cet organe convenablement, lequel tombera dès lors dans le collapsus, et ne réagira plus sur les autres parties; de là l'agonie, la mort. Il en sera de même de toute maladie qui empêchera la respiration : une péripneumonie, une pleurésie, etc. etc. En procédant ainsi des cas simples et évidens aux cas plus difficiles, il me semble que la question s'éclaircit singulièrement. Il en sera à peu près de même des différens organes digestifs; l'alimentation est la source principale de la réparation; celle-ci n'ayant plus lieu, un sang pauvre ne peut plus porter vers le cerveau des matériaux réparateurs; celui-ci languit, l'agonie et la mort s'ensuivent, et d'autant plus facilement que la douleur aura déjà affaibli l'organe principal de la vie, le cerveau. Les maladies des membres occasionneront ces phénomènes avec beaucoup plus de lenteur; mais il sera nécessaire qu'elles soient considérables; la circulation me paraît dans ce cas la cause de tous ces accidens. Elle puise dans l'endroit malade des principes funestes qui, dirigés vers le cerveau, font naître l'agonie, comme nous venons de le dire. Enfin pour les maladies sans siége reconnu, on est réduit à supposer que leurs principes agissent directement sur l'encéphale : ainsi dans l'épilepsie et les autres névroses il paraît que les choses se passent ainsi ; peut-être pourrait-on en dire autant des fièvres intermittentes et des autres fièvres réputées essentielles? Ainsi, en nous résumant, nous pensons que l'agonie est due généralement à une altération de l'encéphale primitive ou secondaire ; le plus ordinairement, dans ce dernier cas, le sang est le moyen de transmission d'un principe délétère, quelquefois ce sont les organes mêmes de la sensibilité. Le défaut seul de circulation, la stase du sang dans les vaisseaux et sinus cérébraux, nous paraissent aussi pouvoir occasioner les mêmes accidens : enfin il arrive souvent qu'une abondante sérosité, épanchée entre ses membranes et dans les ventricules, doit être la cause de l'agonie en comprimant l'encéphale : c'est ce que nous avons eu souvent occasion de vérifier par les ouvertures de corps, soit que la maladie eût son siége primitif dans le cerveau, soit qu'elle affectât tout autre organe. Le sujet que nous traitons n'ayant encore été que peu approfondi, nos considérations sont sans doute fort imparfaites ; mais elles sont le résultat de nos observations et de nos réflexions, et nous pensons qu'elles peuvent être de quelque intérêt, et mériter l'attention des médecins. (ROSTAN.)

AGRIE, s. f., *agria*, *ἀγριαίνειν*, irriter. Nom par lequel quelques auteurs ont désigné la dartre rongeante. *Voyez* DARTRE.

AGRIPPA (accouchement d'), *partus agripparum*, *agrippinus*. Expression employée par plusieurs auteurs pour désigner l'accouchement dans lequel l'enfant vient par les pieds, soit naturellement, soit par les secours de l'art. L'origine de cette expression est un passage de Pline, où il dit qu'il est contre nature de naître ainsi, et que c'est pour cette raison qu'on appelle ceux qui sont dans ce cas *agrippas, ut ægrè partos*. A. Gellius dérive le mot *agrippa* de *ægritudine et pedibus*. Saumaise prétend que ces anciens ont rêvé, et que ce mot est d'origine grecque. Dans ces derniers temps, on a voulu tirer son étymologie de *ἄγρα*, capture, et *ποῦς*, pied. (DESORMEAUX.)

AGRYPNIE, s. f., *agrypnia*, de *α* privatif, et de *ὕπνος*, sommeil. Défaut de sommeil, insomnie. C'est un état morbide durant lequel il y a diminution du sommeil, ou même pendant lequel on ne peut dormir. Sauvage considère l'agrypnie comme une maladie, et en distingue onze espèces; mais ce n'est qu'un symptôme. Quant aux signes à en tirer, *voyez* INSOMNIE.

(LANDRÉ BEAUVAIS.)

AIDE, s. m., *adjutor, minister*. On nomme ainsi la personne chargée de seconder le chirurgien dans ses opérations.

Il n'est guère d'opérations pour lesquelles on n'ait pas besoin d'un ou de plusieurs aides. Tantôt c'est pour empêcher le malade de se livrer à des mouvemens qui compromettraient la sûreté de l'opération, pour fixer ou tenir à découvert la partie sur laquelle on opère; tantôt c'est pour présenter au chirurgien les instrumens dont il a successivement besoin; ou bien il s'agit d'exécuter certaines actions secondaires sans lesquelles la manœuvre principale ne pourrait avoir lieu. D'après cela, on conçoit que les aides doivent être doués de diverses qualités, suivant la nature de l'opération pour laquelle on les emploie, et suivant les fonctions qu'on leur confie. La force seule suffit lorsqu'il s'agit de contenir le malade, de faire la contre extension pendant la réduction d'une fracture ou d'une luxation. Il faut de l'adresse pour fixer certaines parties mobiles et délicates, telles que le globe de l'œil et la paupière dans l'opération de la cataracte, pour appliquer des ligatures sur des artères divisées pendant que l'opérateur les tient saisies avec des pinces. La force et l'adresse, et mieux encore la connaissance de la théorie de l'opération, sont nécessaires aux aides chargés de faire l'extension pendant la réduction d'une fracture, et surtout d'une luxation. Les mêmes qualités sont indispensables pour exercer la compression sur une artère, à l'aide d'une simple pelote. Enfin on ne confie le soin de présenter les instrumens qu'à celui qui est pourvu d'une attention et d'une intelligence assez grande pour satisfaire promptement aux demandes de l'opérateur, ou même pour les prévenir. Il est d'autres qualités que les aides doivent posséder presque au même degré que le chirurgien : la fermeté, qui ne s'émeut ni de la vue du sang ni des cris de la douleur; la réserve et la prudence, qui font s'abstenir de paroles ou de gestes capables d'instruire le malade de l'embarras ou du danger que peut occasioner une circonstance imprévue.

Tels sont les principes qui doivent diriger le chirurgien dans le choix de ses aides. Il serait avantageux en général qu'ils fussent toujours instruits et même capables de faire l'opération, puisque souvent la promptitude et la sûreté de celle-ci dépendent de la manière dont on est secondé. Mais, dans beaucoup de circonstances, l'opérateur n'a à sa disposition que des personnes étrangères à l'art, heureux si au sang-froid et à la fermeté elles joignent assez d'adresse et d'intelligence pour saisir les instructions par lesquelles il cherche à suppléer à leur défaut de connaissances !

C'est toujours avant l'instant même de l'opération, avant d'approcher du malade, que les aides doivent être instruits de leurs fonctions respectives, soit qu'on ait à pratiquer une opération réglée, soit qu'il s'agisse d'une de ces opérations insolites dont le plan d'exécution ne peut être tracé à l'avance.

Quant au nombre d'aides dont l'opérateur doit être entouré, à la situation que chacun d'eux doit avoir, on ne peut rien dire ici qui convienne à tous les cas. Ces conditions varient suivant chaque opération. En général, on ne doit admettre que le nombre d'aides absolument indispensable : par là, on évite de faire naître ou d'augmenter la terreur du malade. Cette précaution devient surtout essentielle, lorsqu'il s'agit chez les femmes de certaines opérations susceptibles d'alarmer leur pudeur.

(ROUX.)

AIGREMOINE, *agrimonia*, *eupatorium*, LIN., rosacées, JUSS., dodécandrie digynie, LIN. Cette plante, très-commune le long des chemins et sur la lisière des bois, est vivace ; sa tige, haute d'un pied à deux, est velue, et porte à sa moitié supérieure des fleurs jaunes disposées en épi. Ce sont les feuilles et la racine que l'on emploie.

Propriétés et usages. Les feuilles et même les racines de l'aigremoine sont légèrement astringentes et employées comme détersives : en décoction dans l'eau, on en forme des lotions, et surtout des gargarismes. On peut également faire des cataplasmes avec son herbe fraîche. Nous ne parlerons point ici des propriétés merveilleuses que quelques auteurs ont attribuées à cette plante pour la guérison des maladies du foie et de la rate, et même des calculs urinaires. L'expérience n'a point confirmé ces vertus exagérées, et aujourd'hui l'aigremoine n'est plus guère employée que comme détersive. (A. RICHARD.)

AIGREURS, s. f. pl. On nomme ainsi la régurgitation de liquides aigres qui remontent de l'estomac dans le pharynx et dans la bouche, où ils causent une sensation très-désagréable. Ce phénomène, qui se reproduit chez beaucoup d'individus à des intervalles fort courts, peut dépendre de causes très-variées. Quelquefois il est dû à l'usage d'alimens acides ou âcres, de boissons acerbes, incomplétement fermentées; mais dans le plus grand nombre des cas, il est lié à l'existence de quelque maladie, soit de l'estomac, soit d'un autre viscère ou même de toute l'économie. On l'observe particulièrement dans quelques variétés de l'embarras gastrique, dans le cancer de l'estomac, dans quelques inflammations du péritoine, dans l'hypochondrie, la chlorose. On emploie communément pour les combattre les substances terreuses, et surtout la magnésie pure, qui rend en général les aigreurs moins fréquentes, qui peut même les suspendre pour quelques heures, mais qui n'agit pas contre la cause de ce phénomène et n'en prévient par conséquent pas le retour. *Voyez* ABSORBANS.

(CHOMEL.)

AIGU, adj. Cet adjectif est employé dans le langage médical avec les mots *douleur* et *maladie*. On nomme douleur aiguë, celle qui est vive et comparable à la sensation que produirait un instrument aigu, enfoncé dans la partie affectée. Sous le nom de maladies aiguës, on désigne communément toutes les affections dont la durée ne s'étend pas au delà du quarantième jour. On les avait subdivisées autrefois en *très-aiguës* (*morbi acutissimi*) qui duraient au plus trois à quatre jours; *sub-très-aiguës* (*morbi sub-acutissimi*) qui en duraient sept; *aiguës* proprement dites (*morbi acuti*) dont la durée était de quatorze à vingt jours; *sub-aiguës*, (*morbi sub-acuti*) qui se prolongeaient depuis vingt jusqu'à quarante. Ces divisions scolastiques sont tombées en désuétude. Les maladies qui se prolongent au delà du quarantième jour, entrent dans la classe des affections chroniques. *Voyez* CHRONIQUE.

C'est surtout d'après la durée que les maladies ont été distinguées en chroniques et en aiguës. Toutefois nous pensons qu'il en est un certain nombre qui sont aiguës par leur marche, bien qu'elles appartiennent par leur durée aux maladies chroniques, comme il en est d'autres qui ont une marche chronique lors même que par leur durée elles appartiendraient aux maladies aiguës. Une maladie doit être considérée comme aiguë, lorsque le développement de la succession et l'intensité des symptômes qui la caractérisent, annoncent qu'elle se terminera dans un court espace de temps : lorsqu'au contraire ses symptômes se développent, s'accroissent, se succèdent avec lenteur, sa marche est essentiellement chronique. Une fièvre intermittente tierce est encore, au bout de vingt-cinq accès, une maladie aiguë; une paralysie idiopathique est dès son début même une maladie chronique, bien qu'il arrive quelquefois qu'elle se termine avant le quarantième jour. (CHOMEL.)

AIGUILLE, s. f., *acus*. Instrument long, grêle, et le plus ordinairement pointu, affecté à plusieurs opérations différentes. Cette première explication du mot indique assez que nous n'entendons parler ici ni de l'aiguille ou des aiguilles de toutes sortes, considérées comme corps étrangers susceptibles de pénétrer accidentellement dans nos parties, d'y séjourner même, et d'occasioner des accidens plus ou moins graves (*voyez* CORPS ÉTRANGERS), ni de l'aiguille ordinaire ou commune qu'on fait servir à la confection des appareils. Il s'agit exclusivement de l'aiguille chirurgicale, instrument emprunté aux arts, et très-probablement introduit dans la pratique des opérations après avoir été d'un usage vulgaire. C'est une tige ou verge métallique qu'on fait pénétrer plus ou moins profondément dans les parties molles, soit qu'on doive l'en retirer après peu d'instans sans la remplacer par aucun autre corps; soit qu'elle doive, au contraire, y faire elle-même un séjour plus ou moins long; soit, enfin, qu'un corps quelconque, et le plus ordinairement une ligature, qu'elle entraîne après elle, et dont elle a préparé le passage, doive lui être substitué.

On ferait bien, je crois, de ne pas appliquer le nom d'aiguille à tant d'instrumens divers. Ceux-là seulement sont de véritables aiguilles qui traînent après eux un fils ou une mèche auxquels ils ont préparé la voie : pour cela, ils ont une pointe plus ou moins acérée, et sont percés, soit près de cette pointe, soit, et plus ordinairement, non loin de l'extrémité opposée, d'un chas destiné à recevoir le corps qu'ils servent à conduire dans l'épaisseur de nos parties. Les verges métalliques qu'on emploie pour la suture entortillée, et qu'on nomme aiguilles à bec-de-lièvre, seraient mieux nommées épingles à bec de lièvre ou à suture : en effet, terminées ou non en fer de lance, elles ont une pointe acérée, mais n'ont point de chas ou d'ouverture ; on peut même les remplacer par des épingles ordinaires. Pareillement, je serais fort disposé à ne ranger parmi les aiguilles ni l'instrument qui sert à l'opération de la cataracte par abaissement, ni les stylets grêles et pointus avec lesquels on peut pratiquer l'acupuncture, ni l'instrument qu'on substitue quelquefois à la lancette pour l'insertion de différens virus, et particulièrement pour la vaccination : ces instrumens divers manquent d'un des traits principaux de construction des véritables aiguilles : ils sont grêles et pointus, mais ils sont dépourvus de chas ou d'ouverture, la plaie faite par chacun d'eux ne devant recevoir aucun autre corps. C'est une disposition toute contraire qu'on remarque dans quelques autres instrumens d'un usage assez fréquent en chirurgie, qu'on considère aussi comme des aiguilles d'une sorte particulière, et qu'il serait mieux de nommer simplement stylets conducteurs : ces instrumens ne sont pas piquans, ils se terminent par une extrémité mousse ou olivaire ; mais un chas est pratiqué près de leur autre extrémité ; ou bien ils présentent là quelque autre disposition qui en tient lieu, tel qu'est le tarau dont est creusé la tête du stylet de Foubert pour l'opération de la fistule à l'anus par la ligature, tarau destiné à recevoir l'un des bouts d'un fil de plomb.

Puisque l'usage s'est introduit d'assimiler aux aiguilles proprement dites des instrumens divers qui n'offrent qu'à demi les caractères de ceux-là, il faut alors reconnaître trois sortes principales d'aiguilles : 1° des aiguilles à pointe plus ou moins acérée, et percées d'une ouverture qui peut être, ou ronde, ou carrée, ou de forme allongée, laquelle ouverture est désignée sous le nom d'œil ou de chas indistinctement ; 2° des aiguilles également pointues, mais dépourvues de chas ; 3° enfin des aiguilles à chas, mais non piquantes. Ces différences entre les aiguilles sont en rapport avec la destination très-variée de cet instrument. Il en est de même des variétés que présentent les aiguilles relativement à la matière avec laquelle elles ont été construites, à leur forme, à leurs dimensions, etc. ; variétés nombreuses, pour ne pas dire infinies, et qu'il faut que nous indiquions d'une manière générale avant de considérer les aiguilles sous le rapport des circonstances diverses dans lesquelles on en fait usage.

Quelques aiguilles sont en or, en argent, d'autres en cuivre étamé ; mais la plupart sont en acier : on pourrait en faire en platine. En conséquence, il en est qui sont flexibles, tandis que les autres, et celles-ci forment le plus grand nombre, sont roides et inflexibles. Il y a des aiguilles droites : d'autres, au contraire, sont courbes dans une partie ou dans la totalité de leur longueur. Presque toutes les aiguilles droites sont ou coniques ou cylindriques : les aiguilles courbes sont presque toutes aplaties ; elles le sont le plus ordinairement dans le sens de leur courbure; on ne connaît même d'aplaties d'un côté à l'autre que les aiguilles dont Meynard et Bienaise avaient proposé l'usage pour la suture des tendons. Les aiguilles courbes, et l'on désigne communément ainsi celles qui le sont dans la totalité ou du moins dans la plus grande partie de leur longueur, sont particulièrement destinées à la ligature ou médiate ou immédiate des vaisseaux, et à quelques espèces de suture. Ensuite, quelle variété entre les aiguilles sous le double rapport de leur grosseur et de leur longueur, même parmi les aiguilles du même genre! Veut-on faire la suture entortillée de l'une des paupières, il faut employer de très-petites épingles qu'on nomme camions : de grosses épingles ou des aiguilles à pointes en fer de lance, longues d'un pouce et demi, ne le sont pas trop pour pratiquer la même suture dans quelques opérations de bec-de-lièvre, de même qu'après l'amputation de quelques tumeurs cancéreuses à la lèvre inférieure. Les aiguilles courbes doivent bien toutes représenter la moitié d'un cercle ou à peu près; mais selon la disposition des parties sur lesquelles on doit les faire agir, il en faut de petites, de moyennes ou de grandes. Les plus grandes qu'on emploie, ou plutôt qu'on ait employées, font partie d'un cercle dont le diamètre a deux pouces ou deux pouces et demi; les plus petites dont on se soit servi jusqu'à présent font la moitié d'un cercle qui n'est pas plus étendu que le diamètre des précédentes: j'en ai fait construire de plus petites encore, et j'ai trouvé quelque avantage à m'en servir pour la suture du voile du palais, opération nouvelle que je propose de nommer *staphyloraphie*, et qui sera décrite ailleurs. (*Voyez* ce mot.) Presque toutes les aiguilles représentent un instrument simple, sous ce rapport qu'aucune partie accessoire n'y est ajoutée, et qu'ainsi on le fait agir avec la main immédiatement : dans quelques cas, cependant, on ne peut s'en servir qu'avec l'aide d'un autre instrument qu'on nomme porte-aiguille (*voyez* ce mot) : et même, pour quelques aiguilles, cet autre instrument est fixe, c'est-à-dire que l'aiguille elle-même tient à une tige plus ou moins longue, et montée sur un manche; telle est, parmi les aiguilles droites, l'aiguille pour l'abaissement de la cataracte; et parmi les aiguilles convexes, telle est celle de Gérard pour la ligature de l'artère intercostale, ou encore celle de Casa-Major ou de M. Deschamps pour la ligature de toute artère, et surtout d'une artère un peu profondément située. Quelques auteurs disent qu'il y a des aiguilles à gaîne : mais raisonnablement on ne peut pas ranger le pharyngotome, le troiscart, la sonde à dard parmi les aiguilles ; ce sont des instrumens d'une autre sorte, qui ont même chacun un caractère particulier.

Nous venons de considérer les aiguilles sous le rapport des variétés générales qu'elles présentent : ce qu'il y aurait à faire maintenant, si nous devions en donner ici une description complète, ce serait de décrire celles de chaque sorte en particulier, d'indiquer les variétés qui leur sont propres, leur meilleur mode de construction, et la manière d'en faire usage. Mais les différentes sortes d'aiguilles sont destinées presque toutes pour des opérations fort différentes les unes des autres : ces opérations seront décrites chacune en particulier sous leur titre respectif; et c'est à l'histoire de chacune d'elles que, pour plus de régularité dans le plan général de cet ouvrage, doit être renvoyée la description des aiguilles de chaque sorte. Cependant nous devons indiquer les cas si divers dans lesquels les aiguilles sont mises en usage, ne serait-ce que pour énumérer d'une manière plus complète que nous ne l'avons fait jusqu'ici, les instrumens de ce genre, et pour indiquer ici dans quel article de cet ouvrage doit se trouver la description de chacun d'eux. Peut-être ne sera-t-il pas sans quelque intérêt de faire ce dénombrement des diverses aiguilles employées dans les opérations chirurgicales, en les rapportant à quelques sortes principales d'après leur destination ; et cette division des aiguilles sera celle que nous avions fait pressentir, plutôt que nous ne l'avions indiquée positivement dans les premières lignes de cet article.

Dans quelques cas, ai-je dit, une aiguille est l'instrument direct d'une opération : elle y sert immédiatement ; c'est avec elle principalement, ou plutôt exclusivement, qu'on pratique cette opération ; à quoi il faut ajouter que dans ces cas l'aiguille ne transperce pas les parties sur lesquelles on la fait agir, que seulement elle y pénètre plus ou moins profondément, qu'elle n'y séjourne que le temps nécessaire pour l'exécution même de l'opération, et qu'enfin elle ne traîne après elle aucun autre corps. L'acupuncture, l'abaissement ou le broiement de la cataracte, soit par la méthode ancienne et ordinaire, soit par la méthode qu'on nomme kératonyxis, l'inoculation de certains virus, et surtout la vaccination, enfin quelques ponctions faites pour donner issue à un liquide, notamment celle de l'œil dans le cas d'hydrophtalmie, sont les principales opérations dans lesquelles un instrument connu sous le nom d'aiguille soit employé seul. Presque toutes les aiguilles affectées à ces diverses opérations sont droites : à part cela, elles diffèrent assez les unes des autres, notamment celles qui servent à l'abaissement de la cataracte et à l'acupuncture, sans compter que l'aiguille à cataracte est un des instrumens de chirurgie auxquels on a fait subir le plus de modifications. Pour les aiguilles de cette première sorte générale, *voyez* les mots ACUPUNCTURE, CATARACTE, INOCULATION, VACCINATION, PARACENTHÈSE, HYDROPHTHALMIE.

D'autres aiguilles ne traînent non plus à leur suite aucun corps; elles ne sont pas plus que les précédentes des instrumens conducteurs : mais au lieu de n'avoir que la destination du moment, au lieu de servir à une simple perforation, elles doivent rester engagées dans les parties qu'elles ont traversées ; on les y laisse quelques jours au moins : c'est ce qu'on fait dans l'espèce de suture qu'on nomme entortillée. Les aiguilles affectées à cette suture sont droites : c'est ce qui sera dit plus particulièrement aux articles *bec-de-lièvre, suture,* en même temps qu'il y sera parlé du choix à faire entre les divers instrumens de ce genre qui ont été imaginés, et de la manière de les employer. *Voyez* ces mots.

D'autres aiguilles, enfin, beaucoup plus variées dans leur forme que celles des deux sortes précédentes réunies, et bien autrement remarquables encore par la diversité des circonstances auxquelles leur usage se rapporte, sont destinées à traverser rapidement une partie, en même temps qu'à y faire pénétrer un fil, une ligature, une mèche, un séton, ou même quelque autre corps un peu moins souple ou moins flexible, comme un fil de plomb ; et ce corps quelconque, auquel chacune des aiguilles dont il s'agit sert de guide, et qui la remplace, doit séjourner plus ou moins long-temps dans la partie où il a été engagé. De sa destination variée résulte la principale différence entre les cas dans lesquels on fait usage des aiguilles de cette dernière sorte générale. Il y a cependant, relativement aux aiguilles elles-mêmes, une distinction à faire : ou bien elles doivent suivre une route déjà frayée, soit naturellement, soit accidentellement; ce sont les stylets conducteurs que nous avons dit se terminer ou commencer par une extrémité mousse ou boutonnée, et qu'on emploie ou qu'on peut employer dans l'opération de la fistule lacrymale, dans celle de la fistule à l'anus, même dans l'opération du séton, etc. (*voyez* les articles consacrés à ces diverses opérations): ou bien, au contraire, les aiguilles frayent elles-mêmes la voie que doit parcourir le corps à l'introduction duquel elles sont destinées ; c'est avec elles qu'on pratique soit la simple ouverture, soit l'espèce de canal dans lequel ce corps doit pénétrer: ce sont les aiguilles proprement dites. Trois opérations principales réclament l'usage de ces dernières, savoir : le séton, au moins pour l'un des deux procédés par lesquels on pratique cette opération; toutes les sortes de suture autres que la suture entortillée; et la ligature des vaisseaux dans un assez grand nombre de cas. L'aiguille à séton est moins une aiguille proprement dite qu'une lame à deux tranchans dans la moitié environ de sa longueur, tant soit peu courbée, et percée près du talon d'un chas quadrilatère. (*Voyez* SÉTON.) Pour les sutures, on se sert ou d'aiguilles droites ou d'aiguilles courbes : c'est avec des aiguilles droites, qui peuvent être des aiguilles communes, qu'on pratique les différentes sortes de suture qu'on a proposées pour les plaies de l'estomac ou d'une partie quelconque du conduit intestinal; c'est avec des aiguilles courbes, au contraire, qu'on fait la suture simple ou entrecoupée, et la suture enchevillée. (*Voyez* PLAIES EN GÉNÉRAL, PLAIES DE L'ABDOMEN, GASTRORAPHIE, SUTURE.) La ligature des vaisseaux, quand il faut y faire servir des aiguilles, nécessite absolument l'usage d'aiguilles courbes, soit qu'on ait à faire la ligature médiate d'une ou plusieurs artères coupées transversalement et dont les orifices sont béans à la surface d'une plaie, soit qu'on ait à placer une, deux ou plusieurs ligatures sous une artère mise à découvert. Parmi les aiguilles dont on s'est servi, et même dont on peut se servir encore pour la ligature des vaisseaux, les unes sont à peu près ou tout à fait semblables à celles qu'on emploie pour la suture simple et pour la suture enchevillée ; les mêmes instrumens servent aux deux opérations: d'autres, au contraire, sont affectées exclusivement à la première ; il serait presque impossible d'en faire usage pour transpercer les bords d'une plaie: telles sont les aiguilles coudées et à manche; telle est même la grande aiguille de Desault pour la ligature de l'artère poplitée. Puisque certaines aiguilles courbes servent à la fois à la ligature des vaisseaux et à quelques espèces de suture, nous pourrions, à la rigueur, faire ici quelques remarques sur les instrumens de cette sorte : nous préférons cependant renvoyer ces remarques aux mots *anévrisme*, *plaie*, *suture*, soit parce que l'aiguille courbe ordinaire est susceptible de quelques modifications utiles selon qu'on doit en faire usage pour l'une ou pour l'autre de ces deux opérations principales, soit aussi parce que la manière de la faire agir n'est pas la même dans les deux cas. (ROUX.)

AIGUILLETTE, s. f. (nouer l'). Dans les vêtemens de nos ancêtres, les aiguillettes servaient au même usage que les boutons aujourd'hui. Ainsi l'on peut expliquer aisément l'étymologie de l'expression *nouer l'aiguillette*, qui signifie priver par des maléfices un homme de la faculté d'exercer le coït. Il n'y a pas longtemps encore que l'on croyait généralement à la possibilité de produire un semblable effet; et de célèbres médecins légistes, parmi lesquels il suffira de citer Teichmeyer, l'ont même consignée dans leurs traités.

Le médecin légiste n'a plus à s'occuper aujourd'hui de pareilles absurdités. Il sait que tous les cas d'impuissance attribués autrefois à des moyens surnaturels résultent très-naturellement de causes physiques, et surtout de l'influence de certaines affections morales, parmi lesquelles la timidité et plus encore la crainte d'échouer occupent un premier rang. (*Voyez* IMPUISSANCE.) Aussi nous bornerons-nous à ce peu de lignes sur un sujet qu'il a fallu néanmoins mentionner, afin de n'être pas incomplets.

(MARC.)

AIL, s. m., *allium sativum*, L.; asphodèles, JUSS.; hexandrie monogynie, LIN. Cette plante est originaire des contrées chaudes de l'Europe. Ses bulbes, que l'on désigne communément sous le nom de *gousses d'ail*, ont une saveur âcre et chaude, une odeur piquante et *sui generis*, appelée *odeur ailliacée*. Ils renferment une assez grande quantité d'albumine, du soufre, une matière sucrée, un peu de fécule et une huile volatile très-odorante, de couleur citrine, à laquelle l'ail doit sa vertu éminemment stimulante.

Propriétés et usages. — L'ail a été recommandé dans les différens cas d'hydropisies, où son administration a souvent été suivie de succès. Son analogie naturelle avec la scille avait dû servir d'induction aux praticiens, pour l'employer comme diurétique.

Mais c'est surtout comme vermifuge que l'ail est le plus fréquemment mis en usage. On l'administre tantôt à l'intérieur, tantôt on l'applique à la surface du corps. Dans le premier cas, ou bien on le mélange avec les alimens, après l'avoir fait cuire préalablement, ou bien on le fait bouillir dans du lait, opération qui diminue singulièrement son activité, puisqu'elle dégage toute son huile volatile. D'autres fois on administre quelques gouttes de son suc sur un morceau de sucre. Dans le second cas, on prépare avec quelques gousses d'ail écrasées dans de l'huile, un liniment dont on frotte l'abdomen ou les autres parties sur lesquelles on désire l'appliquer.

L'ail, qui en général est fort désagréable pour les personnes qui n'y sont point accoutumées, surtout lorsqu'il est cru, est recherché comme un mets fort délicat par les habitans de plusieurs provinces méridionales de l'Europe. Par exemple, il est peu d'alimens, chez les Provençaux, où il n'entre comme assaisonnement et comme condiment. Il convient en général à ceux qui ont l'estomac fort, peu susceptible ; mais il doit être sévèrement interdit aux personnes nerveuses, sèches, dont l'estomac est faible et délicat.

Par sa propriété éminemment stimulante, l'ail produit, chez les personnes qui en font habituellement usage, une excitation générale qui les rend propres à résister à l'action des miasmes délétères. Aussi le vulgaire regarde-t-il l'ail comme un remède essentiellement efficace pour s'opposer à la contagion.

On emploie aussi l'ail à l'extérieur. L'âcreté extrême de son huile essentielle agit avec force sur la peau, dont elle détermine la rubéfaction, et souvent même le soulèvement de l'épiderme. On peut s'en servir pour former des vésicatoires ou des cataplasmes rubéfians, etc. (A. RICHARD.)

AILE, s. f., *ala*, partie du corps des oiseaux, de quelques mammifères, de quelques poissons et de beaucoup d'insectes, qui leur sert à voler et à se soutenir en l'air. On donne aussi ce nom, en botanique, à une partie de la corolle des papillonacées, et aux expansions membraniformes qui garnissent les tiges, les rameaux, les pétioles et les fruits de quelques plantes. En anatomie, on a donné ce nom à certaines parties paires situées sur les côtés d'un organe impair. C'est ainsi que l'on dit les ailes du nez, du sphénoïde ; que l'on disait autrefois les ailes de chauve-souris ou de l'utérus, les ailes de la vulve, *alæ muliebres*, etc. On a aussi donné ce nom (*ala*) à l'aisselle, à l'omoplate, à l'oreille externe ou à quelqu'une de ses parties. (A. BÉCLARD.)

AILERON, s. m., *ala extrema*, l'extrémité de l'aile d'un oiseau. En anatomie on a donné ce nom aux replis que présente le bord libre des ligamens larges (ailes) de l'utérus. On a aussi donné le nom d'aileron du bassin à la partie supérieure de l'ilium.

AIMANT (*μάγνης μαγνήτης* des Grecs, *magnes* des Latins). On appelle aimant ou pierre d'aimant, en histoire naturelle, le *fer oxydulé amorphe* de Haüy : d'autres minéraux, tels qu'une variété de fer sulfuré et quelques minerais de nickel et de cobalt, possèdent cependant aussi les propriétés magnétiques. La texture de la pierre d'aimant est compacte quelquefois granuleuse, écailleuse; sa couleur varie du noir au blanchâtre : la propriété qu'elle a d'attirer le fer, et la poussière noire qu'elle produit, quand on la pulvérise, la font facilement reconnaître. On trouve le fer oxydulé amorphe, en masses plus ou moins considérables, en Suède, en Norwége, à l'île d'Elbe, en Chine, à Siam, aux îles Philippines.

La pierre d'aimant est dite *magnétique* quand elle attire seulement le fer aimantaire, quand elle possède la *polarité* (nous donnerons plus loin l'explication de ce mot) : l'aimant peut communiquer ces deux propriétés à des fragmens de fer ou d'acier.

Le mot *aimant* a en physique une signification plus étendue : on applique en général ce nom à tous les corps qui possèdent, soit naturellement, soit artificiellement, les propriétés magnétiques. Les savans attribuent ces propriétés à un fluide particulier rangé parmi les corps impondérables, et qui peut devenir manifeste dans le fer, le cobalt, le nickel : il paraît même que dans certains cas il peut se développer momentanément dans d'autres métaux. Un corps, dans l'état magnétique, attire donc le fer, et possède en même temps la polarité : on entend par polarité le phénomène que présente un aimant naturel ou artificiel lorsqu'il tourne une de ses extrémités ou pôles vers le nord et l'autre vers le midi : ces deux pôles, comme ceux de la terre, portent le nom de boréal et d'austral ; dans deux aimans les pôles analogues se repoussent, les pôles opposés s'attirent ; c'est sur cette singulière propriété qu'est fondée la théorie de la boussole. La direction de l'aiguille aimantée vers le nord n'est cependant point constante : on remarque dans certains points du globe des déviations vers l'orient ou l'occident : on leur a donné le nom de *déclinaisons :* les parages dans lesquels on n'observe pas cette vacillation forment les *équateurs magnétiques*. Outre les phénomènes de la déclinaison, l'aiguille aimantée présente aussi celui de l'*inclinaison ;* elle n'est jamais parfaitement parallèle à l'horizon; dans l'hémisphère boréal son pôle nord est au-dessous du niveau naturel, et *vice versâ ;* elle est de plus sujette, dans certains cas, à des variations qui sont d'autant plus irrégulières que le temps est plus orageux, ou qu'il paraît une aurore boréale. Des détails plus étendus rentreraient dans le domaine de la physique; il est cependant nécessaire de dire un mot du travail que M. OErsted, et après lui M. Ampère, viennent de faire paraître sur l'aimant, ou du moins d'en indiquer les résultats. On avait depuis long-temps trouvé une grande analogie entre le fluide électrique et le fluide magnétique; mais les expériences de ces deux savans, répétées par M. Arago, ont donné lieu à établir, en principe, que les *phénomènes de l'aimant sont uniquement produits par l'électricité*. (*Ann. de chimie*, tome 15, page 76). M. Arago est parvenu à aimanter complétement une aiguille d'acier au moyen du courant voltaïque. Les expériences tentées par M. Fresnel, pour décomposer l'eau à l'aide de l'aimant, n'ont point fourni de résultats aussi satisfaisans.

Nous avons dit plus haut que l'aimant naturel pouvait communiquer ses propriétés à un morceau de fer ou d'acier placé dans les conditions nécessaires, et que ce fragment métallique devenait un aimant artificiel: on peut le faire de différentes manières. Le procédé le plus simple consiste à frotter plusieurs fois une verge de fer ou d'acier avec un barreau aimanté dont on fait glisser un des pôles dans toute la longueur de la verge. La méthode du double contact est plus avantageuse: on peut aussi faire des aimans artificiels sans le secours de l'aimant naturel; il suffit de placer sur une enclume des lames d'acier, dans la direction d'un méridien, et de les frotter vivement et à plusieurs reprises avec une grosse barre de fer verticale. Le fer exposé à l'air acquiert quelquefois la vertu magnétique, et il n'est pas rare de la voir se développer dans les paratonnerres.

L'aimant était connu dans l'antiquité: Il fut découvert, dit Pline, par un bouvier qui, en gardant les bestiaux, sentit les clous de sa chaussure et le bout ferré de son bâton se fixer sur une certaine pierre. (*Plin.*, *Hist. nat.*, liv. 36, ch. 16.)

Les Grecs donnèrent à l'aimant plusieurs noms; mais la dénomination qui prévalut chez eux fut celle de *μάγνης*: ce nom vient de l'endroit où ils trouvaient l'aimant; il était assez commun dans les environs de Magnésie, ville de Lydie: ce mot a passé dans la langue latine et même dans la nôtre. L'aimant se rencontrant fréquemment dans les Indes, fut appelé *lapis indicus* par quelques auteurs du moyen âge.

Les différens passages des ouvrages de l'antiquité, dans lesquèls il est parlé de l'aimant, nous prouvent que les auteurs de ce temps connaissaient les propriétés attractive et communicative de l'aimant; mais qu'ils n'avaient point observé le phénomène de la polarité : il paraît que ce ne fut guère que vers la fin du 12e siècle après J. C. que cette découverte fut faite, ou du moins appliquée à la navigation.

Les propriétés remarquables de l'aimant durent nécessairement fixer l'attention des premiers observateurs; et à cette époque où l'homme interrogeait toute la nature pour trouver des remèdes à ses maux, l'aimant dut obtenir une place distinguée parmi les moyens curatifs; aussi voyons-nous dans les annales de la médecine que son usage médical remonte à la plus haute antiquité. Il était employé comme médicament chez les Mages, les Chaldéens, les Égyptiens, les Hébreux. On croyait que pris à l'intérieur, il prolongeait la vie, et c'est dans cette intention qu'un roi des Indes fit préparer ses alimens dans des vases d'aimant. Galien et Dioscoride le rangeaient parmi les médicamens purgatifs : ces deux médecins lui reconnaissaient toutefois la même action qu'à la *pierre hématite*. Avicenne croyait son usage utile dans les affections de la rate; il le recommandait comme contre-poison du fer, qui passa long-temps pour vénéneux. Les alchimistes travaillèrent l'aimant de toutes les manières. Paracelse prépara une *manne d'aimant*. Agricola en retira un sel, une huile et une quintessence. D'autres auteurs, au contraire, ont mis l'aimant au nombre des substances vénéneuses; et il est à remarquer qu'un des antidotes recommandés dans les empoisonnemens par cette substance, était le *suc d'ail*.

L'aimant fut toutefois plus employé à l'extérieur qu'à l'intérieur : appliqué sur les plaies il passait pour vulnéraire; bien que certains médecins le regardassent comme un poison, d'autres en conseillaient l'application sur les blessures empoisonnées. Qui ne connaît l'histoire de ce paysan qui, dit Oswald Crollius, ayant avalé une lame de couteau la vit sortir, au bout de plusieurs semaines, par le point des tégumens du ventre sur lequel on avait appliqué un emplâtre magnétique? On voit aussi dans Ambroise Paré la manière de réduire les hernies en faisant avaler au malade de la limaille de fer, et en plaçant sur la tumeur un emplâtre magnétique; on pouvait également réussir par l'administration à l'intérieur de l'aimant, et l'application à l'extérieur de la limaille de fer. Paracelse et Van Helmont allèrent plus loin : ils crurent que l'aimant pouvait attirer au dehors le principe morbifique ; on alla même jusqu'à recommander, dans le cas où l'avortement se faisait craindre, l'application d'un emplâtre magnétique sur le nombril, pour faire remonter l'enfant. Si l'aimant exerçait une telle action sur le physique, il devait en exercer une semblable sur le moral : du moins telle fut l'opinion de ceux qui croyaient que tout homme, qui avait une pierre d'aimant sur lui devait s'attirer l'estime et l'amour de ses concitoyens.

On pourrait faire un volume de toutes les propriétés imaginaires que les médecins des différens siècles se sont plus à concéder à l'aimant ; mais le seul cas dans lequel on pourrait tirer parti de sa vertu attractive serait celui où, comme dans les observations rapportées par Fabrice de Hilden, Morgagni et quelques autres, une parcelle de fer serait tellement fixée dans une partie délicate du corps, qu'il serait impossible de l'en extraire par des moyens mécaniques.

Aëtius l'Amidéen fut le premier auteur qui parla de l'action de l'aimant sur les nerfs. Alexandre de Tralles en dit aussi quelque chose ; des auteurs plus modernes ont recueilli quelques observations à ce sujet, et les éphémérides d'Allemagne, année 1686, rapportent, entre autres faits, qu'une femme attaquée d'une goutte sereine en fut guérie par l'application à la nuque d'une pierre d'aimant, et sur les yeux, de petits sachets de limaille de fer. Les bons effets de l'aimant dans l'odontalgie étaient déjà bien connus, lorsqu'en 1765 Klarus, médecin du roi d'Angleterre, confirma par ses essais ses propriétés antispasmodiques.

Depuis 1767 jusqu'en 1782, plusieurs praticiens français et étrangers, parmi lesquels on peut citer Mesmer, si fameux depuis par sa doctrine du magnétisme animal, Bolten, de Harsu, Descemet, firent un grand nombre d'expériences à ce sujet, et publièrent leurs observations ; on sut, en tirant parti de la propriété communicative de la pierre magnétique, rendre plus facile l'application de l'aimant ; on fabriqua des aimans artificiels de toutes les formes, et propres ainsi à être mis en rapport avec les différentes parties du corps. Dès l'année 1771, l'abbé Lenoble en établit un dépôt à Paris, et en 1775 il soumit à la société royale de Médecine un travail sur cette matière : cette illustre compagnie désigna, pour l'examiner et lui en faire un rapport, Mauduyt et Andry, et, à défaut du premier, Thouret,

Les commissaires firent une série d'observations sur des malades « affectés de maux de dents, de douleurs nerveuses de la tête et des reins, de douleurs rhumatismales, de tic douloureux, de spasme de l'estomac, de hoquets convulsifs, de crampes nerveuses des extrémités, de convulsions, d'épilepsie.» Voici les conséquences qu'ils déduisirent :

« L'aimant appliqué en amulette a une action réelle et salutaire. Cette action paraît être une action immédiate et directe du fluide magnétique sur nos nerfs, sur lesquels il paraît avoir une influence non moins réelle que sur le fer. Il n'en a aucune directe et particulière sur les fibres, les humeurs et les viscères : il convient donc plus particulièrement dans les affections nerveuses, et surtout dans celles ou l'action des nerfs est augmentée. Il doit donc être placé parmi les antispasmodiques. Son action n'a été jusqu'à présent que palliative; mais rien n'annonce qu'elle ne puisse devenir curative. »

Nous bornerons là nos citations. On n'a point fait de nouvelles expériences sur les vertus médicatrices de l'aimant, et le mémoire de MM. Andry et Thouret est jusqu'à présent ce que la médecine possède de plus authentique et de plus complet sur ce sujet : il est inséré parmi ceux de la société royale de Médecine.

Nous venons de faire connaître les diverses opinions qui ont régné sur l'action de l'aimant pris à l'intérieur, ou appliqué à l'extérieur; nous établirons, en résumé, les principes suivans : L'aimant n'est point vénéneux ; comme il perd par la pulvérisation son pouvoir magnétique, il n'agit point dans ce cas autrement que l'oxide de fer : l'application d'emplâtres ou autres topiques dans la composition desquels entrait la poudre d'aimant ne peut donc avoir les propriétés que lui ont prêtées les auteurs ; son action sur les nerfs est réelle, mais elle doit être de même nature que celle des appareils électriques, si l'on adopte les conclusions de M. Ampère.

L'aimant est peu usité maintenant. Quand on veut l'employer, on l'applique, soit momentanément en présentant à la partie malade un barreau aimanté, droit ou courbé comme un fer à cheval, soit d'une manière permanente en y appliquant 4, 8 ou 12 pièces aimantées d'une forme convenable ; tels seraient de petits barreaux isolés et larges, nus ou recouverts d'une étoffe quelconque. On peut également faire usage de plaques métalliques aimantées, que l'on renouvelle tous les deux ou trois mois lorsqu'elles sont oxydées. (ORFILA.)

AINE, *inguen;* pli qui sépare en devant la cuisse de l'abdomen. C'est une ligne oblique, étendue depuis l'épine antérieure et supérieure de l'ilium jusqu'à la saillie que forme l'épine du pubis. Placé dans le sens de la flexion de la cuisse, ce pli devient plus profond quand cette flexion s'opère et s'efface au contraire dans l'extension. Il est le résultat du premier de ces mouvemens d'une part, et de la disposition des muscles abdominaux et de l'arcade crurale de l'autre. La saillie du ventre dans l'obésité, l'hydropisie, la grossesse, etc. le rend plus prononcé. Son étendue est en rapport avec celle du bord antérieur de l'os coxal, dont il suit assez bien la direction. On remarque dans le pli de l'aine et de dehors en dedans les objets suivans : 1° une saillie plus ou moins marquée qui se continue avec l'épine de l'ilium, et que forme l'insertion du muscle couturier; 2° une surface à peu près plane, au niveau de laquelle l'aponévrose crurale se confond avec l'arcade de ce nom, et dont le fond correspond au muscle droit antérieur de la cuisse; 3° un creux rempli par des glandes lymphatiques, et dans lequel on sent les battemens de l'artère crurale immédiatement au-dessous du ligament de Fallope; 4° un autre enfoncement confondu en partie avec le précédent, borné en haut par le bord aigu de l'arcade, et en dedans par le pubis et le muscle premier adducteur. C'est dans ce dernier point que se forment les hernies crurales. (*Voyez* ANNEAU CRURAL.) C'est au-dessus de la partie interne du pli de l'aine que se trouve l'anneau inguinal. *Voyez* ANNEAU INGUINAL.

Pris dans un sens plus étendu, le mot *aine* désigne aussi tout l'espace triangulaire compris entre le bord inférieur de l'aponévrose abdominale et les muscles couturier et premier adducteur; c'est la région inguinale, l'espace inguinal proprement dit. Cet espace, légèrement concave, peut être en tout comparé au creux de l'aisselle, auquel il ressemble par sa situation, sa forme, les parties qui le remplissent, etc. S'il est moins profond que ce dernier, cela tient à la disposition différente de l'articulation de la cuisse et de ses muscles, comparée à celle du bras. Sa profondeur varie au reste suivant le degré de l'embonpoint. Très-marquée sur les sujets maigres, sa concavité ne devient apparente, chez les individus très-gras, que pendant la contraction des muscles qui le bornent latéralement. La base de l'espèce de triangle qu'il représente, tournée en haut, n'est autre chose que le pli de l'aine ou l'arcade crurale. L'espace inguinal se rétrécit en bas, et se termine à la partie antérieure et interne de la cuisse par la rencontre des muscles couturier et premier adducteur.

La peau de l'aine est fine et molle, et garnie à sa partie interne et supérieure par une partie des poils du pubis. Le tissu cellulaire sous-cutané contient des follicules sébacés qui renferment une humeur odorante; la graisse est plus ou moins abondante; le fascia superficiel s'étend dans cette région; au-dessous de lui et dans son épaisseur, on trouve des veines sous-cutanées, plusieurs petites artères et les ganglions lymphatiques superficiels dans lesquels aboutissent les vaisseaux lymphatiques sous-cutanés du membre inférieur, de la moitié sous-ombilicale des parois de l'abdomen, et ceux de l'anus et des organes de la copulation : plus profondément, on trouve le premier feuillet du fascia-lata et l'ouverture par laquelle pénètrent sous ce feuillet la veine saphène interne et les vaisseaux lymphatiques efférens des glandes superficielles. Au-dessous de ce feuillet aponévrotique on trouve d'abord l'artère, puis la veine et le nerf cruraux, et plusieurs de leurs divisions, ainsi que les ganglions et les vaisseaux lymphatiques profonds; tous ces vaisseaux se continuant dans l'abdomen par-dessous l'arcade crurale, et les derniers en particulier par l'anneau crural. Toutes ces parties sont appliquées sur le feuillet profond ou pectinéal de l'aponévrose. Enfin, plus profondément on trouve le muscle pectinée, la fin des psoas, iliaque, premier adducteur et le commencement du troisième, et ces muscles recouvrant le pubis, le côté antérieur de l'articulation coxo-fémorale et le col du fémur. Les affections les plus importantes du pli et du creux de l'aine sont : les contusions de cette région, les bubons, les abcès, et particulièrement les abcès par congestion, les plaies dans lesquelles le nerf, l'artère, la veine crurale, la veine saphène, leurs branches, sont intéressés, les hernies inguinales et crurales, l'anévrisme inguinal et les varices du même nom. (A. BÉCLARD.)

AIR, s. m., *aer*, en grec ἀήρ, de αἴρω, j'emporte, ou de ἄω, je souffle (physique). L'air est un fluide pesant parfaitement élastique, invisible lorsqu'il est en petites masses, insipide et inodore. Il constitue l'atmosphère, dont la hauteur est d'environ quinze à seize lieues, et qui contient, outre les élémens de l'air, de l'eau en vapeur, du calorique, du fluide électrique, et une foule de matières qui se volatilisent incessamment. Destiné à entretenir la vie en fournissant à la respiration les principes nécessaires et en exerçant sur l'économie animale diverses influences, l'air est doué de différentes propriétés, qui deviennent la source d'une foule de phénomènes. Pour bien apprécier ces phénomènes, il est donc indispensable d'étudier les diverses propriétés de l'air qui les produit.

Pesanteur de l'air, son ressort, sa température, son humidité, etc. — 1° Aristote avait déjà cherché à prouver la pesanteur de l'air ; cependant cette qualité lui était généralement refusée lorsque Galilée entreprit de la démontrer d'une manière incontestable. Il injecta de l'air dans un vaisseau de verre, de manière à ce qu'il y restât comprimé ; il vit que ce vase était alors plus pesant que lorsqu'il ne contenait que de l'air ordinaire. Il voulut même connaître la pesanteur spécifique de ce fluide, comparée à celle de l'eau ; mais ses expériences insuffisantes n'aboutirent pour lors qu'à un résultat erroné. C'était beaucoup cependant d'avoir éveillé l'attention. Les premières découvertes du génie sont souvent imparfaites. L'invention de la machine pneumatique devait porter sur ce point, comme sur beaucoup d'autres, un faisceau de lumière. Otto de Guéricke, bourguemestre de Magdebourg, en fut l'inventeur. A l'aide de cette précieuse machine, on enleva l'air renfermé dans un ballon de verre, qu'on avait pesé préalablement ; on reconnut qu'il était sensiblement plus léger qu'avant l'opération. Il résulte d'expériences précises que les rapports entre les poids de l'air et de l'eau distillée à 0° (R.), pression de 28 p., est comme 1 à 176 ; lorsqu'on prend la température à 10° + 0, la proportion est de 1 à 811 ; que le pouce cube d'air pèse environ un demi-grain, et le pied cube une once 3 gros 3 grains, ou que 0,$^{\text{mètr.}}$ 1 pèse 1,$^{\text{gram.}}$ 225.

La pesanteur de l'air une fois constatée, il semblait naturel d'en déduire les effets de la pression sur les corps de la nature, et particulièrement l'ascension de l'eau dans les pompes. Cependant jusqu'en 1643, on pensait généralement que ce phénomène n'avait lieu qu'en vertu de l'horreur que la nature avait du vide. Tout le monde connaît l'histoire de ces fontainiers italiens qui, ayant construit des pompes aspirantes qui avaient plus de 32 pieds de hauteur, et ayant vu avec étonnement que l'eau ne pouvait dépasser cette limite, en demandèrent la cause à Galilée qui, dit-on, se contenta de répondre que la nature n'avait horreur du vide que jusqu'à 32 pieds ; réponse peu digne de ce grand homme si toutefois elle est vraie. Il était réservé à Torricelli, digne élève d'un tel maître, de trouver la véritable explication de ce phénomène. Il pensa donc que la pression de l'air extérieur était cause de l'ascension de l'eau, et que cette pression égalait celle de 32 pieds d'eau. Il vit, en outre, que dans un tube fermé à l'une de ses extrémités, le mercure ne s'élevait qu'à 28 pouces, et que cette hauteur était à celle de l'eau en raison inverse des densités; et sa conjecture fut ainsi convertie en certitude. D'après les données précédentes, la pression de l'atmosphère sur une surface connue étant égale à celle que 32 pieds d'eau ou 28 pouces de mercure exerceraient sur cette même surface, il résulte que la pression de l'atmosphère, sur un homme de moyenne stature, égale 16,000 kilogrammes ou 33,600 livres.

On a inventé un instrument très-ingénieux pour mesurer la pesanteur de l'air : c'est à Torricelli qu'on en doit la découverte, qui, quatre ans après, fut confirmée par l'expérience que Périer fit sur le Puy-de-Dôme à l'invitation de Pascal. On a appliqué cet instrument à mesurer les diverses hauteurs par rapport au niveau de la mer; mais ces observations sont très-délicates et entraînent de grandes difficultés. Deluc, Laplace, Ramond, Saussure, Pictet, Schuchburg, etc., ne sont arrivés qu'à des approximations. (*Voyez* BAROMÈTRE.) La pesanteur de l'air diminue graduellement à mesure qu'on s'élève au-dessus du niveau de la mer; elle augmente lorsqu'on descend au-dessous, ce qui est dû à la force qui le comprime. Mais la pesanteur de l'air ne varie pas seulement par rapport aux diverses hauteurs; elle varie encore par plusieurs circonstances. Les vapeurs qu'il contient souvent diminuent beaucoup sa pression. Le calorique, bien qu'il ne diminue pas son poids absolu, diminue sa pesanteur spécifique et sa densité. Il faut tenir compte aussi du mouvement qui agite ce fluide.

2° L'air n'est pas seulement pesant, il est aussi élastique et compressible à un point extrême; ce que l'on prouve par une foule d'expériences fort curieuses. La fontaine de compression est la plus ordinaire. On prend pour cela un vase de métal de forme arrondie, dont le sommet est percé d'une ouverture au moyen de laquelle on le remplit d'eau jusqu'à moitié ou plus. Cela fait, on visse à cette ouverture un tube dont l'extrémité inférieure descend à peu de distance du fond du vase; la partie supérieure de ce tube, hors du vase, est garnie d'un robinet; on y adapte une pompe foulante, au moyen de laquelle on injecte dans l'intérieur une grande quantité d'air. On ferme alors le robinet, on dévisse la pompe et on lui substitue un cône creux percé à son sommet. Alors on ouvre le robinet; l'air condensé par la pression, et par cela même d'un ressort beaucoup plus fort que dans l'état naturel, presse sur la surface de l'eau, fait remonter ce liquide avec violence par le tube, et le fait jaillir jusqu'à une hauteur de plus de trente pieds. Le même effet aurait lieu si, sans comprimer l'air intérieur, on se bornait à diminuer l'air extérieur, au moyen de la machine pneumatique. Dans ce dernier cas, la pression intérieure n'est plus balancée par la pression extérieure, et le même effet est produit. Nous ne décrirons pas ici le mécanisme du fusil à vent. On sait qu'une pompe foulante accumule dans une crosse de métal une grande quantité d'air; on dévisse la pompe, on lui substitue un tube auquel est adaptée une batterie destinée à refouler un bouchon élastique qui sert à maintenir l'air comprimé. Ce bouchon étant refoulé par le choc de la batterie, permet à une portion d'air contenu dans la crosse, de s'échapper par le tube, et de chasser ainsi les corps qu'on y a introduits.

Mais l'expérience suivante de Boyle et de Mariotte prouve en même temps que l'air se resserre en raison des poids dont il est chargé. On prend un tube de verre recourbé, dont la branche la plus courte est de douze pouces de hauteur et scellée hermétiquement à son extrémité; l'autre branche, ouverte, a environ huit pieds de hauteur. On y verse un peu de mercure, qui occupe la courbure et sert de niveau, de point de départ. Il y a alors équilibre, la pression égale alors vingt-huit pouces de mercure, ou la pression atmosphérique. Mais si l'on ajoute du mercure en excès, par exemple, vingt-huit pouces, par la longue extrémité, on trouve que la colonne d'air comprimée dans le petit tube est réduite à la moitié de la hauteur qu'elle avait auparavant. Or cette colonne est chargée d'un poids double du premier; donc l'espace occupé par l'air comprimé, est en raison inverse des pressions. L'air reprend ensuite son état primitif dans la même proportion, à mesure qu'on diminue les pressions; ce qui démontre sa parfaite élasticité. Pour que ces expériences soient exactes, il faut que l'air soit sec et d'une température donnée. Le ressort de l'air est donc susceptible de varier par plusieurs causes. Il augmente par la pression, d'où vient qu'il est plus fort au niveau de la mer que sur les hautes montagnes; il augmente par la force expansive du calorique lorsqu'il est coërcé, de même que par le mélange des fluides élastiques, ainsi que l'ont démontré Dalton et Gay-Lussac. La pression et le ressort de l'air donnent lieu à une foule de phénomènes que nous ne pouvons décrire ici, mais qui sont du plus haut intérêt. C'est à cette pression qu'est dû l'état d'agrégation de presque tous les corps de la nature. Sans elle les fluides deviendraient des gaz élastiques, etc. Si l'on fait le vide sous un vase renversé, on aura d'autant plus de peine à le déranger, que le vide sera plus parfait. S'il était complet, il faudrait, pour déranger ce vase, une force égale à celle qui serait nécessaire pour mouvoir une colonne de trente-deux pieds d'eau qui peserait sur tous les points du vase : d'où l'on doit conclure que, dans l'état ordinaire, l'air contenu sous le vase égale par la pression l'air extérieur. La fontaine intermittente, la théorie des pompes, découlent des lois de la pesanteur et de l'élasticité de l'air; celle du syphon appartient aux mêmes lois, etc.

3° Mais il est de la plus haute importance d'examiner les effets du calorique sur l'air. Il le dilate, il augmente son ressort. Lorsque le calorique pénètre l'air, le volume de celui-ci augmente; il s'étend, il se déplace; s'il est renfermé dans un certain espace, il fait alors contre les parois de cet espace d'autant plus d'efforts pour s'échapper qu'il est plus pénétré de calorique. Amontons ayant cherché à mesurer l'augmentation d'élasticité que l'air éprouvait entre certaines limites de chaleur, a trouvé que, depuis la température modérée qui règne pendant le printemps ou l'automne jusqu'au degré de l'eau bouillante, le ressort de l'air, tendu d'abord par la pression moyenne de l'atmosphère, augmente d'environ un tiers. D'après les expériences de Mariotte et d'Amontons, l'augmentation d'élasticité suit le rapport des condensations, c'est-à-dire qu'elle est proportionnelle aux forces comprimantes. (*Haüy*, page 245). MM. Gay-Lussac en France et Dalton en Angleterre ont singulièrement perfectionné ce point de physique par des expériences et des calculs du plus haut intérêt; ces expériences ne se bornent pas à déterminer le degré de dilatabilité et d'élasticité de l'air par le calorique, mais encore celui des autres fluides élastiques. C'est ici que devrait trouver sa place la description d'un instrument qu'on a inventé pour mesurer le calorique qui pénètre l'air; mais ce sera le sujet d'un autre article (*voyez* THERMOMÈTRE). Nous sommes obligés d'en supposer la connaissance au lecteur, pour nos observations ultérieures.

La chaleur dont la principale cause est le soleil, est, comme personne ne l'ignore, différente dans les divers climats; mais ce qu'on ne sait pas aussi communément, c'est que la différence des plus fortes chaleurs entre les climats les plus septentrionaux et les régions équatoriales, n'est que de très-peu de degrés. Les pays les plus froids qu'on ait parcourus sont le voisinage de la baie d'Hudson, le Groënland, le Spitzberg qui s'étend depuis le 78e degré de latitude nord jusqu'au 80e. Cependant un phénomène singulier dans des pays voisins, en Laponie et en Suède, c'est qu'on y éprouve des chaleurs aussi fortes qu'entre les tropiques. On y a vu, ce qui est peu croyable, le soleil embraser les mousses. Les académiciens qui allèrent y faire leurs observations rapportent que, le 19 août 1736, les chaleurs furent si violentes, que le feu prit dans les forêts d'Horilakero, et y causa un terrible incendie; mais ce fait est peu digne de foi, et si l'embrâsement eut lieu, on doit lui chercher une autre cause. L'Asie et l'Afrique doivent être considérées comme les pays les plus chauds. M. le professeur Desfontaines nous a dit, et son rapport est conforme avec celui des autres voyageurs, que les plus fortes chaleurs des côtes d'Afrique ne dépassaient cependant pas le 30° ou 32° R. Dans le temps où il se trouvait dans ces régions, le thermomètre ne marquait que 24°, il est vrai que c'était pendant l'hiver. La différence de l'été à l'hiver n'est donc que de 10 degrés environ, et c'est à cette continuité qu'est due la violence de la chaleur, plutôt qu'à son intensité réelle.

On a cherché à se rendre raison des diverses variations de la température, et on a cru les trouver dans les suivantes : Comme nous venons de le dire, *la présence plus ou moins longue du soleil sur l'horizon*. Telle est la raison pour laquelle les hivers des climats situés près le cercle polaire antarctique sont plus rigoureux que les nôtres; le soleil reste huit jours de moins dans le tropique du Capricorne. *L'action plus ou moins perpendiculaire du soleil*. Durant l'été, cet astre reste plus long-temps sur l'horizon, et y darde ses rayons plus perpendiculairement que dans les autres saisons. En hiver, il est plus près de la terre; mais ses rayons sont obliques et sa présence moins prolongée. *La nature du sol*. Les terrains mauvais conducteurs du calorique, et ceux qui réfléchissent fortement la lumière, sont aussi les plus chauds. Les pays sablonneux, les pays calcaires, qui réunissent ces deux qualités, sont ceux qui offrent le plus de chaleur. L'Égypte, l'Arabie, et surtout le Sénégal, doivent en grande partie à cette cause la chaleur dont ils sont brûlés. Les pays au contraire couverts de terre végétale, et surtout d'eau, de rivières, de lacs, etc., ne présentent jamais une température aussi élevée. C'est peut-être moins parce que l'eau ne se pénètre jamais d'une aussi grande quantité de calorique que la terre, comme on l'a cru, que parce que se réduisant en vapeur, comme nous le verrons plus bas, elle absorbe une partie du calorique ambiant. *La position des lieux.* Cette cause influe singulièrement sur la température : il y a une différence considérable entre un lieu qui incline vers l'équateur et un autre qui incline vers le pôle. Mais cette cause rentre dans l'action que nous avons attribuée à la direction plus ou moins perpendiculaire des rayons du soleil. *L'élévation des lieux* est encore une cause puissante de différence dans les températures. C'est une observation invariable qu'à deux mille toises au dessus du niveau de la mer on trouve constamment des neiges et des glaces. La température décroît donc à mesure qu'on s'élève; l'on a même cherché à déterminer les proportions de ce décroissement. M. de Humbolt a établi un tableau comparatif des hauteurs et des températures, qu'on pourra consulter avec avantage. Il faut donc conclure que les pays de plaines sont plus chauds que les pays de montagnes; que ces pays plats sont plus chauds dans l'intérieur des continens que sur le bord des mers, où l'action de la vapeur et des vents se fait sentir; que les pays élevés et montagneux sont d'autant plus froids qu'ils sont plus élevés au-dessus du niveau des mers. Cette règle est d'une application générale. *La figure des montagnes*, plus ou moins propre à recevoir et à réfléchir le soleil, celle des nuages, contribuent beaucoup à faire varier la température. *Les mouvemens dont l'air est agité* exercent sur lui une grande influence. Dans nos climats, ceux du sud sont chauds, et ceux d'est sont frais. Ils échauffent ou refroidissent l'atmosphère, selon les pays qu'ils traversent, selon qu'ils se chargent de calorique, ou qu'ils en cèdent en passant sur les neiges, les glaces, etc. L'air ne prend pas ordinairement la température de la surface de la terre : celle-ci conserve sa chaleur durant la nuit, tandis qu'à une petite hauteur au-dessus de cette surface la chaleur diminue beaucoup plus. On a cru trouver encore dans la *présence des volcans* une cause d'élévation dans la température; mais, en examinant avec attention, on voit qu'aux mêmes degrés de latitude des pays volcaniques sont très-froids, tandis que d'autres qui ne le sont pas sont d'une température plus élevée. La véritable cause de ces phénomènes nous échappe. *La sérénité du ciel, les vapeurs suspendues dans l'air, l'heure de la journée, la nuit,* impriment aussi des différences à la température. Les plus grandes chaleurs, ainsi que les froids les plus vifs, ne se manifestent pas aux solstices, mais environ vingt-sept jours après. D'après les expériences de Deluc, la plus grande chaleur a lieu à peu près aux trois quarts de la journée, et le plus grand froid se fait sentir vers le lever du soleil. D'après le même physicien, la température moyenne a lieu aux deux cinquièmes de la journée.

Il ne faut pas croire que les contrées situées sous l'équateur soient les plus chaudes du globe : on éprouve, à quelque distance de la zone torride, de plus fortes chaleurs que sous la ligne ; ce qui est dû à la grande quantité de vapeurs que l'air contient.

Au-dessous du niveau de la mer, à une profondeur de cent pieds, et plus bas, le thermomètre marque 10° + 0. L'eau est, en été et sous les tropiques, plus chaude à sa surface que vers le fond ; dans l'hiver et vers les poles, c'est le contraire.

Le degré de froid le plus grand qu'on ait observé sur le globe est le 70e degré de l'échelle de Réaumur. On voit que, sous ce rapport, la différence entre les climats est bien plus considérable que sous celui de l'élévation la plus grande de température. Le mercure se congèle ; les animaux s'engourdissent et meurent, comme nous aurons occasion de le dire ; à cette température l'air est le plus dense et le plus pesant qu'il puisse être.

On a cru remarquer que le globe allait en se refroidissant. Toaldo, Legentil et Rosier ont pensé que la température baissait d'année en année ; mais si l'on remarque d'abord que leurs expériences ne sont fondées que sur une série de cinquante années, on sera porté à leur accorder peu de confiance. En second lieu, si l'on pense à ce que dit César, par exemple, du climat des Gaules, dont le froid excessif de son temps ne permettait pas d'y cultiver plusieurs végétaux qui y sont aujourd'hui naturalisés, on devra conclure que bien loin de se refroidir, notre asmosphère s'échauffe réellement, au moins dans certains points, ce qui est dû au défrichement des terres, au dessèchement des marais, à la destruction des forêts, aux habitations, etc. C'est aussi à ces causes qu'on doit attribuer l'augmentation de chaleur qui se fait sentir dans l'Amérique septentrionale, depuis sa civilisation ;

d'ailleurs, comme l'a fort bien prouvé M. de Laplace, si le globe se refroidissait, il se contracterait, il serait plus petit; sa révolution sur son axe serait plus prompte, les jours seraient plus courts : or, d'après les calculs les plus exacts, les jours, depuis quelques milliers d'années, ne peuvent être raccourcis que d'une fraction infiniment petite.

L'air sec n'est pas bon conducteur du calorique; il n'enlève aux corps sur lesquels il s'applique le calorique qu'ils contiennent, ou ne leur transmet le sien, que par la grande faculté qu'il a de se mouvoir et d'appliquer successivement ses molécules sur ces différens corps. Lorsqu'il est dans un état d'immobilité, il transmet très-difficilement le calorique. Les expériences de M. de Rumford prouvent ce fait d'une manière incontestable. Lorsque l'air contient de l'eau en vapeur, il devient très-bon conducteur du calorique; dans cet état, bien que sa température réelle ne soit pas très-basse, on éprouve ordinairement une sensation de froid, que n'imprime pas un air d'une température inférieure lorsqu'il est sec.

4° Nous voici parvenus à l'une des propriétés de l'air dont on s'est le plus tard rendu compte, la faculté qu'il a de dissoudre l'eau. Dans tous les climats, à toutes les températures (mais avec une activité différente, en raison de la chaleur), les eaux diminuent insensiblement de volume. Ce phénomène qu'on nomme évaporation entretient l'humidité de l'air. On a long-temps cherché la cause de l'évaporation, mais on n'était encore arrivé qu'à des hypothèses. On supposait que le feu en divisant les molécules d'eau, les rendait d'une pesanteur spécifique plus légère que l'air, etc. Muschenbroeck, Bouillet et Barberet, vers le milieu du siècle dernier, pensèrent que l'air avait la faculté de dissoudre l'eau, comme celle-ci dissout les sels; ce n'était là cependant qu'un nouveau moyen d'explication; Leroi appuya et développa cette proposition par des expériences si nombreuses et si bien faites, qu'il en a été regardé comme le véritable auteur. Elles sont consignées dans un mémoire sur l'élévation et la suspension de l'eau dans l'air, et sur la rosée, publié vers le même temps. Néanmoins on peut se dispenser d'admettre cette faculté chimique de l'air, que quelques physiciens adoptent encore. Tous les phénomènes de l'évaporation s'expliquent très-bien par la force expansive du calorique. L'évaporation est toujours relative au degré de température. Cependant la vapeur est plus ou moins sensible à l'hygromètre, et c'est son influence sur les corps hygrométriques qui caractérise l'humidité de l'air. L'évaporation est plus facile lorsque l'air est en mouvement.

Leroi avait reconnu que la direction et la force du vent faisaient varier très-sensiblement le degré de saturation, qu'il était plus bas par le vent du nord que par celui de nord-ouest; et que, dans tous les cas, la force du vent contribuait encore à l'abaisser. L'air dissout une quantité d'eau d'autant plus grande, qu'il est en contact avec des surfaces plus étendues de ce fluide.

La chaleur augmente la faculté dissolvante de l'air, c'est-à-dire la faculté de contenir de l'eau à l'état de vapeur. D'après ces principes, il est facile de se rendre compte d'une foule de phénomènes journaliers. On verra pourquoi l'eau dissoute par l'atmosphère, par un temps très-chaud, se précipite la nuit en rosée, lorsque le degré de température n'est plus en rapport avec celui de saturation; pourquoi l'eau, suspendue en vapeur, se condense et retombe en pluie, en grêle, en neige, etc.

L'eau réduite à l'état de fluide élastique augmente l'élasticité de l'air, au point qu'il faut une plus grande pression pour le contenir dans le même espace. Nous avons déjà cité les travaux de MM. Gay-Lussac et Dalton; on pourra les consulter pour savoir dans quelle proportion les fluides élastiques augmentent l'élasticité de l'air. L'eau en vapeur augmente le volume de l'air, d'après les calculs de Saussure, de $\frac{1}{54}$; et comme la vapeur est moins dense que l'air de 10 à 14, le volume augmente dans un rapport plus grand que la masse : donc la pesanteur spécifique de l'air diminue en raison de la quantité d'eau qu'il tient en dissolution.

La glace est susceptible d'évaporation, et fournit ainsi à l'air une certaine quantité d'humidité. On a cherché à déterminer, par un instrument particulier, cette qualité de l'air atmosphérique. *Voyez* HYGROMÈTRE.

Lorsque le temps est chaud, l'air dissolvant une grande quantité d'eau peut être cependant sec à l'hygromètre, serein, et peser sur le baromètre. Il peut devenir humide à l'hygromètre, léger au baromètre, sans cesser d'être serein, si la température diminue graduellement. Il perd souvent sa transparence, en se chargeant d'une plus grande quantité de vapeurs visibles à l'œil, sans que le baromètre baisse davantage, et que l'hygromètre marque un degré de plus d'humidité, ce qui est dû à la saturation complète que l'air a atteinte. L'air froid et humide contient moins d'eau que l'air chaud et humide, qui est de tous celui qui en contient le plus, et même que l'air chaud et sec à l'hygromètre; elle est seulement plus sensible. L'air froid et sec est celui de tous qui contient le moins d'humidité, qui est le plus pesant et le plus dense, le froid ne permettant pas à l'eau de rester en vapeur.

Ces divers états de l'air peuvent se rencontrer en même temps à différentes hauteurs, ce qui rend raison d'une foule de phénomènes météorologiques. Ce serait sans doute ici le lieu d'examiner les divers météores aqueux et les causes qui leur donnent lieu; mais ces connaissances doivent se déduire de ce que nous avons dit. La pluie, la grêle, la neige trouvent leur explication dans l'évaporation et la condensation plus ou moins forte, plus ou moins rapide de la vapeur.

Quant à la théorie des divers mouvemens dont l'air est agité, nous sommes forcés d'avouer qu'elle est loin d'être satisfaisante; et nous avons beaucoup de peine à admettre même celle qu'on a donnée sur le vent d'est. (*Voyez* VENT.) Il est encore une espèce de météores et de phénomènes atmosphériques qui sont dus à l'électricité, qui sont de la plus haute importance à connaître, lorsqu'on veut en déduire les effets sur l'économie animale : pour ne pas faire de double emploi, nous en renverrons l'exposition à l'article *électricité*. La lumière, presque constamment combinée avec l'air, modifie singulièrement son action. Cependant nous n'en parlerons pas en ce moment. (ROSTAN.)

AIR *atmosphérique* (Chimie). — L'air atmosphérique est composé de 79 parties de gaz azote, de 21 parties de gaz oxygène, d'un atome de gaz acide carbonique, et d'une quantité de vapeur d'eau variable. Indépendamment de ces substances, l'air contient encore du calorique, de la lumière et du fluide électrique. — *Analyse de l'air atmosphérique.* On détermine le poids de l'eau en faisant passer une quantité quelconque d'air à travers du chlorure de calcium (muriate de chaux) parfaitement sec, qui jouit de la propriété de s'emparer de la vapeur aqueuse : on note exactement le poids du chlorure avant et après l'expérience; la différence indique la quantité d'eau contenue dans l'air. — Pour déterminer le poids du gaz acide carbonique, on remplit d'air atmosphérique un ballon dont la capacité est connue; on y introduit de l'eau de baryte, que l'on agite avec l'air; il se précipite du sous-carbonate de baryte blanc; on fait le vide dans le ballon lorsqu'il ne se forme plus de sous-carbonate, puis on le remplit de nouveau d'air pour l'agiter encore avec la même liqueur alcaline ; on répète 30 ou 40 fois cette opération afin de combiner avec la baryte une assez grande quantité de gaz acide carbonique, et d'obtenir assez de sous-carbonate de baryte pour en prendre le poids. Or on sait que 445, 83 parties de ce sel, sont composées de 100 d'acide carbonique et de 345, 83 de baryte; d'où il suit qu'il est aisé de connaître le poids de l'acide qui fait partie de l'air. — On a proposé plusieurs moyens pour déterminer la quantité de gaz oxygène et de gaz azote qui entrent dans la composition de l'air : nous allons faire connaître celui que l'on suit le plus ordinairement, nous réservant d'indiquer les autres au mot *Eudiométrie*. On fait arriver une étincelle électrique dans le corps de l'eudiomètre dit de *Volta* ou de *Gay-Lussac*, dans lequel on a préalablement introduit 100 parties de gaz hydrogène pur et autant d'air atmosphérique privé de gaz acide carbonique (*voyez* EUDIOMÈTRE pour la description de l'instrument); aussitôt que l'étincelle touche le mélange, une partie de l'hydrogène s'enflamme et se combine avec tout l'oxygène de l'air, pour former de l'eau, en sorte qu'il ne reste que l'azote et l'excès d'hydrogène employé; on recueille ce résidu dans un tube gradué ouvert par une de ses extrémités, rempli d'eau, renversé et placé dans le bassin qui termine supérieurement l'eudiomètre. Supposons qu'après l'expérience ce résidu soit de 137 parties, on conclura qu'il y a eu 63 parties de gaz employées à former de l'eau, puisqu'on a agi sur 200 parties. Or, l'expérience prouve que l'eau est composée de deux parties d'hydrogène et d'une partie d'oxygène en volume ; donc, sur les 63 parties il doit y avoir 21 d'oxygène et 42 d'hydrogène; donc les 100 parties d'air analysé renferment seulement 21 d'oxygène et les 79 autres doivent être de l'azote. Pour acquérir un plus grand degré de certitude, on recommence l'expérience en employant 100 parties d'air atmosphérique et 42 de gaz hydrogène pur, et l'on voit que le résidu est de 79 parties et qu'il jouit de toutes les propriétés du gaz *azote* pur. Avant de terminer l'exposition de ce procédé, nous dirons qu'il est indispensable de noter la température et la pression de l'atmosphère, puisqu'on mesure les gaz en ayant égard à leur volume, et que celui-ci varie considérablement suivant sa température et le degré de pression auquel il est soumis. L'hydrogène dont on se sert doit être très-pur et surtout exempt de carbone, sans cela il se produirait, outre l'eau, une certaine quantité d'acide carbonique qui rendrait les résultats inexacts.

Propriétés chimiques de l'air atmosphérique. — L'air est dilaté par le *calorique;* son volume augmente de 0,375 lorsqu'on le chauffe depuis 0° jusqu'à 100° thermomètre centigr. La *lumière* le traverse et se réfracte. Il n'est point conducteur du *fluide électrique* à moins qu'il ne soit humide ; soumis pendant long-temps à l'action de l'étincelle électrique, il se change en acide nitrique (azotique), si toutefois il est en contact avec l'eau ou avec un autre corps avec lequel l'acide puisse se combiner. L'hydrogène, le bore, le soufre, l'oxygène, l'iode, le chlore et l'azote sont les seuls corps simples non métalliques qui n'agissent point sur l'air à la température ordinaire ; les trois premiers le décomposent à chaud, s'emparent de son oxygène et forment de l'eau, de l'acide borique ou du gaz acide sulfureux. Le charbon et le phosphore se combinent avec l'oxygène de l'air à toutes les températures, mais surtout à chaud ; le charbon passe à l'état de gaz acide carbonique si on agit à froid, et fournit du gaz acide carbonique et du gaz oxide de carbone si la température a été élevée. Le phosphore se transforme en acide phosphatique lorsqu'on agit à froid, il passe au contraire à l'état d'acide phosphorique quand il a été fondu. Parmi les corps simples métalliques il en est qui n'agissent point sur l'air : tels sont l'or, le platine, etc.; d'autres, comme le potassium, le calcium, etc., le décomposent à toutes les températures, et s'emparent de l'oxygène pour se changer en oxydes : cette décomposition de l'air est indépendante de l'humidité qu'il peut contenir. Il en est qui n'agissent point sur l'air sec ou humide à la température ordinaire et qui le décomposent à chaud, tel est le mercure ; enfin plusieurs d'entre eux s'emparent de l'oxygène qu'il contient si la température est élevée, et n'agissent sur lui à froid qu'autant qu'il est humide ; tels sont l'arsenic, l'étain, le fer, etc.

Cent mesures d'eau peuvent dissoudre cinq mesures d'air à la température ordinaire : cet air est formé de 32 parties de gaz oxygène et de 68 de gaz azote; ce qui tient à ce que l'eau dissout plus facilement le gaz oxygène que l'azote. Parmi les oxydes métalliques, ceux qui sont saturés d'oxygène n'agissent point sur l'air atmosphérique, comme l'oxyde rouge de mercure. Ceux qui sont susceptibles d'absorber une plus grande qnantité d'oxygène décomposent l'air, et s'emparent de son oxygène; tel est le protoxyde de potassium. Quelques-uns d'entre eux se combinent avec l'eau et avec l'acide carbonique, et passent à l'état de carbonate; tels sont les oxydes de calcium (chaux), de baryum (baryte), etc.

Parmi les acides tirés du règne minéral, les uns sont inaltérables à l'air, les autres éprouvent des changemens plus ou moins remarquables : parmi ces derniers, il en est qui sont susceptibles d'absorber une plus grande quantité d'oxygène, et décomposent l'air atmosphérique ; tel est l'acide sulfureux. D'autres attirent l'humidité, tombent en déliquium, ou répandent des vapeurs; enfin quelques-uns s'y effleurissent. Les sels éprouvent de la part de l'air une action variable : il en est qui sont inaltérables ; d'autres absorbent l'oxygène, qui se combine tantôt avec l'acide, tantôt avec l'oxyde, et tantôt avec l'un et l'autre. Indépendamment de cette action, que l'on peut appeler chimique, l'air agit hygrométriquement sur certains sels : il cède de l'eau à quelques-uns, il en enlève à d'autres; les premiers sont appelés déliquescens, les autres portent le nom d'efflorescens. *Voyez* SEL.

Les végétaux herbacés absorbent pendant la nuit une certaine quantité de gaz oxygène, qu'ils transforment en partie en acide carbonique. Dans le jour, lorsque leurs parties vertes sont en contact avec les rayons solaires, le gaz oxygène absorbé pendant la nuit se dégage en grande partie. L'acide carbonique qui se trouve dans l'atmosphère est décomposé; son oxygène est mis à nu, et le carbone est absorbé par le végétal, en sorte que celui-ci s'accroît par cette seule raison. Il résulte évidemment de cette décomposition que l'atmosphère, privée pendant la nuit de tout le gaz oxygène absorbé par les végétaux, et contenant d'ailleurs l'acide carbonique expiré par les divers animaux, doit se purifier par l'action des rayons solaires sur les parties vertes, et devenir plus riche en oxygène.

Parmi les principes immédiats des végétaux, il en est qui ne sont pas susceptibles d'éprouver la fermentation putride, et sur lesquels l'air atmosphérique agit à peine ou n'agit point du tout. Il cède au contraire son oxygène au carbone de plusieurs autres pour former de l'acide carbonique, et contribue nécessairement à hâter leur décomposition.

L'air exerce une action chimique remarquable sur les animaux vivans et morts. Pendant la vie, il entre continuellement dans les poumons; il est même le seul fluide qui puisse servir à la respiration : l'expérience prouve que, par son contact avec le sang veineux qui circule dans les poumons, il est décomposé. Il résulte des travaux les plus récens que l'air expiré est composé d'autant d'azote que l'air atmosphérique ; qu'il ne contient que 0,18 ou 0,19 de gaz oxygène, mais qu'il renferme 3 ou 4 centièmes de gaz acide carbonique, c'est-à-dire un peu plus qu'il n'y a eu d'oxygène absorbé : l'air qui sort des poumons renferme en outre une assez grande quantité de vapeur (perspiration pulmonaire), dans laquelle on trouve une matière animale qui lui donne une odeur particulière, et qui la rend putrescible. *Voyez* RESPIRATION.

L'action de l'air sur les animaux privés de vie a été pendant long-temps un sujet de controverse ; mais il est avéré aujourd'hui que ce fluide, très-sec et souvent renouvelé, s'empare de l'humidité des cadavres, et par conséquent retarde leur putréfaction : si au contraire il est humide et stagnant, il leur cède de l'eau et une certaine quantité d'oxygène, et favorise leur décomposition. En effet, Hildebrant a prouvé que de la viande, mise en contact avec l'air atmosphérique sec, était encore fraîche au dix-neuvième jour, et n'était entièrement pourie qu'au cinquante et unième jour ; tandis que sa décomposition était complète vers le onzième jour, lorsqu'on substituait l'air humide à l'air sec. D'une autre part, les gaz qui ne contiennent point d'oxygène, et ceux qui en renferment sans pouvoir le céder, conservent les matières animales pendant un temps beaucoup plus long. Quoi qu'il en soit, la putréfaction peut se développer sans le contact de l'atmosphère, puisqu'elle se manifeste dans les matières animales plongées dans l'eau qui a bouilli, ou dans l'intérieur de la terre.

(ORFILA.)

AIR (hygiène). Maintenant, quelles sont les influences que ces diverses propriétés de l'air exercent sur les organes de l'économie animale ? Pour rendre un compte fidèle des modifications qu'elles impriment, il est de la plus haute importance de connaître quelle est l'action de l'air lorsqu'il se trouve dans un terme moyen de pesanteur, de température et d'humidité ; ce qui constitue l'état tempéré de l'atmosphère, celui du printemps et d'une partie de l'automne dans nos climats. Or, c'est à 14 degrés du thermomètre de Réaumur, sous une pression de 28 pouces, et environ vers le 30ᵉ ou 40ᵉ degré de l'hygromètre de Saussure, que nous plaçons cette température moyenne : ces limites ne sont cependant pas tellement rigoureuses, qu'on ne puisse supposer quelques degrés au-dessus et au-dessous sans un grand inconvénient. Cette précaution d'examiner d'abord l'état moyen de l'air nous paraît d'autant plus nécessaire, qu'elle a été négligée par les divers auteurs qui ont écrit sur ce sujet; au moins ne s'en sont-ils occupés que d'une manière secondaire. Ces considérations terminées, il sera bien plus facile de saisir les effets que produisent sur nous les autres états de l'atmosphère.

Nous devons, avant tout, prévenir le lecteur (pour lui éviter de chercher péniblement l'ordre que nous nous sommes imposés) que nous nous proposons d'examiner d'une manière isolée, autant que possible, l'influence sur l'économie animale de l'état de l'atmosphère donné 1° par le baromètre, 2° par le thermomètre, 3° par l'hygromètre. Ainsi nous examinerons successivement les effets produits par la pesanteur, la pression de l'air, sa densité, sa rareté, etc.; par la chaleur, par le froid; par la sécheresse, par l'humidité, selon que l'une ou l'autre sera chaude ou froide. Nous examinerons, autant que cela sera nécessaire, l'influence de chacune de ces températures, persistantes ou passagères, sur les fonctions, selon l'âge, les habitudes, les tempéramens, les sexes, etc.; nous les regarderons comme causes de maladies, et nous chercherons les moyens de les modifier; enfin, nous les considérerons comme agens de guérison, et nous chercherons les moyens de les produire.

A. *Effets de la température moyenne de l'atmosphère sur l'économie animale.* — Les limites que nous avons assignées à cet état moyen de l'air ne doivent s'entendre que pour les habitans des régions tempérées, en particulier pour ceux de la France. L'habitant du Sénégal la trouverait un hiver fort rigoureux, et le Lapon ou le Samoïède y mourrait de chaleur; ce que les faits ont souvent prouvé. Le Français même trouverait cette température fort chaude, s'il y remontait subitement du 8e ou 10e degré au-dessous de zéro; il pourrait la trouver froide, s'il y descendait du 25e degré au-dessus du même terme. Il faut donc supposer ce qui a lieu ordinairement, c'est-à-dire qu'il y est arrivé d'une manière insensible, encore l'effet ne sera-t-il pas tout-à-fait le même, s'il y passe d'une température inférieure ou d'une température plus élevée. Quoi qu'il en soit, dans cette température douce, objet de tous nos désirs, rêve continuel des poëtes de tous les âges, la digestion est facile et régulière; elle fournit à tout le système les élémens convenables pour une nutrition très-active.

Les contractions du cœur sont vives et fréquentes, l'impulsion artérielle est forte, le cours du sang rapide, les capillaires sont doués d'énergie, leur tonicité, leur contractilité sont prononcées. La respiration participe à cette activité; ses mouvemens s'exécutent avec aisance, une quantité considérable d'oxygène se trouve absorbée, le sang se dépouille d'une grande proportion de carbone, l'absorption s'exerce avec plus de régularité, les exhalations sont abondantes sans l'être trop, les sécrétions fécondes en résultats : aussi cette température est-elle très-propice à l'amour; c'est sous son empire que presque tous les êtres de la nature cherchent à se reproduire. La nutrition, dont il faut bien se garder de juger l'activité d'après l'embonpoint des individus, la nutrition est alors très-développée, la force assimilatrice est active, le sang est riche en matériaux nutritifs; il est épais, vermeil, écumeux, concrescible; les sensations sont vives, les impressions profondes et pourtant variées, les idées de plaisir et de gaieté dominent l'homme; il vit alors d'espérance et d'amour. *Venus, eo tempore, tutissima est,* a dit Celse. La contractilité musculaire est énergique; on se sent agile et fort. Sous le règne de cette température délicieuse, la vie semble doubler d'activité; toutes les fonctions s'exécutent avec une grande vigueur; elle nous paraît favoriser le tempérament sanguin, et prédisposer par conséquent aux maladies qui lui sont propres; telles que les phlegmasies, les hémorrhagies actives, les congestions sanguines, etc.; du moins tel sera son effet, si elle persiste pendant un certain temps, et surtout si elle succède à une température plus basse. Qu'arriverait-il si cette température était continuelle? Qu'on nous permette un instant la supposition d'un printemps perpétuel. La nature a besoin de repos, l'hiver est le repos de la nature; il est donc nécessaire. Si la température modérée durait toujours, les êtres vivans s'épuiseraient promptement et cesseraient bientôt d'exister. Cela est évident pour les végétaux; ils ne peuvent être éternellement en fleurs. Les chaleurs de l'été ne viendraient plus mûrir les fruits et les graines, et l'on verrait bientôt la terre dépouillée de sa plus belle parure. Ce n'est pas seulement à voir disparaître cet ornement que nous serions exposés, mais nous serions bientôt nous-mêmes condamnés à périr. Les animaux se nourrissent ou de végétaux ou d'autres animaux, qui en font leur seule nourriture. Les végétaux détruits, que deviendraient les animaux? Indépendamment de ces effets, une température uniforme abrégerait les jours, en usant promptement la vie. Les alternatives sont nécessaires, et si l'homme se plaît dans les changemens, c'est que les changemens lui sont indispensables; l'ennui, la mélancolie s'empareraient de lui, et une foule d'autres affections imprévues viendraient l'assaillir. Le désir d'un printemps éternel est donc non-seulement une chimère, mais encore une absurdité.

Cette condition de l'air, telle que nous la voyons souvent, sera favorable aux enfans et aux vieillards, aux femmes, et en général aux personnes faibles et douées d'un tempérament lymphatique : les individus affectés de maladies chroniques, de scrophules, de rachitisme, de scorbut, etc. en recevront une salutaire influence. Cette heureuse température, la plus désirable de toutes, est aussi la plus saine, la moins nuisible. Dans aucune circonstance il ne faut chercher à la modifier, et c'est à la produire qu'il faut diriger tous ses efforts. L'art a dans son pouvoir divers moyens pour y parvenir. Les anciens, qui employaient dans le traitement des maladies beaucoup moins de médicamens que les modernes, avaient porté sur les puissances hygiéniques l'attention la plus soutenue. Leur imagination féconde leur avait fait découvrir une foule de moyens ingénieux de tempérer les rigueurs des saisons. Une confiance trop aveugle dans nos moyens thérapeutiques nous a fait abandonner ces véritables richesses de l'art, aussi efficaces et bien moins meurtrières que les nôtres. Nous exposerons ces divers moyens lorsqu'il s'agira de modifier les températures extrêmes.

B. *Effets de la pesanteur, de la densité et de la rareté de l'air sur l'économie animale.* — Les effets qui résultent de l'augmentation de densité de l'air sont encore peu connus, et sont jusqu'ici mal appréciés. On conçoit cependant que si la pesanteur de l'air faisait remonter le baromètre à une très-grande hauteur, effet qui ne pourrait être produit que dans des lieux situés à une très-grande profondeur au-dessous du niveau de la mer, et qu'occasionnent très-rarement les vicissitudes naturelles de l'atmosphère, la respiration serait plus lente, pour deux raisons; d'abord sous un moindre volume, on inspirerait une plus grande quantité de ce fluide, et partant une plus grande proportion d'oxygène; en second lieu, l'augmentation de la pression atmosphérique rendrait vraisemblablement les mouvemens inspiratoires plus lents. Au reste, quand on réfléchit que nous sommes habituellement pressés par un poids de 33,600 livres, on conçoit facilement qu'on puisse soutenir une assez grande augmentation de poids, sans en être modifié. Tout porte à croire que la pesanteur de l'atmosphère augmentée n'entraîne avec elle aucun danger, et qu'elle doit même être favorable. On objectera peut-être que dans la profondeur des mines, les ouvriers, au lieu d'éprouver l'effet dont nous parlons, paraissent au contraire en être affectés d'une manière fâcheuse; mais qu'on se donne la peine de réfléchir que dans ce cas, l'action favorable de la pression est plus que compensée par les exhalaisons minérales qui règnent dans ces antres profonds, par l'absence de la lumière, par les travaux pénibles, par l'immobilité de l'air, etc., et l'on trouvera des raisons plus que suffisantes pour expliquer pourquoi les misérables qui s'ensevelissent vivans dans ces abîmes, traînent une vie languissante et succombent prématurément.

Par quel moyen supportons-nous le poids énorme de 33,600 liv.? Comment se fait-il que nous ne soyons pas écrasés par cette force incroyable? Voici l'explication qu'en donnent les physiciens, nous empruntons celle du savant M. Biot.

« On trouvera peut-être, dit-il, ce résultat bien incroyable, et l'on pensera qu'une pression si considérable devrait gêner beaucoup ou même empêcher tout-à-fait nos mouvemens. Voici un autre exemple bien plus fort. Il y a dans la mer des poissons qui vivent à une très-grande profondeur, à 3,000 pieds au-dessous de la surface de l'eau. Ces poissons se trouvent donc chargés du poids d'une colonne d'eau de 2 ou 3,000 pieds, c'est-à-dire 78 fois plus lourde que le poids de l'atmosphère. Ils y vivent et s'y meuvent avec la plus grande agilité; cela est bien plus extraordinaire que de nous voir supporter la pression de l'air. Mais tout le merveilleux disparaît si l'on fait attention que les poissons dont nous venons de parler sont intérieurement remplis et pénétrés de liquides qui résistent à la pression de l'eau extérieure, en vertu de leur impénétrabilité; de sorte que les membranes de l'animal n'en sont pas plus altérées que n'en serait la pellicule la plus mince que l'on descendrait à une pareille profondeur. Quant à la facilité des mouvemens, elle tient à ce que le corps du poisson est également pressé par-dessus et par-dessous, à droite et à gauche, en sorte que la pression se contrebalance d'elle-même, et ainsi, il lui est aussi aisé de se déplacer, que s'il nageait à la surface de l'eau même. Semblablement pour nous, l'intérieur de notre corps et nos os mêmes sont remplis ou de liquides incompressibles, capables de supporter toutes les pressions, ou d'air aussi élastique que l'air du dehors, et qui contre-balance son poids. Voilà pourquoi nous n'en sommes pas incommodés. » Cette explication est aussi celle de MM. Hallé et Haüy. Des autorités si respectables suffisent pour en établir la valeur.

L'effet de la diminution de densité de l'air ou de sa rareté est plus connu et plus facile à apprécier. Si l'on place un animal vivant dans le vide, l'air intérieur, n'ayant plus rien qui lui résiste, se dilate, l'animal se gonfle et périt. Cela arrive, dit encore M. Biot, à un grand nombre de poissons, quand on les retire du fond des abîmes des mers, ou même seulement d'une profondeur de vingt à trente mètres. La plupart d'entre eux ont, dans l'intérieur de leur corps, une vessie remplie d'une espèce de gaz. Tant que ces animaux restent à la profondeur où ils vivent d'ordinaire, l'air contenu dans cette vessie a le degré de compression et d'élasticité nécessaire pour supporter le poids de l'eau qui pèse sur eux; mais si tout à coup on les tire hors de l'eau, il arrive que cette vessie se gonfle, se crève; et l'air qu'elle contenait, occupant un volume quatre-vingts ou cent fois plus considérable, remplit leur corps, renverse en dehors leur estomac, le force à sortir par la bouche, et ils périssent. Alors leur corps flotte sur la surface de l'eau.

C'est la pression de l'air qui retient les fluides dans les vaisseaux des animaux, et les empêche de s'échapper. Lorsque cette pression est considérablement diminuée, ainsi qu'il arrive sur les hautes montagnes, on éprouve des hémorrhagies, surtout par les organes de la respiration. Néanmoins l'homme peut vivre dans un air très-rare. Celui-ci est encore propre à la végétation à une hauteur de 1600 toises, et la vie se soutient à une plus grande élévation : Cuença et Quito, qui sont à 1600 toises, sont habités et fertiles. Cependant les arbres sont moins grands sur les hautes montagnes, et il n'en croît point à 2000 toises; seulement on y voit un gazon fort clair, grand comme les mousses; à 2300 toises il n'existe plus aucune trace de végétation. Cassini a prétendu qu'aucun animal ne pouvait vivre au delà de 2446 toises. L'atmosphère y est une fois plus rare qu'au niveau de la mer; or à cette dilatation, tout animal succombe sous la machine pneumatique. Cependant les Espagnols sont montés, au Pérou, jusqu'au sommet d'une montagne élevée de 2935 toises. Des observateurs ont vécu long-temps sur la crête du Pichincha, qui a 2471 toises et demie au-dessus du niveau de la mer, et ces observateurs voyaient souvent voler des vautours à 200 toises au-dessus d'eux. Il faut remarquer que les effets sur lesquels Cassini a calculé étaient produits subitement; il n'en est pas ainsi, comme l'observe fort bien M. le professeur Hallé, lorsque cette rareté de l'air arrive graduellement. En général, quand on s'élève à une grande hauteur, on éprouve un malaise général; la respiration devient pressée et haletante, la circulation s'accélère. M. Gay-Lussac éprouva ces effets dans une ascension aérostatique, à la hauteur de 3600 toises. On conçoit aisément qu'on ne pourrait long-temps vivre dans un milieu si insolite. Il est inutile d'expliquer pourquoi la respiration est plus accélérée; on sent assez que l'air nécessaire à l'entretien de la vie étant extrèmement rare, il faut multiplier les actes respiratoires, pour obtenir les mêmes résultats. Il est encore plus inutile d'ajouter que l'air devenant plus rare, l'animal pourrait périr par asphyxie. Dans un air très-raréfié doivent se manifester les inflammations thoraciques, la phthisie, les anévrismes du cœur et de fréquentes hémorrhagies : c'est en effet ce qu'on observe. Un air un peu dense, c'est-à-dire dont la pression élève le mercure au-dessus de vingt-huit pouces, est donc le plus favorable à l'entretien de la vie. L'art ne possède malheureusement aucun moyen de produire cette pression dans l'atmosphère. Si le médecin la trouvait indiquée, il se bornerait à changer le malade de lieu, à le faire habiter un pays où cette pression fût habituelle. S'il s'agissait d'obtenir un air rare, indication qui doit être peu fréquente, il pourrait conseiller une habitation dans un lieu élevé. Il pourrait même, à l'aide du calorique et de sa vapeur, malgré la tendance de l'air pour l'équilibre, diminuer la pression de l'air renfermé dans un appartement. C'est ce qu'on peut obtenir dans l'hiver, à l'aide de grands feux, et en faisant vaporiser une certaine quantité d'eau.

C. *Effets de l'air chaud sur l'économie animale.* — Ce n'est point une action purement physique que le calorique exerce sur nos organes; car s'il en était ainsi, il s'en suit que d'après la tendance à l'équilibre, la chaleur du corps humain, évaluée à 32 degrés + o R., abandonnerait le corps toutes les fois que l'air se trouverait au-dessous de ce degré, et que nous devrions en conséquence éprouver la sensation du froid; il s'en suivrait encore que le degré où le froid cesserait de se faire sentir sur nous serait le 32e degré, et cependant il s'en faut que les choses se passent ainsi. On sait en effet que l'air fait sur nos organes l'impression d'un corps chaud dès qu'il atteint le 20e degré + o, et que la plus grande chaleur du globe n'excède pas le 32e ou 34e degré. Il faut donc admettre une force qui lutte sans cesse contre ces lois physiques; et cette force c'est la vie, c'est-à-dire l'organisme dans un état particulier. L'air est donc réputé chaud lorsqu'il parvient au 20e degré et au delà. Ce n'est point par sa combinaison avec nos parties constituantes qu'il agit alors, mais bien par l'impression qu'il détermine sur nous; cette impression est un véritable stimulus qui modifie l'organisme par les mouvemens qu'elle établit, les changemens qu'elle sollicite et qu'elle amène. Lorsque l'air est chaud, il peut être en même temps humide à l'hygromètre, nous parlerons de cet état de l'astmosphère; mais il tient en général beaucoup d'eau en dissolution, et s'approche cependant de zéro de l'hygromètre; c'est la chaleur dans un état intermédiaire dont il est ici question. C'est surtout en passant en revue l'état de nos fonctions, que nous pouvons apprécier avec justesse toute l'influence des températures; or, l'effet de la chaleur est incontestablement l'expansion des fluides et le relâchement, la dilation des solides. La perspiration cutanée est tellement abondante, que le plus léger mouvement provoque une sueur générale : une faiblesse extrême, la tendance au repos, la paresse, en sont le résultat immédiat. La respiration est plus fréquente que dans les autres températures; l'air, étant plus dilaté, contient relativement à son volume moins d'oxygène; les actes respiratoires doivent donc se succéder plus fréquemment, ainsi que dans l'air raréfié : la perspiration pulmonaire doit aussi être plus abondante. MM. Allen et Pepys prétendent qu'il y a une absortion plus considérable d'oxygène, et une exhalation plus grande de carbone. La digestion est lente et pénible, la soif est vive, et cela se conçoit aisément : les absorbans intestinaux paraissent doués de la plus grande énergie; ils ne semblent occupés qu'à réparer les pertes occasionées par l'exhalation cutanée; le ventre est resserré, *alvus densa*, *cutis rara*; les urines sont peu abondantes et fortement colorées; sans doute à cause de l'absorption des parties les plus ténues. Cette activité des absorbans intestinaux doit-elle rendre raison de la fréquence des maladies gastriques que l'on observe sous la température dont nous parlons? La circulation est plus active, plus fréquente ; mais les pulsations des artères offrent de la mollesse; le sang est écumeux, vermeil ; le tissu capillaire est épanoui. Cependant la nutrition ne paraît pas alors jouir d'une grande énergie; les sensations sont faibles, les hommes lâches et paresseux, les idées peu lumineuses, les conceptions lentes; une espèce de congestion cérébrale, jointe à l'état habituel de lassitude, sollicite au repos ; le sommeil est le seul désir des habitans des pays chauds ; aussi sont-ils lâches, faibles, paresseux, ignorans et cruels, et conséquemment tyrans ou esclaves : c'est en effet le sort des Turcs, des Asiatiques et des Africains.

D'après ce que nous venons de dire, il est facile de conclure que cette constitution de l'atmosphère prédispose aux congestions cérébrales, aux inflammations de l'encéphale et de ses dépendances, aux maladies aiguës du canal intestinal; enfin aux éruptions cutanées. Le cerveau, la peau et l'appareil digestif sont en effet des centres de fluxion sous une atmosphère chaude, et doivent être par cette raison exposés à de nombreuses maladies, ce qui est démontré par l'expérience. Cette température est extrêmement favorable aux contagions en facilitant l'expansion de leurs principes ; aux épidémies, car si elle est long-temps continuée l'air ne manque pas de se vicier par une foule d'exhalaisons, de miasmes produits par la décomposition des matières organiques qu'accélère cette température. Nous ne dirons pas avec des auteurs du plus grand mérite que c'est à cette propriété de l'air que les maladies doivent le prétendu caractère de *putridité* qu'elles présentent; mais nous ne pouvons disconvenir que les affections ne revêtent dans ces circonstances une apparence particulière.

Cette température sera avantageuse aux scrophuleux, aux rachitiques, aux scorbutiques, aux rhumatisans; elle nuira essentiellement aux bilieux et aux mélancoliques, aux maniaques, aux habitans des climats froids, etc. On peut développer cette disposition atmosphérique dans des appartemens clos, par la combustion ; mais il n'est pas aussi aisé de la tempérer lorsqu'elle existe naturellement. Les anciens faisaient porter les malades dans un lieu obscur, souterrain et frais, dont ils arrosaient le sol avec de l'eau froide, et qu'ils tapissaient avec des branches d'arbres fréquemment trempées dans le même liquide. C'est encore ce qu'on pratique en partie dans nos climats méridionaux.

D. *Effets du froid sur l'économie animale.* — Lorsque la température est à 5° + 0, on commence à éprouver une sensation de froid, surtout lorsqu'on y arrive d'une température plus élevée. Dans nos climats, le thermomètre marque ordinairement de 6 à 8 degrés; dans les plus grands froids, on l'a vu descendre jusqu'à 12 et même 15 degrés — 0. L'effet du froid est loin d'être le même lorsqu'il est modéré ou lorsqu'il est excessif. Dans le premier cas, il peut être encore mêlé d'une certaine quantité de vapeurs, ce qui modifie beaucoup son action; dans le second, il est entièrement dépouillé d'humidité. La vapeur se condense; il ne lui est plus permis de rester suspendue dans l'atmosphère. Lorsque le froid est modéré, et dans un état plus voisin de la sécheresse que de l'humidité, il resserre les solides et empêche l'évaporation des liquides; il modère et même suspend la perspiration cutanée. Le réseau capillaire se laisse moins facilement traverser par le sang qui s'accumule dans les viscères intérieurs, et surtout dans les poumons, de tous les organes le plus perméable à ce fluide. Aussi les phlegmasies thoraciques et les dyspnées sont-elles très-fréquentes sous cette condition de l'atmosphère. On conçoit facilement que les difficultés de respirer seront d'autant plus grandes que les individus auront quelque obstacle à la circulation générale : ainsi, chez les vieillards, où se rencontrent ordinairement des ossifications dans le trajet des vaisseaux, ce phénomène s'observe-t-il très-fréquemment. Aussi, quand le thermomètre descend au-dessous de zéro, et que la température persiste à ce degré pendant quelques jours, presque tous les vieillards éprouvent-ils des *accès d'asthme*. Il faut que la température persiste quelques jours, parce que la réaction peut durer quelque temps, la circulation extérieure continuer; mais au bout de trois ou quatre jours il n'en est plus ainsi, et les vieillards, surtout ceux qui sont mal couverts et mal chauffés, *étouffent* presque tous. Bientôt ils sont frappés d'inflammations thoraciques. Le froid n'agit pas seulement à l'extérieur, mais il irrite encore le tissu pulmonaire et par sa qualité froide et par la plus grande quantité d'oxygène qu'il contient sous le même volume. Les personnes les mieux organisées, les mieux portantes, éprouvent un goût de sang à la bouche et une titillation douloureuse dans la poitrine lorsqu'elles ont marché quelque temps par un air froid. Ces causes sont suffisantes pour expliquer alors la fréquence des maladies dont nous parlons. Le froid, qui a d'abord resserré la peau, excite chez les sujets forts, bien nourris et bien vêtus, une réaction salutaire : cette constriction cesse, une chaleur agréable se manifeste par l'exercice ou par un effort spontané de la nature, et son action fortifiante se fait alors sentir. La digestion est plus énergique; l'appétit est vif, la soif peu prononcée. On mange plus, on digère mieux. Les évacuations alvines sont plus compactes et moins abondantes. *Hæ quotidianæ constitutiones alvos siccant*, aphorisme qui semble en contradiction avec cet autre : *Cutis densa, alvus rara.* Hippocrate explique ce surcroît d'activité intestinale par l'accumulation de la chaleur vers le centre. Quand l'air est froid, les contractions du cœur sont énergiques; le pouls est dur, mais il est peu fréquent. L'absorption intérieure doit être aussi très-énergique dans cette constitution de l'atmosphère, à en juger du moins par la promptitude des digestions et la sécheresse des matières alvines. Les urines sont cependant abondantes, sans doute dans un rapport inverse à la perspiration cutanée.

La nutrition, dont on doit apprécier l'activité par l'énergie des divers mouvemens organiques, est alors dans un état de force digne de remarque. La vigueur du corps que l'on sent et qui est durable ne peut provenir que de la réparation prompte et facile que fournit la nutrition. L'hématose s'exécute d'une manière très-active. Le sang est riche en principes réparateurs. Quoique les sensations paraissent légèrement obscures dans cette température, cependant les passions sont fortement prononcées, la réflexion plus profonde, l'attention plus soutenue : c'est la saison de l'étude. On est aussi généralement plus gai et plus dispos. Le ton des muscles augmente, la contractilité se prononce davantage : on sent le besoin de se mouvoir. Un accroissement manifeste dans la vigueur générale est donc l'effet de cette température. La pléthore, les phlegmasies des viscères, les hémorrhagies actives, etc. et toutes les maladies qu'elle occasionne, en seront donc le résultat.

L'air médiocrement froid sera très-convenable aux personnes lymphatiques, dont la fibre est molle, la peau blafarde; aux scrofuleux, et en général à ceux dont les fonctions sont frappées d'atonie et de langueur. Elle nuira, au contraire, dans les maladies que nous avons signalées, comme produites par elle : aux convalescens, aux enfans trop jeunes, aux vieillards, aux personnes dont la faiblesse extrême, ou le dénuement, les prive des moyens de réaction; aux habitans des climats chauds, etc. On corrigera efficacement cette disposition de l'atmosphère, par la combustion, et on pourra y suppléer, dans quelques cas, par les bains froids, les lotions, les aspersions froides, l'application de la glace, etc. (*Voyez* Giannini. *De la nature des fièvres*).

Lorsque l'air est excessivement froid, son effet est loin d'être le même; il cesse alors d'avoir une vertu fortifiante; il peut causer la mort partielle, et même la mort générale.

Il paraît que l'action affaiblissante de l'air froid dépend, en grande partie, de ce que lorsque le frisson saisit le corps, et que la réaction ne peut s'opérer, l'absorption de l'oxygène est extrêmement faible, et la déperdition de carbone infiniment moindre que dans l'air modérément froid; c'est ce que les expériences d'Allen et Pépys démontrent irrévocablement. Les oiseaux tombent engourdis par le froid, et une foule d'animaux succombent à la suite d'un sommeil perfide. Le froid excessif empêche le développement des individus qui sont soumis à son action constante. (*Voyez* pour le développement de ces idées les articles *asphyxies* par le froid, *Congélation*, *Gangrène*, *Climats*, *Races humaines*.)

Effets de la sécheresse sur l'économie animale. — L'air sec agit sur nous diversement selon qu'il est chaud ou froid, ou même d'une température moyenne. L'air sec à l'hygromètre est généralement pesant au baromètre. L'air sec et chaud contient cependant une grande quantité d'eau; mais dans un tel état qu'elle n'est plus sensible, surtout pour le premier de ces instrumens. L'air sec tend à dépouiller les surfaces vivantes de leur humidité; il cause une sorte d'astriction, de resserrement à la peau, détermine une espèce d'irritation d'abord locale, et qui se propage ensuite à tout le système. Ce resserrement est très-prononcé lorsque l'air est en même temps sec et froid; mais lorsqu'il est chaud, cet effet est balancé par la propriété expansive du calorique, qui, comme nous l'avons vu, appelle les fluides vers la périphérie du corps, aussi l'air sec et chaud est-il infiniment moins tonique que l'air sec et froid. Sous son influence la digestion est facile, mais non pas active; elle finit même par languir, si cet état continue. L'action du cœur et des artères augmente au moins pour la vitesse, le sang pénètre facilement les capillaires. La respiration s'exerce librement; l'oxigénation du sang est active et le dégagement de carbone considérable. On a cru constater que l'absorption cutanée était beaucoup plus active sous cette condition de l'atmosphère que dans toute autre; mais cette faculté de la peau étant au moins douteuse, il faut nous en rapporter à des expériences ultérieures. Ce qu'il y a de certain, c'est que la transpiration est alors très-abondante. L'absorption intérieure est du moins extrêmement puissante; le passage rapide. des boissons dans la circulation, et surtout l'amaigrissement général, ne semblent-ils pas le démontrer? L'hématose et la nutrition ne paraissent pas alors dans un haut degré d'énergie. Est-ce, comme le pense M. Barbier, la rapidité de la circulation qui gêne alors l'assimilation des principes alibiles? Quoi qu'il en soit, le sang est rouge, vermeil, mais peu abondant, peu compacte; et si nous en jugeons par ses effets, la nutrition, qui d'ailleurs dépend immédiatement des qualités de ce fluide, est peu développée. Quant aux facultés de l'intelligence, elles peuvent être assez vives lorsque l'air est sec et chaud; mais il ne faut pas que cette constitution continue; car on ne tarderait pas à observer les phénomènes que nous avons signalés pour appartenir à l'air chaud. Les maladies auxquelles prédispose l'air chaud et sec, celles qu'il peut contribuer à guérir; les circonstances où il peut être nuisible, et celles où il peut être avantageux; le moyen de le produire ou de le corriger, sont à peu près les mêmes que celles que nous avons exposées à l'article C. Nous n'y reviendrons pas. Pour ce qui est de l'air sec et froid, ce que nous avons dit à l'article D lui est entièrement applicable.

F. *Effets de l'humidité sur l'économie animale.* L'air humide, celui qui approche le plus du 100e degré de l'hygromètre, c'est-à-dire de l'état de saturation, exerce sur les divers appareils organiques une influence considérable. Cette influence est loin d'être la même si la température est chaude ou bien si elle est froide. N'oublions pas que l'air chaud, chargé d'humidité, a perdu de sa pesanteur et que les effets qu'il exerce sur nous, dépendent de l'action combinée du calorique, de la vapeur et de la rareté de l'air. De toutes les qualités de l'atmosphère, la plus débilitante, la plus relâchante, est celle dont nous parlons. Les organes dépourvus d'énergie exécutent avec peine, avec lenteur, les fonctions qui leur sont confiées. Tous les tissus sont frappés d'une mollesse remarquable; leur action doit être languissante. La surface du corps est dans un état de gonflement dû à la force expansive du calorique et à l'action de la vapeur. Une sueur abondante, résultat de cette double cause, inonde la surface du corps. La matière de la transpiration paraît d'autant plus copieuse, que l'air, saturé d'humidité, se charge difficilement du produit de l'exhalation cutanée qui se condense en gouttelettes sur les diverses régions du corps. Cette évacuation ajoute singulièrement à la faiblesse générale. L'action du système gastrique partage l'atonie universelle. L'élaboration des matières alimentaires qui y sont introduites est lente et imparfaite. L'appétit est faible; la soif presque nulle, non à cause de l'activité de l'absorption cutanée, comme on l'a pensé, mais à cause de l'absorption pulmonaire. Les matières alvines sont plus abondantes et plus humides; ce qui n'avait pas échappé au génie observateur d'Hippocrate, et ce qui semble indiquer aussi que l'absorption intestinale est peu prononcée. La circulation est loin de rester étrangère à cet état de langueur. La faiblesse du pouls décèle l'atonie du principal organe de la circulation. La respiration est lente et pénible; une moindre quantité d'oxygène se trouve absorbée; le sang n'est donc pas vivifié par ce principe, il doit être peu réparateur, peu stimulant. Aussi la nutrition est-elle réellement moins active, bien que le volume du corps paraisse augmenté. Cet espèce de gonflement est pour ainsi dire mécanique, il est le résultat inévitable de la force expansive de la chaleur et de l'humidité, jointe peut-être à une pression atmosphérique moindre. Quoi qu'il en soit, cette constitution est favorable à l'accumulation de la graisse dans le réseau qui lui sert de réservoir général; mais nous avons déjà pressenti que ce phénomène était plus souvent dû à un relâchement des solides, à un défaut d'énergie dans tout l'organisme, qu'à l'activité de la nutrition, et cette vérité trouve ici sa confirmation. La faiblesse des mouvemens, le sentiment d'une débilité profonde viennent à l'appui de cette assertion. On a pensé que l'absorption cutanée était augmentée alors, et que le corps augmentait de poids lorsqu'il séjournait dans une atmosphère humide. Fontana dit qu'il pesait quelques onces de plus après s'être promené quelque temps dans une atmosphère humide; et Keil cite l'exemple d'un jeune homme qui, après avoir dormi une nuit dans une atmosphère semblable, pesait quatorze onces de plus que la veille. Ces faits ne prouvent pas que les absorbans cutanés soient devenus plus actifs, et qu'ils aient puisé dans l'air cet accroissement de poids, ils ne prouveraient même pas l'existence de ces vaisseaux, puisque cette augmentation de poids trouve son explication dans l'absorption pulmonaire. Les fonctions de l'encéphale sont comme engourdies; cet organe n'est plus sollicité par l'abord d'un sang vivifiant, les impressions sont obtuses, la sensibilité générale affaiblie. C'est principalement sur le système musculaire que cette action débilitante se fait sentir; la contractilité est presque anéantie, les mouvemens sont lents et pénibles, une fatigue prompte les suit. C'est sans doute à cause de cette faiblesse générale, que l'air paraît lourd dans ces circonstances, quoiqu'il soit réellement plus léger que dans les autres constitutions. Si cet état de l'atmosphère persiste pendant un certain temps, les individus prennent les attributs du tempérament lymphatique. Les chairs sont molles et comme boursouflées, la peau décolorée, une débilité générale s'empare d'eux. La végétation est très-active; mais les êtres organisés privés de la vie se décomposent, se putréfient avec la plus grande rapidité. Cette disposition de l'air, bien plus encore que la chaleur, favorise les contagions et les épidémies. Elle imprime aux maladies régnantes un caractère particulier. Les phlegmasies des membranes muqueuses, celles de l'appareil digestif surtout, sont alors très-fréquentes. Les fièvres intermittentes, simples ou pernicieuses, semblent affectionner cette température; et toutes les maladies peuvent alors présenter des symptômes nerveux et cérébraux. La vapeur ne semble pas agir seule dans ces circonstances, les miasmes de toute espèce, dont elle favorise la transmission, paraissent en être la principale cause. Le scorbut se développe aussi sous cet état de l'air, et les hydropisies, plus fréquentes par le temps humide et froid, se montrent aussi assez fréquemment pendant le temps humide et chaud. Cette disposition de l'air sera nuisible aux enfans, aux femmes, aux personnes lymphatiques, scrofuleuses, rachitiques, enfin à toutes celles dont les chairs sont flasques, la peau décolorée, les fonctions languissantes. Elle pourra être avantageuse, au contraire, à celles dont la fibre est sèche et dure, dont la peau est brune, la sensibilité exaltée, à celles dont les organes respiratoires sont dans un état habituel d'irritation. Elle pourra être avantageuse dans la plupart des maladies caractérisées par une sur-excitation, dans toutes les phlegmasies aiguës des voies aériennes, le coryza, l'angine, le catarrhe, la pleurésie, la pneumonie; les autres phlegmasies aiguës pourront aussi être avantageusement modifiées par elle. L'art peut facilement procurer dans ces circonstances, l'espèce de température dont il est ici question. Il suffit pour cela de faire vaporiser dans la chambre du malade une grande quantité d'eau, de la convertir en une espèce d'étuve. On peut aussi se contenter de diriger sur l'organe affecté de l'eau à l'état de vapeur. S'il s'agissait du traitement d'une maladie chronique, il faudrait conseiller au malade l'habitation d'un lieu où régneraient habituellement ces qualités de l'air. Il n'est pas aussi facile de corriger l'humidité chaude que de la produire. On le pourrait à l'aide du feu, mais on augmenterait singulièrement la chaleur, ce qui serait un autre inconvénient. Quant aux substances qui absorbent l'humidité de l'air, je doute qu'on pût les employer pour de grandes opérations, comme celles dont il s'agit ici. Si donc on était consulté par des individus auxquels l'air dont nous parlons fût nuisible, on n'aurait rien de mieux à faire que de leur conseiller une habitation plus sèche et plus élevée.

L'action de l'humidité froide diffère, avons-nous dit, de celle de l'humidité chaude; en effet, bien que l'influence de celle-ci soit essentiellement délétère, l'influence de celle-là est plus pernicieuse encore. L'une est encore utile dans quelques cas, l'autre est constamment nuisible. Elle trouble l'organisme, dérange l'harmonie des fonctions et conséquemment altère la santé. L'impression du froid, que l'air dont nous parlons exerce sur la peau, est plus vive que celle d'un froid sec au même degré, parce que l'eau lui communique sa faculté conductrice du calorique, et qu'il semble dans ce cas s'appliquer plus exactement sur la surface du corps. Cependant on serait dans l'erreur si l'on pensait que cette impression de froid produisît un effet tonique sur nous; cet effet est annulé par l'action relâchante de la vapeur. Aucune température ne s'oppose davantage à la transpiration cutanée que l'humidité froide. La perspiration est alors presque nulle. Le tissu capillaire est dans un état de resserrement remarquable, produit par l'impression offensante du froid humide. Une plus grande quantité de fluide est refoulée de la périphérie vers le centre. On a prétendu que l'absorption cutanée conservait son activité au milieu de l'air froid et humide. Telle est l'opinion de MM. Hallé et Barbier; mais ce que nous avons déjà dit, et surtout ce que le lecteur aura déjà lu à l'article absorption, nous dispense d'entrer à cet égard dans de plus grands développemens. Pendant la durée de cette constitution de l'air, les digestions languissent; l'appétit diminue; les viscères abdominaux remplissent mal leurs fonctions; les selles sont abondantes; les urines sont rendues en quantité considérable. La circulation est troublée; le cœur doit pousser dans l'aorte et dans l'artère pulmonaire une plus forte colonne de sang, dont la masse est augmentée par celui des vaisseaux capillaires de la circonférence; mais la contractilité de ce viscère est elle-même diminuée; d'une autre part, un sang peu oxigéné revient du poumon, et stimule peu le principal organe de la circulation; ses contractions sont donc faibles, et ne peuvent vaincre les obstacles qui lui sont opposés. Le sang doit alors stagner dans les viscères intérieurs et surtout dans le poumon, de là, la fréquence des actes respiratoires, déjà nécessités par le peu d'oxygène que contient l'air humide et froid. Les conséquences d'une pareille disposition sont faciles à tirer. La circulation languit, le pouls est faible, quelquefois irrégulier. Les phlegmasies des membranes muqueuses, surtout celles du poumon, les accès d'*asthme* doivent en être le résultat, et d'autant plus que les organes de la circulation seront eux-mêmes altérés, ce qui arrive ordinairement chez les vieillards: Le poids du corps augmente pendant l'humidité froide, et bien que la sanguification se fasse d'une manière imparfaite, cependant l'embonpoint augmente, sans doute, à raison du peu de pertes que nous subissons alors. Aussi cet état de l'air favorise-t-il d'une manière remarquable le développement du tempérament lymphatique. D'après le rapport de Barthélemy, qui s'appuie de l'autorité des historiens grecs, les Béotiens qui vivaient dans un air épais, *crasso in aere nati*, étaient gras, lourds et d'une intelligence peu développée; ce qu'on observe encore chez quelques peuples modernes soumis aux mêmes influences. Aussi dans cette atmosphère, les sensations sont peu vives, les passions faibles; les habitans sont peu propres aux grandes entreprises, et moins encore aux travaux de l'esprit. S'ils peuvent réussir quelquefois dans ceux qui n'exigent que de la patience, ils sont incapables de ceux où l'imagination est nécessaire. La contractilité des muscles est affaiblie, mais moins que sous un air humide et chaud. Cette disposition de l'atmosphère est surtout nuisible aux individus auxquels l'humidité chaude ne convient pas. Elle prédispose aux fièvres intermittentes, aux affections vermineuses, aux inflammations des membranes muqueuses, aux rhumatismes, au scorbut, aux engorgemens des glandes lymphathiques, aux hydropisies. Elle est favorable aux épidémies et aux contagions. Elle ne peut devenir utile dans aucune circonstance; c'est donc à l'éviter qu'il faut mettre toute son attention. On y parvient aisément au moyen d'une combustion active, qui a l'avantage d'élever la température et de donner à l'air une force dissolvante plus énergique. Des vêtemens chauds, des alimens sains, nourrissans et même légèrement excitans; un vin généreux, chaud et sucré, un punch léger et quelquefois de faibles doses de liqueurs alcoholiques, peuvent combattre avec beaucoup d'avantages les effets pernicieux de l'air froid et humide, en établissant une heureuse réaction.

Indépendamment des qualités de l'air que nous venons d'examiner, ce fluide exerce encore sur l'économie animale une influence marquée par divers fluides dont il est le véhicule. C'est ainsi que le fluide électrique, qu'il contient à divers états, imprime à notre organisme des modifications importantes. Celles que nous devons à la lumière ne sont pas moins dignes d'attention; mais ce serait faire un double emploi que d'en parler ici, et ces sujets seront plus convenablement placés aux articles *électricité* et *lumière*. Ce n'est pas tout encore, une foule de substances de diverse nature se mêlent incessamment à l'air, s'y dissolvent, l'altèrent et agissent sur nous d'une manière puissante. La respiration des animaux vicie l'air autant en lui enlevant l'oxygène, qu'en lui restituant de l'acide carbonique et une partie de vapeurs animales, ce qui justifie en partie cette expression éloquente de Rousseau : « L'haleine de l'homme est mortelle pour l'homme, au physique comme au moral. » La combustion semble produire des effets analogues; la végétation modifie l'air atmosphérique. Les fermentations de toute espèce, la décomposition des matières animales et végétales, les miasmes qui se dégagent des marais chargent l'air de matières étrangères plus ou moins dangereuses; les arômes des végétaux, les émanations animales, l'odeur de la terre humectée agissent à leur manière. Mais ces objets seront amplement traités en leur lieu. *Voyez* ASPHYXIES, GAZ, MIASMES, ODEURS, CONTAGION, etc.

Cependant l'action de l'air ne se fait pas également sentir sur tous les individus. Ceux qui sont fortement constitués bravent impunément les différentes intempéries des saisons sans en être affectés. Peu importe aux gens ainsi favorisés de la nature que l'air soit chaud ou froid, humide ou sec, lourd ou léger, ils réagissent également contre toutes les qualités de l'air. Si la constitution donne la faculté de résister à l'action destructive des diverses températures, l'habitude de vivre dans ces températures produit aussi le même résultat. Ne voyons-nous pas les habitans des pays les plus insalubres jouir d'une santé brillante au milieu de leur atmosphère impure, tandis que le voyageur vient y chercher une mort presque assurée ? Les naturels de certains pays sont à l'abri des contagions ou des épidémies qui dévorent les étrangers; et, sans chercher des exemples si extrêmes, ne voyons-nous pas les habitans des campagnes, lorsqu'ils viennent chercher leur séjour dans nos grandes villes, payer ce qu'on appelle leur tribut au changement d'air ? Les constitutions faibles sont soumises d'une manière plus rigoureuse aux diverses impressions atmosphériques; les femmes délicates, les enfans et les vieillards y seront bien plus sensibles. L'état de santé de l'individu influera aussi sur le genre d'impression de l'air; s'il est frappé d'une maladie aiguë, ou d'une maladie chronique, s'il est convalescent, cette impression sera, certes, bien différente. Enfin, elle sera loin d'être la même si l'air présente pendant long-temps la même propriété, ou s'il ne la conserve que peu de temps; si cette qualité de l'air est survenue tout à coup ou si elle a été graduelle. Lorsque l'air est long-temps le même, il produit alors une constitution organique particulière, il modifie tout l'individu, il produit ce qu'on nomme des prédispositions; il peut donc dans ce cas être considéré comme cause prédisposante. Si le changement d'air s'est fait d'une manière graduelle et qu'il soit de peu de durée, son effet sur l'organisme est alors presque nul et même il est plus avantageux que nuisible. L'inconstance de l'air dont on se plaint si amèrement et si injustement, est sans contredit une chose utile et même nécessaire; on ne pourrait pas vivre sous une même température; indépendamment qu'elle nous priverait infailliblement des moyens d'exister, nul doute qu'elle ne développât chez nous une constitution exagérée, source de maladies mortelles. Aussi voyons-nous que dans les pays où la température est la plus constante, cependant le changement de saisons s'y fait encore sentir; il y a même des variations quotidiennes, ne fût-ce que celle de la nuit au jour. Lorsque les changemens d'air ne sont pas trop brusques, ils sont donc nécessaires, même lorsque le changement est en apparence désavantageux, comme le passage du chaud au froid, du sec à l'humide. Dans ce dernier cas, par exemple, on peut considérer l'humidité qui va imprimer une langueur générale à toutes les fonctions, comme une cause de repos pour les organes, et par conséquent comme une cause éloignée d'une nouvelle énergie; mais nous le répétons, il ne faut pas que la même constitution règne trop long-temps, fût-ce même la plus favorable. Si le changement s'opère d'une manière brusque, alors l'air occasionne des maladies nombreuses selon l'espèce de changement qu'il éprouve; il devient alors *cause occasionnelle*.

Le passage subit du chaud au froid peut faire naitre la plupart des maladies. Nous avons vu que l'impression de l'air froid irritait la peau, y déterminait un sentiment de douleur et un resserrement particulier. Ces effets sont d'autant plus marqués, que le changement est plus prompt; alors le sang contenu dans les capillaires extérieurs est refoulé vers le centre, la transpiration cutanée n'a plus lieu; il faut que les membranes muqueuses suppléent à cette fonction; mais celles-ci, surprises par l'abord inattendu de ces nouveaux fluides, fatiguées par l'excès de travail auquel elles sont soumises, s'irritent et s'enflamment. Ce que je dis des membranes muqueuses doit s'entendre aussi des membranes séreuses et même des organes parenchymateux; d'où vous conclurez que l'abord des fluides vers le centre détermine des congestions et même des inflammations. On a dit *ubi stimulus, ibi fluxus;* on aurait pu dire, à tout aussi juste titre, *ubi fluxus, ibi stimulus;* car, si la fluxion dure un certain temps, elle détermine une véritable phlogose; c'est ce que l'on voit souvent dans les affections organiques du cœur. Elles commencent par déterminer une congestion de sang purement mécanique dans les membranes muqueuses gastro-intestinales; bientôt cependant ces membranes rougissent davantage; elles se boursouflent et finissent par suppurer. Le même effet est produit par la concentration de tous les fluides déterminée par l'impression subite du froid; les effets sont seulement plus prompts. C'est au sortir des spectacles, des bals, etc. que nos dames contractent des pleurésies, des catarrhes, des péripneumonies, des gastro-entérites, etc. etc. C'est ainsi que je conçois l'action du froid.

Nous ne parlerons pas des effets du passage du froid au chaud, par rapport aux individus gelés; nous dirons seulement que si la température s'élève tout à coup d'un grand nombre de degrés, la circulation étant augmentée d'énergie, il peut survenir des hémorrhagies, des apoplexies, et des inflammations, surtout celles de la peau.

Le changement d'un air sec à un air humide est différent, si l'humidité est chaude ou si elle est froide. Ce changement produit surtout des effets profonds lorsque l'humidité est en même temps froide. On est certain alors de voir se produire toutes les inflammations, mais surtout celles des membranes muqueuses, celles des muscles et des articulations. Lorsque le temps humide passe au sec, il n'en peut résulter aucune espèce de désavantage.

(ROSTAN.)

AIRELLE MYRTILLE (*vaccinium myrtillus*, L.). Ericinées, DECAND. Octandrie monogynie, LIN. Ses fruits, de la grosseur d'une merise, d'une couleur noire violacée, sont aigrelets; ils sont mangés sans inconvénient par lesenfans. Le myrtille croît dans les bois couverts : on le trouve aux environs de Paris.

AIRELLE PONCTUÉE (*vaccinium vitis idœa*, L.) : même famille, même classe. Ses feuilles sont mélangées, dans le commerce, avec celles de la busserole (*arbutus uva ursi*, L.). *Voyez* BUSSEROLE. (A. RICHARD.)

AISSELLE, s. f., *axilla;* creux situé au-dessous de l'épaule, entre le bras et la poitrine. Il est dû à l'intervalle que laissent entre eux les muscles grand pectoral et grand dorsal, avant que de s'attacher à l'humérus, et à la saillie que forment ces muscles au-dessous du niveau de l'articulation scapulo-humérale. Profond et anguleux lorsque le bras est rapproché du tronc, ce creux s'efface et devient presque triangulaire dans l'élévation de ce membre. En général sa forme, ainsi que son étendue, varient à chaque instant par les mouvemens du bras, l'état de contraction ou de relâchement des muscles, etc. Plus étroit en dehors, où il commence à la partie supérieure et interne du bras, il s'élargit en dedans et se perd insensiblement sur les parties latérales de la poitrine. Le fond en est arrondi; la peau qui le revêt, plus fine, plus molle et souvent plus colorée que celle des parties voisines, offre des poils qui poussent à l'époque de la puberté en plus ou moins grand nombre, et des follicules sébacés sous-cutanés qui secrètent une matière très-odorante (*voyez* PEAU), qui décolore et détruit les vêtemens. On y trouve sous les tégumens : 1° en devant la saillie des muscles grand et petit pectoral qui forment ce qu'on appelle le bord antérieur de l'aisselle; 2° en arrière celle du grand dorsal et grand rond qui en forment le bord postérieur; 3° au milieu des glandes lymphatiques, et profondément l'artère axillaire, les cordons nerveux du plexus brachial, et enfin la partie inférieure de la tête de l'humérus. Chez les sujets très-gras, le creux, moins profond, ne présente pas tous ces objets bien distincts.

La région de l'aisselle comprend tout l'espace que mesure la distance des muscles grand pectoral et grand dorsal, depuis le lieu de leur insertion à l'humérus jusqu'à l'endroit où ils cessent d'être séparés du reste du tronc. Borné en haut par l'articulation du bras avec l'épaule, en dehors par l'humérus, les muscles biceps et coraco-brachial, en dedans par les côtes et le grand dentelé, en devant et en arrière par les muscles indiqués ci-dessus, et de plus dans le dernier sens par une portion de l'omoplate et du muscle sous-scapulaire, cet espace est obliquement traversé par le plexus des nerfs brachiaux, par l'artère et la veine axillaires qui ont plusieurs branches importantes. Les veines sous-cutanées du bras se joignent à la veine axillaire, l'une en bas et l'autre en haut de cette région. On y trouve des ganglions lymphatiques moins nombreux et moins volumineux que ceux de l'aine, et beaucoup de tissu cellulaire lâche. Les ganglions de cette région reçoivent les vaisseaux lymphatiques du membre supérieur et les vaisseaux sous-cutanés de la région cervicale, des parois de la poitrine, de la mamelle et de la partie supérieure des parois de l'abdomen. Les nerfs et les vaisseaux axillaires, et le tissu cellulaire qui les entourent, se prolongent par-dessous la clavicule dans le côté du cou et dans le thorax. Les maladies les plus importantes de l'aisselle sont des bubons, des abcès et des blessures qui intéressent les nerfs brachiaux, l'artère ou la veine axillaire. (A. BÉCLARD.)

ALBARAS, s. m. Dénomination arabe d'une espèce de lèpre. Les auteurs l'appliquent plus spécialement à l'alphus, et regardent l'un et l'autre mot comme synonymes; mais il est probable que les Arabes ont moins voulu désigner la couleur blanche par *albaras*, que la forme squammeuse de la maladie, puisque Avicenne donne souvent le nom d'albaras noir à une autre variété de lèpre. *Voyez* ELEPHANTIASIS et LÈPRE. (BIETT.)

ALBATRE, s. m., *alabastrum*, nom donné à deux substances de nature différente; l'une est la chaux sulfatée connue sous le nom de *gypse compacte*, de *gypse laminaire*, d'*alabastrite*; l'autre est la chaux carbonatée, concrétionnée : on la désigne plus particulièrement sous le nom d'albâtre *calcaire*. On faisait autrefois entrer l'albâtre dans la composition d'un onguent que l'on employait pour ramollir certaines tumeurs : il est inusité aujourd'hui. (ORFILA.)

ALBINOS, s. m. et f. Ce mot espagnol, mais d'origine portugaise, de l'adjectif *albino*, blanc, désigne dans notre langue les individus que nous nommons encore blafards, chacrelas, nègres blancs; en latin, *leucœtiops, æthiops-albus* (Blumenback). Cette variété singulière de l'espèce humaine présente les caractères suivans : la peau est d'une blancheur fade, sans aucune teinte de rose ou d'aucune autre couleur, bien différente de ce qu'on appelle une peau blanche; chez les Européens, où la compare à l'aspect du lait, du papier ou du linge; les chairs sont molles et flasques; les cheveux fins, soyeux, ordinairement droits, flottans, quelquefois crépus comme ceux des nègres; ils présentent aussi une blancheur remarquable, comme celle du coton ou de la soie, et distincte de cette couleur de neige que leur donne la vieillesse ou de cette teinte jaune-dorée, de ceux qu'on appelle blonds. Les sourcils, la barbe et les poils du pubis ont la même nuance. Tout le reste de la peau est couvert d'un duvet d'une blancheur et d'une mollesse particulières. L'iris offre une couleur de rose pâle, et la pupille une rougeur prononcée; ce qui fait ressembler les yeux de ces individus à ceux des lapins blancs ou des perdrix. Leur constitution est ordinairement grêle et leur taille médiocre; la durée de leur vie est moindre que celle des autres hommes; quelquefois leur peau est écailleuse sur toute sa surface, et la membrane rouge des lèvres est d'une couleur très-vermeille. Leur intelligence est bornée à peu près comme celle des nègres, quoiqu'on cite quelques exemples du contraire. Leur caractère moral se rapporte à cet extérieur de faiblesse : incapables de nuire, ils sont souvent opprimés. Ceux qui habitent parmi les nègres sont habituellement en butte aux railleries et aux mauvais traitemens de leur part. Ils sont vendus comme objets de curiosité pour la cour des princes. Lors de la conquête du Mexique par les Espagnols, on en trouva dans les jardins du palais de Montézuma parmi les oiseaux et autres animaux rares. La faiblesse de leurs yeux ne leur permet pas de sortir vers le milieu du jour, à moins que le soleil ne soit couvert de nuages; c'est encore pour cela que leurs paupières sont agitées d'un clignotement continuel, que leur pupille se resserre et se dilate par des oscillations rapides et non interrompues, que les bords de leurs paupières sont souvent couverts de chassie, que les larmes coulent de leurs yeux quand le soleil les frappe directement. L'obscurité de la nuit les prive de la vision; mais le temps qui paraît être le plus favorable à l'exercice de cette fonction est celui du crépuscule ou les momens qui le précèdent et le suivent. Alors, par une sorte de compensation, leur vue est plus subtile que celle du reste des hommes; aussi est-ce le temps que prennent les albinos sauvages pour chercher leur nourriture. Cet état des yeux peut donc être justement rapproché de cette affection qui leur est propre et qu'on appelle *nyctalopie*. La lumière de la lune paraît plus favorable à leurs yeux que celle du soleil, ce qui leur a fait donner le nom d'*yeux-de-lune*. Rien ne prouve mieux l'usage de ce *pigmentum* de la membrane choroïde que les phénomènes résultans de son absence ou de la moindre intensité de sa couleur. Dans ces cas, la vue est plus faible; les yeux noirs supportent mieux l'éclat du soleil; ceux qui sont moins colorés sont plus propres à voir pendant le crépuscule. C'est donc une prévoyance de la nature d'avoir donné ces derniers aux peuples du nord, où les crépuscules sont plus prolongés, et les premiers aux habitans du midi, que les rayons d'un soleil trop ardent éblouiraient.

Quelques auteurs, au nombre desquels s'est rangé Voltaire, prétendent qu'il existe des peuplades ou même de petites nations de cette variété qu'on a supposé habiter l'intérieur de l'Afrique; et à ce sujet il met en question si elle n'établit pas une classe d'êtres intermédiaire qui remplirait la lacune qui existe entre l'homme et les animaux. Cette race, dit-il, est si faible, si peu nombreuse et si maltraitée par les nègres, qu'il est à craindre qu'elle ne subsiste pas encore long-temps. N'a-t-il pas pu arriver de même par la suite des siècles, à l'égard d'autres variétés ou animaux plus faibles? La question serait importante et l'argument assez pressant, s'il était prouvé qu'il existe des peuplades d'albinos. La plupart des auteurs s'accordent à les regarder comme une sorte d'anomalie sporadique. On révoque en doute s'ils appartiennent à l'espèce humaine : il n'est plus permis de renouveler cette question depuis qu'il est prouvé que le genre humain ne présente que des variétés et non des espèces. Je ne connais point de fait bien avéré qui constate qu'ils sont aptes à se reproduire en s'accouplant entre eux. D'après les témoignages variés des auteurs, il paraît qu'ordinairement ils doivent leur origine à l'union de deux individus, dont un nègre ou mulâtre, l'autre blanc ou albinos. Cependant il est incertain si quelques-uns ne sont pas nés de deux individus nègres. S'il en est ainsi, l'on ne peut s'empêcher de relever les dénominations d'*æthiops-albus*, *leucæthiops*, *chacrelas*, qui reviennent à celle de nègreblanc, laquelle, au premier abord, paraît si bizarre, et qui est d'ailleurs inexacte, puisqu'il est constant qu'il existe des individus de cette couleur qui ne présentent pas les caractères généraux de la race nègre. Quoique les albinos soient plus communs en Afrique et dans les autres contrées méridionales habitées par les nègres, et qu'on en ait principalement observé à l'isthme de Darien, au Brésil, dans l'Océan indien, à Sumatra, à Bali, à Amboine, à Manille, dans la nouvelle Guinée, les îles des Amis et de la Société, on en a vu aussi chez presque tous les peuples civilisés, en Danemarck, en Angleterre, en Irlande, en France, en Suisse, en Italie, dans les îles de l'Archipel, en Hongrie; et hors de l'Europe, chez les Arabes, les Malabares, les Cafres.

L'anatomiste doit rechercher dans quelle conformation organique réside cette variété. On sait que la coloration de la peau des nègres a son siége dans le réseau muqueux ou réticulaire de Malpighi; il était naturel de penser que la blancheur de celle des albinos est due à une teinte différente du même tissu. Quoiqu'on ait eu rarement occasion de disséquer de ces individus, l'observation a constaté cette assertion, que l'analogie rendait plus que probable. Blumenback nie l'existence de ce réseau muqueux chez ces individus. Comme il est difficile de la démontrer, si ce n'est au moyen de sa couleur, il serait possible qu'on n'eût pas pu le découvrir, quoique réellement existant lorsque son aspect blanchâtre se confondait avec celle du corion subjacent. N'ayant pas eu occasion de faire des observations par moi-même, je laisserai indécise la question de savoir si le tissu muqueux de Malpighi n'existe pas ou s'il est incolore. Lecat pense que cette couleur blanche de la peau est due à la chaleur. Cette opinion me paraît dénuée de tout fondement. Il semble absurde, en effet, de prétendre que la même cause produise également la couleur brune des nègres et la blancheur des *albinos*. Le premier phénomène est appuyé sur un grand nombre de faits qui le rendent au moins probable : les parties du corps qui sont exposées aux rayons du soleil, comme les mains et le visage, brunissent plus ou moins; la patrie des peuples nègres est toujours un pays chaud, etc. S'il était permis de conjecturer des causes qui nous sont inconnues, la privation de la lumière me paraîtrait beaucoup plus propre à produire ce phénomène, que je comparerais sous ce rapport aux plantes étiolées à l'ombre. Le même Blumenback ne fait pas de doute que cette singularité ne soit due à une maladie qu'il range parmi les cachexies; mais le plus grand nombre des auteurs s'élève contre cette opinion. Je ne m'arrêterai pas à cette question, qui me paraît oiseuse, puisqu'il ne s'agit que de rapprocher ou non ce phénomène de plusieurs autres. J'observerai seulement que l'acception du mot maladie ne s'étend pas d'ordinaire à une faiblesse générale qui dure toute la vie et qui est absolument incurable, comme la leucæthiopie. Cependant, quoi qu'en dise l'auteur que je viens de citer, il paraît que les phénomènes qui caractérisent l'albinos peuvent n'être pas congénitaux. D'autres ont voulu rapprocher la blancheur des *blafards* d'une maladie cutanée, comme la lèpre, s'appuyant sur ce que leur peau est souvent couverte d'écailles qui tombent et se renouvellent, et sur l'analogie qu'on lui a trouvée avec la lèpre blanche dont parle Moïse. Voltaire a réfuté cette opinion. « Prétendre, dit-il, que ce sont des nègres-noirs dont une espèce de lèpre a blanchi la peau, c'est comme si l'on disait que les noirs eux-mêmes sont les blancs que la lèpre a noircis. »

Ce n'est pas d'aujourd'hui qu'on a remarqué le rapport qui existe entre la couleur de la peau et celle des cheveux, et entre celle de ces derniers et la teinte de l'iris. Aristote l'avait observé; depuis les Arabes, et parmi les modernes nous citerons Demours. Une de ces vues vastes et ingénieuses qui sont familières à M. Blainville ajoute un nouvel intérêt à ce rapprochement. Il considère la peau comme le siége de tous les sens, qui ne seraient qu'une modification du toucher, de même que leurs organes, des appareils spéciaux surajoutés à cette grande membrane. Si donc, d'après ces données, l'œil pouvait être regardé, jusqu'à un certain point, comme une dépendance de la peau, il paraîtrait moins surprenant que la couleur de l'iris fût constamment analogue à celle de l'enveloppe extérieure du corps ou de ses excroissances épidermiques, comme les cheveux, etc.

J'ai vu à Paris plusieurs albinos, et il en existe un dans un état d'idiotisme complet parmi les fous de Bicêtre. On présenta à la Faculté de médecine de Paris une femme et un homme *albinos* qui, outre les caractères propres aux albinos, offraient une peau bleuâtre qu'on aurait pu attribuer à un vice dans l'appareil circulatoire, si les deux individus n'avaient pas eu la même teinte. Parmi les chameaux albinos observés par Elphinstone, il y en avait un dont la grande blancheur contrastait avec la couleur bleue de l'iris.

La leucæthiopie n'est point le partage exclusif de l'espèce humaine; on l'a observée chez beaucoup d'animaux. Qui n'a remarqué les chevaux, les lapins, les souris, les chats et les furets de cette couleur? Dans ces espèces d'animaux, cette altération est devenue, par la suite des temps, presque une seconde nature. On en a de même observé des exemples chez les singes, les écureuils, les rats, les hamsters, les cochons d'Inde, les taupes, les didelphes, les martres, les fouines, les renards, les rhinocéros, les éléphans, les ours, les chameaux, les buffles, les ânes, les chèvres; et parmi les oiseaux, chez les corbeaux, les merles, les serins, les perdrix, les poules, les paons, les canards, les faucons communs, les choucas, les moineaux, les ortolans, les alouettes, etc.

(G. BRESCHET.)

ALBUGINÉ, adj.; *albugineus*, blanc; terme employé par les anatomistes pour désigner la membrane propre du testicule, et par quelques-uns pour désigner la sclérotique, la conjonctive, et même l'humeur aqueuse. M. Chaussier a appliqué ce nom à l'un des quatres genres de fibres dont il admet l'existence; c'est elle qui constitue les tendons, les aponévroses, les ligamens articulaires, etc. Elle est blanche, linéaire, cylindrique, tenace, renitente, peu élastique, peu extensible, très-résistante; elle s'altère difficilement dans l'eau froide; elle se gonfle, s'amollit, se fond dans l'eau bouillante; elle se résout en gélatine et paraît contenir un peu d'albumine; elle est toujours disposée en fascicules, en faisceaux diversement rapprochés et serrés; elle forme des membranes, des bandes plus ou moins larges, des cordons, qui dans leur état de fraîcheur sont blancs, luisans, argentins, satinés, et qui, par la dessiccation, deviennent jaunâtres et demi-transparens. Cette fibre qui se distingue des autres par sa renitence, sa fermeté et surtout la force avec laquelle elle résiste à la rupture, ne me paraît différer de la fibre cellulaire que par son degré de consistance ou de condensation. *Voyez* FIBRES.

(A. BÉCLARD.)

ALBUGINEUX, adj., *albuginosus*; expression générique employée par M. Chaussier, pour désigner les parties formées par la fibre albuginée. Ce sont celles que Bichat a très-judicieusement rapprochées dans une description générale, et moins heureusement nommées fibreuses. Cette dernière épithète en effet peut s'appliquer à toutes ou presque toutes les parties du corps. Comme les parties dont il s'agit remplissent toutes l'office de lien, de cordon, de bande, je les désigne sous le nom général de tissu desmeux. *Voyez* ce mot. (A. BÉCLARD.)

ALBUGO, s. m. Mot latin qu'on a fait passer dans la langue française pour désigner une tache blanche, opaque, placée entre les lames de la cornée transparente; c'est une espèce de taie. *Voyez* TAIE.

L'albugo est presque toujours la suite d'une inflammation violente de l'œil, et dépend de l'épanchement d'une lymphe dense, concrescible dans le tissu de la cornée. Dans quelques circonstances, rares à la vérité, il se développe lentement, sans aucune cause occasionelle appréciable chez des individus affectés de scrofules, de syphilis ou de dartres.

L'albugo se présente sous la forme d'une tache irrégulière, peu ou point saillante, plus ou moins étendue, blanche, opaque, présentant par fois un reflet bleuâtre ou nacré. Sa partie moyenne est en général très-opaque; sa circonférence, sans l'être également dans tous ses points, présente cependant une couleur qui contraste fortement avec celle de la cornée. L'albugo est en général d'autant plus opaque qu'il est plus ancien. Souvent il paraît ne plus avoir aucune relation avec le système vasculaire de la cornée, et se trouve isolé dans le centre de cette membrane, sans causer au malade ni ardeur ni sensation incommode, et sans que le reste de l'œil en paraisse nullement vicié. Assez fréquemment on voit des vaisseaux sanguins volumineux, injectés, qui rampent au-devant de l'albugo ou s'enfoncent même dans son épaisseur, sans qu'on puisse souvent suivre leur continuité avec les autres vaisseaux de la conjonctive.

L'albugo produit toujours une difformité désagréable : quand il est fort large et occupe le centre de la cornée, il intercepte entièrement le passage des rayons lumineux et produit la cécité; quand il est placé seulement au-devant d'une portion de la pupille, le malade peut encore apercevoir les objets à travers la partie diaphane de la cornée; mais il est obligé de les regarder obliquement dans tel ou tel sens, suivant que la taie se trouve en haut, en bas, en dedans ou en dehors. Quand la tache est petite et située au centre de la cornée, la vue est plus nette dans un lieu obscur qu'au grand jour, parce que la pupille est alors dilatée, et que les rayons lumineux peuvent entrer en plus grand nombre dans le fond de l'œil, comme cela s'observe au reste dans beaucoup de cas de cataractes commençantes.

L'albugo se distingue du *nuage* par son opacité, sa profondeur, et parce qu'il n'est pas toujours, comme ce dernier, accompagné de veines variqueuses, ni produit comme lui par l'effusion d'une sérosité lactescente dans le tissu de la lame mince de la conjonctive qui recouvre la cornée; il diffère du *leucoma* ou cicatrice opaque de la cornée, par sa cause et parce que cette dernière tache offre toujours une dépression sensible et une couleur lisse et luisante, qui tranche fortement avec celle de la cornée transparente.

L'albugo récent se dissipe le plus souvent à l'aide des moyens usités dans le premier et dans le second temps de l'ophthalmie aiguë, c'est-à-dire d'abord par les saignées générales et locales, par l'usage des boissons délayantes, légèrement laxatives, et par l'application de collyres ou d'autres topiques émolliens; dans le second temps, par l'emploi des topiques astringens, légèrement irritans et fortifians. On peut espérer d'heureux résultats de ces moyens, tant que la lymphe concrescible épanchée n'a point désorganisé la texture intime de la cornée. On parvient plus facilement à dissiper l'albugo chez les enfans que chez les adultes, parce que chez eux le système lymphatique qui absorbe l'humeur opaque épanchée, agit avec promptitude, et parce que son action peut être facilement accrue, comme le fait remarquer Scarpa, à l'aide de stimulans externes. Il n'est point de praticiens qui n'aient eu occasion de voir, avec ce célèbre chirurgien, des albugo survenus chez des enfans, à la suite d'ophthalmies graves, se dissiper en peu de temps, et quelquefois même sans aucun topique et d'une manière spontanée.

De tous les remèdes locaux propres à provoquer l'absorption de la lymphe opaque épanchée dans l'albugo, lorsque cette maladie est récente, n'est plus compliquée d'inflammation du globe de l'œil, ou même lorsqu'elle est invétérée, ceux qui ont paru les plus avantageux à Scarpa sont le collyre Saphyrin; l'onguent fait avec l'oxyde de zinc, une drachme; aloës, muriate de mercure doux, de chaque deux grains; beurre frais, une demi-once : la pommade de Janin; le fiel de bœuf, de brebis, de brochet, de barbeau, qu'à l'aide d'un petit pinceau on porte sur la cornée trois ou quatre fois le jour, afin qu'il n'irrite pas trop. J'ai, dans plusieurs cas, employé avec beaucoup davantage, sur des enfans affectés d'albugo, de l'oxyde de bismuth réduit en poudre impalpable et soufflé entre les paupières et sur la cornée transparente ; le séton à la nuque et le calomélas administré à l'intérieur comme purgatif.

Pour obtenir la guérison de l'albugo, il convient d'insister avec toute l'exactitude possible, pendant au moins trois ou quatre mois, dans l'usage des remèdes locaux et généraux qu'on a jugés les plus convenables, avant de perdre tout espoir de guérison.

M. Demours a retiré de fort bons effets de lotions faites sur les yeux avec de l'eau de balaruc, de l'eau de mer. Lorsqu'il existe sur la conjonctive des vaisseaux variqueux qui semblent entretenir la maladie, ce praticien conseille d'appliquer une ou deux sangsues à la face interne de la paupière inférieure, de faire sur les vaisseaux engorgés des scarifications avec la pointe d'une lancette, ou même d'en faire l'excision d'un seul coup de ciseaux courbes sur leur plat, après les avoir saisis et soulevés avec des pinces à disséquer. Lorsque l'albugo est placée entre les lames moyennes de la cornée transparente et fait une légère saillie à l'extérieur, il faut, suivant le même chirurgien, introduire obliquement la pointe d'une lancette aiguë dans trois ou quatre points de la tache. Quand l'albugo s'est développé lentement et sans cause connue, on dirige le traitement d'après la disposition générale de l'individu et la cause présumée de la maladie. Ainsi on emploie les remèdes propres à combattre les scrofules, la syphilis, les dartres, si on a lieu de soupçonner que l'albugo dépend de l'une de ces affections; quant à la râclure des lames de la cornée, conseillée par Taylor, à la perforation de cette membrane, à l'établissement d'un ulcère artificiel sur l'albugo et autres moyens semblables, que l'on a proposés pour guérir cette maladie, ils sont non-seulement inutiles, mais offrent de graves inconvéniens, et ne peuvent avoir été inventés que par l'ignorance, et vantés par le charlatanisme. Lorsque l'albugo existe sur les deux yeux, au centre de la cornée, et qu'il produit une cécité complète, il ne reste d'autre moyen de rendre la vue au malade que d'ouvrir une pupille artificielle, au niveau d'une portion de la cornée qui a conservé sa diaphanéité. *Voyez* PUPILLE ARTIFICIELLE. (J. CLOQUET.)

ALBUM GRÆCUM, ou ALBUM CANIS. On désignait anciennement par ces mots latins les excrémens du chien, auxquels on était parvenu à donner une teinte blanche, et dont on faisait usage en thérapeutique. Pour les obtenir avec toutes les qualités requises, on avait soin de ne nourrir les chiens qu'avec des os, et de choisir pour cela l'époque des grandes chaleurs de la canicule, comme Libavius en donne le précepte. Pour peu que l'on veuille se donner la peine de réfléchir, on reconnaîtra bientôt, avec Fourcroy, que les excrémens blancs du chien ne sont que le phosphate de chaux des os dépouillés de toute matière organique par l'acte de la digestion. Il serait donc absurde de les prescrire, ainsi qu'on le faisait autrefois, comme dessiccatifs, abstergens, apéritifs, maturatifs, résolutifs, etc. Nous ne concevons point d'après quels principes on a pu en conseiller l'usage dans l'hydropisie. N'est-il pas également ridicule de les voir administrer dans les cas de dysenteries chroniques, dans l'intention de *mondifier* les ulcères que cette maladie fait naître dans les intestins? Il n'était guère plus rationnel, comme on l'a fait depuis, de les appliquer sur les verrues pour les dessécher, sur les tumeurs pour les fondre et les ramollir, sur les ulcères malins pour les déterger, ou de les donner à l'intérieur dans les endurcissemens des tonsilles et dans l'esquinancie. Ce médicament dégoûtant est entièrement banni des officines; le nom seul en est encore connu et rappelle les erreurs qui ont signalé l'enfance de l'art.

(HIPP. CLOQUET.)

ALBUMINE, s. f., *albumen*, de *albus* blanc; nom donné à un des principes immédiats des animaux les plus répandus, et qui fait la majeure partie du blanc d'œuf (*albumen* des Latins); il existe aussi dans certains végétaux, ce qui a donné lieu à distinguer l'*albumine animale* et l'*albumine végétale*.

Albumine animale. — Elle est formée, suivant MM. Gay-Lussac et Thénard, de 52,883 parties de carbone, de 23,872 d'oxygène, de 7,540 d'hydrogène et de 15,705 d'azote; et d'après Bérard, de 1000 parties de vapeur de carbone, de 127 de gaz azote, de 810 de gaz hydrogène et de 170 de gaz oxygène: elle contient en outre du soufre. Le blanc d'œuf n'est pas la seule substance animale dans laquelle on trouve ce principe immédiat; il existe aussi dans le sérum du sang, le chyle, la synovie, les liquides sécrétés par les membranes séreuses dans l'état sain ou dans les divers cas d'hydropisie, dans la chair musculaire, dans les fluides contenus dans le corps des hydatides, dans les phlyctènes, les humeurs de l'œil, la bile des oiseaux, le pus, etc.

Propriétés de l'albumine liquide ou du blanc d'œuf délayé dans l'eau distillée et filtré. (*Voyez* blanc d'œuf; celui-ci contient outre l'albumine et l'eau, un peu de gélatine, du sous-carbonate de soude, et quelques autres sels.) Elle est incolore, transparente, légèrement sapide, inodore et susceptible de verdir le sirop de violettes, à raison d'une certaine quantité de sous-carbonate de soude qu'elle renferme; elle mousse lorsqu'on l'agite, surtout si elle a été mêlée avec de l'eau. Chauffée, elle se coagule à la température de 74°, th. c., à moins qu'elle n'ait été étendue d'une très-grande quantité d'eau; cette propriété, qui distingue l'albumine des autres liqueurs animales, se manifeste dans le vide, et paraît tenir à la cohésion des molécules albumineuses qui s'éloignent des molécules aqueuses, se réunissent et se précipitent (*voyez* albumine solide) : c'est à tort que Fourcroy la faisait dépendre de l'action de l'oxygène. Exposée au soleil, la liqueur dont nous parlons, perd 0,80 de son poids, se dessèche sans se coaguler, et fournit une masse jaunâtre, demi-transparente, vitreuse, soluble dans l'eau, et dont on peut tirer parti dans les navigations de long cours. L'albumine liquide est subitement coagulée par la pile de Volta; il suffit même qu'une liqueur contienne quelques atomes d'albumine en dissolution pour que celle-ci se rassemble en flocons autour du pôle résineux ou négatif. La plupart des acides forts et le chlore s'emparent de l'albumine avec laquelle ils forment des composés blancs insolubles. L'alcohol la coagule sur-le-champ en s'unissant à l'eau dans laquelle elle était dissoute. Les dissolutions de potasse, de soude, d'ammoniaque, de baryte, de strontiane et de chaux, loin de précipiter l'albumine, la rendent plus fluide. La plupart des sels métalliques dissous dans l'eau sont décomposés par l'albumine qui les précipite; le produit de cette décomposition varie; tantôt il est composé d'albumine et de l'oxyde métallique qui fait partie du sel, tantôt il est formé d'albumine et de l'excès d'acide du sel, tantôt enfin l'acide et l'oxyde métallique sont décomposés, et alors le précipité renferme outre l'albumine un des élémens de l'acide et de l'oxyde; c'est ce que l'on observe principalement lorsqu'on verse la liqueur animale dont nous parlons dans une dissolution de sublimé corrosif (hydrochlorate de deutoxyde de mercure), puisque le précipité contient alors de l'albumine et du protochlorure de mercure. Suivant Bostock la dissolution du sublimé corrosif est un des réactifs les plus sensibles pour découvrir la présence de l'albumine. Le tannin fait naître dans l'eau albumineuse un précipité jaune très-abondant. L'albumine peut dissoudre 0,05 d'oxyde de fer. Comme toutes les substances animales, elle se pourit lorsqu'on l'abandonne à elle-même, et donne naissance entre autres produits à du gaz acide hydro-sulfurique. (*Voyez* putréfaction.) Elle noircit les vases d'argent dans lesquels on la fait chauffer; il se produit dans ce cas du sulfure d'argent noir, formé d'argent et du soufre qui entre dans la composition de l'albumine.

On emploie cette liqueur animale pour clarifier les sucs d'herbes, les vins, la bière, le cidre, etc.; cette opération se fait à chaud ou à froid; dans le premier cas l'albumine se coagule tandis qu'elle précipite le tannin contenu dans les matières que l'on veut clarifier, si on agit à froid : toujours est-il vrai que le précipité qui se forme entraîne avec lui les particules qui rendent ce liquide trouble. On prépare avec l'albumine et la chaux vive un lut très-siccatif. On doit préférer cette substance à toutes les autres, dans la première période du traitement de l'empoisonnement par les dissolutions de mercure et de cuivre; en effet, elle décompose sur-le-champ les sels dont nous parlons, et y fait naitre un précipité qui n'exerce aucune action nuisible sur l'économie animale, d'où il suit que l'albumine est le véritable contre-poison des préparations solubles de mercure et de cuivre. (*Voyez* POISON.) Les médecins la rangent parmi les substances émollientes. Délayée dans beaucoup d'eau, on l'a administrée avec succès à l'intérieur, dans certains cas de fièvre jaune. Mêlée avec l'huile, elle sert à calmer les douleurs dans les parties qui ont été brûlées. On a encore employé l'albumine ou le blanc d'œuf pour enduire de petites bandelettes de linge dont on entoure les membres des enfans nouveau-nés dans les cas de fracture; en se desséchant, cette substance donne à l'appareil la solidité nécessaire pour maintenir les fragmens en rapport jusqu'à leur parfaite consolidation. On sait que Mocasti trempait dans de l'albumine les différentes pièces de l'appareil qu'il employait pour les fractures du col de l'humérus, et qu'on connaît sous le nom d'*étoupade de Moscati*. On s'est également servi, dans le pansement des excoriations légères, de la solution aqueuse d'albumine aiguisée d'une petite quantité d'alcohol. On l'employait autrefois dans les maladies des yeux, sous forme de collyre. Seule ou unie à d'autres principes immédiats des animaux, elle doit être regardée comme un aliment très-nutritif, ce qui fait que l'on ne doit s'en servir en médecine à titre d'adoucissant, qu'après l'avoir étendue de beaucoup d'eau, surtout lorsque le malade est à la diète la plus sévère.

Albumine solide. — L'albumine obtenue en coagulant le blanc d'œuf par la chaleur, est solide, d'un blanc de perle, opaque, translucide sur les bords, susceptible de se dessécher et de prendre l'aspect de la corne lorsqu'on l'expose à une douce chaleur. Distillée, elle se décompose et fournit comme toutes les matières organiques azotées, de l'eau, du sous-carbonate, de l'acétate, et de l'hydrocyanate d'ammoniaque, une huile épaisse fétide et noire, du gaz hydrogène carboné, du gaz oxyde de carbone, du gaz azote et du charbon volumineux, brillant, et difficile à incinérer. Elle est insoluble dans l'eau, peu soluble dans l'acide acétique et dans l'ammoniaque; la potasse et la soude la dissolvent au contraire très-bien à froid; laissée pendant quelque temps dans l'eau, dans l'alcohol et dans l'éther, elle se décompose, même à la température ordinaire. Les acides hydrochlorique et sulfurique affaiblis la décomposent et la transforment en une masse gélatineuse composée d'acide et de matière animale altérée.

Albumine végétale, nom donné par les chimistes à l'albumine que l'on trouve dans certains végétaux, et notamment dans le suc de papayer. Fourcroy avait annoncé depuis 1790 l'existence de ce principe immédiat dans une grande variété de plantes; mais il a été reconnu depuis par Proust que la matière indiquée par Fourcroy ne jouissait pas des propriétés qui caractérisent l'albumine. L'albumine dite végétale se comportant avec les réactifs, comme celle que l'on retire des animaux, nous renverrons à ce qui a été dit à l'article albumine. (ORFILA.)

ALCAEST ou ALCAHEST. Nom donné par les alchimistes à une liqueur merveilleuse qui pouvait guérir toutes les maladies, dissoudre tous les corps, les réduire en leurs élémens primitifs, perfectionner leur être, etc. Nous croirions abuser de la permission d'écrire, si, sans chercher à réfuter ces absurdités, nous nous permettions même de consacrer quelques lignes à les exposer. L'alcahest, considéré chimiquement et médicalement, doit être placé à côté de la pierre philosophale; et lorsque l'on voit Van Helmont traiter sérieusement ce sujet, on ne peut que s'étonner de voir l'influence que, même dans les sciences physiques, les préjugés peuvent exercer sur les meilleurs esprits. (PELLETIER.)

ALCALESCENCE, s. f., *alcalescentia*. État des substances végétales ou animales dans lesquelles il s'est formé, par un mouvement spontané, une certaine quantité d'ammoniaque. On désigne aussi par ce mot la simple disposition des corps à éprouver la fermentation alcaline ou putride. Tous les corps qui contiennent du gaz azote, l'un des principes de l'ammoniaque, peuvent devenir alcalescens. Toutes les substances animales sont par conséquent dans ce cas; quelques végétaux, particulièrement ceux de la famille des crucifères, sont susceptibles de la même décomposition. (*Voyez* ALIMENS et FERMENTATION.) Quant à l'alcalescence des humeurs, qui forme une des espèces d'acrimonie, ce qui a été dit de l'acidité s'applique entièrement à cette dégénérescence. (*Voyez* ACIDITÉ, ACRIMONIE, HUMORISME, et les articles de séméiotique relatifs aux matières des sécrétions.

(RAIGE-DELORME.)

ALCALI ou ALKALI, s. m.; dérivé de *kali*, mot arabe employé pour désigner le *salsola soda*, de L., qui fournit une assez grande quantité d'un des principaux alcalis, la soude. Les chimistes donnent aujourd'hui le nom d'*alcali* à toute substance composée, solide, liquide ou gazeuse, sapide, verdissant le sirop de violettes, rougissant la couleur jaune du curcuma, rétablissant la couleur bleue du papier de tournesol rougi par un acide, et jouissant de la propriété de se combiner avec les acides, dont ils font disparaître en tout ou en partie les caractères, et avec lesquels ils forment des sels. Les principaux alcalis sont la potasse, la soude, la lithine, la baryte, la strontiane, la chaux, la magnésie, l'ammoniaque, la morphine, la strychnine, la brucine, la picrotoxine, l'émétine, la delphine, la vératrine, la solanine, etc. Leur composition est loin d'être identique; plusieurs d'entre eux sont formés d'un métal et d'oxygène, tels sont les sept premiers; l'ammoniaque est composée d'hydrogène et d'azote; tous les autres sont des principes immédiats des végétaux formés d'oxygène, d'hydrogène et de carbone : on les désigne plus particulièrement sous le nom d'*alcalis végétaux* ou de *bases salifiables végétales*, tandis qu'on donne aux autres le nom d'*alcalis minéraux*. On avait cru jusque dans ces derniers temps que tous les alcalis offraient une saveur urineuse, âcre et caustique, et qu'ils étaient solubles dans l'eau froide; mais il est reconnu aujourd'hui que la plupart des alcalis végétaux ont une saveur amère nullement caustique, et qu'ils agissent à peine sur l'eau à la température ordinaire. Il est impossible, dans l'état actuel de la science, d'exposer les propriétés et le mode de préparation des alcalis d'une manière générale, cette classe de corps renfermant des substances trop différentes par leur composition et par l'action qu'elles exercent sur les réactifs : aussi n'entreprendrons-nous pas de remplir cette tâche, et bornerons-nous leur histoire chimique générale à ce qui vient d'être établi, en renvoyant pour les détails à chacun des mots qui servent à les désigner.

L'étude particulière des alcalis intéresse les médecins sous plusieurs rapports : en effet quelques-uns d'entre eux sont employés comme caustiques, tels sont la potasse à la chaux (pierre à cautère) et l'ammoniaque; il en est un très-grand nombre que l'on administre à l'intérieur seuls, et plus souvent combinés avec les acides à l'état de sel : presque tous sont vénéneux et susceptibles de déterminer une mort prompte, lors même qu'ils sont employés à petite dose. *Voyez* POISON. (ORFILA.)

ALCALI FLUOR OU VOLATIL. *Voyez* AMMONIAQUE.

ALCALINITÉ, s. f.; propriété des corps qui contiennent une plus ou moins grande quantité d'alcali libre; tels sont la bile, le sérum du sang, etc.

ALCANNA ou ALKANNA, s. m. On désignait sous ce nom arabe différentes racines originaires d'Orient, et principalement celle du *Lawsonia inermis*, LIN.; de la famille des salicaires, JUSS.; de l'octandrie monogynie de LIN., et qui avaient la propriété de donner un principe colorant analogue à celui de l'orcanette; ce qui fait que cette substance est désignée dans Lémery sous le nom d'*orcanette de Constantinople*. Elle n'est plus employée aujourd'hui. (A. RICHARD.)

ALCÉE, *alcæa rosea*, LIN. (malvacées, JUSS.; monadelphie polyand., LIN.) Grande et belle plante que l'on cultive dans tous les parterres d'ornement, à cause de la grandeur de ses fleurs. Elle porte les noms de *rose tremière* ou *passe-rose*. Ses feuilles et ses fleurs, comme celles de la plupart des autres plantes de la famille des malvacées, sont mucilagineuses et adoucissantes, et peuvent dans le besoin remplacer parfaitement celles de la mauve ou de la guimauve. (A. RICHARD.)

ALCHIMIE, s. f., *alchimia*, mot formé de *al*, particule arabe qui indique l'excellence, la supériorité, et de *chimia*, chimie. D'autres l'ont dérivé de ἅλς et de χυμεία, parce que, suivant eux, le grand secret était caché dans le sel.

Perfectionner les métaux imparfaits et opérer leur transmutation en or, tel était l'objet de l'alchimie. Cette opération, à laquelle on donnait le nom de *grand-œuvre*, de recherche *de la pierre philosophale*, formait l'occupation constante d'une classe de savans connus sous le nom d'*adeptes*, de *philosophes* : on peut déjà penser que cet art chimérique, s'il eut des sectateurs de bonne foi, compta parmi ses partisans un grand nombre d'imposteurs qui exploitèrent à leur profit la crédule cupidité de certaines gens. Soit pour donner plus d'importance à leurs travaux, soit qu'ils vissent réellement, dans les monumens si extraordinaires des anciens, des preuves qui leur démontraient que les arts chimiques avaient jadis existé, et que le pouvoir de faire de l'or avait pu seul suffire aux frais immenses de leur construction, les alchimistes cherchèrent l'origine de leur science jusque dans les temps les plus reculés. Ils en firent honneur à Taaut, l'Hermès des Grecs, qui passe pour avoir procuré aux Égyptiens la connaissance des sciences et de tous les arts utiles. Mais, malgré les écrits qui portent les noms les plus célèbres de l'antiquité, il est avéré que l'alchimie ne remonte pas au delà des premiers siècles de l'ère chrétienne, et qu'elle est née de la philosophie mystique des orientaux. Cette science n'était pas même alors connue sous ce nom. Ce ne fut que dans le huitième siècle, à peu près, que la particule *al* fut ajoutée au mot chimie par les premiers arabes qui la cultivèrent. Il serait difficile de tracer exactement l'histoire de l'alchimie, de présenter un aperçu de ses principes : des essais multipliés, sans aucune règle, ne sauraient être transmis ; leurs auteurs mêmes, le plus souvent, auraient envain cherché à les répéter, lorsqu'ils en avaient obtenu quelques résultats spécieux. D'ailleurs, mêlant à leurs travaux une foule de pratiques superstitieuses, les alchimistes semblaient reconnaître le silence ou l'obscurité comme un point de doctrine. C'est probablement au mystère dont ils s'enveloppaient qu'ils ont dû de prolonger si long-temps les prestiges de leur art mensonger. Ceux qui étaient jugés dignes de recevoir le précieux secret, ou qui achetaient fort cher le privilége de le connaître, n'étaient instrûits que d'une partie des moyens d'opérer la transmutation des métaux. Leurs travaux devaient achever le grand œuvre. L'on peut bien croire que pour ce qui regardait l'objet principal, la restriction n'était qu'apparente, et l'on serait tenté de n'en mettre aucune dans la définition que Harris a donnée de la science hermétique : *ars sine arte, cujus principium est mentiri, medium laborare, finis mendicare.*

L'alchimie, après avoir paru dans diverses contrées à différentes époques, fut cultivée avec une sorte de fureur vers la fin du quinzième siècle et dans le cours du seizième, temps où régnaient tous les genres de superstition. Ce fut alors qu'on en fit une application plus directe à la médecine; que Paracelse et ses prosélytes ajoutèrent à toutes les extravagances de leur système la prétention de découvrir un remède universel. La pierre philosophale et la panacée universelle devinrent le double but que se proposèrent les alchimistes. L'un n'était pas plus raisonnable que l'autre. De tous côtés les alchimistes se mirent à travailler les divers corps de la nature, à les combiner de mille manières. La persévérance et la nature de leurs travaux, pour lesquels ils employaient le feu, leur avaient déjà mérité le nom dérisoire de *souffleurs*. S'ils n'obtinrent pas les résultats qui faisaient l'objet de leurs vœux, si la plupart d'entre eux consumèrent des monceaux d'or pour en trouver une parcelle, leurs innombrables tentatives ne furent pas entièrement perdues pour l'humanité. Ils découvrirent indirectement un grand nombre de substances utiles, qui, sans leur folie, seraient encore restées long-temps inconnues. Nous verrons aux articles qui exposeront la doctrine de Paracelse, l'influence de ces découvertes sur la destruction du galénisme, et sur les progrès de la thérapeutique.

Des faits nombreux que le hasard présenta aux alchimistes, naquit enfin la véritable chimie. Cette science n'existait pas auparavant, à moins que l'on ne donne ce nom à la réunion de quelques faits sans liaison, de quelques préceptes non raisonnés qui servaient à fabriquer différens corps, ou à composer plusieurs médicamens. Dès lors la chimie se sépara pour toujours de la prétendue science d'Hermès, avec laquelle elle était confondue. Elle se dégagea de toutes les manœuvres de la superstition. Les progrès des lumières portèrent les derniers coups à l'alchimie. Sans prétendre imposer à la chimie des bornes que ses progrès journaliers nous exposeraient à voir franchir, sans nier que l'analyse ne puisse un jour donner les moyens de recomposer les corps dont elle aura fait connaître les principes, nous croyons que des savans ne chercheront plus sérieusement à transformer en or un métal moins précieux. Si l'on vit encore, dans des temps trop rapprochés de nous, des hommes qui ne perdirent ni cet espoir, ni celui de trouver un remède pour tous les maux, ou qui voulurent persuader qu'ils possédaient l'un ou l'autre secret, n'en accusons que cette faiblesse humaine, rebelle aux leçons de l'expérience et de la raison, qui ne cessera de créer des dupes, et sur laquelle l'imposture fondera toujours ses calculs et ses succès. (RAIGE-DELORME.)

ALCHIMILLE ou PIED DE LION, *alchimilla vulgaris*, LIN. et *alchimilla alpina*, LIN. (Rosacées, JUSS.; tétrandrie monogynie, LIN.), France. Le nom de *pied de lion*, donné à cette plante, vient de la ressemblance que l'on avait cru remarquer entre la figure de ses feuilles et celle de l'empreinte du pied d'un lion. Les sommités de cette plante, légèrement astringentes, étaient jadis employées à l'extérieur comme vulnéraires et détersives; elles ne sont plus usitées. (A. RICHARD.)

ALCOHOL ou *alkool*, s. m., mot arabe qui signifie ce qui est très-subtil, très-divisé. L'alcohol est un des produits de la fermentation que subissent, dans certaines circonstances, les matières végétales qui contiennent du sucre. Dans son état de pureté, l'alcohol est un liquide diaphane, sans couleur, plus fluide que l'eau, d'une saveur chaude et brûlante, d'une odeur forte et agréable; sa pesanteur spécifique prise à la température de 17° th. centigrade, est de 0,792. Elle varie suivant le degré de température. L'alcohol n'est pas conducteur de l'électricité. Il réfracte fortement la lumière. Sa force de réfraction est de 2,223, celle de l'eau pure étant prise pour unité. L'alcohol exposé à l'air se volatilise, mais en même temps la partie de la liqueur qui ne s'est pas encore mise en expansion s'affaiblit, en attirant l'humidité de l'air. Exposé à une température ascendante, il se dilate d'autant plus fortement qu'il approche davantage du point d'ébullition, qui est fixé à 78 degrés 4 dixièmes du thermomètre centigrade. Sous la pression moyenne de l'atmosphère, la densité de sa vapeur est, selon M. Gay-Lussac, de 1613; dans le vide il se volatilise à 13 degrés centigrades. Sa vapeur condensée par un abaissement de température le reproduit sans altération; soumis au froid le plus vif produit par les mélanges réfrigérans, il reste liquide. M. Hutton, physicien anglais, prétend avoir congelé l'alcohol par un froid de 79 degrés; mais comme il n'indique pas comment il a obtenu un si grand abaissement de température, son assertion est au moins douteuse. Lorsque l'on augmente l'action du calorique sur l'alcohol, en faisant passer ce dernier en vapeur à travers un tube de porcelaine chauffé au rouge, l'alcohol se décompose, et se transforme en gaz hydrogène carboné, oxyde de carbone et acide carbonique; il se forme aussi de l'eau et une petite quantité d'acide acétique et d'huile essentielle brune, qui contient une substance particulière sous forme de lames minces et cristallines. M. Th. de Saussure, ayant déterminé la nature et les quantités relatives de ces substances, est parvenu par ce moyen à établir la composition de l'alcohol, comme nous l'exposerons plus loin. L'alcohol s'enflamme à l'air libre par le contact d'un corps en ignition. Il brûle avec une flamme blanche nullement fuligineuse, en produisant de l'eau et de l'acide carbonique, et sans laisser de résidu. Le gaz oxygène, chargé de vapeur alcoholique, détonne violemment à l'approche d'un corps enflammé. On peut déterminer l'inflammation de l'alcohol ou celle de la vapeur mélangée d'air par le moyen de l'étincelle électrique. La plupart des corps simples n'ont aucune action sur l'alcohol. L'iode s'y dissout cependant en quantité notable, et fournit une teinture colorée maintenant employée en médecine dans le traitement de quelques maladies lymphatiques. (*Voyez* IODE.) Le phosphore et le soufre s'y dissolvent aussi en petite quantité. Pour obtenir de l'alcohol chargé de soufre autant que possible, il faut faire rencontrer ces deux corps à l'état de vapeur; alors ils s'unissent et forment un fluide jaune rougeâtre, exhalant une odeur d'hydrogène sulfuré. Le chlore a une action très-marquée sur l'alcohol; il réagit sur ses élémens et le transforme, entre autres produits, en une substance éthérée d'apparence oléagineuse, et formée d'hydrogène, de carbone et de chlore; cette matière pouvant être rangée parmi les éthers, nous aurons occasion d'en parler dans un autre article. Le potassium et le sodium altèrent l'alcohol en réagissant sur ses élémens; le dégagement de l'hydrogène qu'on remarque, pourrait cependant être dû à une certaine quantité d'eau que retiendrait l'alcohol le plus rectifié. Les autres métaux ou n'ont pas d'action sur l'alcohol, ou ont une action qui n'est pas encore connue.

L'eau s'unit à l'alcohol en toutes proportions. Le mélange de ces deux liquides est toujours accompagné d'élévation de température, et les deux liquides se pénètrent; car la densité du mélange est supérieure à la moyenne des densités des deux liqueurs. Cependant lorsque l'alcohol est très-faible, c'est-à-dire lorsqu'il a déjà été mélangé avec une certaine quantité d'eau, et qu'on vient à augmenter la proportion de celle-ci par un nouveau mélange, dans ce cas il y a raréfaction et abaissement de température, suivant les observations de M. Tillaye fils. L'alcohol ne dissout pas les oxydes métalliques, la potasse et la soude exceptées. L'ammoniaque est, aussi, soluble dans l'alcohol.

La baryte, la strontiane et la chaux, insolubles dans l'alcohol, tendent à lui enlever l'eau qu'il pourrait contenir. Les autres oxides métalliques sont sans action sur ce corps. Les acides, à un petit nombre près, sont plus ou moins solubles dans l'alcohol. Les acides minéraux concentrés agissent même sur l'alcohol, en donnant lieu à des composés nouveaux que nous examinerons à l'article *éther*. L'alcohol a une action variée sur les substances salines; il dissout les unes et n'a pas d'action sur les autres. En général les sels déliquescens sont solubles dans l'alcohol. Il a une action spéciale sur les nitrates d'argent et de mercure, qu'il convertit en *poudres fulminantes*, dont la composition n'est pas encore parfaitement connue.

L'alcohol dissout un grand nombre de substances végétales : de ce nombre sont les alcalis végétaux, quelques-uns des acides, toutes les huiles volatiles, la plupart des résines. D'autres principes immédiats végétaux sont totalemeut insolubles dans l'alcohol; telles sont les gommes, l'amidon, le ligneux, etc. Enfin il est des substances qui ne se dissolvent dans l'alcohol que lorsqu'il contient une certaine quantité d'eau; tel est le sucre cristallisable, etc. Ces propriétés font de l'alcohol un agent précieux dans l'analyse végétale.

L'alcohol préserve les matières animales de la putréfaction, mais il n'en dissout qu'un petit nombre. Suivant l'observation de M. Berzelius, il détermine quelques changemens chimiques dans quelques-unes de ces matières, qu'il convertit, avec le temps, en *matière adipocireuse*.

D'après les nombreuses et belles expériences de M. Théodore de Saussure, l'alcohol est composé de 51,98 de carbone, 34,32 d'oxygène, 13,70 d'hydrogène. Ces proportions sont telles que l'on peut considérer l'alcohol comme formé d'un volume d'hydrogène per-carboné et d'un volume de vapeur d'eau réunis et condensés en un volume de vapeur alcoholique.

La découverte de l'alcohol paraît être due à Arnold-de-Villeneuve, médecin de Montpellier, qui florissait sur la fin du 8e siècle, du moins c'est lui qui le décrivit le premier, et qui donna les recettes des premières teintures employées en médecine ; il paraît qu'il l'obtint par la distillation du vin. Pendant long-temps cette liqueur fut seule employée à la préparation de l'alcohol, qui portait le nom d'esprit-de-vin; mais tous les sucs sucrés donnent, par la fermentation, des liqueurs vineuses dont on peut retirer par la distillation plus ou moins d'alcohol. C'est à la matière sucrée que contiennent ces sucs que l'alcohol doit sa formation; ce liquide se produit toutes les fois que le sucre des végétaux éprouve l'altération que produit toujours le mouvement spontané qui s'excite entre ses élémens, dans des circonstances données, mouvement qu'on a nommé fermentation alcoholique. Nous n'entrerons pas ici dans la théorie de la fermentation alcoholique et dans l'exposé des phénomènes qui se manifestent. Nous nous contenterons de faire remarquer qu'il est nécessaire que le sucre, pour pouvoir subir la fermentation alcoholique, soit en présence d'une substance particulière que l'on a nommée ferment, qu'il soit dissous dans au moins cinq parties d'eau, et exposé à une température de 15 à 30° th. c.

Les sucs des fruits contenant la matière sucrée et le ferment réunis sont particulièrement soumis à la fermentation pour donner des liqueurs alcoholiques. Ces sucs fermentés portent différens noms suivant leur origine. Le suc de raisin produit le vin, celui de pomme le cidre, etc. Dans ces liqueurs l'alcohol existe mêlé à diverses substances fixes ou moins volatiles que lui. Lorsqu'on soumet ces liqueurs à la distillation, l'alcohol se dégage en vapeurs et vient se condenser dans les réfrigérans; mais par cette première distillation, et surtout en employant des alambics ordinaires, l'alcohol entraine avec lui beaucoup d'eau et quelquefois de l'acide acétique; il conserve aussi un arome dû à une huile volatile, et qui diffère selon le végétal dont le suc soumis à la fermentation a fourni la liqueur alcoholique. Ces alcohols faibles, ou esprits, peuvent donc être distingués les uns des autres par la saveur et l'odeur; ils reçoivent alors différens noms : celui provenant du vin est nommée au-de-vie ou esprit-de-vin, suivant son degré de force. Le cidre et le poiré donnent aussi des esprits qu'on désigne par le nom des liqueurs qui les produisent. Le suc fermenté de la merise, soumis à la distillation, est la liqueur nommée kirchwaser; le rhum est produit par le suc de canne; l'arrach ou rack est produit par le riz. Les farines des graines céréales, la pomme de terre, le suc de betteraves donnent également, par la fermentation, des liqueurs dont on retire de l'alcohol au moyen de la distillation. Par de nouvelles distillations de ces esprits alcoholiques, on obtient de l'alcohol plus déphlegmé. On peut, par des distillations successives, amener l'alcohol au point de marquer 38 degrés à l'aréomètre de Baumé; dans cet état il est fort difficile de reconnaître au goût et à la saveur l'origine de l'alcohol; il est cependant encore loin d'être pur, et retient une certaine quantité d'eau. Mais avant d'indiquer les moyens d'obtenir l'alcohol pur, nous croyons devoir rappeler ici, que dans ces derniers temps on a tellement perfectionné les appareils distillatoires, qu'il est possible de retirer du vin, par une seule distillation, de l'alcohol à 38 degrés. Le premier appareil de ce genre est dû à M. Édouard Adam. (On pourra consulter, pour la description de ces appareils, le mémoire de M. Duportal, *Ann. de chim.*, tome LXXVII, page 178.

Pour obtenir l'alcohol pur, il faut enlever à l'esprit-de-vin toutes les substances étrangères à l'alcohol: à cet effet Lowitz a proposé d'employer le sous-carbonate de potasse très-sec et chaud: ce sel, très-avide d'eau, s'empare de ce liquide; il fixe aussi la petite quantité d'acide acétique et d'huile volatile que l'esprit-de-vin pourrait contenir. L'alcohol surnage le sous-carbonate de potasse; on le décante, et comme il pourrait retenir un peu de potasse en dissolution, il faut le distiller au bain-marie. L'alcohol ainsi obtenu renferme encore un peu d'eau, puisque sa pesanteur s'élève encore à 0,815, tandis que l'alcohol pur ou *absolu* pèse seulement 0,792. Pour arriver à ce point, il faut faire digérer l'alcohol marquant déjà 40 d., sur un poids égal au sien de chlorure de potassium bien desséché et réduit en poudre: après vingt-quatre heures on distille l'alcohol avec précaution à la chaleur du bain-marie. On obtient alors l'alcohol pur marquant 44 à 45 degrés à l'aréomètre, suivant la température, et jouissant de toutes les propriétés que nous avons signalées plus haut. On a successivement proposé, pour la rectification de l'alcohol, la chaux-vive, l'acétate de potasse desséchée, etc. Mais le procédé que nous avons rapporté est celui qui nous paraît le plus avantageux sous tous les rapports. (PELLETIER.)

Propriétés médicales et usages de l'alcohol. L'alcohol en général, c'est-à-dire dans ses différens degrés de pureté et de concentration, est employé à tant d'usages variés dans les arts, l'économie domestique et la médecine, que son histoire demanderait, pour être traitée d'une manière convenable, des développemens que la nature de cet article ne comporte pas. D'ailleurs, nous ne devons point perdre de vue qu'il s'agit ici seulement des propriétés médicales et des usages de l'alcohol pur dans la thérapeutique, et que nous devons renvoyer aux mots BOISSONS et EAU-DE-VIE les détails relatifs à l'usage habituel de cette liqueur, et des boissons alcoholiques en général.

Commençons d'abord par faire connaître en général les phénomènes que l'administration de l'alcohol développe, après quoi il nous sera plus facile de préciser les applications thérapeutiques que le praticien peut faire de l'emploi de ce médicament. A son état de pureté, c'est-à-dire lorsqu'il marque environ 40° à l'aréomètre de Beaumé, l'alcohol doit être compté parmi les médicamens irritans. En effet, si on l'applique sur la peau, et qu'il y séjourne quelque temps, surtout dans une partie du corps habituellement recouverte par les vêtemens, il détermine une excitation vive dans les vaisseaux capillaires, le sang y arrive en plus grande quantité; cette partie devient rouge, chaude; un sentiment de tension s'y fait sentir; en un mot elle devient le siége d'une légère phlogose, qui en détermine la *rubéfaction*. Cette phlogose peut même devenir plus intense, si l'on renouvelle fréquemment l'application du liquide; tels sont les principaux phénomènes auxquels donne lieu l'application externe de l'alcohol. Voyons maintenant ceux qu'il occasionne lorsqu'il est mis en contact avec les organes de la digestion. Si on laisse séjourner quelque temps dans la bouche une certaine quantité d'alcohol pur, un sentiment d'ardeur se fait sentir dans tous les points de cette cavité, on y éprouve un picottement violent qui se change rapidement en une véritable sensation d'ustion et de brûlure. Pendant ce temps la sécrétion muqueuse est considérablement augmentée, et bientôt le cerveau lui-même reçoit l'influence excitante du liquide alcoholique. Mais ces différens phénomènes prennent encore un autre caractère, lorsqu'une dose un peu considérable d'alcohol pur, un à deux gros par exemple, sont immédiatement ingérés dans l'estomac. Cet organe en effet devient le siége d'une fluxion abondante; une sensation brûlante s'y fait sentir; les sucs gastriques sont sécrétés plus abondamment; soit par l'absorption du liquide, soit par l'action immédiate des nerfs, le cerveau éprouve presque instantanément une excitation manifeste qui se propage avec rapidité aux autres organes, active les différentes fonctions, rend les sens plus exquis, les sensations plus vives, les passions plus animées, en un mot, exalte d'une manière sensible tous les phénomènes de la vie.

La scène change encore lorsque la quantité d'alcohol est plus considérable : l'estomac devient alors le foyer d'une véritable inflammation ; l'excitation cérébrale est plus grave ; le délire, une sorte de coma apoplectique se déclarent, et la mort même peut être le résultat de l'abus de l'alcohol pur. *Voyez* IVRESSE, POISONS. Mais quand l'on étend l'alcohol pur dans une certaine quantité d'eau distillée, on fait disparaître en partie cette énergie trop violente, et dans cet état il agit à la manière des autres substances excitantes et diffusibles. Lorsque l'alcohol marque 36° à l'aréomètre de Baumé, il porte le nom d'*esprit-de-vin rectifié :* c'est le degré de concentration le plus grand, auquel on emploie l'alcohol dans les arts, soit à la confection des vernis siccatifs, soit en pharmacie pour la préparation des différentes teintures alcoholiques, ou des acides alcoholisés, du moins d'après les procédés indiqués dans le nouveau Code des médicamens de Paris.

Le praticien profitera de l'action excitante que l'alcohol pur exerce sur la peau, lorsqu'il aura l'intention de déterminer dans un point quelconque de la surface externe du corps une irritation légère et superficielle. Les effets de l'alcohol ainsi appliqué à l'extérieur ne se bornent point seulement à la partie avec laquelle on le met en contact, ils s'étendent aux organes sousjacens. Ainsi quelquefois on aide, on active le travail de l'accouchement, lorsqu'il est ralenti par l'état d'inertie et de faiblesse de l'utérus, en appliquant des compresses imbibées d'alcohol sur la région suspubienne. On a quelquefois, par un semblable procédé, fait cesser une rétention d'urine occasionée par l'atonie, le défaut de réaction de la vessie.

L'alcohol n'est jamais administré seul à l'intérieur. C'est toujours chargé de principes médicamenteux, et sous les formes de teintures, d'élixirs ou d'alcoholats qu'il est mis en usage ; dans ce cas il joint à sa vertu excitante celle du corps des principes duquel il est chargé. C'est ainsi que la teinture de gentiane joint à la propriété essentiellement tonique de cette racine, l'action excitante de l'alcohol qui en est le véhicule.

L'alcohol est un des dissolvans les plus précieux de l'art pharmaceutique. Les résines, les baumes, les térébenthines, les huiles volatiles, le camphre, le musc, etc. s'y dissolvent avec facilité ; aussi est-ce-le véhicule que l'on emploie le plus fréquemment pour faciliter l'administration de ces médicamens. Il sert non-seulement à en opérer la dissolution ; mais comme l'a remarqué Stahl, il augmente encore leur action, soit en écartant, en divisant leurs molécules de manière à les mettre en contact avec une plus grande surface, et à en faciliter ainsi l'absorption, soit que facilement absorbé lui-même, il aide par cette propriété à la prompte répartition des matériaux dont il est chargé dans toute l'économie animale.

En résumé, 1° l'alcohol pur est un médicament irritant : appliqué pendant un certain laps de temps sur la peau, il agit à la manière des substances rubéfiantes. Dans cet état de concentration, il n'est point employé à l'intérieur comme médicament; son usage même peut donner lieu à tous les accidens de l'empoisonnement. On place quelquefois un flacon rempli de ce liquide au-dessous des narines dans les syncopes; sa vapeur irrite légèrement la membrane olfactive, et porte son stimulus jusqu'au cerveau, dont il ranime l'action.

2° L'alcohol marquant environ 36° (B^{é}), c'est-à-dire l'*esprit-de-vin rectifié*, est plus fréquemment employé dans les arts que l'alcohol pur; il sert à former les vernis et la plupart des teintures, des élixirs et des alcoholats usités en médecine; il s'empare en effet d'un grand nombre des principes immédiats. *Voyez* ALCOHOLATS, TEINTURES, ÉLIXIRS.

3° Mélangé avec un tiers de son poids d'acide nitrique, sulfurique ou muriatique, il constitue les *acides alcoholisés* ou *dulcifiés*.

4° Si l'on fait évaporer une teinture alcoholique pour obtenir son résidu fixe, on forme un *extrait alcoholique*. Enfin on ne doit pas perdre de vue que nous n'avons parlé ici que de l'alcohol pur et de l'esprit-de-vin rectifié, et que l'on doit rechercher aux mots BOISSONS ALCOHOLIQUES, EAU-DE-VIE, des détails plus étendus sur l'usage de cette liqueur, soit dans l'économie domestique, soit enfin comme véhicule et médicament.

(A. RICHARD.)

ALCOHOLS AROMATIQUES. *Voyez* ALCOHOLAT.

ALCOHOLAT, s. m., *alcoholatum*. On trouve sous ce nom dans le Codex de Paris, publié en 1818, plusieurs préparations connues autrefois sous les noms d'eaux spiritueuses, d'esprits aromatiques, de baume, d'élixir, etc. Ces médicamens se composent toujours d'alcohol distillé sur une ou plusieurs substances aromatiques; on divise les alcoholats en simples et en composés : les premiers ne participent que d'une seule substance aromatique; les seconds doivent leurs propriétés à plusieurs ingrédiens qui sont même quelquefois en si grand nombre qu'on aurait de la peine à justifier une pareille accumulation; tels sont les eaux de mélisse, des Carmes, l'eau générale. Les alcohols aromatiques doivent quelquefois leur odeur et leur propriété à un principe trop fugace pour qu'on puisse en déterminer la nature, et qu'on désigne alors par le nom d'arome; mais la plupart d'entre eux contiennent une ou plusieurs huiles qu'on peut même quelquefois séparer en ajoutant de l'eau dans l'esprit aromatique. C'est encore le cas de remarquer ici que plusieurs huiles moins volatiles que l'alcohol, et même que l'eau, peuvent être entraînées par ces corps en l'état de vapeur, en vertu de l'affinité qui existe entre ces substances, ou par un effet purement physique, et dépendant du renouvellement de l'espace. Plusieurs alcohols aromatiques ne sont plus considérés comme faisant partie de la matière médicale, et sont entièrement abandonnés aux parfumeurs. Parmi ceux que l'on a conservés dans le nouveau Codex nous citerons comme alcoholats simples, les alcoholats de mélisse, de romarin, de menthe, d'écorce d'orange; et parmi les alcoholats composés, l'eau vulnéraire, l'esprit de Sylvius, le baume de Fioraventi, l'eau de Cologne, et l'alcohol de safran composé, avec lequel on prépare l'élixir de Garus. (J. PELLETIER.)

ALCYON (nids d'). *Voyez* NIDS D'ALCYON.

ALECTOIRE, s. f., pierre alectorienne; *alectoria, lapis alectorius, de* ἀλέκτωρ, coq; pierre qui se forme, suivant quelques auteurs anciens, dans l'estomac du coq, et à laquelle ils attribuaient des vertus merveilleuses. Il ne se trouve dans l'estomac des coqs que les pierres qu'ils ont avalées; la superstition seule pouvait leur créer des propriétés thérapeutiques. (R. DEL.)

ALEMBROTH (sel). *Voyez* SEL ALEMBROTH.

ALÈZE, ALÈSE OU ALAISE, s. f. *linteum*. On donne ce nom à un drap plié en plusieurs doubles, dont on garnit le lit des malades dans diverses circonstances.

Autrefois on employait comme alèzes de petits draps d'un seul lé de toile; on a reconnu que ces alèzes étaient trop étroites et trop minces. Aujourd'hui on se sert de draps ordinaires qu'on plie en quatre ou en huit doubles de diverses manières, suivant qu'il est nécessaire d'avoir une alèze plus ou moins épaisse, plus ou moins large ou longue. La toile avec laquelle on fait les alèzes ne doit pas être d'un tissu trop fin ou trop gros, il faut qu'elle soit douce, à demi usée, et blanche de lessive. Elle doit être exempte autant que possible de coutures et de pièces.

On place des alèzes sous les malades qui rendent involontairement leur excrément et leur urine, afin de garantir les matelas et les autres parties du lit, de renouveler le linge aussi souvent qu'il est nécessaire, et d'entretenir les malades dans un état de propreté nécessaire à leur guérison. Lorsque les premiers doubles de l'alèze sont salis par les matières excrémentitielles, on les retourne en sens contraire, de sorte qu'on en place chaque fois un nouveau sous le malade. On économise ainsi une grande quantité de linge, ce qui est fort important dans les hôpitaux.

Lorsqu'une alèze est sale et qu'on veut la changer entièrement, on commence par fixer avec des épingles sur l'un de ses côtés, une autre alèze; on soulève le malade; on tire la première de ces alèzes qui entraîne la seconde à la place qu'elle occupait elle-même; en attachant les deux alèzes ensemble, il faut avoir soin de placer la tête des épingles dans le sens où on tire les alèzes, afin d'empêcher qu'elles ne piquent le malade. Avant de replacer le malade sur une alèze, il faut passer la main dessus, pour s'assurer qu'elle ne fait pas de plis ni de bourrelet qui seraient incommodes, et pourraient occasioner par leur pression des excoriations douloureuses. Si les matières excrétées par le malade sont tellement abondantes qu'elles traversent en peu d'instans tous les doubles de l'alèze, il convient de mettre sous celle-ci un grand morceau de toile cirée qui les retient et les empêche de s'écouler à travers les matelas. Dans les opérations sanglantes, pour les amputations, l'opération de la taille, de la fistule à l'anus, ou pour la saignée on garnit d'alèzes le lit du malade, afin de recevoir dessus le sang, la sérosité, l'urine, le pus et les autres matières qui doivent s'écouler lorsque le malade est opéré; on le pose également sur des alèzes qu'on a étendues sur son lit; on met encore des alèzes sous les femmes nouvellement accouchées, pour recevoir les lochies; lorsqu'on panse un ulcère, une plaie, on doit mettre une alèze sous la partie malade jusqu'à ce que le pansement soit fini, afin d'empêcher les draps et les couvertures d'être salis par le pus ou les médicamens topiques dont on se sert.

Dans certains cas, c'est le malade lui-même qu'on enveloppe avec une alèze, qui est placée de différentes manières suivant le cas;

aussi lorsqu'on doit pratiquer une opération le malade étant assis, comme cela est nécessaire pour beaucoup de maladies de la tête, de la poitrine, des membres supérieurs, on place des alèzes tantôt autour du cou, tantôt horizontalement autour du tronc ou obliquement en sautoir sous une aisselle d'un côté et au-dessus de l'épaule du côté opposé. On se sert aussi d'alèzes pour maintenir quelques malades dans leur lit, et pour empêcher les mouvemens du tronc ou des membres; pour cela on passe le milieu de l'alèze pliée en long sur la partie qu'on veut assujettir, et on fixe solidement les extrémités de chaque côté au bois du lit.

Quelquefois on emploie des alèzes pour couvrir les instrumens dont on va se servir pour pratiquer une opération, afin d'en dérober la vue aux malades.

Les anatomistes font un fréquent usage d'alèzes pour placer les diverses pièces d'anatomie nouvellement préparées, dans l'intention de les couvrir et de les préserver du contact de l'air et des corps étrangers qui pourraient les dessécher ou les salir.

(JULES CLOQUET.)

ALEXIPHARMAQUE, *alexipharmacus*, de ἀλέξειν, repousser, et φάρμακον, poison. Médicament interne propre à repousser et à détruire les effets nuisibles des poisons et à préserver même de leur action. Telle est l'idée que les médecins grecs attachaient à cette expression. Dans des temps postérieurs, les médecins galénistes et leurs successeurs lui ont donné une acception beaucoup plus étendue. Comme ils supposaient dans leurs théories que les maladies graves, telles que les fièvres putrides, malignes, pestilentielles, les exanthèmes aigus, et particulièrement la variole, étaient dus à une matière morbifique particulière qu'il fallait ou neutraliser ou chasser hors du corps, ils employèrent un grand nombre de moyens dans l'intention d'arriver à ce résultat; et tous les médicamens auxquels on attribuait quelques propriétés tendantes à ce but, ont été, par suite de ces idées, considérés comme des alexipharmaques. Il en résulte que la classe de ces médicamens s'est successivement beaucoup accrue, et offre dans les écrits des médecins des siècles derniers une réunion bizarre et monstrueuse, dans laquelle on trouve beaucoup d'agens thérapeutiques de nature différente, excepté cependant de véritables contre-poisons. On a compris sous le nom d'alexipharmaques des excitans, des médicamens diffusibles, des toniques, des absorbans, des substances purement gélatineuses, et enfin des préparations pharmaceutiques très-composées, dans lesquelles des médicamens de toutes espèces se trouvent souvent associés avec de petites proportions de narcotiques. Parmi les excitans décorés des noms pompeux d'alexipharmaques, on remarque les racines d'angélique, de contrayerva, de serpentaire de Virginie, de dompte-venin, d'ail, d'acarus, de zédoaire, de gingembre, de polygala sénéka, les tiges et les feuilles de la rue, du dictame de Crète, du scordium, du marum, et d'un grand nombre de labiées, les écorces de cannelle, les clous de girofle, les semences des ombellifères, la muscade, le macis, les baies de genièvre, les écorces des oranges et des citrons, les fruits d'amomum. Au nombre des médicamens diffusibles qu'on a rangés parmi les alexipharmaques, se trouvent le musc, le camphre, les eaux distillées spiritueuses et les alcalis volatils retirés des substances animales. Les toniques proprement dits y sont en très-petits nombre; on ne voit sur la liste que la scabieuse, la scorsonère, la bardane et le vin qu'on puisse rapporter à cette classe de médicamens, et encore le vin est-il un agent mixte qui appartient autant aux excitans qu'aux toniques. On rencontre parmi les absorbans les yeux d'écrevisses, le corail en poudre; et quelques bézoards cretacés, et au nombre des médicamens qui contiennent à la fois les substances gélatineuses et calcaires, la corne de cerf, l'ivoire, la tête de vipère.

Les alexipharmaques les plus composés étaient surtout ceux qui jouissaient de la plus grande réputation; c'est parmi eux qu'on remarque principalement toutes les espèces de thériaques, l'orviétan, la confection alkermès, l'opiat de Salomon, les gouttes anodines anglaises.

Au milieu de cet assemblage informe de médicamens simples et composés, que les anciens désignaient sous le nom d'alexipharmaques, il en est sans doute qui sont presque sans action, comme les bézoards, l'ivoire, la tête de vipère; mais ces médicamens, presque inertes, n'étaient jamais employés seuls; ils étaient toujours amalgamés avec d'autres alexipharmaques, et tous les autres contiennent pour la plupart du camphre, des huiles essentielles, ou un principe aromatique et amer; et tous ces agens chimiques appartiennent essentiellement à la classe des excitans et des toniques. On peut donc, à très-peu d'exceptions près, considérer tous les alexipharmaques comme des moyens destinés à produire des médications excitantes et toniques, ou seulement quelquefois narcotiques, lorsque ces médicamens composés renferment une petite quantité d'opium, comme les différentes espèces de thériaques. On conçoit maintenant que les alexipharmaques seront dangereux et nuisibles dans tous les cas où les toniques et excitans sont contre-indiqués, et qu'ils ne peuvent être de quelque utilité que dans le petit nombre de circonstances où ceux-ci peuvent être employés avec avantage. Sydenham, un des premiers, s'est élevé contre l'abus qu'on a fait en général de ces médicamens incendiaires, et tous les bons praticiens, à son exemple, les ont presque entièrement abandonnés dans le traitement des fièvres.

Quant à la propriété antivénéneuse des alexipharnaques, elle est purement hypothétique, et se réduit à celle d'être simplement excitans. Aussi Cullen voulait-il qu'on proscrivît jusqu'au nom même de ces médicamens, afin qu'il ne fût plus dans le cas d'induire en erreur. (GUERSENT.)

ALEXIPYRÉTIQUE, *alexipyreticus*, adj. et subst. dans quelques cas. Ce mot dérivé de ἀλέξειν, chasser, et πυρετός, fièvre, est synonyme de fébrifuge. *Voyez* ce mot. (GUERSENT.)

ALEXITÈRE, adj., *alexiterius*, mot dérivé suivant les uns de ἀλέξεσθαι, secourir, et suivant les autres, de ἀλεξέιν, chasser, et θήρ, bête venimeuse. D'après ces deux étymologies différentes, on a donné deux acceptions à cette expression. Les anciens ne s'en servaient que comme d'une espèce de synonyme de remèdes en général ou moyens curatifs. Leurs successeurs ont ensuite changé ce sens primitif, et ont donné le nom d'alexitères aux contre-poisons qui agissent à l'extérieur. La plupart des auteurs ne paraissent pas maintenant établir de différence entre les alexitères et les alexipharmaques, et Cullen en particulier regarde ces deux mots comme entièrement synonymes. *Voyez* ALEXIPHARMAQUES. (GUERSENT.)

ALGALIE, s. f., mot d'origine arabe, qui désigne une sonde creuse. *Voyez* SONDE.

ALGAROTH (poudre d'). *Voyez* POUDRE D'ALGAROTH.

ALGIDE, adj., *algidus*, du verbe latin *algere*, signifie proprement qui est froid, qui glace. Torti a donné le nom d'*algide* à une espèce de fièvre intermittente pernicieuse, dans laquelle le commencement de l'accès est marqué par un froid mortel qui se prolonge pendant la plus grande partie de sa durée, sans que le pouls, petit et déprimé, puisse parvenir à se relever, et la période de la chaleur à s'établir complétement. *Voyez* FIÈVRES INTERMITTENTES PERNICIEUSES. (COUTANCEAU.)

ALGUES, *Algæ*, DC. Famille de plantes acotylédones ou cryptogames, entièrement composée de végétaux d'une structure extrêmement simple, et vivant pour la plupart dans l'eau, soit douce, soit salée. De là la division des genres de cette famille en deux groupes, les *Conferves* ou algues d'eau douce, et les *Fucacées* ou algues marines. Les conferves sont formées de filamens plus ou moins déliés, simples, rameux ou articulés, ou de lames subcartilagineuses, diversement découpées; tels sont les genres : *conferve, batrachospermon, vaucherie, rivulaire*, etc. Les fucacées sont cartilagineuses en lames étendues ou en lanières étroites, tels sont les genres : varec, céramium, etc.

Propriétés et usages. — Un grand nombre d'espèces de cette famille servent d'alimens à l'homme; telles sont surtout : l'*ulva luctuca*, l'*ulva saccharata*, l'*ulva edulis*, l'*ulva palmata*, etc. La plupart des espèces du genre céramium et du genre varec ou *fucus* possèdent une propriété anthelmintique plus ou moins marquée, très-énergique comme on sait dans le *fucus helmintocortos*. La *mousse de Corse* que l'on emploie si fréquemment comme vermifuge est un mélange de différentes espèces de varecs, de céramium, de coralines, etc. Enfin c'est de différentes espèces de varec, surtout de celles qui croissent sur les côtes de la Normandie, que l'on retire l'*iode*, dont on a fait récemment l'essai dans le traitement du Goitre : cette famille ne renferme point de plantes vénéneuses. (A. RICHARD.)

ALHAGI, *Hedysarum alhagi*, L. Légumineuses, JUSS. Diadelphie décandrie, LIN. Sous-arbrisseau épineux qui croît en Perse, dans les îles de la Grèce, et d'où suinte une sorte de manne légèrement purgative, désignée sous le nom de *manne des Hébreux*. Elle n'est plus d'aucun usage en médecine.

(A. RICHARD.)

ALHANDAL, nom arabe de la coloquinte. *Voyez* ce mot.

ALHANDAL (trochisque.) *Voyez* TROCHISQUE.

ALIBILE, adj. On doit entendre par ce mot tout ce qui peut nourrir, *alibilis*, de *alere*, nourrir. Toutes les matières qui sont susceptibles de se convertir en notre propre substance sont des matériaux alibiles. Le sens de ce mot diffère de celui du mot aliment, en ce qu'on donne seulement le nom d'alibile à la portion du chyme destinée à notre nutrition, à notre alimentation, après avoir été préalablement séparée d'une autre portion destinée à être rejetée au-dehors, tandis qu'on distingue sous celui d'alimens les substances qui contiennent deux parties, l'une qui doit servir à notre réparation, c'est la partie *alibile*, récrémentitielle, et l'autre qui doit être rejetée, c'est la partie non-alibile, excrémentitielle. (L. ROSTAN.)

ALIÉNATION mentale, s. f., *alienatio mentis;* expression généralement employée par les auteurs comme synonyme de *folie*, pour désigner une maladie particulière du cerveau. *Voyez* FOLIE. (GEORGET.)

ALIÉNÉ, adj. et subst., *alienatus;* malade affecté d'aliénation mentale ou de folie. *Voyez* ces mots.

ALIMENT, s. m., *alimentum*. L'exercice de nos fonctions entraîne des pertes continuelles que nous devons sans cesse réparer ; la nature nous offre, dans le règne organique, ces moyens de réparation, et les substances qui jouissent de cette propriété ont reçu le nom d'*alimens*. Ces substances ne se bornent pas à entretenir la vie en réparant nos pertes, elles servent encore à notre accroissement. Le règne inorganique ne fournit aucune matière alimentaire, à moins qu'on ne veuille attribuer cette qualité à l'air atmosphérique, auquel quelques auteurs ont donné le nom de *pabulum vitæ;* expression exacte, si l'on considère la continuité de son action réparatrice sur l'économie animale; mais qui perd cette exactitude, si l'on se borne à reconnaître comme alimens les substances introduites dans l'appareil digestif. Dans ce dernier sens, l'air interposé dans les molécules alimentaires peut être favorable à la digestion; mais n'ayant par lui-même aucune qualité nutritive, il ne peut être regardé comme un aliment. Les alimens dont la connaissance constitue une des parties les plus importantes de l'hygiène doivent être considérés sous divers rapports : 1° *sous celui de leurs principes constituans;* 2° *sous celui de leur influence sur l'économie animale*, en ayant soin d'indiquer, autant que cela peut être nécessaire, quelles sont les diverses modifications que peuvent imprimer à cette influence les circonstances suivantes : l'usage modéré, l'abus ou la privation des alimens; les habitudes et les professions, l'âge, le sexe, la constitution, etc.; 3° *les moyens d'augmenter ou de diminuer cette influence pour la faire servir au profit de l'individu sain ou malade*. Cette partie constitue plus particulièrement le *régime* et la *diète;* les règles qu'il faut suivre seront exposées en traitant de ces mots. Nous ne perdrons pas de vue cet ordre dans les considérations suivantes; mais comme il serait fastidieux pour le lecteur de le suivre minutieusement et de le répéter pour chaque substance en particulier, il nous suffira de l'avoir fait connaître une fois, et de prévenir que nous ne nous arrêterons que sur les parties qui mériteront quelque attention.

CHAPITRE Ier. — *Des alimens en général, et des principes que la chimie leur reconnaît.* — Une des divisions les plus naturelles des matières alimentaires, c'est sans contredit celle qui est tirée de leur nature végétale ou animale. Malgré les efforts de quelques médecins pour rapprocher et faire reconnaître comme identiques les substances végétales ou animales, cependant il existera toujours, pour les esprits non prévenus, une différence bien marquée entre elles, non-seulement sous le rapport de l'organisation, mais encore sous celui de leur composition chimique, et surtout sous celui de leur influence sur l'économie animale; certes il n'est personne qui ne sache qu'une diète purement végétale exerce sur l'homme une influence bien différente de celle qui résulte de la diète animale. Qui ne connaît le régime de Pythagore, et qui ne sait que l'usage du régime végétal fatigue, par sa continuité, les organes digestifs, ralentit la circulation, produit peu de chaleur animale, diminue l'activité de la nutrition, amollit le courage, détruit les passions, affaiblit l'activité de l'esprit, énerve les organes reproducteurs, finit par donner au corps une constitution lâche et molle, et prédispose aux maladies chroniques, au scorbut, aux scrofules? Qui ne sait que la diète animale fortifie tous les organes, vivifie toutes les fonctions, excite la digestion, accélère la circulation, produit une abondante chaleur, active la nutrition, les sécrétions, etc., anime les facultés de l'intelligence et celles de la génération, développe le tempérament sanguin, et prédispose à toutes les phlegmasies et aux maladies aiguës de toute espèce?

Ces vérités n'ont-elles pas été reconnues par les médecins et par les philosophes de tous les âges, et les chefs de gouvernement n'ont-ils pas souvent fait tourner à leur avantage ces utiles observations? Cependant toutes les parties des végétaux ne produisent pas les mêmes résultats; il en est qui produisent une alimentation tonique stimulante fort analogue à celle que nous avons dit appartenir aux substances animales, et dans celles-ci quelques-unes de leurs parties se rapprochent, par leurs effets, des substances végétales. Il est donc nécessaire d'examiner avec quelques détails les principes qui constituent les êtres divers du règne organique.

SECTION Ire. — *Examen des principes immédiats tirés des corps organiques végétaux qui servent à l'alimentation.* — D'après le travail de MM. Gay-Lussac et Thénard sur un très-grand nombre de principes immédiats des végétaux, on sait qu'il en existe quelques-uns dans lesquels l'oxygène est à l'hydrogène dans un rapport plus grand que dans l'eau, et qui de plus contient du carbone; ces principes sont acides : qu'il en est d'autres où l'oxygène et l'hydrogène sont dans le même rapport que dans l'eau, quelle que soit la quantité de carbone qui entre dans leur composition. Enfin, que quelques-uns renferment plus d'hydrogène que l'eau. A ces trois classes, M. Orfila, dont nous suivrons la division, en ajoute quatre autres : les alcalis végétaux, les matières colorantes, les principes immédiats non azotés, et non compris dans les classes précédentes; enfin, ceux qui sont azotés, et que le même auteur nomme à juste titre *végéto-animaux,* lesquels nous fournissent une transition naturelle pour l'examen de la matière alimentaire animale.

§ *a. Acides végétaux.* — Les acides ne se rencontrent jamais seuls dans les végétaux; ils sont presque toujours unis au mucilage, au sucre, à une matière colorante particulière, substances qui modifient singulièrement les propriétés des acides sur l'économie animale; et ces propriétés varient selon l'espèce de substance qui domine dans l'aliment. Ici nous supposons que l'acide est le principe le plus abondant, le plus sensible au goût. Bien que ces acides ne soient pas les mêmes, cependant ils agissent sur nous à peu près de la même manière, et produisent l'*alimentation rafraîchissante.* (*Voyez* ce mot.) Les acides végétaux sont jusqu'ici au nombre de vingt-quatre; mais un petit nombre seulement entre dans la composition de nos alimens : les uns s'y rencontrent tout formés; ce sont les acides malique, oxalique, citrique : d'autres se forment plus souvent par la fermentation, comme l'acide acétique et l'acide zumique, ou mieux zymique, qui s'engendre lorsque les végétaux passent à l'acidité, qu'ils commencent à se pourir. Le premier ne sert que comme assaisonnement, et le dernier paraît avoir une action funeste sur l'économie, puisque les substances où il se développe sont très-insalubres. Quant à ceux qui sont tout formés dans les végétaux, la nature les a répandus avec profusion dans les fruits, auxquels ils communiquent une qualité rafraîchissante, comme nous venons de le dire. Les acides isolés ne sont nullement nutritifs. Les fruits et les végétaux où ce principe domine sont les suivans : les oranges, fruits du *citrus aurantium* (famille des hespéridées); ils contiennent beaucoup d'acide citrique, un peu de mucoso-sucré, et de l'huile essentielle dans l'écorce; le citron ne sert guère qu'en assaisonnement ou en boisson; les groseilles, *rubes rubrum* (famille de groseillers), qui contiennent à peu près parties égales d'acide citrique et d'acide malique, du mucilage et du sucre; la groseille à maquereau, *rubes uva crispa*, n'est pas acidule; les cerises, fruits du *prunus cerasus* (rosacées), et de ses diverses variétés; les merises, les guignes et les bigarreaux à chair ferme et indigeste, ne doivent pas être confondus avec les cerises acidules; les pommes, fruits des diverses variétés du *malus communis*, contiennent beaucoup d'acide malique, surtout avant leur parfaite maturité; les poires, *pyrus communis* (de la famille des rosacées, comme les précédentes), et ayant une composition analogue, ont aussi les mêmes effets; l'oseille, *rumex acetosella* (famille des polygonées); elle contient de l'acide oxalique, de l'acide tartarique et du mucilage. Ces diverses substances sont plus ou moins nutritives, selon que leur parenchyme est plus ou moins dense, que les principes sucrés et muqueux sont plus ou moins abondans.

§ *b. Des principes immédiats des végétaux, dans lesquels l'hydrogène et l'oxygène sont dans un rapport convenable pour former l'eau.* — Ces principes sont au nombre de neuf; mais tous ne sont pas propres à l'alimentation; c'est dans cette classe que sont placés le sucre, la fécule, la gomme, c'est-à-dire les matières alimentaires les plus usitées.

1° Le sucre est une substance solide ou liquide douée d'une saveur douce, soluble dans l'eau, soluble dans l'alcohol, d'une pesanteur de 0,83, susceptible d'éprouver une fermentation alcoholique, et ne donnant point d'acide mucique, lorsqu'on le traite à chaud par l'acide nitrique. On en connaît plusieurs espèces. Le sucre de canne, *arundo saccharifera*, est sans contredit le plus employé; il entre dans nos alimens, dans nos boissons, dans nos médicamens. Il contient, d'après MM. Gay-Lussac et Thénard, de carbone 42,47, oxygène 50,53, hydrogène 6,90. Les expériences que M. Magendie a faites sur des chiens l'ont conduit à conclure, d'une manière peut-être trop exclusive, que le sucre, comme toutes les substances non azotées, ne nourrissait point; qu'il était facilement digéré, mais qu'il formait un chyle incapable d'entretenir la vie au-delà de trente ou de quarante jours. Ce qu'il y a de digne d'attention, c'est que l'usage prolongé de cette substance produisait des altérations sur la cornée. Le docteur Starck, qui s'est soumis à un régime composé d'eau, de pain et de sucre durant un espace d'un mois, avait diminué de trois livres à la fin de l'expérience. Nous pouvons dire, par anticipation, que ce résultat est à peu près applicable à toutes les substances qui ont la même composition. Le sucre séjourne peu dans les intestins, ne donne lieu à presque aucun résidu excrémentitiel, mais quoiqu'il soit presque entièrement assimilé, il est faiblement réparateur; cependant plusieurs auteurs l'ont signalé comme éminemment nutritif. Des expériences plus récentes ont prouvé que ce n'était qu'une hypothèse. Son usage resserre les intestins et produit une assez grande quantité de chaleur animale. Enfin il produit l'espèce d'alimentation décrite sous le titre d'*alimentation tonique et peu réparatrice*. Lorsque le sucre est mêlé avec d'autres substances, il en favorise la digestion. Dans la nature il n'est presque jamais pur; il est presque constamment allié au mucilage, avec quelque acide, quelque huile essentielle, quelque principe extractif, colorant, etc. Dans certains cas son action tonique est diminuée, dans d'autres elle est augmentée. La nature a placé le sucre en grande proportion dans une foule de substances. Après la canne dont on le retire, aucun végétal n'en renferme plus que la betterave. Viennent ensuite les châtaignes et le raisin, dont on a tenté de l'extraire. Voici les fruits les plus usités où domine le principe sucré.

Les figues, fruits du *ficus carica* (famille des urticées). Elles contiennent beaucoup de mucilage; elles sont fort communes dans nos départemens méridionaux. Lorsqu'elles sont sèches, le mucilage est plus rapproché, et le sucre est aussi plus sensible au goût.

Les dattes, fruits du *phœnix dactylifera* (famille des palmiers). Cette substance, très-usitée chez beaucoup de peuples, contient avec le sucre une grande proportion de mucilage très-rapproché.

Les raisins, *vitis vinifera* (famille des vignes). Ces fruits sont acides dans la fraîcheur, et surtout avant leur parfaite maturité; mais lorsqu'ils sont très-mûrs, et principalement lorsqu'on les a fait sécher, ils jouissent des mêmes propriétés que les précédens.

Les prunes et les pruneaux, fruits du *prunus domestica* (famille des rosacées), contiennent dans leur fraîcheur quelques acides. Mais quelques espèces, au nombre desquelles il faut surtout mettre la reine-claude, ne renferment que du sucre et du mucilage. Lorsque ces fruits sont desséchés, ils ne renferment plus que du mucoso-sucré.

Les abricots, fruits de l'*armeniaca vulgaris* (famille des rosacées), contiennent un principe muqueux et sucré très-abondant, et sont doués d'un parfum délicieux. Une opinion populaire leur attribue une propriété *fiévreuse*. Leur abus pourraient en effet altérer peut-être les organes gastriques, en produisant des indigestions, ou en rendant les digestions laborieuses; mais je doute beaucoup qu'ils pussent faire naître la *fièvre* par une propriété spéciale. On doit joindre à ces fruits les suivans, qui contiennent en outre une certaine quantité d'acide.

Les pêches, fruits de plusieurs variétés de l'*amygdalus persica* (famille des rosacées); elles contiennent en général un mucilage très-aqueux; quelques espèces cependant ont une chair compacte qui doit en rendre la digestion plus difficile, telle que la *pêche pavie*, etc.

Les fraises, fruit pulpeux, succulent, de plusieurs variétés du *fragaria vesca* (famille des rosacées). Selon Schèele, elles sont composées de parties égales d'acide citrique et d'acide malique, de sucre, de mucilage, et d'un arome très-flatteur.

Les framboises, fruits du *rubeus idæus* (famille des rosacées), ont la même composition.

Les mûres, fruits du *morus nigra* (famille des urticées), contiennent, avec le sucre et le mucilage, de l'acide citrique et de l'acide tartareux. Je ne passerai pas sous silence un fruit qui croît sur les montagnes de la Provence, je veux parler du fruit de l'arbousier, *arbütus unedo* (famille des éricinées). Il présente avec la fraise la plus grande analogie; il est rond et beaucoup plus volumineux, pulpeux, hérissé de petites aspérités, d'un goût fort agréable, mais moins parfumé que la fraise. La jujube est un fruit dont on fait aussi un grand usage en Provence, et qui doit être placé dans cette section; son parenchyme est fermé et peu aqueux, même dans la fraîcheur; la digestion en est assez pénible. Je placerai aussi dans la même division le melon, *cucumis melo* (famille des cucurbitacées), très-sucré, très-mucilagineux, trèsparfumé. Sa prétendue qualité fiévreuse est une erreur populaire; son abus seul pourrait déterminer des accidens.

La pastèque, ou *melon d'eau*, *cucurbita anguria* (de la même famille), est un des fruits les plus savoureux dont la nature ait favorisé nos départemens méridionaux. Sa peau est d'un vert foncé, polie, veinée; son parenchyme rosé, très-aqueux, fondant, muqueux, sucré, d'une grande fraîcheur. Ses graines sont noires. Rien n'est plus agréable ni moins dangereux que son usage. Il remplace avec le plus grand avantage les préparations qu'on connaît sous le nom de sorbets, de glaces, etc.; dont le luxe est tout-à-fait inconnu des habitans de ces contrées fortunées. Il semble leur avoir été prodigué pour étancher la soif qu'excite la chaleur de leur atmosphère.

Plusieurs fruits acides, ou même acerbes naturellement, perdent ces qualités par les moyens de l'art; la maturation dans des fruitiers, sur de la paille ou autrement, la coction, etc.; leur font contracter des qualités qui doivent les faire ranger avec les précédens, lorsqu'ils ont subi ces modifications. Les nèfles, les coings, certaines poires, sont dans ce cas.

Ce serait une omission grave de ne pas parler du miel, matière éminemment sucrée, mais qui diffère du sucre par sa vertu légèrement laxative. Les peuples de la Calabre font aussi usage de la manne fraîche qui, dans cet état, est nutritive et bien moins laxative que lorsqu'elle a vieilli.

2° *De la fécule amylacée.* — Ce produit immédiat existe, à diverses proportions, dans les graines de toutes les légumineuses et des graminées, dans les palmiers, dans les marrons, les châtaignes, les pommes de terres, les racines d'arum, de Bryone, de plusieurs espèces de *jatropha*, *d'orchis*, etc. Il est en petits cristaux brillans, ou sous la forme d'une poudre blanche, insipide, inodore; inaltérable à l'air, insoluble dans l'éther et dans l'eau froide; soluble dans l'eau bouillante; la dissolution concentrée se prend en gelée par le refroidissement, etc. (*Voyez* FÉCULE). L'amidon contient : carbone, 43,55; oxygène, 49,68; hydrogène, 6,77. Selon M. Th. de Saussure, il contiendrait en outre 0,40 d'azote; ce principe n'a pas été reconnu par MM. Thénard et Gay-Lussac, non plus que par Berzélius : s'il existe réellement, c'est à lui qu'on pourrait attribuer la qualité nutritive de la fécule. Lorsque cette substance est pure, elle est d'une digestion assez facile, forme peu de matières excrémentitielles, et donne un chyle réparateur ; il en résulte l'espèce d'alimentation décrite sous le titre d'alimentation moyenne. (*Voyez* ce mot.) Les matières végétales qui contiennent le plus de fécules sont les suivantes : les grains de plusieurs espèces de froment, du genre *triticum* (famille des graminées) ; le froment contient en outre du gluten en grande abondance ; nous parlerons plus tard de ce principe. — L'orge, graines de plusieurs espèces de plantes du genre *hordeum* (graminées.) Einhof a trouvé que 3840 parties de farine d'orge contenaient 2580 parties d'amidon non entièrement privé de gluten. L'avoine, graines de l'*avena sativa* (graminées.) Elle contient aussi beaucoup de fécule ; elle prend le nom de gruau lorsqu'elle est dépouillée de son enveloppe. Le riz, graines de l'*oryza sativa* (graminées.) Il contient, selon M. Vogel, 96 parties de fécule, 1 de sucre, 1,50 d'huile grasse, et 0,20 centième d'albumine. Le seigle, graines du *secale cereale* (graminées.) d'après Einhoff, contient sur 3840, 2345 d'amidon. Le maïs, graines du *zea mays*, en contient aussi une grande proportion. La pomme de terre, tubercule des racines de plusieurs variétés du *solanum tuberosum* (famille des solanées), renferme de 18 à 0,28 de fécule. Les châtaignes, fruits du *fagus castanea* (famille des amentacées), sont presque entièrement composées de fécule. Il faut ajouter à ces matières alimentaires, le sagou, fécule sèche en grains arrondis que l'on retire de la moelle de plusieurs palmiers ; le salep qui provient des tubercules de quelques orchis ; cette substance sert à la nourriture des peuples d'Orient. Il existe dans le commerce des pâtes et des farines, telles que le vermicelle, la semoule, le macaroni, le tapioca, l'arow rout, etc., qui sont entièrement composées de fécule. Les haricots, graines du *phaseolus vulgaris* et du *phaseolus nanus* (légumineuses,) contiennent sur 3840 parties 1380 d'amidon. Cette substance alimentaire est très-usitée ; elle est d'une digestion assez laborieuse, mais elle est très-nutritive. On lui a attribué, ainsi qu'aux autres plantes féculentes, la propriété de produire des gaz intestinaux. Des auteurs, très-recommandables, ont pensé que c'était à cause de la très-grande tendance de ces substances à fermenter ; mais depuis que l'on convient que la présence des gaz intestinaux est due à une espèce de sécrétion de la membrane qui les revêt, ou plutôt à une véritable exhalation fort analogue à celle qui a lieu sur la peau et à la surface du poumon, ne pourrait-on pas croire que la présence de ces gaz n'est sollicitée que par le peu de *digestibilité* de cette substance ? Les pois secs, *pisum sativum* (famille des légumineuses,) contiennent sur 3840 parties 1265 d'amidon. Lorsqu'ils sont jeunes ils n'en contiennent pas ; la fécule n'est qu'un résultat de la maturation. Les fèves, graines du *faba major* (même famille,) contiennent 1312 parties d'amidon sur 3840. Les lentilles, graines de l'*ervum lens*, en renferment 1265 sur la même quantité. Les pois chiches, graines du *cicer arietinum*, sont aussi très-féculens ; c'est un aliment très-usité en provence, on les réduit en farine dont on fait une espèce de bouillie pour les enfans. Nous devons faire remarquer ici que le peu de digestibilité des légumineuses dont nous venons de parler est due principalement à leur épiderme, substance tellement réfractaire aux forces gastriques, qu'elles sont rejetées dans les selles sans avoir subi la moindre altération.

3° *De la gomme.* — On a voulu distinguer la gomme du mucilage, mais à supposer que cette distinction fût fondée, ces substances seraient tellement analogues par leurs effets sur l'économie animale qu'on devrait la considérer comme nulle. La gomme est un produit immédiat des végétaux incristallisable, insoluble dans l'alcohol, donnant avec l'acide nitrique, à l'aide de la chaleur, de l'acide mucique, saccholactique, et n'étant pas susceptible d'éprouver la fermentation alcoholique. On en connait plusieurs espèces. La gomme arabique qui se trouve sur diverses espèces de *mimosa* et quelques autres arbres. Elle contient, carbone 42,23, oxygène 50,84, hydrogène 6,93. On prétend qu'elle est nutritive, cependant elle ne renferme pas d'azote. On assure que la caravane qui part chaque année de l'Abyssinie pour le Caire, emploie la gomme arabique lorsque les alimens viennent à manquer. Les Maures de la Lybie et du Sénégal s'en servent comme d'un aliment. On a vu plus de cent hommes, enfermés dans une place assiégée, ne vivre que de gomme pendant deux mois. Malgré l'autorité imposante de Linnée, nous pensons que la gomme seule n'est pas très-nutritive, et qu'on ne pourrait vivre longtemps si on se bornait à son usage. Ce principe est très-abondant dans les matières alimentaires végétales, son action varie selon une foule de substances qui peuvent être combinées avec elle. Les matières où elle domine déterminent l'espèce d'alimentation décrite sous le nom d'*alimentation relâchante*. *Voyez* ce mot. Les autres espèces de gomme sont la gomme adragante et la gomme du pays. Les substances alimentaires où domine le mucilage, dont on fait le plus fréquent emploi, sont les suivans : la carotte, racine du *daucus carota* (famille des ombellifères). Elle contient outre le mucilage, du sucre et un principe résineux. La scorsonère, racine du *scorzonera hispanica* (fam. des composées). Le mucilage très-abondant, est laiteux dans cette plante. Le salsifis, racine du *tragopogon pratense* (famille des composées.) Le panais, racine du *pastinaca sativa* (famille des ombellifères.) Il contient du mucilage, du sucre et un principe aromatique. La betterave, *beta vulgaris* (famille des chénopodées). Les navets, *brassica napus* (crucifères). Il contient en outre un principe âcre, particulier à la famille des crucifères, et qui se dissipe par la coction. Le topinambour, tubercules charnus de l'*hilianthus tuberosus* (famille des composées). Il est peu usité dans nos cuisines. Les asperges, turions ou jeunes pousses de l'*asparagus officinalis*. (famille des asparagées). Elles contiennent un principe particulier, découvert par M. Vauquelin, et nommé par lui asparagine; elles sont douées d'une action spéciale sur les organes urinaires. Nous devons mettre dans cette classe le chou, *brassica oleracea* (famille des crucifères), et ses diverses variétés. Le principe âcre qu'il contient disparaît aussi par la cuisson. La laitue, feuilles radicales du *lactuca sativa* (famille des composées), et ses diverses variétés. Les épinards, *spinacia oleracea* (famille des chénopodées), contient du mucilage, de la fécule verte et un peu d'extractif; on a pensé qu'il était d'une digestion pénible, parce qu'on retrouvait la matière colorante dans les *fèces*; mais c'est une erreur, cette partie de la plante n'est pas assimilable; mais cette circonstance ne diminue en rien la digestibilité de cet aliment. La mâche, *valerianella oletoria* (famille des valérianées). L'artichaut, réceptacle des fleurs du *cynara scolymus* (famille des composées). On a cru et les gens du monde s'imaginent que cet aliment jouit d'une propriété aphrodisiaque. Il est impossible d'admettre cette opinion, si l'on réfléchit que l'artichaut ne contient que du mucilage, un peu de principe sucré et d'extractif. Lorsqu'on le mange cru (à la poivrade), il est à la vérité d'une digestion plus pénible, excite l'estomac, et devient surtout stimulant par l'assaisonnement. Le cardon, pétioles et côtes longitudinales du *cinara cardunculus*. Les haricots verts et les pois verts doivent être rangés dans cette section ; il en est de même du potiron, *cucurbita pepo* (famille des cucurbitacées), et du concombre, fruit du *cucumis sativus*, de la même famille, etc.

§ c. *Des principes immédiats dans lesquels l'hydrogène est en excès par rapport à l'oxygène.* — Ces principes immédiats contiennent tous une très-grande quantité de carbone. On avait cru jusqu'à ces derniers temps que les huiles fixes, et les graisses fournies par les animaux, et le beurre, étaient des principes immédiats particuliers. M. Chevreuil a publié des faits qui détruisent cette opinion, il prouve que ces substances sont composées de deux principes non acides, qu'il a fait connaître sous les noms de *stéarine* et d'*élaïne ;* que quelques-unes contiennent un principe odorant; que par la réaction des huiles et des matières grasses sur les alcalis il se forme deux hydracides gras qu'il nomme acide *margarique* et acide *oleïque ;* que le blanc de baleine est un principe immédiat, qu'il désigne sous le nom de *cétine ;* que l'huile du *delphinus globiceps* contient un acide qu'il nomme *delphinique.* (*Voyez* ces différens mots et les ouvrages de chimie.) Nous ne pouvons examiner ici que les substances grasses considérées dans leur ensemble. Ce qu'il y a de remarquable dans l'analyse de la graisse, c'est qu'elle n'y découvre aucun atome d'azote. Cette substance est plus abondante dans certaines parties des animaux que dans d'autres; c'est ainsi qu'elle pénètre le tissu sous-cutané, l'épiploon, les environs des reins, la base du cœur, etc.

Lorsque la graisse est interposée dans les fibres musculaires, elle les assouplit, les attendrit et en rend la digestion plus facile, bien qu'elle soit elle-même d'une digestion pénible, ainsi que l'ont démontré les expériences du docteur Starck. La graisse et les autres substances de cette sous-division ne sont pas très-réparatrices, elles produisent l'*alimentation relâchante.*

La graisse est incolore ou jaunâtre, inodore ou d'une odeur agréable ou nauséabonde; sa consistance varie, sa saveur est fade; elle ne rougit pas l'infusum de tournesol quand elle est pure; elle est plus légère que l'eau. Elle fond par une douce chaleur, se décompose par une chaleur plus forte; elle fournit du gaz hydrogène carboné, oxyde de carbone et du charbon. Exposée à l'air, elle se colore, acquiert de l'odeur, rancit, et se transforme en acide sébacique. Lorsqu'elle est ainsi altérée par l'air, elle peut avoir une influence fâcheuse sur l'économie animale. Les graisses les plus communes qui se rencontrent dans nos alimens, ou qu'on y mêle à volonté, sont celles de mouton, de bœuf, de porc, d'oie, etc. Mais la substance grasse dont on se sert le plus est sans contredit le beurre. Il est formé de stéarine, d'élaïne, d'acide butyrique (principe odorant), et d'un principe colorant. Il est presque trivial de faire observer que le beurre récemment préparé est sans contredit le plus convenable; il est désagréable et malfaisant lorsqu'il n'est pas frais. Les huiles grasses ou fixes sont ensuite les plus employées ou libres ou mélangées avec d'autres principes, on les retire par l'expression à l'aide ou sans l'aide de la chaleur, des substances suivantes :

De l'*olive*, fruit de l'*olea OEuropea* (famille des jasminées). Il vaut mieux pour l'usage que les olives n'aient pas fermenté. On sait que le péricarpe de l'olive est le réceptacle de l'huile; ce qui n'a pas lieu pour les autres végétaux dont on l'extrait aussi. On retire encore une huile fixe de l'amande douce, *amygdalus communis* (famille des rosacées); des noisettes, fruit du *corylus avellana* (famille des amentacées); des noix, fruit du *nuglans regia* (famille de térébenthacées); des graines de pavot, *papaver somniferum* (famille des papavéracées); de la graine du hêtre, *fagus sylvatica* (famille des amentacées); du cacao, *theobroma cacao* (famille des malvacées.) Cette dernière substance entre dans la composition du chocolat, sorte d'aliment très-usitée, et dont l'action sur nous varie singulièrement, selon les substances secondaires qu'on lui associe. La cannelle, la vanille et les autres aromates le rendent très-excitant; il sort donc alors de la classe des alimens relâchans.

Les graines que nous venons de citer, et que l'on nomme émulsives, à cause de leur propriété de former un liquide blanc, opaque, doux, avec l'eau chaude qui dissout l'huile unie à la gomme, sont d'une digestion assez facile, et assez nourrissantes.

§ *d. Des alcalis végétaux*. Cette classe ne fournit aucune substance alimentaire.

§ *e. Des matières colorantes*. On a fort peu analysé jusqu'ici les matières colorantes, et celles que la chimie a fait connaître n'entrent pas dans nos alimens. Il est vraisemblable que la plus grande partie des matières colorantes n'est pas assimilée, si l'on en juge par la couleur des alimens qu'on retrouve dans les matières alvines, telles que celles des épinards, etc. Cependant on ne peut nier qu'une partie ne passe aussi dans la circulation, dans quelques cas; et le phénomène de la coloration des os par la garance n'est ignoré de personne. On a fait trop peu d'expériences à ce sujet pour qu'il soit nécessaire de s'y arrêter davantage.

§ *f.* M. Orfila réunit dans cette classe les principes immédiats qui ne contiennent pas d'azote, que l'on ne peut pas rapporter aux matières colorantes, et dont les proportions d'oxygène, d'hydrogène et de carbone ne sont pas encore connues. Nous y rencontrons la gelée, matière tremblante, que laisse déposer le suc de la groseille, de la mûre et celui de presque tous les fruits acides mûrs ; il suffit de laver cette gelée pour l'obtenir pure. Elle est incolore, mais retient toujours un peu de la couleur du fruit qui la fournit ; elle a une saveur agréable ; elle perd la propriété de gélatiniser par l'ébulition prolongée ; elle fait la base des confitures connues sous le nom de *gelées*. Elle est adoucissante et relâchante ; mais le sucre et les aromes qu'on y ajoute peuvent la rendre faiblement excitante. Elle est peu nutritive.

§ *g. Principes immédiats végéto-animaux.* — En premier lieu, nous trouvons dans cette classe l'*asparagine*, matière découverte par MM. Vauquelin et Robiquet ; c'est un des principes constituans des asperges, auxquels elles paraissent devoir leur action sur les organes urinaires. Ce principe ne paraît pas être nutritif : vient ensuite le gluten, principe découvert par Beccaria, et qui se trouve dans le froment, le seigle, l'orge, et dans beaucoup d'autres céréales. M. Proust l'a rencontré dans beaucoup de semences. Il est mou, solide, d'un blanc grisâtre, très-visqueux, collant, insipide et doué d'une odeur spermatique ; il est très-élastique et susceptible d'être étendu en lames minces ; plusieurs de ses propriétés sont dues à l'humidité qu'il renferme ; car, si on le fait dessécher, il devient d'un brun foncé, fragile, très-dur et demi-transparent ; sa cassure est vitreuse. (*Voyez* ce mot pour les propriétés chimiques). C'est au gluten que la farine de froment doit sa propriété de fermenter et de lever, et par conséquent de faire du bon pain. Cette propriété est d'autant plus prononcée que le gluten est plus abondant. Cette substance, qui se rapproche beaucoup de la fibrine, est très-nutritive. Elle produit une alimentation au-dessus de la moyenne, par sa faculté réparatrice, mais s'en rapproche par ses autres effets.

M. Braconnot regarde le tissu des champignons comme un principe immédiat particulier auquel il donne le nom de *fungine* : cette substance très-nutritive peut être comparée à la précédente pour les effets sur l'économie animale ; elle est seulement d'une digestion plus pénible, sans doute à cause de la texture dense et serrée de l'aliment dont elle forme la base.

Si le tannin se rencontrait dans nos alimens, il leur communiquerait les propriétés astringentes et toniques qui le distinguent. Il n'est nullement nutritif.

SECTION II. — *Examen des principes immédiats tirés des corps organiques animaux qui servent à notre alimentation.* — Dans l'état actuel de la science on ne peut pas établir d'une manière générale la composition des divers principes immédiats des animaux; on peut seulement dire que la plupart d'entre eux sont formés d'hydrogène, d'oxygène, de carbone et d'azote. Nous allons examiner ceux de ces principes qui servent à l'alimentation en suivant l'ordre établi par M. Thénard, et suivi par M. Orfila.

§ *a. Principes immédiats qui ne sont ni gras ni acides.* — C'est dans cette section que nous trouvons les matériaux les plus réparateurs, ceux qui sous un petit volume fournissent le plus de substances alibiles. Ils produisent la plupart l'espèce d'alimentation que nous avons décrite sous les noms d'alimentation tonique et très-réparatrice. Ces principes sont au nombre de dix, mais tous ne servent pas à notre nutrition; la fibrine, l'albumine, la gélatine, le caséum, et surtout l'osmazôme jouissent seuls de cette propriété. Toutes ces substances contiennent de l'azote; distillées elles fournissent un produit liquide, un solide et un gazeux; elles renferment de l'eau, du gaz acide carbonique, du sous-carbonate d'ammoniaque, de l'acétate et de l'hydrocyanate d'ammoniaque, une huile épaisse, noire, fétide et pesante, du gaz hydrogène carboné, du gaz oxyde de carbone, du gaz azote, un charbon volumineux, léger, brillant, difficile à incinérer; elles se putréfient dans l'eau et dans l'air humide, se conservent dans une atmosphère désséchée; 1° la *fibrine* se trouve dans le chyle, dans le sang et dans les muscles dont elle fait la base; elle est solide, blanche, molle, élastique, insipide, inodore, plus pesante que l'eau, sans action sur le sirop de violettes; elle devient d'un jaune plus ou moins foncé, dure et cassante par la dessiccation; elle contient 53,360 de carbone, 19,685 d'oxygène, 7,021 d'hydrogène, 19,934 d'azote; elle est éminemment nutritive, elle renferme beaucoup de matériaux réparateurs; la chair musculaire qui en est principalement composée, et qui contient en outre de la gélatine et de l'osmazôme, est sans contredit l'aliment le plus propre à nous nourrir : il développe *l'alimentation tonique et fortement réparatrice*; mais les chairs de tous les animaux, et même celle de diverses parties du même animal, ne jouissent pas au même degré de cette propriété ; elles pèsent plus ou moins sur l'estomac; ainsi les chairs blanches sont beaucoup moins nutritives et développent moins de chaleur; les chairs coriaces sont d'une digestion pénible; les chairs molles et flasques sont aussi peu propres à l'alimentation; mais les chairs tendres sans être molles, succulentes, comme celles des muscles lombaires, sont très-nutritives, surtout lorsque l'ébullition ne leur a pas enlevé la plus grande partie de leurs sucs.

2° *De l'albumine.* — Elle se trouve en grande quantité dans le blanc d'œuf, dans le sérum du sang, etc. ; c'est surtout dans les œufs que nous la rencontrons le plus fréquemment comme matière alimentaire; elle est très-nutritive, mais développe moins de chaleur que la fibrine; la digestibilité n'est pas la même selon qu'elle est crue, médiocrement cuite, ou totalement concrétée par la chaleur : dans ce dernier cas elle est d'une digestion très-difficile; les œufs ne sont pas entièrement composés d'albumine, et le jaune d'œuf contient cette substance dans un état particulier; Il renferme, selon M. John, de l'eau, une huile douce, de la gélatine, du soufre, un atome d'acide phosphorique; le blanc, outre l'albumine, contient un peu de gélatine, de la soude, du sulfate de soude et du phosphate de chaux. On a beaucoup discuté pour savoir si le blanc de l'œuf était plus facile à digérer que le jaune; malgré le respect dû à Tissot et aux médecins qui sont entrés dans cette discussion, je pense que cette question puérile ne mérite pas d'être agitée. Les œufs sont de toutes les substances alimentaires, celle qui subit les préparations les plus variées; celles qui ont pour effet de mélanger le blanc et le jaune, méritent la préférence : c'est ainsi que M. Hallé tranche la difficulté.

3° *De la gélatine.* — Ce principe s'obtient en traitant par l'eau bouillante la chair musculaire, la peau, les ligamens, les tendons, les aponévroses, les membranes, les os, etc.; la gélatine est demi-transparente, incolore, inodore, insipide, plus pesante que l'eau, sans action sur les couleurs bleues végétales; sa consistance varie beaucoup, elle se conserve bien quand elle est sèche, mais se décompose facilement à l'état de gelée; elle est formée de 47,881 de carbone, de 27,207 d'oxygène, de 7,914 d'hydrogène, et de 16,998 d'azote; la gélatine est nutritive, mais moins que les substances précédentes; comme elle devient très-volumineuse par l'addition de l'eau, elle occupe beaucoup d'espace sans contenir beaucoup de matière réparatrice. Les chairs des jeunes animaux renferment une grande quantité de gélatine, ce qui leur donne un moelleux fort agréable. Il ne faut cependant pas que ce principe soit trop abondant : dans les animaux trop jeunes il domine tellement que les chairs sont comme muqueuses; alors elles sont insipides, rebutantes, peu nutritives, d'une digestion difficile, et quelquefois excitent le vomissement; la gélatine est assez difficile à digérer : elle produit *l'alimentation relâchante*, mais nourrit beaucoup plus que la gomme et les substances grasses. L'ichtyocolle ou colle de poisson, membrane interne de la vessie natatoire de différens esturgeons, etc., sert quelquefois pour faire prendre en gelée celles de nos matières alimentaires auxquelles on veut donner cette forme, et qui la revêtent difficilement.

4° *Le caséum* se rencontre dans le lait; il est blanc, opaque, solide, inodore, insipide, plus pesant que l'eau; on l'obtient en abandonnant le lait à lui-même : c'est la matière dominante des diverses espèces de fromages; lorsqu'il est frais, il est d'une digestion facile, nourrissant, développe peu de chaleur, et produit la troisième espèce d'alimentation; le caséum plus ou moins mêlé avec la crême, plus ou moins ancien, et plus ou moins altéré par le sel et autres ingrédiens, et par la fermentation, constitue tous les fromages dont l'action sur l'économie animale varie infiniment selon ces diverses circonstances, au point qu'elle peut être ou relâchante ou très-tonique, et même stimulante, et offrir toutes les qualités intermédiaires.

Le lait est la première nourriture de l'homme, ainsi que des autres mammifères; mais il en conserve l'usage dans les autres périodes de la vie. Le lait de femme est son premier aliment; il varie dans sa composition selon l'espace de temps qui s'est écoulé depuis l'accouchement; il est beaucoup plus séreux dans les premiers mois où il semble que l'enfant ait besoin d'une alimentation moins forte; il prend de la consistance à mesure que l'époque de l'accouchement s'éloigne, et que le nourrisson grandit. Ce phénomène laisse assez apercevoir le but de la nature, et indique combien on a tort de donner à un nouveau-né un lait trop vieux, trop compacte pour ses organes délicats. Le lait de femme dont la composition chimique est à peu près la même que celle du lait de vache, contient cependant plus de sucre de lait et de crême, et moins de caséum : cette composition varie aussi d'une manière remarquable selon les alimens que prennent les nourrices.

Le lait de vache est celui dont on fait le plus fréquent usage; il est formé, d'après Fourcroy et M. Vauquelin, d'eau, d'acide acétique libre, de 0,02 de sucre de lait, d'une matière animale analogue au gluten fermenté, d'hydrochlorate et d'hydrophtorate de potasse, d'hydrochlorate de soude; il renferme de plus 0,08 de matière butyreuse, 0,006 de phosphate de magnésie, de chaux et de fer, 0,1 de caséum. Abandonné à lui-même il se sépare en trois parties, la crème, la matière caseuse et le petit lait. La crème, étant en grande partie composée de beurre, jouit à peu près des mêmes qualités alimentaires; quant au sérum, on ne s'en sert guère séparément qu'en médicament, et nous venons d'examiner le caséum. Dans les pays méridionaux on se sert beaucoup du lait de chèvre. Il est analogue au lait de vache; mais le beurre est beaucoup plus solide et plus blanc; il est aussi moins gras et moins onctueux; je le crois d'une digestion plus facile. Le lait de brebis contient au contraire un beurre plus mou et plus abondant. Le lait d'ânesse, que l'on préconise avec si peu de discernement en médecine pour *certaines affections chroniques* de la poitrine, est d'une composition semblable à celle du lait de femme, il contient un peu moins de crème et un peu plus de caséum. Le lait est nutritif, réparateur et d'une digestion facile; il produit les phénomènes de l'alimentation relâchante; mais il nourrit plus que les gommes et les matières grasses.

5° Nous voici parvenus à la matière la plus réparatrice; elle tient sans contredit le premier rang sous ce rapport, c'est l'osmazôme : ce nom lui a été imposé par M. Thénard. Cette substance avait été décrite par Thouvenel pour la première fois. Elle se trouve dans la chair musculaire du bœuf, dans le cerveau, dans les champignons et dans quelques autres végétaux; on l'a rencontrée récemment dans les huîtres. C'est un extrait brun rougeâtre, aromatique et très-sapide; elle se putréfie difficilement, elle est soluble dans l'eau et l'alcohol. Elle donne au bouillon sa saveur et sa couleur. Elle le rend très-nutritif. On trouve une partie d'osmazôme, contre sept de gélatine, dans cette espèce d'aliment. La chair des jeunes animaux est privée de ce principe, et c'est à son absence qu'on doit attribuer leur qualité moins tonique et moins réparatrice. Ce n'est que lorsqu'ils atteignent l'âge adulte que leur chair se pénètre d'osmazôme. Le bœuf, le mouton, le chevreuil, le lièvre, parmi les quadrupèdes; le pigeon, la perdrix, le faisan, la bécasse, la caille, le canard, l'oie, et généralement tous les animaux dont la chair est noire, contiennent ce principe. L'analyse en a démontré l'existence chez la plupart d'entre eux, l'analogie doit la faire supposer dans les autres. Toutes ces viandes produisent l'alimentation tonique et éminemment réparatrice. Cette substance seule ou toute autre très-réparatrice suffirait-elle pour entretenir la vie, pour calmer la faim, et conserver la santé? Il est vraisemblable que la vie serait conservée par l'usage exclusif de l'osmazôme. Mais il est vraisemblable aussi que la santé serait promptement dérangée par une alimentation trop riche, par un excès d'embonpoint, de pléthore, ou par toute autre cause. En voyant avec quelle parcimonie la nature a mis dans nos alimens les substances très-nutritives, et comme elle a eu soin de les entourer ou de substances correctives ou de substances purement excrémentitielles, on ne peut nier qu'elle n'ait eu l'intention de préparer un certain travail à l'appareil digestif. Ce serait donc aller contre ses vœux, que de donner les substances très-nutritives dans un isolement complet. Un état de délabrement et de faiblesse extrême pourrait exiger cette sorte d'alimentation, qui doit être proscrite dans l'état sain. Il est vraisemblable que les intestins accoutumés à exercer leur action sur une certaine masse alimentaire éprouveraient plus souvent le besoin de manger; il faut que ces viscères soient occupés pendant un certain temps.

§ b. *Principes immédiats gras ou acides.* — Nous avons eu occasion de parler des premiers, nous n'y reviendrons pas. Quant aux seconds, ils se rencontrent fort peu dans les substances alimentaires; ainsi nous croyons superflu de parler ici de l'acide lactique, butyrique, caséique, sébacique, etc. Notre cadre ne comporte pas non plus que nous parlions en détail des diverses parties des animaux, considérées comme matière alimentaire; tels que le cerveau, la peau, le tissu cellulaire, membraneux, tendineux, aponévrotique, ligamenteux, glanduleux, etc. Mais nous ne pouvons passer sous silence la classe entière des poissons, auxquels on a attribué des qualités particulières. Il est certain que généralement parlant, ces animaux sont d'une digestion facile, et abondent en matériaux réparateurs; ils sont peu toniques, et semblent jouir d'une certaine vertu aphrodisiaque. Il s'en faut cependant qu'ils aient tous les mêmes propriétés. Ceux dont le tissu est dense et serré comme le thon, le maquereau, etc., sont très-nourrissans, mais sont d'une digestion pénible. Les limandes, les soles, les merlans, et tous ceux dont la chair est légère sont promptement digérés; il en est dont la chair est compacte, onctueuse; ceux-là se digèrent avec beaucoup de difficulté. Le chien de mer, l'anguille, etc. sont dans ce cas. Cullen et Haller pensaient que les poissons nourrissaient moins que les autres animaux.

Chapitre II. — *Alimens considérés sous le rapport de leur préparation et de leur conservation.* — La plupart des substances dont nous venons de parler subissent une préparation avant d'être introduites dans notre économie, ce qui leur imprime de grands changemens, soit dans leur composition, soit dans leur action sur nos organes. Bien que notre intention ne soit pas de faire ici un traité d'art culinaire, nous ne pouvons nous dispenser d'indiquer les préparations principales qui corrigent diverses qualités insalubres de nos matières alimentaires, ou leur en communiquent qu'ils n'avaient pas, ce qui arrive souvent.

La plupart des fruits acidules et sucrés se mangent sans coction préalable; cependant dans quelques cas on les fait cuire avec de l'eau, ce qui diminue leur acidité et leur principe acerbe, lorsqu'ils en contiennent, et produit un effet analogue à la maturation. On y ajoute alors du sucre en certaine proportion, ce qui les rend plus agréables, d'une digestion plus facile, et plus nourrissans. On en fait ainsi, ou des compotes, ou des marmelades, ou des gelées; toutes ces préparations sont fort salutaires. Quelquefois on leur ajoute une grande quantité de sucre qu'on fait évaporer et cristalliser à la surface du fruit, ce qui les rend plus toniques. Dans quelques cas, on conserve ces fruits dans de l'alcohol, ce qui leur donne une propriété excitante particulière, qui n'est pas sans inconvénient dans une foule de circonstances. Il faut être très-réservé sur l'usage de ces dernières préparations. La gomme et la fécule servent aussi à conserver les fruits, elles entrent dans la composition des pastilles et des dragées. Ces préparations sont fort innocentes, quand elles ne sont pas mêlées à des substances étrangères, nuisibles, telles que des matières colorantes ou autres; l'abus qu'on en fait pourrait être seul préjudiciable. Ce n'est pas ici le lieu de traiter des divers sirops, qui se rapprochent des matières dont nous parlons, par leur composition. La plupart des fruits acidules et sucrés, ou muqueux et sucrés, sont employés avec le sucre, la crème et l'eau à l'état de glace, à la confection d'un mélange aussi agréable par sa saveur, que par la fraîcheur qu'il procure instantanément; on comprend que nous voulons parler ici des glaces et des sorbets. Leur température les rend toniques, du moins par la réaction qu'elle excite. Leur usage modéré ne saurait nuire, à moins d'une prédisposition particulière. On fait avec le miel et les amandes une préparation, connue dans les départemens méridionaux sous le nom de nougat; on en distingue deux espèces, le nougat blanc, et le nougat rouge; on en fait aussi avec le caramel; le premier est plus estimé; ces substances sont fort salutaires, prises avec modération.

On a tenté de conserver pour l'hiver des végétaux muqueux, tels que les haricots verts, les pois, les fèves, etc. Mais ces substances quelque bien conservées qu'elles soient, deviennent noires, coriaces, d'une saveur légumineuse, et d'une odeur aromatique. Ils sont peu agréables au goût, malgré le soin avec lequel on les apprête, et leur usage ne doit pas être très-salutaire. Ceux qu'on conserve dans le vinaigre ne servent que comme assaisonnement.

La fécule subit diverses préparations, la plus usitée (après celle qui constitue la panification, et dont nous parlerons à l'occasion du gluten), c'est la bouillie. Elle consiste à faire cuire dans du lait, et quelquefois dans du bouillon, de la fécule de froment, et dans quelques pays, de maïs ou de pois chiches. Si l'on en croit Zimmermann, rien n'est plus funeste que ces sortes d'alimens. Ils favorisent les scrofules et le rachitisme, et prédisposent à toutes les affections de l'appareil digestif. Dans l'épidémie qu'il observa, tous les individus qui se nourrissaient de cet aliment succombaient. Cependant la bouillie a trouvé des défenseurs. On a pensé qu'elle était nourrissante et d'une digestion facile. Je ne la crois pas tout-à-fait à l'abri des reproches que lui adresse le médecin helvétien. Quant aux préparations faites avec la fécule pure de pomme de terre, le sagou, le salep, le gruau, la semoule, le vermicelle, etc. avec le bouillon, elles sont très-convenables dans les convalescences des maladies aiguës; elles nourrissent très-bien et fatiguent peu les organes digestifs. Les plantes légumineuses subissent toutes une coction préalable qui les attendrit et en favorise la digestion. Cette opération développe une plus grande quantité de mucoso-sucré. La sauce de ces divers végétaux se prépare avec le beurre et la farine; on la fait avec l'huile et le vinaigre, assaisonnement bien plus commun en

Provence que dans ce pays. On les prépare aussi avec le jus de viande, ce qui les rend très-nutritives. Plusieurs substances végétales se mangent frites. Cette préparation, par laquelle la graisse, le beurre ou l'huile contractent de l'âcreté, irrite l'estomac, occasionne des renvois nidoreux, et un sentiment pénible de chaleur brûlante à l'estomac. Toutefois en bonne santé ces diverses préparations sont indifférentes.

Les olives se préparent de plusieurs manières : car fraîches elles sont d'une amertume et d'une âcreté insupportable. On les cueille vertes et on les fait lessiver, ou bien on les cueille mûres, on les pique pour laisser écouler la partie aqueuse que contient le péricarpe, et on les met dans l'huile. Ces préparations excitantes, d'une digestion assez pénible, sont plutôt des assaisonnemens que des alimens. Leur abus est sans contredit dangereux; il peut développer des affections gastriques, aiguës ou chroniques.

Les amandes pilées, mêlées avec le lait et le sucre, constituent un mets très-agréable et très-nourrissant, que l'on nomme franchipane. On laisse évaporer le lait jusqu'à une certaine consistance. Avec le cacao, le sucre et la cannelle, ou la vanille et le girofle, on prépare le chocolat, aliment nourrissant et assez facile à digérer; mais quelquefois très-excitant, lorsque les aromates qu'on y mêle y dominent. Il est souvent altéré par la fécule. La fécule unie au gluten sert à préparer le pain, le plus universel des alimens; la panification a lieu à l'aide de la fermentation; c'est au gluten que le pain doit sa faculté de lever. Le meilleur pain est celui que l'on fait avec la fine fleur de froment, qui ne contient aucune autre farine. On y joint cependant quelquefois de la farine de seigle, d'orge, d'avoine ou de pomme de terre; le pain est alors moins blanc, plus compacte, d'une digestion plus lente. Il convient peut-être mieux qu'un pain léger à des estomacs vigoureux, qui ont besoin d'être occupés long-temps pour que le sentiment de la faim ne se renouvelle pas sans cesse. Le pain suffit à l'alimentation; il n'est jamais suivi d'accident, à moins qu'on ne le mange chaud et en trop grande quantité; il occasionne dans ce cas des indigestions quelquefois mortelles.

Les diverses préparations que notre sensualité fait subir aux diverses matières animales sont pour ainsi dire innombrables. Nous ne parlerons ici que de leur décoction dans l'eau, de leur cuisson dans leur propre jus, ou avec une petite quantité d'eau, dans des vases clos, celle qu'on leur fait éprouver en les rôtissant, enfin celle qu'on leur donne en les fumant.

La décoction des viandes dans l'eau dissout la gélatine et l'osmazôme ; c'est dire assez que cette préparation leur enlève la plus grande partie de leurs propriétés réparatrices. En effet, le parenchyme fibreux et albumineux qui reste est presque sans saveur. Les viandes de bœuf et de mouton sont celles qu'on mange le plus souvent ainsi. Cet aliment n'est nullement excitant.

L'étuvée, la daube (improprement mode) est une manière très-avantageuse de préparer les viandes en ce qu'elles conservent toutes leurs parties nutritives. Leur chair se ramollit, et devient très-facile à digérer; elle est alors très-abondante en matériaux alibiles.

Le rôti a l'avantage de conserver aussi tous ses principes. Les viandes ainsi préparées contractent une qualité tonique et même excitante, que le médecin pourra utiliser dans beaucoup de circonstances.

On conserve les viandes en les soumettant à l'action de la fumée, en les imprégnant de sel ou en les faisant macérer dans le vinaigre ou dans l'huile. Les chairs qui ont subi cette préparation sont insalubres; nul doute qu'elles ne donnâssent lieu à une foule de maladies et surtout au scorbut, si l'on en faisait sa principale nourriture. Elles pourraient déterminer des affections aiguës ou chroniques du canal digestif. Il faut en user avec le plus grand ménagement. Les chairs de porc sont surtout celles que l'on conserve de cette manière. Ces chairs, déjà indigestes et irritantes par elles-mêmes, acquièrent, par ces sortes d'apprêts, de nouvelles qualités malfaisantes. Nous devons placer ici les matières animales qu'on est dans l'usage de laisser faisander, pour pouvoir les manger, telles que celles de chevreuil, de cerf, de bécasse, de faisan, etc., elles peuvent piquer le goût des gens sensuels; mais leur emploi entraine de nombreux accidens.

Chapitre iii. — *Alimens considérés sous le rapport de leur altération spontanée, de leur falsification, etc.* — Les alimens, tels que nous venons de les considérer, sont supposés sains et de bonne qualité. Mais la cupidité porte souvent à les altérer par le mélange de diverses substances étrangères, et dans cet état ils ont sur l'économie animale l'influence la plus fâcheuse; d'autres fois le même mobile porte les marchands à débiter des substances qui se sont naturellement altérées; quelquefois cette altération n'est pas connue des marchands de comestibles. Le médecin est souvent appelé par l'autorité pour constater et apprécier les effets de ces substances, et cet objet est loin d'être sans intérêt. Nous empruntons à M. le professeur Orfila ce que nous allons dire à ce sujet : on ne saurait recourir à une meilleure source. (Leçons de médecine légale, p. 445.)

L'altération des substances alimentaires reconnaît des causes très-variées : elle peut être le résultat de l'action de l'air, de l'humidité, ou des vases dans lesquels elles sont conservées ; des ingrédiens qu'on y a mêlés pour masquer leur mauvais goût, etc. Nous ne devons parler ici que des substances alimentaires proprement dites; nous faisons abstraction des assaisonnemens et des boissons, encore parmi les premières ne parlerons-nous que des plus usitées dans nos climats.

Altération de la farine de froment. On sait que cette farine desséchée est composée de fécule, de gluten, de sucre gommeux, d'albumine, de phosphate de chaux, et d'une certaine quantité de son que l'on trouve même dans la fleur de farine. Cent parties de fleur de farine desséchée absorbent 0,47 d'eau, pour se transformer en une pâte ductile. 147 parties de cette pâte fournissent à l'analyse 0,90 de fécule, 0,34 de gluten non desséché (composées de 0,6 de gluten desséché et de 0,28 d'eau), 0,19 d'eau combinée avec les autres principes de la farine, et 3 à 4 parties de sucre gommeux. On peut juger, jusqu'à un certain point, de la quantité de gluten contenu dans une farine, par la quantité d'eau que cette farine absorbe; plus il y aura de gluten, plus la proportion d'eau absorbée sera considérable. D'après MM. Barruel et Orfila, la fleur de farine contient (terme moyen) 28 parties de gluten non desséché, et 5 et demie de gluten desséché.

A 1° *Altération de la farine par l'humidité.* — La farine attire rapidement l'humidité de l'air, se pelotonne et s'altère dans l'espace de quelques jours. Alors elle contient moins de gluten, et celui-ci est moins gluant.

2° Des insectes, tels que la blatte, le charançon, etc., attaquent la farine par parties et en détruisent le gluten. L'œil nu ou armé d'une loupe découvre aisément ces insectes ou leurs larves.

3° Le sable provenant des meules trop friables, peut être facilement reconnu en délayant de la farine ainsi altérée dans de l'eau froide ; il se précipite bientôt avec tous les caractères qui le distinguent.

4° Le sulfate de chaux ou plâtre mêlé accidentellement ou volontairement à la farine se recónnait en faisant bouillir deux onces de farine pendant deux ou trois minutes dans une livre d'eau distillée : la farine est délayée par l'eau, tandis que le sulfate de chaux se précipite ; on décante, puis on fait bouillir le précipité dans une quantité d'eau distillée suffisante pour le dissoudre; la dissolution filtrée fournit, avec l'eau de baryte, un précipité blanc de sulfate de baryte, insoluble dans l'eau et dans l'acide nitrique; et par l'oxalate d'ammoniaque, un précipité blanc d'oxalate de chaux, soluble dans l'acide nitrique et donnant de la chaux vive lorsqu'on le décompose dans un creuset à une chaleur rouge. Si la quantité de plâtre était trop peu considérable pour pouvoir être décelée par ce procédé, il faudrait calciner la farine dans un creuset pendant une demi-heure, pour la transformer en charbon : par ce moyen, le sulfate de chaux passerait à l'état de sulfure, que l'on reconnaîtrait au moyen de l'acide nitrique : en effet, cet acide dégagerait sur le champ du gaz acide hydrosulfurique, et dissoudrait la chaux ; et le nitrate résultant, étant filtré, donnerait un précipité d'oxalate de chaux par l'addition de l'oxalate d'ammoniaque.

5° Le carbonate de chaux ou craie est quelquefois mêlé à dessein. On le reconnaît en délayant la farine dans l'eau bouillante ; le carbonate de chaux se précipite ; on décante pour l'obtenir à l'état pulvérulent. Il est solide et insipide ; il se dissout avec effervescence dans l'acide nitrique affaibli ; le nitrate résultant donne un précipité d'oxalate de chaux blanc, soluble dans l'acide nitrique par l'oxalate d'ammoniaque, et laisse de la chaux vive par la calcination.

6° Pour découvrir la céruse (sous-carbonate de plomb) qui altère quelquefois la farine, on délaye celle-ci dans de l'eau bouillante, et l'on obtient la céruse à l'état pulvérulent ; elle est solide, blanche, insipide, et soluble avec effervescence dans l'acide nitrique : le nitrate résultant précipite en blanc par les alcalis et par les acides sulfurique et hydrochlorique, en jaune par le chromate de potasse, et en noir par les hydrosulfates.

7° Le sous-nitrate de bismuth ou blanc de fard, se reconnaît à ses paillettes nacrées, à sa facilité à se dissoudre dans l'acide nitrique, et aux caractères suivans : mis sur des charbons ardens, il se décompose et fournit du gaz acide nitreux reconnaissable à son odeur, et de l'oxyde jaune de bismuth; l'acide sulfurique concentré le décompose et en dégage l'acide nitrique sous forme de vapeurs blanches. Mêlé avec du charbon pulvérisé et calciné pendant une demi-heure dans un creuset chauffé au rouge, il cède son oxygène au charbon, et laisse du bismuth métallique.

8° Dans le dessein de favoriser l'élévation de la pâte et la cuisson du pain, on y joint quelquefois du sous-carbonate de potasse Pour retrouver cette substance, on agite pendant quelques minutes la farine avec de l'eau distillée à la température ordinaire : au bout de vingt-quatre heures, on décante le liquide qui surnage, et on voit qu'il verdit le sirop de violette, qu'il fait effervescence avec les acides, et qu'il précipite en jaune-serin l'hydrochlorate de platine.

9° On s'assure de la présence de l'alun en mêlant une partie de farine avec six parties d'eau distillée; on agite de temps à autre; au bout de vingt-quatre heures on filtre, et on voit que la liqueur a une saveur légèrement astringente; elle précipite en blanc par l'ammoniaque, le sous-carbonate de potasse, et l'hydrochlorate de baryte; il se précipite du sulfate de baryte insoluble dans l'eau et dans l'acide nitrique : en évaporant ce liquide on obtient de l'alun cristallisé. Le jalap, qu'on ajoute pour empêcher l'effet astringent de l'alun, se retrouverait en traitant par l'alcohol qui en dissoudrait la partie résineuse, et la laisserait à nu en s'évaporant.

10° Pour ce qui est du mélange de la farine de vesce et de haricot avec celle du froment, on peut conclure des travaux de M. Orfila que celle-ci, mêlée avec un tiers de son poids de farine de vesce de première tamisation, donne du pain mat, d'une odeur et d'une saveur désagréables, analogues à celles des pois; que la farine de froment, mêlée à un tiers de farine de haricot, fournit du pain mat dont on peut faire usage sans inconvénient; que dans aucun de ces cas le gluten n'est détruit, mais qu'il est seulement divisé.

B. *Du Pain.* Le pain, confectionné avec les farines dont nous venons de parler, contient les mêmes ingrédiens. On emploîra les mêmes procédés pour les reconnaître, après avoir fait macérer, pendant vingt-quatre heures, la mie de pain, coupée par tranches, dans une suffisante quantité d'eau distillée qui dissoudra les sels solubles, et laissera précipiter ceux qui ne le sont point.

Si un levain trop acide a oxydé ou dissous quelque partie de métal du vase qui les a contenus, vase de cuivre ou de plomb, pour mettre à découvert les sels solubles qui se seront ainsi formés, on mêlera le pain avec trois fois son poids d'eau et de vinaigre distillé; on filtrera la dissolution au bout d'une heure, et on l'examinera par les réactifs propres à déceler la présence des acétates de cuivre et de plomb. Ces réactifs sont indiqués dans tous les ouvrages de chimie.

Si le pain était altéré avec du seigle ergoté, on pourrait le reconnaître à ces taches violettes qu'il présente, ainsi que la pâte qui a servi à le former, mais surtout aux accidens qu'il occasionnerait. *Voyez* ERGOT, SEIGLE, POISON, etc.

C. Falsification du chocolat. — Le bon chocolat ne doit présenter dans sa cassure rien de graveleux; il doit se dissoudre aisément dans la bouche, et produire un sentiment de fraîcheur. Lorsqu'on le fait dissoudre dans l'eau ou dans le lait, il ne doit communiquer à ces liquides qu'une consistance médiocre. Le chocolat du commerce est souvent falsifié par la fécule. On la découvre en faisant bouillir pendant huit à dix minutes une partie de chocolat avec six ou sept parties d'eau distillée; on décolore le liquide à l'aide d'une quantité suffisante de chlore concentré; il se forme un précipité jaunâtre; on le laisse déposer, et on filtre. La liqueur ainsi clarifiée est jaunâtre, et contient la fécule; elle devient d'un très-beau bleu par l'addition d'une ou de deux gouttes de teinture alcoholique d'iode. L'amidon se découvre de la même manière. Il est difficile de reconnaître autrement que par la saveur et l'odeur les substances grasses ou altérées qui pourraient avoir été mêlées au chocolat.

D. Le *café* est souvent mêlé avec de la chicorée; il est alors amer et acidule. Le café pur n'est qu'amer. En le roulant entre l'index et le pouce après l'avoir humecté, il forme une petite boule; le café reste en poudre.

E. Le *beurre* est souvent mêlé à des pommes de terre pour augmenter son poids. Ce mélange devient bleu en le triturant dans un mortier avec une petite quantité d'iode. Lorsqu'il est altéré par du suif, on le reconnaît à la saveur.

F. Le *lait* peut être altéré par l'eau, et cette fraude ne peut être reconnue par les moyens chimiques, les proportions de l'eau dans le lait pouvant varier beaucoup. Il peut l'être par la farine que l'on reconnaît à la couleur bleue que lui communique l'iode avec laquelle on la triture; mais il faut que le lait en contienne une certaine quantité. Si dans l'intention de l'empêcher de cailler on y avait mêlé une certaine quantité de sous-carbonate de potasse, on reconnaîtrait la fraude à la saveur alcaline du lait; il rétablirait la couleur bleue du papier du tournesol rougi par un acide, et ferait effervescence avec les acides.

(ROSTAN.)

ALIMENTATION, s. f.; de *alère*, nourrir; l'action d'alimenter. Ce mot, récemment introduit dans le langage médical, n'est pas reçu par l'Académie. Toutefois bien qu'on doive proscrire avec sévérité le néologisme, lorsqu'une expression est nécessaire et bonne par elle-même, il faut l'admettre.

Les alimens produisent leur effet presque dès le moment où ils sont introduits dans la bouche, ou du moins aussitôt qu'ils arrivent dans l'estomac. Ce qu'il y a d'irrécusable, c'est qu'un homme qui a faim se trouve soulagé, éprouve un bien-être général dès le moment où il a pris les premiers alimens. A peine, à dîner, le potage est-il introduit dans les premières voies, que le sentiment douloureux de la faim disparaît pour faire place à l'espèce de satisfaction dont nous parlons; les forces se rétablissent instantanément; il semble qu'une nouvelle vie se répand dans toutes nos parties. Ce n'est cependant pas à l'assimilation qu'est dû cet effet, puisque aucune molécule alibile n'a pu être encore portée dans nos organes. Il faut admettre dans ce cas un *consensus* de l'estomac avec tous les organes de l'économie, une irradiation de sensibilité qui propage avec la plus grande vitesse les impressions que reçoit ce viscère central. Cette sensation peut être comparée à celle que les malades, affectés de phlegmasie du poumon, éprouvent lorsqu'un liquide adoucissant est introduit dans l'estomac. A peine ce liquide a-t-il parcouru l'œsophage, que la titillation incommode de la poitrine est remplacée par un sentiment de mieux très marqué; la toux fréquente et sèche est tout à coup plus humide et suivie d'une expectoration bienfaisante. Le liquide ingéré est cependant loin d'avoir été porté sur l'organe malade. Quoi qu'il en soit, ce premier effet de l'alimentation ne suffirait pas pour réparer nos pertes et servir à notre accroissement; il n'ajouterait rien à notre propre substance, si les alimens étaient aussitôt et entièrement rejetés. Si la faim se trouve alors satisfaite, ce n'est pour ainsi dire que par espérance; ce n'est qu'après bien d'autres modifications que l'alimentation s'opère. Les alimens après avoir été broyés par les dents, imprégnés de salive et mêlés d'air par l'acte de la mastication, descendent dans l'estomac, où ils subissent une préparation préalable par l'action que les sucs divers appelés dans ce viscère par la présence des alimens exercent sur eux, et peut-être aussi par l'action immédiate du ventricule lui-même. C'est cette action particulière de cet organe qui a fait abandonner toutes les explications physiques et chimiques que l'on avait données de la digestion stomacale ; et quoiqu'il soit peu permis de douter qu'une foule de substances ne subissent une véritable fermentation, sensible par les dégagemens de gaz acétiques et carboniques, néanmoins cette opération, résultat de l'organisme mis en jeu, diffère essentiellement d'une fermentation ordinaire, puisque dans celle-ci le vase qui contient les matières ne jouit d'aucune action, tandis que dans celles-là l'organe contenant paraît agir presque seul. Au reste, il résulte de cette première opération une bouillie épaisse qui a reçu le nom de chyme. Celui de l'homme n'a pas été analysé, mais Van Swieten, Réaumur, Spallanzani, Scopoli, Brugnatelli, John, Carminati, ont étudié la nature du chyme des animaux. Leurs travaux laissent encore beaucoup à désirer; néanmoins on peut conclure de leurs recherches que le chyme, résultat du mélange intime des alimens broyés qui ont déjà subi une première altération, est différent dans les diverses races d'animaux, suivant l'espèce d'alimens dont ils ont fait usage. Ce qu'il y a de plus remarquable dans la formation du chyme, c'est qu'il se développe de l'albumine qui n'existait pas dans les substances ingérées. Jusques à quand cherchera-t-on dans les opérations chimiques des identités avec les actions de nos viscères?

La pâte chymeuse passe bientôt de l'estomac dans le duodénum, mais après un intervalle différent, selon la nature, la quantité, la préparation des alimens et la disposition individuelle; là cette pâte reçoit encore une modification exercée surtout par la présence de la bile et l'action du duodénum : ce changement nous est totalement inconnu. Des physiologistes ont pensé qu'il était presque nul, qu'il ne servait en aucune manière à former le chyle qu'on ne trouvait que dans les vaisseaux absorbans qui semblaient le former par une force spéciale ; ils ont puisé leurs preuves dans ce qui arrive pour les végétaux, dont la sève n'existe nullement dans la terre, mais se forme dans les vaisseaux séveux. On ne peut nier que ces preuves ne soient fondées; cependant le travail de la digestion duodénale nous paraît avoir quelque utilité, et devoir faciliter au moins les opérations subséquentes. Après ces premières préparations une partie des alimens est saisie par les vaisseaux absorbans, et convertie en chyle, qui est le fluide essentiellement réparateur.

L'examen du chyle de l'homme n'a jamais été fait; celui du cheval, analysé par M. Vauquelin, a donné de la fibrine, ou du moins une matière albumineuse fort analogue, une substance grasse qui donne au chyle l'apparence du lait, de la potasse, de l'hydrochlorate de potasse, du phosphate de fer-blanc et du phosphate de chaux. La composition du chyle varie suivant qu'il est pris dans telle ou telle autre partie; ainsi la matière fibreuse est d'autant plus parfaite que le chyle est plus près de son mélange avec le sang. M. Marcet a publié en 1815 un travail sur le chyle retiré du canal thoracique des chiens, qu'il avait soumis préalablement à un régime purement végétal, ou à un régime animal. Voici ses résultats : Le chyle que fournit le règne végétal est liquide et presque toujours transparent, à peu près comme le sérum ordinaire ; il est inodore, insipide et plus pesant que l'eau : abandonné à lui-même il se coagule; le coagulum est presque toujours inodore, et ressemble à une huître; sa surface ne se recouvre pas d'une matière onctueuse analogue à la crème; distillé, il fournit un liquide contenant du carbonate d'ammoniaque et une huile fixe, pesante; il reste beaucoup de charbon, dans lequel on trouve des sels et du fer.

Le chyle que donne le régime animal est toujours laiteux, inodore, insipide; il se coagule aussi, mais le coagulum est opaque et d'une teinte rosée ; il est surnagé par une matière onctueuse, crémeuse; distillé, il donne beaucoup plus de carbonate d'ammoniaque et d'huile; mais il fournit trois fois moins de charbon; il se décompose plus promptement que le précédent. Suivant M. Marcet, l'élément principal de la matière animale de ces deux espèces de chyle est l'albumine; ils ne renferment pas de gélatine. Mille parties fournissent de 50 à 90 parties solides. L'examen que M. Magendie a fait de ce fluide l'a conduit à des conclusions analogues. On peut voir par ces travaux que la matière réparatrice fournie par le régime végétal est infiniment moins riche et moins abondante que celle que nous tirons du règne animal, ce qui est parfaitement d'accord avec ce qu'avait appris la simple expérience.

On a beaucoup discuté pour savoir s'il n'y avait qu'une seule matière nutritive, si elle était la même dans tous les cas, ou s'il y en avait plusieurs. Beaucoup de médecins célèbres, à la tête desquels il faut placer Hippocrate, se sont déclarés pour la première opinion; Lorry pensait que le mucilage était cette partie essentiellement nutritive.

On a cru devoir descendre dans de longs détails d'analyse chimique des substances diverses qui entrent dans notre composition, et faire voir que cette composition était identique dans presque tous les cas, et analogue dans la plupart, avec celle des élémens que nous prenons, pour en conclure que le principe nutritif était très-varié, n'était point uniforme. Je ne pense pas que ces observations soient fort concluantes; car il suffit, pour les détruire, de penser qu'un seul des principes immédiats des végétaux ou des animaux, quelque peu d'analogie qu'il ait avec notre propre matière, suffit pour entretenir la vie. Après la digestion d'un aliment qui ne contient point d'albumine, on en trouve cependant dans le chyle, etc.; ainsi ce n'est point par leur analogie avec notre substance que les végétaux nourrissent, ce n'est pas par ce qu'il y a de l'albumine dans une substance qu'il s'en forme chez nous, mais c'est par un travail de l'organisation qui nous échappe. Il est bien vrai de dire que les alimens nourrissent plus, sont plus faciles à digérer, exigent moins de travail de la part de nos organes, à mesure qu'ils se rapprochent plus de notre nature; mais il n'en faut pas moins une altération préalable : l'albumine ne fait immédiatement pas l'albumine; la gélatine ne fait pas la gélatine, etc.; mais les principes de ces substances sont altérés, décomposés par l'acte de la digestion pour être recomposés, redoués de la vie, et servir à notre réparation. S'il en était autrement, il faudrait trouver dans nos alimens exactement les mêmes principes qui nous composent, et certes il n'en est pas ainsi : on sait bien qu'on peut se nourrir long-temps avec une même substance, et qu'il se forme au dedans de nous de l'ammoniaque, de l'acide urique et une foule d'autres matières qui n'entrent jamais dans nos alimens. Ce n'est pas que je pense que le principe alibile soit toujours le même, et surtout qu'il soit un corps simple; on ne peut avoir aucune certitude à cet égard; les travaux des chimistes ne nous ont pas encore éclairé sur ce point; mais je crois que chaque aliment contient plus ou moins de principes nutritifs, que nos organes combinent dans diverses proportions pour en retirer une substance analogue à la leur, et qui sert à les accroître et à les réparer. Maintenant par quel effort de la nature se fait la réparation ; en quel moment, et dans quel lieu de l'économie se fait l'animalisation de nos alimens? où, quand, et comment reçoivent-ils la vie, et deviennent-ils aptes à nous nourrir? C'est ce que nous allons examiner.

Nous avons vu l'aliment entrer dans l'estomac, devenir chyme, puis chyle; nous allons le voir bientôt passer des vaisseaux chilifères dans le sang, recevoir l'influence de ce mélange, puis celle de l'air par l'acte de la respiration; enfin subir l'assimilation lorsqu'il sera porté dans toutes nos parties par les vaisseaux capillaires. L'alimentation commence rigoureusement par la mastication, et l'on doit dater du moment où la salive pénètre le bol alimentaire, le commencement de l'animalisation de l'aliment. Dans l'estomac, l'aliment se modifie encore; cette modification augmente dans le duodénum, mais elle est surtout visible dans le canal thoracique au moment où le chyle va le verser dans la veine sous-clavière; alors ce fluide a presque toutes les propriétés du sang : après qu'il a passé par le poumon, il est entièrement vivifié; il ne lui reste plus qu'à être assimilé à nos organes. Cette animalisation de l'aliment est, comme on voit, un travail de l'organisation dont il est difficile de nous rendre compte par nos procédés chimiques. C'est donc par une affinité qui lui est inconnue, et dont la nature nous échappe, que chaque organe trouve dans le sang les matériaux qui doivent le réparer; c'est par cette même force, résultat de l'organisme, que les glandes trouvent dans un même fluide tant de fluides divers, et ce n'est nullement par ce que des substances semblables résidaient dans la matière alimentaire. Cependant lorsque le régime auquel on est soumis n'est composé que de certaines substances, l'alimentation n'est pas la même; elle n'est pas la même lorsqu'on prend trop d'alimens, ou qu'on en prend trop peu.

Lorsqu'on prend trop peu d'alimens ou qu'on en est même totalement privé, on ne tarde pas à éprouver les symptômes dont nous avons parlé à l'article abstinence, et sur lesquels nous ne reviendrons pas. Mais lorsque la privation n'est pas complète et qu'elle est de peu de durée, elle peut avoir des avantages incontestables pour la santé. Sans adopter les idées et chercher à dévoiler le but dans lequel l'auteur anonyme d'une apologie sur l'abstinence a écrit son livre, il est impossible de nier que des privations ne puissent devenir infiniment utiles. Elles favorisent l'animalisation de nos fluides, donnent aux organes digestifs plus d'énergie, et à tous nos viscères, à toutes nos fonctions plus d'aisance, plus d'activité. Les philosophes, les moralistes de tous les siècles ont loué la tempérance, et sans contredit avec juste raison. L'abstinence active aussi l'absorption interstitielle; voilà pourquoi la diète favorise si bien la résolution des maladies, et surtout celle des maladies aiguës. Il est superflu d'ajouter que le moral de l'homme est en général disposé avantageusement par l'abstinence.

Lorsqu'au contraire on ingère dans l'estomac une trop grande quantité d'alimens, il en résulte un grand nombre de phénomènes très-désavantageux. Ces accidens se manifestent aussitôt après les repas, ou par l'habitude de manger trop. Dans le premier cas l'individu éprouve tous les symptômes d'une indigestion (*voyez* ce mot), ou seulement ceux d'une digestion pénible et laborieuse. Dans le second il se développe chez les grands mangeurs une constitution particulière. Je ne veux pas parler ici des personnes affectées de boulimie, mais seulement de celles qui dans l'état sain mangent outre mesure. Chez celles-ci il est possible que prenant une grande quantité d'alimens, il y en ait cependant une faible quantité d'assimilée, le reste sort avec les excrémens; d'où vient que l'on dit communément que ce n'est pas ce qu'on mange qui nourrit, mais ce qu'on digère. Ces personnes restent maigres; leurs selles sont très abondantes, et la quantité trop considérable de substance alimentaire ne tarde pas à déterminer sur les intestins quelque irritation chronique qui les conduit au tombeau, ou à détériorer leur constitution, et occasioner la presque totalité des maladies, mais surtout la goutte, etc. Ainsi il ne suffit pas de prendre une très-grande quantité d'alimens pour obtenir une alimentation abondante, il faut encore que l'estomac, le duodénum et les autres intestins soient disposés à les élaborer convenablement; il faut encore que les absorbans soient disposés à enlever au chyme la plus grande portion de ses principes nutritifs; enfin que nos parties soient disposées à se les approprier, l'alimentation ne pouvant avoir lieu que par le concours de la digestion, de l'absorption et de l'assimilation. Dans d'autres cas, les grands mangeurs absorbent une grande quantité de principe alibile, et leurs organes, et surtout le tissu cellulaire, se pénètrent d'une très-grande quantité de sucs nourriciers. Ce n'est pas que l'embonpoint soit toujours une preuve d'une nutrition active, au contraire, cet embonpoint peut se rencontrer chez des personnes chez qui cette fonction est ralentie; la rapidité des mouvemens organiques peut seule rendre compte de l'activité de la nutrition. Si l'individu fait des pertes nombreuses dans tous les genres, les répare promptement par une digestion facile, et rend peu d'excrémens, il faudra conclure que les organes se décomposent et se réparent avec la plus grande facilité; ce qui sera la preuve la plus sûre d'une nutrition active. Mais les personnes qui mangent beaucoup engraissent ordinairement, par cela même qu'elles sont débilitées par les excès de table. Alors elles sont lourdes, peu irritables, assoupies, disposées à l'apoplexie, à toutes les congestions intérieures, et, selon Morgani, à la rupture du cœur. Chez elles l'absorption interstitielle est faible et languissante; aussi leurs phlegmasies se terminent-elles difficilement par résolution. En effet la diète a sur elles peu de prise; la graisse accumulée dans le tissu cellulaire supplée aux alimens que l'individu ne prend pas, et nuit à l'activité de l'absorption. Aussi n'est-il pas rare de voir succomber presque tous les vieillards fort gras, qui ont le malheur d'être atteints d'une phlegmasie thoracique ou abdominale. Il est encore un accident fort commun parmi ces malades, c'est la gangrène par compression : il survient chez eux avec la plus grande facilité des escharres gangréneuses aux tégumens qui recouvrent le sacrum, le coccyx, les trochanters, et toutes les saillies osseuses sur lesquelles le décubitus peut s'opérer. En général, le tempérament lymphatique et sanguin est celui qui se développe chez ces sujets, qui sont ainsi prédisposés à toutes les maladies propres à ce genre de constitution.

Mais les alimens ne produisent pas seulement une modification considérable sur nous par leur excès ou par leurs défauts : on peut distinguer dans les substances alimentaires dont nous avons parlé un mode différent d'agir pour chacune d'elles. L'action des alimens, comme celle des médicamens, est de plusieurs natures : 1° elle est instantanée, et celle-là dépend du genre de changement que les molécules alimentaires, absorbées avec le chyle et portées dans les divers systèmes d'organes, déterminent dans les mouvemens actuels de ces organes; elle peut être aperçue dès le moment de la digestion ; 2°, elle est durable, et celle-ci dépend des modifications qu'imprime à toute l'économie l'usage habituel et exclusif de certaines substances. Pour apprécier la première, il suffit d'examiner quels sont les changemens qui surviennent dans chaque fonction au moment de la digestion ou dans les momens qui la suivent; c'est dans les modifications plus profondes de la constitution que l'on doit chercher les effets de la seconde. Pour apprécier ces divers phénomènes avec sévérité, il faudrait que quelque expérimentateur courageux et patient voulût se soumettre pendant long-temps à l'usage exclusif de quelque matière alimentaire; mais qui oserait s'imposer de semblables privations, après la mort déplorable qui est devenue la malheureuse récompense des essais généreux faits en ce genre par des médecins anglais? L'exemple du docteur Stark mériterait cependant d'être suivi, en y mettant toutefois la réserve qu'exige la conservation de l'individu. Ce serait seulement par ce moyen qu'on pourrait arriver à des données positives; et sous ce rapport, il reste autant à faire pour la bromatologie que pour la matière médicale. Quelle que soit en effet la simplicité du régime que l'on suit dans l'état ordinaire de la vie, une foule de substances viennent détruire les effets que l'une d'elles pourrait produire: c'est ainsi que dans les mets les plus simples, le sel, le poivre, le vinaigre ou l'huile, le pain même et le vin qu'on y mêle, en modifient l'action à un tel point, que l'on sait à peine à quoi s'en tenir sur l'effet de cette substance, et que cet effet est bien différent et quelquefois opposé, selon la quantité d'assaisonnement dont elle est accompagnée: cet effet est loin d'être le même aussi, selon la disposition actuelle de l'individu, selon l'état de son système digestif, selon son idiosyncrasie. Je connais un architecte distingué qui mange, sans répugnance et sans accidens, des œufs lorsqu'ils sont médiocrement cuits, mais qui au bout de quelques heures tombe en défaillance lorsque les œufs sont durs. Cette expérience a été souvent répétée par lui, et toujours les mêmes accidens se sont manifestés. Pour poser des règles générales en ce genre, il faut donc absolument faire abstraction de toutes ces influences; il faut supposer que les assaisonnemens étant toujours les mêmes, pour la qualité et pour la quantité, leur action devenue habituelle doit être comptée pour rien; et quant aux âges et aux constitutions, les supposer aussi dans un état moyen. Alors nous pourrons reconnaître plusieurs modes d'alimentations.

Il est des alimens qui nourrissent peu, qui donnent peu de

matières excrémentitielles, et qui produisent un sentiment de fraîcheur. Il en est qui nourrissent peu, mais ne produisent pas ce sentiment de fraîcheur; ils rendent les selles liquides, abondantes, et semblent en général diminuer la tonicité des tissus, relâcher nos parties. Il en est encore qui nourrissent peu et déterminent un sentiment de force dans l'individu, produisent beaucoup de chaleur animale, et resserrent les intestins. Quelques-uns nourrissent beaucoup, et produisent une alimentation relâchante. Une alimentation moyenne peut aussi être le résultat de l'usage de quelques alimens; d'autres nourrissent beaucoup, déterminent un sentiment général de force, d'énergie physique et morale, une chaleur vive; ils sont toniques ou excitans. Enfin quelques alimens jouissent de diverses propriétés spéciales. Autant qu'il est permis d'établir des règles générales, nous pensons qu'on peut rapporter à ces divisions les divers effets des alimens sur l'économie animale.

1° *De l'alimentation rafraîchissante.* Cette espèce d'alimentation est produite par la classe des alimens dans lesquels domine un principe acidule. Ce sont en général des végétaux, et surtout des fruits. Lorsqu'on prend une quantité modérée de fruits acidules, ils sont en général digérés avec promptitude, et favorisent même la digestion des autres alimens; ils excitent l'appétit; mais pris en trop grande abondance, ils peuvent occasioner des accidens. Leur effet est alors de provoquer des selles copieuses, et de déterminer la production d'une grande quantité de mucus intestinal; est-ce en excitant une *irritation?* Ces alimens ralentissent les mouvemens du cœur, des artères, et des vaisseaux capillaires; diminuent la chaleur animale, produisent un sentiment de calme et de fraîcheur. On conçoit bien que la respiration ne peut rester étrangère à cette influence, aussi s'exécute-t-elle avec plus de lenteur, et l'acte chimique qui s'opère pendant cette fonction perd-il son activité : on a expérimenté qu'il y avait alors une moindre quantité d'oxygène d'absorbée. L'absorption intestinale et interstitielle est augmentée par l'usage des alimens acides. On a cru observer que les acides diminuaient promptement l'embonpoint. Les urines et les sueurs, selon les circonstances, se trouvent singulièrement favorisées par l'humidité abondante qui pénètre ordinairement les fruits acides, plutôt que par une qualité diurétique ou diaphorétique. Ces alimens contenant peu de matériaux réparateurs rendent la sanguification languissante et la nutrition peu active. Ils diminuent l'énergie intellectuelle et la vivacité des passions. Ils sont peu propres à donner aux muscles une grande contractilité; les personnes qui s'en nourrissent sont faibles, et se fatiguent promptement.

Leur usage, long-temps continué, finirait sans doute par donner à la constitution une physionomie particulière. Mais personne, que je sache, ne s'est imposé la dure loi de ne se nourrir que de fruits acidules. Si la nécessité y contraignait dans quelques circonstances, on conçoit que l'organisme pourrait en recevoir une impression fâcheuse; l'émaciation, un affaiblissement général, en seraient infailliblement le résultat; la consomption et la mort de l'individu ne tarderaient pas à survenir. Mais cette espèce d'alimentation doit produire les effets les plus précieux dans quelques cas de maladie, et l'on comprend que celles qui réclament le traitement antiphlogistique pourront en recevoir une salutaire influence. La pléthore doit être mise au premier rang, ainsi que toutes les maladies auxquelles elle prédispose. Les irritations de toute espèce, mais en particulier celles du tube intestinal, seront avantageusement modifiées par l'usage des fruits acidules, qu'on pourra conseiller avec le même succès dans les hémorrhagies. Il est inutile de prévenir que ces substances seraient nuisibles dans l'accroissement et l'état des maladies, moment où la diète la plus sévère doit être observée; mais elles deviendront d'une application fort utile lorsque la maladie durera depuis un certain temps, et tendra vers son déclin. Certaines affections chroniques, accompagnées de fièvres hectiques, ont été, au rapport d'Hoffmann, heureusement dissipées par l'emploi de ces fruits, qui seront aussi très-avantageux chez les personnes mélancoliques et douées d'une vive irritabilité, comme le démontrent les observations de Van-Swieten. Personne n'ignore combien cette alimentation est encore propre à dissiper certaines espèces de scorbut. Mais il faut se garder de conclure que les substances acidules soient propices dans tous les cas. Dans les affections qui sont caractérisées par l'inertie de tous les systèmes organiques, telles que les scrofules et autres maladies chroniques, il faudra éviter avec soin cette espèce d'alimentation; elle pourra nuire également aux personnes d'une constitution lymphatique et molle.

2° *Alimentation relâchante et peu réparatrice.* Les substances qui produisent cette espèce d'alimentation sont, en premier lieu, celles dans lesquelles le principe mucilagineux prédomine; en second lieu, les huiles, le beurre, les corps gras en général, et le lait. Quelques-unes de ces substances sont plus nourrissantes les unes que les autres; et, dans les corps de la nature, elles se trouvent dans des proportions diverses, et combinées avec d'autres matières qui font singulièrement varier leur effet. Cela posé, voici les modifications que l'usage de ces substances imprime à nos fonctions et à notre constitution. La digestion de ces substances est en général assez difficile; leur conversion en chyle ne s'opère qu'après un travail assez long; leur contact immédiat avec la surface gastro-intestinale produit un relâchement marqué dans son tissu, ce qui diminue l'énergie des forces digestives; aussi ces alimens sont loin d'être complétement assimilés, la plus grande partie sort par les selles, qu'ils augmentent d'une manière remarquable. Elles agissent à la manière des médicamens laxatifs. Leur usage débilite l'appareil circulatoire. Les contractions du cœur sont faibles et languissantes, et le système capillaire se ressent de cette atonie. Ces substances produisent peu de chaleur animale. Dans la respiration on peut observer les mêmes changemens, caractérisés par le peu d'activité des divers phénomènes de cette fonction, tant dans les organes inspirateurs que dans l'acte chimique produit par le contact de l'air atmosphérique. Cette alimentation produit en général l'embonpoint des individus qui y sont soumis, en diminuant l'action des absorbans; le corps prend, selon Hippocrate, une constitution humide. Les sécrétions et les exhalations sont manifestement frappées de débilité. D'après les expériences de Sanctorius, il est hors de doute que pendant ce régime la somme des excrétions ne soit considérablement diminuée. Bien qu'il se développe une grande quantité de graisse par ce genre d'alimentation, il est au moins douteux que la nutrition soit très-active. La sensibilité générale est diminuée, les impressions extérieures sont moins vives. Ce régime réprime les passions, rend le caractère doux, mais l'intelligence perd de son activité; les individus qui vivent sous son empire ne sont guère susceptibles des inspirations du génie. Ils sont généralement lourds et paresseux, mous et sans vigueur; quelle énergie peut développer une pareille alimentation? Quelle vivacité dans les mouvemens voulez-vous attendre de substances qui affaiblissent et relâchent les fibres en contact desquelles elles se trouvent? Leur usage habituel déterminera une sorte d'engorgement, d'empâtement général des viscères, une bouffissure universelle, un sang peu riche, une inertie invincible. La constitution qu'on nomme lymphatique en sera le résultat, ainsi que les maladies auxquelles elle prédispose : les scrofules, les écoulemens muqueux chroniques, les engorgemens des glandes, les hydropisies, etc.; enfin un caractère d'atonie, de chronicité, difficile à méconnaître. L'alimentation dont nous parlons sera éminemment utile dans les maladies où l'on remarque une surabondance de sang, une surexcitation générale, une sécheresse prononcée dans les tissus. Ces maladies sont les mêmes que nous avons signalées dans le paragraphe précédent. On préférera ces alimens aux acides, lorsqu'on voudra procurer une nourriture un peu plus abondante.

3° Il est encore une alimentation qui détermine des effets analogues, et que pour cette raison nous plaçons ici; c'est celle que produisent les substances gélatineuses. Elles opèrent dans l'économie une alimentation relâchante, mais nourrissent bien plus que celles dont nous venons de parler : c'est pourquoi il est nécessaire d'arrêter un instant notre attention sur elles. Ces matières étant tirées du règne animal, et se trouvant abondamment dans les chairs des jeunes animaux, tels que le veau, l'agneau, le poulet, etc., fournissent un ample produit de matériaux alibiles; elles sont d'une digestion plus facile que les précédentes, rendent le sang plus riche, sans accélérer la circulation, réparent promptement nos pertes, et conviennent généralement beaucoup dans les convalescences des maladies aiguës. On les proscrira sévèrement dans les maladies où les précédentes sont nuisibles.

4° *Alimentation tonique et médiocrement réparatrice.* Nous avons déjà vu que les substances végétales contenaient sous un même volume moins de parties nutritives que les substances animales; c'est donc parmi elles que nous trouverons les principes qui produisent le genre d'alimentation dont nous parlons ici. En effet, le principe amer jouit à un très-haut degré de cette qualité tonique; le corps sucré lorsqu'il est pur et dégagé de mucilage, le principe âcre des crucifères, et celui que développe la fermentation dans le *sauer-kraut*, ou *choucroûte* produisent les mêmes résultats, introduits dans l'estomac; les alimens dont nous traitons déterminent sur la surface gastro-intestinale un serrement tonique qui lui donne plus d'énergie et favorise son action. La chylification s'opère avec facilité. Les selles sont plus compactes et moins abondantes. Les organes de la circulation acquièrent plus de vigueur, les battemens du cœur et des artères s'exécutent avec plus de force ; mais cet état n'est pas aussi constant que lorsqu'il est la suite de l'usage d'alimens plus nourrissans. Ces substances développent cependant une certaine quantité de chaleur animale, surtout en les comparant à celles dont nous venons de traiter. La respiration n'est pas sensiblement influencée par elles ; l'absorption devient plus active, l'accumulation de la graisse dans le réseau capillaire est plus difficile, les tissus deviennent plus denses et plus fermes, l'usage de ces substances active la nutrition, la rend plus facile dans la plupart des circonstances, bien que l'embonpoint diminue réellement. La sensibilité générale perd de son activité, mais l'intelligence acquiert de la force ; et si les passions sont moins vives, ne deviendraient-elles pas alors plus constantes ? Mais si ce n'est là qu'une conjecture, pourra-t-on révoquer en doute l'énergie nouvelle qui se manifeste dans les mouvemens, et pourra-t-on nier que sous l'influence d'un pareil régime la contractilité musculaire n'augmente d'une manière sensible ?

L'action tonique et quelquefois excitante des alimens dont nous parlons, en prédisposant aux maladies inflammatoires, doit faire entrevoir de quel degré d'utilité ils doivent être chez les personnes dont les chairs sont molles, la peau blême, la forme musculaire peu développée, qui sont affectées d'engorgemens glanduleux, de scrofules, d'écoulemens chroniques, enfin de toutes les maladies dont le caractère principal est la lenteur et l'inertie.

5° *Alimentation moyenne*, c'est-à-dire, *plus ou moins réparatrice, mais aussi peu tonique que peu délayante.* — Il est quelques principes qui me paraissent doués de cette propriété ; la fécule si libéralement répandue dans la nature, l'albumine (lorsqu'elle est peu concrète), sont dans ce cas. Elles sont éminemment nutritives, d'une digestion plus ou moins facile, réparent l'individu, développent peu de chaleur animale, soutiennent les forces sans les augmenter sensiblement, et n'impriment en général aux organes et à nos fonctions que des changemens peu appréciables ; il est peu de cas où elles ne conviennent et ne semblent prédisposer à aucune affection, à moins qu'on n'en prît excessivement et d'une manière exclusive. Remarquons ici que cette alimentation paraît être celle que s'est proposée la nature, en mêlant, dans les substances alimentaires qu'elle nous offre, les principes qui jouissent des propriétés les plus disparates : le principe acidule se trouve ici mêlé au principe muqueux et au principe sucré ; là c'est le mucilage et le principe amer ou âcre ; dans les animaux c'est l'osmazôme et la gélatine, etc. etc. Ces principes qui se corrigent ainsi mutuellement ne semblent-ils pas nous indiquer quelle conduite nous devons tenir nous-mêmes pour obtenir une alimentation moyenne ? Cette combinaison ne nous engage-t-elle pas à mêler ensemble le régime végétal et le régime animal, celui qui nourrit peu avec celui qui nourrit beaucoup, le délayant avec le tonique et l'excitant, et à laisser seulement prédominer l'un ou l'autre selon la nécessité des circonstances, et les dispositions individuelles ? (*Voyez* DIÈTE et RÉGIME.)

6° *Alimentation très-réparatrice et tonique.* — C'est surtout dans le régime animal que nous rencontrerons cette espèce d'alimentation. Mais c'est principalement dans les viandes de bœuf, de mouton, de pigeon, de perdrix, de faisan, de caille, de canard, d'oie, de lièvre, de chevreuil, etc. etc., qu'on rencontre les principes propres à produire ce genre d'alimentation. C'est à l'osmazôme, matière éminemment nutritive, qui se rencontre dans la plupart de ces animaux lorsqu'ils sont adultes, que nous paraissent dus les effets dont nous allons parler. Ces alimens en présence avec la membrane de l'estomac semblent lui imprimer un surcroît d'activité ; la digestion en est facile ; et d'un petit volume de substance alimentaire, les vaisseaux chylifères retirent une très-grande proportion de matériaux réparateurs ; il se forme peu de résidu excrémentitiel. Le sang est plus riche, plus compacte : son cours est accéléré ; l'impulsion du cœur et des artères est plus forte et plus vive. Sous l'influence de ce régime, il se développe une grande quantité de chaleur. Il y a dans un temps donné plus d'absorption d'oxygène, que durant la diète végétale ; la respiration s'exécute plus librement ; l'absorption acquiert une grande régularité ; les organes augmentent de volume ; mais c'est alors un véritable embonpoint. La nutrition est réellement plus active ; ce n'est plus un boursouflement trompeur. Les sécrétions et les exhalations redoublent d'énergie ; la perspiration cutanée devient plus abondante, et les appareils glanduleux remplissent leurs fonctions avec la plus grande facilité. L'homme qui se nourrit ainsi est très-apte aux sacrifices qu'exigent les plaisirs de l'amour, auxquels il est alors fréquemment sollicité. Il est susceptible des passions les plus vives ; l'ambition, l'audace, la colère, le courage, prennent plus d'empire ; il devient capable des plus grandes actions vertueuses ou criminelles. Les organes de la locomotion acquièrent une vigueur remarquable, et l'agilité et la force deviennent son apanage. La constitution sanguine et même pléthorique doit être favorisée et même produite par ce régime alimentaire, et s'il est le plus généreux, il traîne aussi à sa suite un grand nombre d'inconvéniens. Les phlegmasies, les hémorrhagies, et toutes les maladies aiguës avec excès de ton, résulteront de l'usage habituel de ces substances; elles seront d'autant plus violentes, que l'individu sera plus jeune, plus fort et plus nourri de ces alimens. On conçoit sans peine combien ils conviendront aux scrofuleux, aux tempéramens lympathiques, aux personnes faibles, soumises à un mauvais régime habituel, affectées d'engorgemens chroniques, d'écoulemens muqueux, d'hydropisie, etc.

7° Nous avons admis une septième espèce d'alimentation, celle qui semble porter son action plus particulièrement sur un système d'organes. Personne n'ignore en effet que certains alimens n'agissent plus particulièrement sur quelque appareil; c'est ainsi qu'on a attribué aux poissons des vertus aphrodisiaques. On a cru remarquer que les peuples icthyophages étaient essentiellement procréateurs. Les artichauts ont, je pense, usurpé la même réputation. Il n'est pas d'aliment en particulier qui n'ait été doté par le vulgaire de quelques propriétés. Le médecin doit faire justice de ces préjugés, et ne doit admettre dans ce genre que ce qui est confirmé par des observations irrécusables.

Nous avons cru devoir réduire à ces divisions les divers modes d'alimentation. Mais, nous le répétons, il est bien rare qu'on soit placé de manière à les éprouver sans mélange. Les alimens que nous prenons jouissent de plusieurs propriétés fort différentes, et ces alimens étant ordinairement très-multipliés, leurs effets se neutralisent réciproquement. Les considérations précédentes nous semblent seulement fort propres à faciliter l'étude des alimens et de leurs effets; il sera facile au lecteur de combiner par la pensée ces divers modes d'alimentation, lorsqu'il voudra se rendre un compte fidèle de l'action de quelque aliment qui en formerait en lui plusieurs principes divers. Voyez *digestion*, *absorption*, *sanguification*, *assimilation*, *nutrition*. (ROSTAN.)

FIN DU PREMIER VOLUME.

DISTRIBUTION DES MATIÈRES.

	MM.
Anatomie	BÉCLARD, professeur de la faculté de médecine.
Physiologie.	ADELON, COUTANCEAU, RULLIER, docteurs en méd.
Anatomie pathologique.	BRESCHET, chef des travaux anatomiques de la fac. de méd.
Pathologie générale.	CHOMEL, COUTANCEAU, LANDRÉ-BEAUVAIS, ROCHOUX, docteurs en médecine.
Pathologie externe et opérations chirurgicales.	J. CLOQUET, chir. de l'hôpital Saint-Louis; MARJOLIN et ROUX, prof. de la fac. de méd.
Accouchemens, Maladies des femmes et des nouveau-nés.	DÉSORMEAUX, professeur de la fac. de méd.
Maladies des enfans.	GUERSENT et JADELOT, médecins de l'hôpital des Enfans.
Maladies des vieillards.	FERRUS et ROSTAN, méd. de l'hospice de la Salpêtrière.
Maladies mentales.	GEORGET, docteur en méd.
Maladies cutanées.	BIETT, méd. de l'hôpital Saint-Louis.
Maladies syphilitiques.	LAGNEAU, docteur en médecine.
Maladies des pays chauds.	ROCHOUX, docteur en médecine.
Thérapeutique générale.	GUERSENT, médecin de l'hôpital des Enfans.
Histoire naturelle médicale.	H. CLOQUET, docteur en méd.; ORFILA, prof. de la fac. de méd., et A. RICHARD, démonstrateur de botan. de la faculté de méd.
Chimie médicale et pharmacie. . . .	ORFILA et PELLETIER, professeurs de l'école de pharmacie.
Physique médicale et hygiène. . . .	ROSTAN.
Médecine légale et police médicale. .	MARC, doct. méd., ORFILA, et RAIGE-DELORME, docteur en médecine, qui sera aussi chargé des articles de vocabulaire.

TABLE

DES PRINCIPAUX ARTICLES

CONTENUS DANS CE VOLUME ET DANS LA LETTRE A.

www.ingramcontent.com/pod-product-compliance
Ingram Content Group UK Ltd.
Pitfield, Milton Keynes, MK11 3LW, UK
UKHW012000240726
13965UKWH00001B/72